神经外科复合手术学

主　　编　赵继宗

副主编　王　硕　姜卫剑

学术秘书　仇汉诚

人民卫生出版社
·北京·

图书在版编目（CIP）数据

神经外科复合手术学 / 赵继宗主编 . —北京：人民卫生出版社，2022.4

ISBN 978-7-117-32501-1

Ⅰ.①神… Ⅱ.①赵… Ⅲ.①神经外科手术 Ⅳ.①R651

中国版本图书馆 CIP 数据核字（2021）第 244519 号

| 人卫智网 | www.ipmph.com | 医学教育、学术、考试、健康，购书智慧智能综合服务平台 |
| 人卫官网 | www.pmph.com | 人卫官方资讯发布平台 |

神经外科复合手术学

Shenjing Waike Fuhe Shoushuxue

主　　编：赵继宗

出版发行：人民卫生出版社（中继线 010-59780011）

地　　址：北京市朝阳区潘家园南里 19 号

邮　　编：100021

E - mail：pmph @ pmph.com

购书热线：010-59787592　010-59787584　010-65264830

印　　刷：北京顶佳世纪印刷有限公司

经　　销：新华书店

开　　本：889 × 1194　1/16　印张：26

字　　数：805 千字

版　　次：2022 年 4 月第 1 版

印　　次：2022 年 4 月第 1 次印刷

标准书号：ISBN 978-7-117-32501-1

定　　价：298.00 元

打击盗版举报电话：010-59787491　E-mail：WQ @ pmph.com

质量问题联系电话：010-59787234　E-mail：zhiliang @ pmph.com

编者名单 (按姓氏笔画排序)

马玉栋　首都医科大学附属北京安贞医院
马骏鹏　四川大学华西医院
王　君　中国人民解放军总医院
王　硕　首都医科大学附属北京天坛医院
王　嵘　首都医科大学附属北京天坛医院
王东海　山东大学齐鲁医院
王华伟　中国人民解放军总医院
王明泽　首都医科大学附属北京天坛医院
韦　人　首都医科大学附属北京天坛医院
毛　颖　复旦大学附属华山医院
仇汉诚　首都医科大学附属北京天坛医院
石广志　首都医科大学附属北京天坛医院
石志勇　首都医科大学附属北京天坛医院
叶　迅　首都医科大学附属北京天坛医院
史怀璋　哈尔滨医科大学附属第一医院
兰　青　苏州大学附属第二医院
吕　斌　中国人民解放军总医院
吕宪利　清华大学附属北京清华长庚医院
乔　慧　首都医科大学附属北京天坛医院
刘亚欧　首都医科大学附属北京天坛医院
刘晓媛　首都医科大学附属北京天坛医院
刘傲飞　中国人民解放军火箭军特色医学中心
孙正辉　中国人民解放军总医院
孙嘉辰　郑州大学第一附属医院
杜世伟　深圳大学总医院
李　晨　中国人民解放军火箭军特色医学中心
李天晓　河南省人民医院
李茂桂　首都医科大学附属北京天坛医院
李聪慧　河北医科大学第一医院
杨俊华　首都医科大学附属北京天坛医院
何　文　首都医科大学附属北京天坛医院
张　东　首都医科大学附属北京天坛医院
张　岩　首都医科大学附属北京天坛医院

张　谦　首都医科大学附属北京天坛医院
张亚南　首都医科大学附属北京天坛医院
张建民　浙江大学医学院附属第二医院
张荣举　中国人民解放军总医院
张轶群　中国人民解放军火箭军特色医学中心
张鸿祺　首都医科大学宣武医院
陈　亮　复旦大学附属华山医院
陈　赞　首都医科大学宣武医院
陈晓霖　首都医科大学附属北京天坛医院
岳树源　天津医科大学总医院
周腾飞　河南省人民医院
赵元立　首都医科大学附属北京天坛医院
赵文元　武汉大学中南医院
赵沃华　华中科技大学同济医学院附属协和医院
赵洪祥　华中科技大学同济医学院附属协和医院
赵继宗　首都医科大学附属北京天坛医院
段婉茹　首都医科大学宣武医院
姜卫剑　中国人民解放军火箭军特色医学中心
莫少华　首都医科大学附属北京天坛医院
桂松柏　首都医科大学附属北京天坛医院
贾文清　首都医科大学附属北京天坛医院
徐建国　四川大学华西医院
徐浩文　郑州大学第一附属医院
黄思庆　四川大学华西医院
菅凤增　首都医科大学宣武医院
曹　勇　首都医科大学附属北京天坛医院
康　帅　首都医科大学附属北京天坛医院
康德智　福建医科大学附属第一医院
韩如泉　首都医科大学附属北京天坛医院
焦玉明　首都医科大学附属北京天坛医院
樊　星　首都医科大学附属北京天坛医院
薛绛宇　河南省人民医院

主编简介

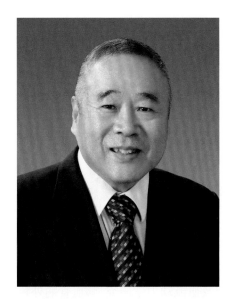

赵继宗

中国科学院院士,香港外科医学院荣誉院士,神经外科学专家。现任国家神经系统疾病临床医学研究中心主任,北京脑科学与类脑研究中心专家委员会副主任委员,首都医科大学神经外科学院院长,首都医科大学附属北京天坛医院神经外科教授、主任医师、博士研究生导师。中国卒中学会会长,世界神经外科联合会执行委员,Walter E.Dandy 神经外科学会中国主任委员,《中华医学杂志英文版》副主编,《中华神经外科杂志(英文)》主编,*Journal of Clinical Neuroscience* 等国际神经外科杂志编委。中华医学会神经外科学分会第四、五届主任委员。

长期从事神经外科学临床和基础研究,在微创神经外科、脑血管外科和脑认知转化研究方面做了许多开拓性工作。在国内率先建立具有国际先进水平的微创神经外科技术平台,将神经外科手术从脑解剖结构保护提升到脑功能保护,使我国神经外科进入国际先进行列。发表论文 660 篇,其中 SCI 收录 258 篇。主编出版《颅脑肿瘤外科学》《血管神经外科学》和《微创神经外科学》等专著 14 部。2018 年获吴阶平医学奖,获国家和省部级科学技术进步奖 12 项,其中国家科学技术进步奖二等奖 3 项、北京市科学技术进步奖 2 项、中华医学科技进步奖一等奖 1 项。2005 年被评为全国和北京市先进工作者,北京市优秀科普工作者。

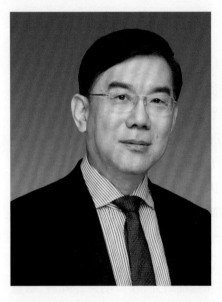

王 硕

医学博士,主任医师,首都医科大学教授、博士研究生导师。中华医学会神经外科学分会主任委员,中国卒中学会脑血管病外科分会主任委员,首都医科大学神经外科学院副院长,首都医科大学附属北京天坛医院神经外科中心主任、脑血管病病房主任。英国皇家医学会外籍会员。

从事神经外科工作30余年,主要从事脑血管疾病及颅内肿瘤的外科治疗。率先在国内建立了比较完善的微创神经外科技术平台,在脑血管病手术中运用功能磁共振、神经导航等多模态辅助技术,大大提高了脑血管病的手术安全性和效果。目前的主要研究重点为脑血管病破裂出血分子机制及血流动力学研究;脑血管病外科治疗脑功能保护的研究;复合手术治疗复杂脑血管病技术创新研究等。先后主持并完成了国家"十二五"科技支撑计划、国家自然科学基金、北京市科学技术委员会重点项目等多个相关项目,获批科研基金1 100万余元。以第一作者或通信作者在 Neurosurgery、Journal of Neurosurgery 等国际知名学术期刊发表学术论文80余篇。出版专著6部,编写教材4部。获得国家及省部科技奖励12项。获得2005—2006年度卫生部有突出贡献中青年专家荣誉称号,享受国务院政府特殊津贴。

副主编简介

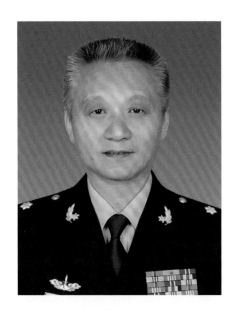

姜卫剑

医学博士,主任医师,教授,博士研究生导师和博士后合作导师。中国人民解放军火箭军特色医学中心全军脑卒中医疗救治研究中心主任。美国克利夫兰医学中心脑血管病中心兼职教授。曾任首都医科大学附属北京天坛医院脑血管病中心副主任、首席科学家、介入科主任、放射科主任。

从事介入放射学34年,先后工作于8家北京医疗机构;近20年主攻神经介入,为国内外知名神经介入医学专家。先后主持国家级课题6项,作为第一作者和通信作者发表SCI论文50余篇,影响因子200余分;拥有介入器械国家发明专利8项,成功转化2项;获得2003—2004年度卫生部有突出贡献中青年专家荣誉称号,享受国务院政府特殊津贴,获得全军杰出专业技术人才奖荣誉、教育部科学技术进步奖一等奖等。

前言

　　复合手术室(hybrid operating room)即高级多模态影像引导手术室(advanced multi-modality image guided operating room,AMIGO),将医学影像和介入设备与临床信息系统整合,构成一体化复合手术室。外科医师借此将血管内治疗和开放性手术结合运用,以满足微创神经外科和介入治疗的需求,完成术中血管影像评价、术后介入补救,以及对复杂性心脑血管疾病联合治疗的目的,不仅减少患者在诊治疾病过程中的痛苦,而且极大地提高手术成功率和工作效率。复合手术室是21世纪初诞生的第四代手术室,逐步为心胸外科、血管神经外科所使用。

　　复合手术并非是介入影像技术与常规手术的单纯叠加,而是多种技术的联合应用,相互配合,相互补充,处理患者同一疾病。复合手术学的兴起,为攻克复杂性神经血管疾病手术难题创造了条件,拓展了一条新的治疗途径。

　　近年来,复合手术飞速发展,涌现出许多新技术和新知识。为了更好地开展复合手术,需要包括神经外科、神经介入科、影像科、麻醉科、神经电生理科等不同学科背景的临床医师共同参与。目前全国范围内复合手术室的建立和复合手术的开展卓有成效。为进一步推进复合手术的发展,迫切需要一部系统介绍相关知识和经验的专著,基于这一原因,我们组织编写了《神经外科复合手术学》。

　　本书结合文献,介绍复合手术理念、分享目前较为成熟的复合手术模式和案例,力求涵盖神经外科、神经介入和导航技术等与复合手术相关领域的资料。需要说明,即使是"荟萃分析"和"指南"类文献,也因前后观点不一致而备受质疑,因此不能用本书替代重要文献。希望本书能够抛砖引玉,给读者一些启发,在医疗实践中共同努力,进一步总结出我国神经外科复合手术的经验和技术规范。

　　全书含三篇十三章,第一篇是基础篇,讲述复合手术的历史及在复合手术中应用的基础技术;第二篇是疾病篇,介绍复合手术治疗脑血管病、肿瘤和脊髓疾病;第三篇是展望篇,推出脑心同治理念和新型医疗器械创新开发。

　　参与本书编写的65名编者,均是在全国医学院校及其附属医院神经外科、神经介入科、麻醉科、神经重症科等学科领域内有较高造诣的专家。编者中还有近年各领域的后起之秀,他们的参编为本书增色不少。在此,对参与本书编写的所有编者表示衷心的感谢!

　　为了保持编写风格的统一,本书编写前召开了编写会,统一编写指导思想。最后阶段,由主编对全书进行终审。本书后附有"中英文名词对照索引",可作关键词查找之用。尽管各位编者竭尽全力,但难免存在缺点和错误,恳请各位专家、学者如发现问题,不吝赐教,以便再版时纠正,以飨读者。

2022 年 3 月

获取图书配套增值内容步骤说明

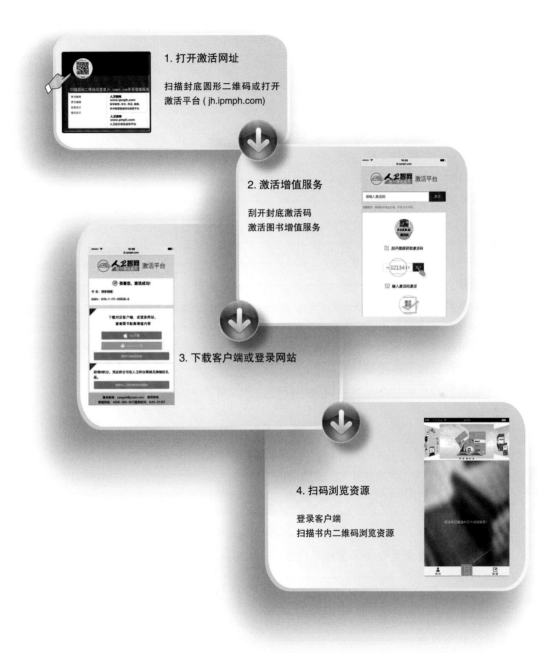

1. 打开激活网址

扫描封底圆形二维码或打开激活平台 (jh.ipmph.com)

2. 激活增值服务

刮开封底激活码激活图书增值服务

3. 下载客户端或登录网站

4. 扫码浏览资源

登录客户端扫描书内二维码浏览资源

目 录

疾 病 篇

展　望　篇

第一章 绪 论

第一节 神经外科学发展简史

神经外科学(neurosurgery)属外科学的分支,是以手术为主要治疗手段,研究脑、脊髓和周围神经系统疾病发病机制,探索新的诊断和治疗方法的学科。神经外科学的范畴包括神经系统先天性发育异常、损伤、感染、肿瘤、血管病变、神经退行性病变和遗传代谢障碍等疾病。

一、引言

(一) 百年神经外科学历史

神经外科学是伴随神经生理及脑功能定位认识的不断深入,逐步形成的一门独立临床专业学科。20世纪初期,经典神经外科学(classical neurosurgery)诞生,经过20世纪50至70年代,开始进入显微神经外科学(microneurosurgery)阶段。至20世纪90年代,步入微创神经外科学(minimally invasive neurosurgery)时代。百年神经外科发展史展现了神经科学基础研究和技术发明驱动神经外科学发展的历程。

1. **经典神经外科学阶段** 19世纪后叶,神经外科处于萌芽状态,许多欧美外科医师开始从事颅内肿瘤、脑脓肿、癫痫、脊髓压迫症及三叉神经痛等疾病治疗。1870年弗里奇(G. Fritsch, 1838—1927)及希齐格(E. Hitzig, 1838—1907)首先证明顶叶脑皮质功能定位;此后,弗莱克西希(P. E. Flechsig, 1847—1929)绘图标出人脑运动、感觉和视觉的功能区,这些新发现推动脑外科手术开展。1919年,由美国外科医师库欣(H. Cushing, 1869—1939)发起成立神经外科学,至20世纪50年代形成经典神经外科学阶段。在此阶段,手术前根据神经功能缺损、气脑造影术(pneumoencephalography)与颈动脉造影术影像学资料定位脑和脊髓病灶,颅脑手术以脑叶头部投影为基础设计手术切口,大骨瓣开颅探查寻找脑内病灶,为解除患者的颅内压(intracranial pressure, ICP)增高症状,常需去除颅骨骨瓣或切除脑叶。

2. **显微神经外科学阶段** 20世纪50年代到20世纪末,神经外科逐步进入显微神经外科学阶段。计算机体层成像(computed tomography, CT)和磁共振成像(magnetic resonance imaging, MRI)的临床应用为早期发现、准确定位颅内病变提供了可靠的影像学保证。围绕支撑显微手术技术的显微手术器械(材),如高性能手术显微镜、开颅动力装置高速颅钻、可控手术床和头架、自动牵开器、超声吸引器、双极电凝等,解决了困惑神经外科手术照明、术野狭小和有别于其他外科的止血问题。为满足颅脑手术需要,脑显微解剖研修培训班应运而生,探索出经过脑外抵达病灶的翼点、岩骨和额眶颧等手术入路,减少牵拉和脑组织的损伤,形成了以病灶为中心的显微神经外科学理念。

20世纪60年代,国际神经外科进入显微神经外科时代。1965年我国臧人和(1928—2011)医师赴新疆医学院创建神经外科,1976年首先在国内开展颅外-颅内动脉吻合手术,随后脑血管吻合开启了国内显微神经外科技术。1978年全国科学大会召开迎来科学的春天,神经外科也得到迅速发展,引进CT、MRI、伽马刀(γ刀)等大型诊断和手术设备,显微神经外科学的理念得到逐步落实,至20世纪90年代全国基本普及了显微神经外科技术。

3. 微创神经外科学阶段 20世纪后期,新型诊断技术正电子发射计算机断层显像(positron emission tomography and computed tomography,PET/CT)、功能磁共振(functional magnetic resonance imaging,fMRI)和脑磁图(magnetoencephalography,MEG)可准确定位人脑认知功能区,为建立微创神经外科学奠定了基础。微创神经外科应用影像引导系统(image guided system)定位脑认知功能区,准确发现病灶,避免神经功能损伤。手术中同时采用脑血流、神经电生理监测及神经内镜辅助技术,使手术更为安全有效。神经外科学理念从神经解剖结构保护提升到神经功能保护的新高度。

微创神经外科技术平台包括:①影像引导神经外科学(image guided neurosurgery);②锁孔入路(keyhole approach);③神经内镜(neuroendoscopy)辅助手术;④神经介入手术(neurointerventional surgery);⑤立体定向放射外科(stereotaxic radiosurgery);⑥分子神经外科学(神经干细胞和基因治疗等技术)。

微创神经外科学借助生理学、生物学、心理学、物理学、计算机科学和信息学等多学科的通力合作,成为神经科学基础研究与神经外科临床转化的平台。

(二)百年神经外科发展史的启示

1. 神经外科学源于脑功能发现 百年神经外科发展史是一部由脑功能发现不断推动发展的历史。

1861年法国外科医师、神经病学家布罗卡(P. Broca,1824—1880)治疗一例脑外伤后失去语言功能的患者,患者去世后经尸检发现左侧大脑半球额下回损伤,布罗卡将此部位定为运动性言语中枢。10年后,德国韦尼克(C. Wernick,1848—1905)见到一例左侧大脑半球损伤患者无法理解他人语言,即"感觉性失语"症状,发现左侧大脑半球颞上回后部为听觉中枢。1890年英国外科医师霍斯利(V. Horsley,1857—1916)等电刺激猩猩大脑半球中央区,绘制了大脑皮质肢体运动定位图。1909年德国神经科医师布罗德曼(K. Brodmann,1868—1918),根据大脑皮质不同区域的细胞筑构,将人脑皮质分为52区,现仍被广泛采用。1931年加拿大神经外科医师潘菲尔德(W. G. Penfied,1891—1976)在癫痫患者颅脑手术中,采用电刺激大脑皮质的方法研究颞叶功能,并于1950年与拉斯穆森(T. B. Rasmussen,1910—2002)共同绘制出人体感觉区和运动区大脑皮质功能定位图。20世纪前半叶,脑功能发现为神经外科学的建立奠定了理论基础。

20世纪下半叶,脑功能成像技术为探索人脑功能开辟了新的途径。应用灌注加权成像(perfusion weighted imaging,PWI)、弥散加权成像(diffusion weighted imaging,DWI)和血氧水平依赖(blood oxygenation level dependent,BOLD)等方法,提供脑功能磁共振成像(fMRI)、磁共振波谱(magnetic resonance spectroscopy,MRS),以及正电子发射计算机体层显像(PET/CT)、单光子发射计算机体层显像(single photon emission computed tomography,SPECT)等活体人脑功能成像应运而生,影像形式由平面到断层,由静态到动态,由单纯的解剖形态到形态与功能融合影像。通过测量和分析脑高级活动时多个激活脑区时空特性,获得人脑活动许多新认识,使脑功能研究跳出神经生理或某一学科范畴。在神经外科开颅手术中,应用大脑中文语言区和肢体运动区定位研究,不仅更好地保护患者语言和肢体运动功能,同时在人体获得一些脑功能新的发现。

2. 技术发明推进神经外科学发展 技术发明是百年神经外科学发展的推手。1895年伦琴(W. C. Röntgen,1845—1923)发现X线,临床X线技术的应用标志着以人体解剖结构和形态学为基础的医学影像技术诞生。1919年美国神经外科医师丹迪(W. E. Dandy,1886—1946)发明气脑造影,1927年葡萄牙神经外科医师莫尼兹(E. Moniz,1874—1955)发明颈动脉血管造影,以及1929年德国医师贝格尔(H. Berger,1873—1941)从一个颅骨受损的患者头部检测出极为微弱的电流,确认这种电流源于脑部活动,发明了脑电图等,成为经典神经外科时期脑和脊髓疾病重要诊断手段。

1967年豪斯菲尔德(N. Housfield,1917—2004)发明CT,连同1980年磁共振扫描技术,成为20世纪医学领域划时代的里程碑,为包括神经外科学在内的医学发展做出卓越的贡献。

在一系列脑认知发现和技术发明推动下,百年神经外科学从经典神经外科学阶段、显微神经外科学阶段,进入微创神经外科学阶段,实现了从脑解剖结构保护到脑功能保护的飞跃。没有科学发明和技术进步就没有今天的神经外科学。

（三）中国神经外科发展历史

20 世纪 30 年代，北京协和医院外科临床逐渐形成普通外科、神经外科、肿瘤外科、胸外科等七个专业科室，神经外科由关颂韬（1896—1980）医师（associate professor）主持。1926 年关颂韬留学美国，师从弗雷泽（C. H. Frazier，1870—1936）。1930 年关颂韬回国在北京协和医院从事颅脑外伤、脑肿瘤、三叉神经痛、脊髓疾病等神经外科疾病的治疗。1932 年在《中华医学杂志》上发表我国第一篇神经外科关于三叉神经痛治疗的专业论文。1934 年赵以成医师（1908—1974）自北京协和医学院毕业后在外科任职，因成绩优异于 1938 年获洛克菲勒基金会选派赴加拿大蒙特利尔神经病学研究所，师从 Penfield 教授学习神经外科。1940 年他结束学业，赴美国参观考察了八所医院的神经外科临床与研究工作后，在太平洋战争爆发前夕回国，与关颂韬医师一起工作。太平洋战争爆发后，日本进一步加强了对中国的侵略，北京协和医院被迫关闭。关颂韬到北京中和医院（后改称中央人民医院，现北京大学人民医院前身）继续工作，至 1949 年关颂韬移居美国，20 世纪 80 年代初曾短期回国访问。北京协和医院由关颂韬医师作为领军人物的神经外科梯队，与当时许英魁、魏毓麟等医师领导的神经内科合作，成为北方地区一支雄厚的技术力量。

1939 年冯传宜医师（1918—2009）考入北京协和医学院。1949 年起冯传宜医师在北京协和医院神经外科工作，1952 年开展第一例小脑星形细胞瘤切除术成功。北京协和医学院的医学资料因日本入侵一度流失，据已知资料，北京协和医院神经外科在 1949 年之前的 20 余年中，施行颅脑和脊髓手术 50 例，包括垂体腺瘤、急性硬脑膜外血肿等，也包括开颅探查和椎管探查术等，在《中华医学杂志》发表论文 16 篇。

1928 年张同和（1902—1966）毕业于北京协和医学院，抗日战争期间曾秘密转到西安为八路军伤员治疗，1946 年赴美留学，1947 年回国后在西北医学院开展脑外伤手术，成为中国神经外科的创始人之一。沈阳小河沿医学院张查理（1895—1970）1918 年留英归国后，开展手术切除三叉神经节肿瘤，刊登在 1938 年《中华医学杂志》（英文版）上。20 世纪 30~40 年代，沈克非医师（1898—1972）、裘法祖医师（1914—2008）都曾开展过脑部手术。上述诸位专家是开创我国神经外科的先驱。

中华人民共和国成立后，中央人民政府卫生部做出两个决定：①1951 年开始派年轻医师到苏联学习神经外科；②天津市立总医院组建脑科，承办"全国第一届脑外科进修班"，为我国建立神经外科专科起到重要作用。1952 年 4 月赵以成医师等在天津市立总医院创立神经外科，并举办了第一期全国神经外科进修班，正式学员 23 名，旁听生和参观学习人员各 2 名。1954 年卫生部邀请赵以成医师以及苏联基辅神经外科研究所阿鲁秋诺夫（Alexander Ivanovich Arutinov，1904—1975），在北京医学院附属医院举办中国神经外科医师培训班，该培训班于 1955 年 2 月迁至北京同仁医院举办。

1951 年 8 月国家派出第一批留学生到苏联，涂通今医师（1914— ）学习神经外科。1956 年涂通今回国后，与北京协和医院冯传宜、曾广义，还有尹昭炎、王茂山等在第四军医大学（现中国人民解放军空军军医大学）组建神经外科。

1950 年 12 月 20 日，上海中山医院（现复旦大学附属中山医院）沈克非和史玉泉成功切除第一例右额胶质瘤手术，在他们的推动下，上海第一医学院（现复旦大学上海医学院）在国内首先创建了神经外科。

20 世纪 50 年代末期，北京、天津、上海等地，以及军队医疗系统相继成立神经外科专科。1958 年成立全军神经外科专业组，中国人民解放军总医院神经外科主任段国升医师（1919—2012）任组长，第四军医大学附属医院（现空军军医大学西京医院）神经外科主任曾广义医师担任副组长。1960 年成立北京市神经外科研究所，赵以成医师任所长并兼任首都医科大学宣武医院院长。1981 年薛庆澄医师组建天津市神经病学研究所。20 世纪 80 年代史玉泉医师和张源昌医师共同组建上海第一医学院神经病研究所。

抗美援朝期间，段国升（1919—2012）、王忠诚（1925—2012）、史玉泉和蒋大介、杨德泰等先后到长春市第 18 军医院和牡丹江第 35 陆军医院为头部外伤后遗症的志愿军伤员进行治疗。1954 年刘承基被派到辽宁抗美援朝晚期战伤医疗研究组，组长为吴英恺（1910—2003）、神经外科主任冯传宜（1918—2009，北京协和医院），副主任有沈阳军区总医院段国升，医师有尹昭炎（北京协和医院）、赵崇智（沈阳军区总医院）等。

二、国内外神经外科学进展

(一) 微创神经科学

影像引导下的微创神经外科技术起步于 20 世纪 90 年代初期,2005 年美国国立卫生研究院(National Institutes of Health,NIH)委托布列根和妇女医院(Brigham and Women's Hospital)建立美国影像引导治疗中心。微创神经外科学理念(concept of minimally invasive neurosurgery)是在诊断和治疗神经外科疾病时以最小创伤操作,最大限度保护、恢复脑神经功能,减少医源性损伤。由脑解剖定位系统和脑功能监测系统组成的微创神经外科技术平台,改变了传统颅脑手术模式,将神经科学基础研究成果应用在神经外科颅脑手术中保护脑功能。

功能磁共振成像(fMRI)不仅可以清晰地将神经系统解剖结构展现,同时直观显示认知功能区和神经传导纤维。利用 fMRI、弥散张量成像(diffusion tensor imaging,DTI)、术中超声、血管造影、电生理监测等技术和神经导航系统结合,术前制订手术计划,术中在多模态影像引导下实施手术,保护脑功能,提高手术质量。

(二) 我国微创神经外科学进展

1996 年 3 月刘承基教授创办《中国微侵袭神经外科杂志》,将微创神经外科学理念引进国内。2001 年以来,中华医学会神经外科学分会通过举办微创、导航学习班和示范手术,在全国推广微创神经外科技术和理念,取得显著临床效果。

2005 年,首都医科大学附属北京天坛医院(以下简称北京天坛医院)与中国科学院生物物理研究所脑与认知科学国家重点实验室密切合作,探索利用微创神经外科技术平台,将脑认知科学基础研究成果,应用于临床,取得成果。手术前为患者进行生理、心理和语言学检测和 fMRI 扫描,定位肢体、视力和汉语语言功能区,确定脑内病变和纤维束的关系,在 fMRI 图像和神经导航系统的融合下进行微创手术提供依据,设计手术入路,最大限度地保护运动、语言和基本视觉功能,减少手术并发症,改善患者术后生活质量。2009 年赵继宗等“颅脑手术中脑认知功能保护的微创神经外科学基础研究与临床应用”和周良辅等“建立外科新技术治疗颅内难治部位的病变”科研项目分别获得国家科学技术进步奖二等奖。

2009 年,复旦大学附属华山医院、中国人民解放军总医院和天津医科大学总医院等医院先后引进术中磁共振。21 世纪我国微创神经外科学已跨入国际先进行列。2007 年在苏州成功举办国际微创神经外科大会。

(三) 国内神经外科现状

1. 国内神经外科基本状况　目前我国县级医院已经建立独立的神经外科病房,配备 CT 和神经外科手术设备,有些县医院还配备了磁共振扫描仪,具备诊断治疗颅脑损伤和脑出血等神经外科常见病的条件。省级医院设有神经外科专科,胜任颅脑肿瘤、脑血管病、脊髓脊柱、功能神经外科等疾病诊治。2011 年国家卫生部(现为国家卫生健康委员会)组织评审,全国 77 家医院申报重点神经外科。据不完全统计,我国拥有 1.3 万余名神经外科医师。

在历次国内突发事件和地震等自然灾害中,神经外科医师积极参加救治。2008 年奥运会期间北京地区 100 多名神经外科医护人员圆满完成奥运会水上项目、铁人三项、开闭幕式及奥运村医院的医疗服务工作。

2008 年 5 月 12 日中国四川省汶川地区发生了里氏 8.0 级特大地震,中华医学会神经外科学分会紧急号召全国神经外科医师,2 000 多名神经外科医护人员参加由各级政府组织的汶川抗震救灾医疗队。神经外科学分会主任委员赵继宗医师、候任主任委员周定标医师、华西医科大学游潮医师等均奔赴抗震救灾一线指导救治。为总结抗震救灾的经验,参加了医疗队工作的神经外科专家编写了《地震灾害颅脑损伤医疗救护》(人民卫生出版社出版,2009 年)。2010 年甘肃舟曲特大山洪泥石流灾害,2011 年甬温线特大铁路交通事故,2019 年江苏省盐城市响水化工厂特大爆炸事故,在这些特大灾害和事故的医疗救治中,均有全国各地神经外科医师的身影。

颅脑外伤外科治疗是神经外科主要临床工作,我国县级医院完全可以胜任颅脑损伤的救治。

在脑血管神经外科方面,我国脑出血外科治疗已在全国普及。“九五”期间,国家科技攻关项目“颅内巨大动脉瘤、巨大动静脉畸形外科治疗的深入研究"，与国外同步开展颅内动脉瘤外科开颅夹闭动脉瘤手术,应用现代吲哚菁绿荧光造影技术,神经内镜辅助,进行床突段、巨大等复杂颅内动脉瘤手术治疗。发现手术切除巨大脑动静脉畸形发生正常灌注压突破(normal perfusion pressure break-through,NPPB)时间窗,并一期手术切除病灶,手术效果达到国际先进水平。"十五"期间,国家科技攻关项目"脑卒中规范化外科治疗技术推广研究","十一五"科技部支撑项目"脑卒中外科综合治疗技术体系研究",全国 30 个省市自治区 135 家医院神经外科参加多中心单盲临床对照试验,应用显微和碎吸技术治疗出血性脑卒中,术后长期随访研究。赵继宗在 2009 年 5 月美国神经外科大会作"2 464 例高血压脑出血的外科治疗"报告,获国际论文摘要奖。"十一五"期间,为探索早期发现烟雾病、早期阶段标准、颞浅动脉 - 大脑中动脉搭桥术中脑血流的测定,以及中国成人患者既往无卒中发作烟雾病的特点,推动我国烟雾病发展。2006 年周定标医师"颈动脉粥样硬化性狭窄的诊断和相关基础研究"获军队医疗成果奖二等奖。近十年,神经介入治疗颅内硬脑膜动静脉瘘(dural arteriovenous fistula,DAVF)、夹层动脉瘤、颈内动脉海绵窦瘘、脑血管畸形等在国内得到普及发展。

国内三级甲等医院可以完成各类颅脑肿瘤手术,神经内镜经鼻蝶治疗垂体腺瘤。与国际同步,开展神经分子病理指导下的脑胶质瘤个体化,以化学治疗、放射治疗、基因治疗、靶向治疗等胶质瘤综合治疗。2017 年江涛课题组"脑胶质瘤诊疗关键技术创新研究与推广应用"获得国家科学技术进步奖二等奖。

2013 年北京天坛医院与中国科学院微生物研究所合作启动"胶质母细胞瘤热休克蛋白 gp96 靶向免疫治疗研究"。

在神经功能神经外科方面,以脑深部电刺激(deep brain stimulation,DBS)为代表的神经调控技术是当前国际上最活跃领域。北京天坛医院张建国教授与清华大学李路明教授合作开发国产脑起搏器已经完成治疗帕金森病临床试验,取得了预期效果,2019 年"脑起搏器关键技术、系统与临床应用"获得国家科学技术进步奖一等奖。

在脊髓脊柱神经外科方面,我国大多脊柱疾病患者多在骨科接受治疗。近年国内神经外科逐步开展神经内镜技术开展脊髓、脊柱疾病手术。2018 年中国科学院遗传与发育生物学研究所与北京天坛医院合作,正在开展"脊髓损伤再生修复机理及临床转化研究"。颅后窝小骨窗减压合并自体筋膜枕大池重建术治疗 Chiari 畸形临床效果满意,具有国际先进水平。

2. 国内神经外科存在的问题 缺乏原始创新和前瞻性临床研究是国内神经外科存在的主要问题。目前多数的临床研究是在引进国外新设备技术的基础上,结合中国病例的回顾性总结,最后使我国科研及临床机构成为国外医疗器材、试剂、模型动物的市场。

我国沿海与西部地区神经外科发展不平衡。西部地区三级医院的条件与沿海地区差异不大,完全可以满足临床需要,主要问题是缺乏神经外科专业人才,以致形成医疗水平的差距,神经外科诊疗指南推广还需进一步普及。

虽然国内拥有丰富的神经性疾病临床资源,但是以循证医学为基础的神经外科诊疗指南和共识较少,缺乏在国际神经外科领域话语权。

三、神经外科学发展趋势与展望

(一)神经外科学发展新契机——脑科学研究

神经外科学发展史证明,神经外科学发展依赖于基础科学、脑认知发现和技术进步,脑科学研究将是推动神经外科前行的原动力。

人类大脑是自然界最复杂的系统之一。智力、思维、意识的产生是人类认识自然与认识自身的终极形态;脑卒中、癫痫、帕金森病和老年痴呆等成为社会负担最重的慢性非传染性疾病。脑机接口和人机智能交互等技术开辟了神经外科学新的前沿领域。2013 年美国和欧盟相继启动"通过推动创新型神经技术开展大脑研究(brain research through advancing innovative neurotechnologies,BRAIN)"计划和"人脑计划(human brain project,HBP)"。脑研究计划是继国际人类基因组计划完成后,更具有挑战性的计划,我国的脑研究计划将成为神经外科新的发展机遇。

我国神经科学在血流供应和大脑功能拓扑结构关系、人造神经网络、智力障碍相关蛋白 CDKL15 在兴奋性突触发育中的作用、胼胝体等位投射、脑特定功能区域内神经元微环路和产生气味选择性的信息转换机制、黑腹果蝇识别其他物种果蝇的生物学机制、亨廷顿病的发生机制、IL-17 诱导的实验性自身免疫性脑脊髓炎的发病机制、钙调蛋白激酶家族成员 βCaMKⅡ在抑郁核心症状的形成中的作用、大脑皮质抑郁性神经元起源和同步化脑状态下快速视觉处理的级联放大机制等方面的研究中取得了重大进展。

过去几十年脑研究有了长足进展，但是由于脑结构、脑功能的复杂性，研究方法的局限性和脑部的难以进入性，脑研究依然面临巨大的挑战。神经外科颅脑手术直接面对患者大脑，优势在于可采用磁共振、脑电图和脑磁图等手段研究人脑认知功能；开颅手术中印证并保护新发现的脑功能区，对研究脑重大疾病的发生发展机制和治疗都将发挥重要作用，为多学科合作研究和转化医学提供不可或缺的技术平台，也为促进神经外科发展带来新的契机。

（二）神经外科发展必由之路——转化医学

随着前沿技术快速发展，人类基因组序列的解码，二代测序技术的普及，以及诸如蛋白组学和表观基因组学等分子生物技术的发展，生物医学研究正发生深刻变化。以个人基因组信息为基础，结合蛋白组学及代谢组学等相关内环境信息，为患者设计出最佳治疗方案，以期达到治疗效果的最大化和副作用的最小化的新的医疗模式——精准医学（precision medicine）正在兴起，精准医学需要基础研究和临床研究结合，经过转化医学（translational medicine）推动研究成果最终达到临床应用的目的。

我国已经在神经元发育分子机制，视觉感知机制，胶质细胞新功能，学习记忆等神经、精神重大疾病相关环路可塑性，脑静息态成像，DBS 技术和脑机接口等方面取得了一批具有国际先进水平的成果，这些成果向临床神经科学转化，将诞生 5 个新研究领域。

1. 大规模、标准化研究队列和中国脑重大疾病遗传信息、资源数据库和生物标本库，为脑疾病的早期诊断和干预提供新策略。

2. 针对幼年脑发育性疾病、老年退行性疾病等的脑成像图谱，研究活体脑成像新技术和重大脑疾病影像标志物。

3. 颅脑损伤大数据开发研究，为国家相关行业及公众服务提供信息。

4. 利用 3D 打印技术建立脑血管病和脑肿瘤的 3D 模型，为临床治疗提供新途径。

5. 脑机接口研究，为脑卒中、脊髓及肢体神经损伤、肌萎缩侧索硬化（渐冻人）及其他神经肌肉退化患者的康复开发新途径。

（三）神经外科学创新体制求索

1. 创新临床神经科学体系　我国人口数量多，神经疾病患者基数大，但是我国高水平的研究成果较少，究其原因，目前临床神经科学学科设置与学理相悖，基础研究与临床实践脱节问题比较突出，创新临床神经科学体系势在必行。

神经科学领域包括神经科学基础和临床两部分，二者息息相关，相互促进发展。但是当前临床神经科学分为神经内科、神经外科、精神科、神经影像和神经康复等科室，同一脑疾病分别在不同的科室诊断治疗，这种科室设置也造成基础与临床割裂，成为深入研究重大脑疾病的障碍。为深入开展人类脑重大疾病防治研究，需要还原神经科学基础研究和临床医学的实质关系，努力跨越基础研究与临床应用鸿沟，组建多学科交叉融合的研究团队、研究基地和协同创新体系，利用神经外科临床优势，跨出门槛与自然科学（数理、计算机、信息、材料等多学科）合作。逐渐消除神经内科、神经外科、精神科等医学专业之间界限，使不同专业领域关注的焦点相互连接，发现并凝练出临床问题。合作开展复杂性脑血管病、胶质瘤、药物依赖、神经损伤修复、阿尔茨海默病、帕金森病、植物人微意识及精神分裂症等疾病的转化医学研究，以临床神经科学体制创新驱动神经外科学发展，将我国神经外科学带入国际卓越水平。

创新建立以下 5 个临床神经科学中心：

（1）以急诊、外科、骨科、理疗康复科等科室为基础，整合神经创伤急救与康复中心。

（2）以癫痫、帕金森病、老年痴呆、神经变性疾病为基础，整合功能神经内科、神经外科、神经心理和精神科组成神经功能障碍疾病中心。

(3) 以高级多模态影像引导手术室(advanced multi-modality image guided operating room,AMIGO),亦称为复合手术室(hybrid operating room)为基础,整合开颅手术、神经介入治疗脑血管病和重症监护,推进与心脑血管内、外科合作,实现"脑心同治(dual diagnosis treatment of cerebral-cardiovascular diseases)"。

(4) 以神经病、生理和神经外科、放射治疗、化疗一体化治疗为基础,组建胶质瘤等常见神经肿瘤中心。

(5) 以呼吸科、耳科、神经内科、心理和认知学科为基础,组建睡眠障碍中心。

2. 国家神经系统疾病临床医学研究中心 国家神经系统疾病临床医学研究中心为推进临床神经科学(神经内、外科)创新发展提供了契机。2014 年 1 月"国家神经系统疾病临床医学研究中心"依托在北京天坛医院建立,根据国家科技部、国家卫生和计划生育委员会(现为国家卫生健康委员会)和中国人民解放军总后勤部卫生部三部委要求,临床医学研究中心应"加强医学科学创新体系建设,提升临床研究能力,打造一批临床医学与转化研究的高地,以新的组织模式和运行机制加快推进疾病防治技术发展"。国家神经系统疾病临床医学研究中心将建立覆盖全国的核心与网络单位;形成国际领先水平的脑科学研究与转化应用基地,充分利用我国丰富疾病样本资源优势,建立脑重大疾病前瞻性队列研究,在神经系统疾病的循证医学研究中统一收集医疗资料,建立新的分子病理分型、找到新的血清或基因生物学标记物等(如胶质瘤、烟雾病新分型),解决脑重大疾病的机制前沿问题;开展脑发育障碍性疾病、神经退行性疾病机制研究,揭示疾病相关的遗传基础、新信号途径、生物标记物和治疗新靶点,为脑重大疾病的早期诊断和早期干预研究提供坚实基础,为重大科研成果转化提供体制与机制保证。

总之,抓住脑研究和精准医学契机,探索创新神经外科学体系,以脑健康相关的感知运动、情感情绪和学习记忆神经环路的结构与功能解析为基础,以建立神经外科研究数据平台、开发神经外科新技术和脑重大疾病机制研究为重要内容,开展跨学科、跨单位、多学科的系统研究,开创我国神经外科学发展新局面。

(赵继宗)

 参 考 文 献

[1] CASTIGLIONI A. 医学史[M]. 程之范,甄橙,主译. 桂林:广西师范大学出版社,2003:768,805,923,964-945.

[2] 樊代明. 医学发展考[M]. 西安:第四军医大学出版社,2013:483-499.

[3] 臧人和,刘文耀,武健,等. 颅外 - 颅内动脉吻合术治疗闭塞性脑血管病[J]. 中华外科杂志,1978,16(1):19-21.

[4] 赵继宗. 促进我国微创神经外科健康发展[J]. 中华医学杂志,2005,85(4):217.

[5] KWAN ST,ALPERS BJ. Oligodendroglioma:a clinical and pathological study[J]. Arch Neurol Psychit,1931,26:279-321.

[6] KWAN ST. Trigeminal neuralgia[J]. Chin Med J,1932,46:260-276.

[7] 杨树源,张建宁,岳树源. 纪念我国神经外科奠基人:赵以成教授诞辰 100 周年[J]. 中国现代神经疾病杂志,2008,008(002):89-90.

[8] 任祖渊,苏长保. 深切缅怀冯传宜医师[J]. 中华神经外科杂志,2009,25(5):480.

[9] 政协北京市委员会文史资料研究委员会. 话说老协和[M]. 北京:中国文史出版社,1987:46,52.

[10] 宗树杰. 世界医药卫生 100 年[M]. 北京:航空工业出版社,2006.

[11] 涂通今. 涂通今医学文集[M]. 北京:人民军医出版社,2001:98,115.

[12] 史玉泉. 史玉泉医学生涯[M]. 上海:上海科技教育出版社,2007:27,22.

[13] ZHAO JZ,ZHOU LF,ZHOU DB. The status quo of neurosurgery in China[J]. Neurosurgery,2008,62(2):516-520.

[14] ZHAO JZ,ZHOU LF,ZHOU DB,et al. Comparison of CT-guided aspiration to key hole craniotomy in the surgical treatment of spontaneous putaminal hemorrhage:a prospective randomized study[J]. Front Med China,2007,1(2):142-146.

[15] 韩济生. 神经科学[M]. 北京:北京大学医学出版社,2009.

[16] 本书编委会,中国科学报社. 中国科学院院士谈 21 世纪科学技术[M]. 上海:三联书店上海分店,1995.

[17] 李小文. 卷首语[N]. 科学导报,2014,32(18).

[18] 中国科学院上海交叉学科研究中心. 个性化医学:进展与挑战[J]. 中国科学院院刊,2015,30(1):110-114.

[19] 科学技术部社会发展科技司,中国生物技术发展中心. 2014 中国生物技术与产业发展报告[M]. 北京:科学出版社,2014:31-34.

第二节 神经介入发展简史

神经介入（endovascular neurosurgery）是指在实时 X 线血管影像导航指导下，应用介入手术技术、手术器械和药物，对血管神经疾病进行诊断与治疗的亚专科，已经成为脑血管神经外科的重要组成部分。

一、神经介入发展的早期阶段

神经介入最早可追溯到 1904 年，神经外科医师 Dawbarn 在进行头皮恶性肿瘤切除术前，经患者颈外动脉注入石蜡和凡士林混合剂进行肿瘤血供的术前栓塞。

葡萄牙首都里斯本的神经内科医师 Egas Moniz 受碘油造影显示脊髓压迫的启发，设想通过一种无栓塞风险和无脑组织危害的不透 X 线材料，可以很容易通过毛细血管，显影人脑血管。经过反复实验不同的显影剂和浓度，至 1927 年，Egas Moniz 成功进行了脑动脉造影。脑血管造影是一项革命性技术，直至 1975 年 CT 出现前，脑血管造影是唯一能通过颅内血管影像来直接或间接显示颅内疾病的影像技术。Egas Moniz 两度因发明脑血管造影而获诺贝尔奖提名，1949 年，他因提出前额脑白质切除术治疗精神类疾病而终获诺贝尔奖。

在神经介入治疗上，1930 年 Brooks 教授报道了"放风筝"法的颈内动脉海绵窦瘘治疗，即切开颈内动脉后，放入带线的肌肉条，经血液流动的漂流填塞颈内动脉海绵窦瘘口，这一大胆尝试开创了现代神经介入治疗的先河。

1953 年，Seldinger 教授首次提出了经皮股动脉穿刺技术，获得了广泛应用并沿用至今，他也因此获得诺贝尔生理学或医学奖提名。1960 年 Luessenhop 报道了经动脉使用金属芯硅胶球珠栓塞治疗脑动静脉畸形（图 1-2-1）。1967 年 Margulis 提出"介入放射学（interventional radiology）"这一名词。1967 年 Richardson 首次报道了应用福格蒂取栓导管（Fogarty embolectomy catheter）的颈内动脉血栓取出术。1968 年 Paul Henry Zanetti 应用 α-氰基丙烯酸异丁酯（IBCA）栓塞脑动静脉畸形和囊状动脉瘤。1968 年 Dotter 首次报道了经皮血管成形术。1970 年法国 Djindjian 教授开创了超选择性颈外动脉造影和选择性脊髓动脉造影技术，奠定了欧洲神经介入放射学的基础。此后，Dichiro、Newton 等开创了脊髓血管畸形栓塞治疗。Lussenhop 教授在脑血管畸形栓塞方面做出重要贡献，逐渐在 20 世纪 70 年代初步形成一个专门学科。

70 年代后，随着神经介入放射学和材料学的发展，新导管和栓塞材料（剂）相继出现。1971 年 Serbinenko 教授首创可解脱球囊技术治疗创伤性颈内动脉海绵窦瘘并取得成功，治愈了大量的患者，并保留了颈内动脉。1975 年，Debrun 在此基础上进一步改进球囊解脱技术，运用同轴导管技术进一步提高了效率。此时出现了冻干硬脑膜颗粒（图 1-2-2）、可脱球囊、聚乙烯醇（polyvinyl alcohol，PVA）、IBCA 和游离弹簧圈栓塞材料。1972 年 Zanetti 报道运用 IBCA 和 α-氰基丙烯酸正丁酯（n-butyl-2-cyanoacrylate，NBCA）栓塞动静脉畸形（arteriovenous malformation，AVM）和动静脉瘘（arteriovenous fistula，AVF）（图 1-2-3）。1974 年 Gruentzig 首创了球囊成形术治疗动脉狭窄和闭塞。在此阶段，一些技术也尝试应用于治疗脑血管病，例如漂浮微导管技术治疗 AVM、球囊栓塞技术治疗颅内动脉瘤（图 1-2-4）和血管腔内电凝技术治疗颅内动脉瘤，现已少用或不用。

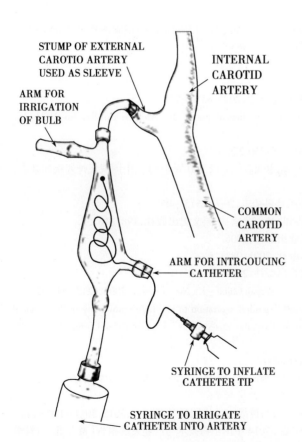

STUMP OF EXTERNAL CAROTIO ARTERY USED AS SLEEVE

INTERNAL CAROTID ARTERY

ARM FOR IRRIGATION OF BULB

COMMON CAROTID ARTERY

ARM FOR INTRCOUCING CATHETER

SYRINGE TO INFLATE CATHETER TIP

SYRINGE TO IRRIGATE CATHETER INTO ARTERY

图 1-2-1 Luessenhop 第一次完成脑动脉插管的示意图

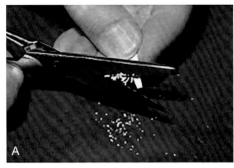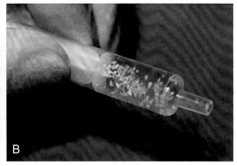

图 1-2-2 用于栓塞肿瘤或脑动静脉畸形的冻干硬脑膜颗粒(二十世纪七八十年代)
A. 冻干硬脑膜颗粒的制作;B. 冻干硬脑膜颗粒与生理盐水或对比剂混合

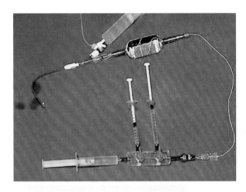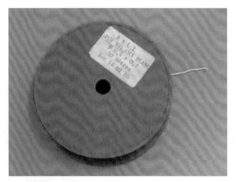

图 1-2-3 "水葫芦"系统
1983 年我国使用的装置展示。微导管装入"水葫芦"中,微导管头端插入短的导引导管内。通过颈动脉穿刺,用 20ml 注射器将微导管推注入颈内动脉,5ml 注射器通过微导管注射对比剂。两个三通阀连接的是装有葡萄糖水和 IBCA 的 1ml 注射器。与 Luessenhop 使用的装置相似(图 1-2-1)

图 1-2-4 法国制造硅胶球囊微导管用于栓塞动脉瘤
1984 年我国使用的装置展示。使用者根据经验选择长度剪断,近端接注射器针头,头端装球囊,注射甲基丙烯酸羟乙酯(2-hydroxyethyl methacrylate,HEMA)充盈球囊,HEMA 固化后可以防止球囊缩小

　　1986 年,Engelson 研制的 Tracker 微导管用于患者,应用微导丝技术将微导管精准置于脑血管病变部位,首次实现了不再依靠血流的微导管操作。1988 年,Hilal 第一次使用短的、可以推注的弹簧圈栓塞动脉瘤(图 1-2-5)。但这种弹簧圈存在相对较硬和不可回收缺陷。

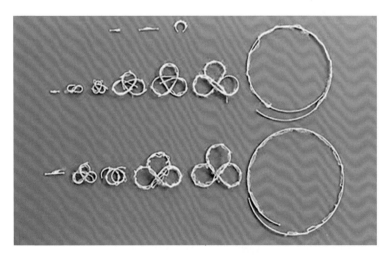

图 1-2-5 1988 年使用的各种形状和长度的带纤毛的游离弹簧圈

二、神经介入加速度发展阶段

1989 年 Guglielmi 设计出了柔软、可控、可回收、电解可脱性弹簧圈(guiglielmi detachable coil,GDC)(图 1-2-6)。1990 年 3 月 6 日,GDC 首次应用于临床,栓塞了一例颈内动脉海绵窦段动脉瘤。时至今日,这种可脱的弹簧圈技术已在全世界得到广泛应用。同时期,法国的 Lasjaunias、Berenstein、Ter Brugge 等教授从胚胎入手,系统地阐述脑、脊髓血管的发育与解剖,并对脑脊髓血管疾病进行了系统的归纳和总结,编著出版了名著"Surgical Neuro-angiography",对神经介入的发展和普及做出了卓越贡献。1997 年 Feldman 等发表了全球首例颅内颈动脉狭窄的支架置入术,1998 年 Higashida 等报道了颅内动脉瘤的支架辅助弹簧圈栓塞治疗技术,开创了支架技术治疗颅底脑动脉狭窄闭塞性疾病和颅内动脉瘤的先河。

进入 21 世纪,血管造影平板数字减影设备和高级后处理软件的相继问世,创新性神经介入器材的不断涌现,特别是取栓装置和血流导向装置的出现和应用,进一步促进了神经介入临床应用的快速发展,颈动脉狭窄支架置入术、急性脑动脉闭塞取栓再通术、颅内动脉瘤介入治疗和硬脑膜动静脉瘘栓塞术等已经成为血管神经外科的标准治疗手段之一。

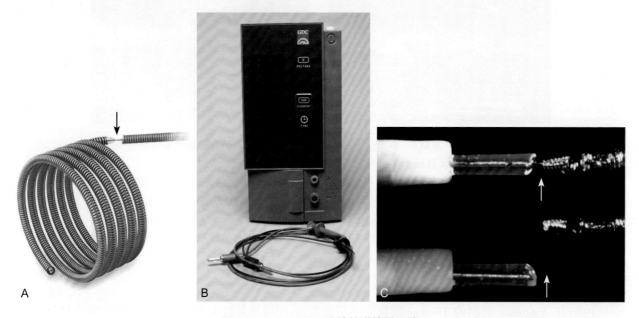

图 1-2-6　Guglielmi 设计的弹簧圈系统
A. 弹簧圈,箭头所示为电解脱熔断处;B. 电解脱装置;C. 电解脱前后对比,注意箭头处熔断

三、中国神经介入的发展简史

1955 年王忠诚院士等开始了脑血管造影的尝试与临床应用。总体上讲,中国神经介入起步于 20 世纪 80 年(表 1-2-1),快速发展于 21 世纪初。1982—1983 年,北京市神经外科研究所和武汉军区总医院率先使用血管内栓塞方法治疗颈动脉海绵窦瘘。

表 1-2-1　1982—1998 年中国神经介入发展情况

时间	单位	手术及相关材料
1982—1983 年	北京市神经外科研究所、武汉军区总医院	国内开始临床应用 DSA;率先用血管内栓塞的方法治疗 CCF
1985 年	北京市神经外科研究所	球囊栓塞颅内动脉瘤 局部麻醉,颈动脉压迫试验(Matas 试验),颈动脉穿刺或股动脉穿刺 球囊导管:自制球囊导管、Magic-BD、Cook-MF 球囊:BALT 乳胶球囊 只有 5% 的载瘤动脉保留

续表

时间	单位	手术及相关材料
1986 年 7 月	北京市神经外科研究所	血管内栓塞治疗 TCCF Debrun 三管共轴系统；Magic-BD 国产球囊导管、水压推进器与输送器接合，经三通接头向输送管内注入肝素盐水，球囊导管被水流冲入颈内动脉 国产乳胶球囊、开颅铜丝导入、PVA、IBCA，对比剂充盈球囊
1986 年 10 月	长春白求恩医科大学	Debrun 三管共轴系统；Magic-BD BALT 球囊，对比剂充填，栓塞 TCCF
1987 年	北京医院	脑动静脉畸形栓塞 股动脉穿刺，带孔球囊导管，Magic 微导管，IBCA、NBCA
1990 年 3 月	中国人民解放军总医院	IBCA 栓塞脑 AVM 和 DAVF 颈动脉穿刺或股动脉穿刺 微导管：Magic、小红管；IBCA、球囊
1991 年	北京市神经外科研究所	颈动脉或股动脉穿刺，栓塞 TCCF 微导管：Magic-BD 可脱球囊导管/Tracker 微导管 + 国产乳胶球囊 球囊充填剂：液态硅胶、IBCA、对比剂 固体栓塞物：钨弹簧圈、线段
1991 年	北京市神经外科研究所	栓塞 AVM IBCA、丝线、弹簧圈
1991 年 8 月	广州军区武汉总医院	球囊栓塞动脉瘤 微导管：Magic-BD，BALT 球囊，HEMA 充填 Teflon 导丝
1992 年 12 月	北京市神经外科研究所	国产微弹簧圈、国产 IBCA、丝线栓塞 AVM 局部麻醉，股动脉穿刺 微导管：Magic、Cook-MF、Tracker 用小镊子将微弹簧圈置入微导管尾端，使弹簧圈沉入微导管内，用 1ml 注射器将弹簧圈冲出导管
1993 年 1 月	北京市神经外科研究所	微弹簧圈栓塞颅内囊状动脉瘤 大多数局部麻醉 微导管：Tracker、Cook-MF、TRANSIT、Magic 弹簧圈：国产、MDS
1993 年	天津市环湖医院	经眼上静脉途径行导管栓塞治疗 CCF 栓塞材料：球囊，弹簧圈，IBCA 局部麻醉，眼上静脉切开
1993 年	广州军区武汉总医院	可脱性球囊充填国产充填剂栓塞颅内囊状动脉瘤
1993 年 10 月	广州军区武汉总医院	国产自制钨丝微螺旋圈栓塞治疗 TCCF、动脉瘤 神经镇静麻醉，股动脉穿刺，6F 导引导管 微导管：Magic，Tracker，Cook-MF，铂金导丝 将钨丝螺旋圈套在有推进管的钢丝上，待推进管送入微导管，固定推进管，撤出钢丝，然后拔出推进管，用水或推进杆将钨丝螺旋圈推入海绵窦、动脉瘤
1994 年 1 月	天津市环湖医院	自制三维结构钨丝弹簧圈栓塞动脉瘤 基础麻醉，经股动脉穿刺或颈动脉穿刺，Tracker 微导管，钨丝弹簧圈，推送杆缓慢推送
1993 年 3 月	中国人民解放军总医院	国产 NBCA 栓塞脑 AVM 股动脉穿刺 微导管：Magic 异戊巴比妥钠 50mg 功能试验

续表

时间	单位	手术及相关材料
1995 年 2 月	北京市神经外科研究所	自制弹簧圈栓塞脊髓 AVM 自制 MDS 微弹簧圈 Tracker 微导管,Magic 微导管
1998 年 2 月		GDC 进入中国

DSA:数字减影动脉造影术;CCF:颈动脉海绵窦瘘;TCCF:外伤性颈动脉海绵窦瘘;PVA:聚乙烯醇;IBCA:丁氰酯;AVM:动静脉畸形;GDC:电解可脱性弹簧圈

我国在颅内动脉瘤介入治疗发展史上,大致经历了最初的球囊栓塞(1982—1992)、机械性可脱弹簧圈栓塞(1993—1998)、电解可脱性弹簧圈栓塞(1998 年以后)、支架辅助弹簧圈栓塞和血流导向治疗(21 世纪)的过程。自 1985 年起,北京市神经外科研究所、中国人民解放军总医院、广州军区总医院等单位陆续报道了球囊栓塞颅内动脉瘤的经验。1988 年至 1992 年底北京市神经外科研究所吴中学教授首先在国内研制成功国产球囊导管(图 1-2-7、表 1-2-2)、国产乳胶球囊(表 1-2-3)、国产钨弹簧圈(图 1-2-8);并于 1999 年研发了国产电解可脱钨弹簧圈(图 1-2-9),仅在 1993 年内就栓塞治疗 39 例各种部位的动脉瘤。广州军区武汉总医院等单位也开展了动脉瘤的钨弹簧圈栓塞治疗。在 1998 年 2 月美国 GDC 进入国内后,因其良好的可控性能和安全有效的栓塞效果,很快被我国神经介入工作者接受,并广泛应用起来。进入 21 世纪,我国同行与世界同步,将支架辅助弹簧圈栓塞作为治疗颅内动脉瘤特别是宽颈动脉瘤的重要手段,并将覆膜支架和血流导向装置作为治疗复杂颅内动脉瘤的重要方法,上海市第六人民医院李明华教授和上海长海医院刘建民教授分别与国内厂家合作研发的 Willis 覆膜支架和 Tubridge 血流导向装置已经获批上市,得到很好应用。

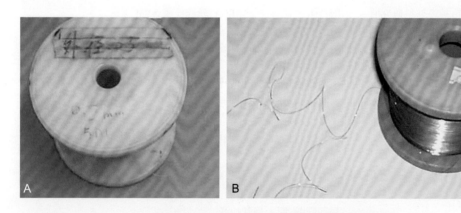

图 1-2-7　1988 年自主研制的微导管和微导丝

A. 1988 年北京市神经外科研究所使用的外径 0.5mm 国产聚乙烯球囊导管(使用者根据经验选择长度剪断);B. 0.15mm 钢丝(吴中学标注)

表 1-2-2　1988 年北京市神经外科研究所自制聚乙烯球囊导管规格

单位:mm

型号	内径	外径	型号	内径	外径
1	0.3	0.5	3	0.7	1.2
2	0.4	0.8	4	2.2	3.0

1 号导管:制作可脱性球囊导管,可用于闭塞动脉瘤和动静脉瘘。2 号导管:①制作带孔球囊导管,用于注射 IBCA 等闭塞动静脉畸形;②制作不可脱性球囊导管,可用于暂时闭塞血管及做耐受试验等。3 号导管:作为 1 号导管的同轴外套管。4 号导管:作为上述导管的输送导管

表 1-2-3 1988 年北京市神经外科研究所自制乳胶球囊的规格

型号	球囊长径 /mm	直径 /mm	颈长 /mm	充盈后长径 /mm	充盈后直径 /mm	容积 /ml
1	2.3	1.3	4	12	8	0.6
2	4.3	1.3	4	16	9	1.2
3	5.3	1.3	4	18	9	1.4
4	5.3	2.5	4	22	14	3
5	10.0	1.3	4	25	9	1.8
6	双球囊的 2 个球囊均为长径 2.3mm, 直径 1.3mm					

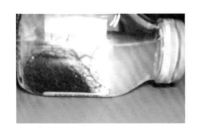

图 1-2-8 浸泡在酒精中的国产游离钨弹簧圈

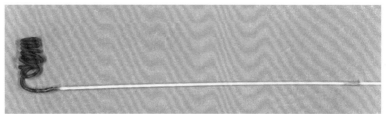

图 1-2-9 1999 年北京市神经外科研究所国产电解可脱钨弹簧圈用金属电镀和钡胶涂抹制作标记

在脑 AVM 的血管内治疗上,1987 年后国内许多医院开展了脑 AVM 的血管内栓塞治疗,并且积累了一些经验(图 1-2-10、图 1-2-11)。1993 年 12 月,首届神经外科血管内治疗研讨会收到有关 AVM 栓塞的论文最多。用于脑 AVM 栓塞的材料经历了丝线、弹簧圈、PVA、IBCA、NBCA、Onyx 的发展变化。丝线易导致严重的炎症反应。IBCA 在畸形血管中聚合时,有明显结块现象。手术中常因局部坚硬,使分离困难,不易被显微剪刀切掉,同时双极电凝难使其凝固。而 NBCA 在血管内聚合后呈现海绵状,柔韧性好,便于手术剥离和切除,故 IBCA 逐渐被 NBCA 取代。Taki 在 1990 年开始用 EVAL(次乙烯醇异分子聚合物)栓塞颅内动脉瘤,随后的几年里 EVAL 用于栓塞脑 AVM 和颅内动脉瘤。经过几年的发展,最终成为 Onyx 栓塞系统上市。然而,脑 AVM 的介入治疗仍然需要探索,特别是术后脑出血并发症难题需要攻克。

在颈动脉海绵窦瘘的血管内治疗上,首选经血管内栓塞治疗外伤性颈动脉海绵窦瘘是目前神经外科公认的最佳途径。北京市神经外科研究所、中国人民解放军总医院、广州军区武汉总医院有大宗报告使用可脱性球囊导管栓塞治疗颈动脉海绵窦瘘。对于经动脉难以治愈的颈动脉海绵窦瘘病例,可以采取经眼静脉入路。可脱球囊或应用微弹簧圈既可闭塞瘘口,还能使患侧颈内动脉的通畅率保持在 70%~90%。选择栓塞手术时,对普通的颈动脉海绵窦瘘,都经患侧颈动脉途径处理;对颈内动脉闭塞(internal carotid artery occlusion,ICAO)或瘘口狭小的颈动脉海绵窦瘘,可以选择经眼上静脉途径、面静脉 - 眼下静脉途径或岩下窦等静脉途径进行栓塞。

在脊髓血管病的血管内治疗上,目前已经逐步趋于成熟,栓塞和手术联合治疗已经使治愈率达到 70% 以上。首都医科大学宣武医院一组 468 例脊髓血管畸形的治疗为国内外该类疾病的治疗提供了宝贵的经验,治愈率达到 65%,有效率 70% 以上。

在缺血性脑血管病的血管内治疗上,国内同行在 21 世纪初就与国际同行同步,进行了颈动脉狭窄栓子保护装置保护下支架置入术治疗,并尝试使用柔软的冠状动脉支架治疗症状性颅内动脉狭窄。2004 年,北京天坛医院姜卫剑教授与厂家合作研制的国内第一个专用颅内支架 "Apollo 支架" 上市,目前已广泛应用于临床。自 2015 年起,急性脑动脉闭塞取栓治疗得到多项临床试验的疗效证实,越来越多的国内三级甚至二级医院应用了这项技术,除了进口取栓装置外已经有多个国产取栓装置可供应用。

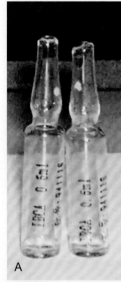

图 1-2-10　使用国产 IBCA 栓塞脑 AVM

A. 1987 年北京市神经外科研究所研制的国产 IBCA；

B. 脑 AVM 栓塞，颈内动脉造影显示巨大脑 AVM（左），X
线透视下 IBCA 在畸形血管内铸形（中），颈内动脉造影
显示脑 AVM 大部分栓塞（右）

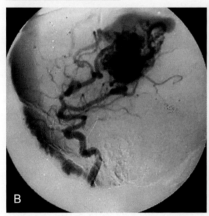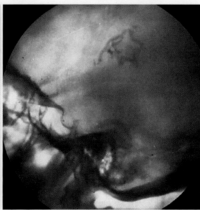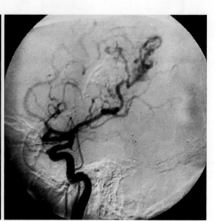

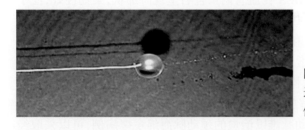

图 1-2-11　1984 年法国制造的带孔球囊微导管

近端接注射器针头，头端装带孔球囊，可以注射 IBCA 栓塞 AVM。
但是，头端的球囊容易撑破血管

（吕宪利　赵文元　姜卫剑）

参考文献

［1］PESCHILLO S，CAPORLINGUA A，CAPORLINGUA F，et al. Historical landmarks in the management of aneurysms and arteriovenous malformations of the central nervous system［J］. World Neurosurg，2016，88：661-671.

［2］MAITI TK，BIR SC，BOLLAM P，et al. Alfred J Luessenhop and the dawn of a new superspecialty：endovascular neurosurgery［J］. J Neurointerv Surg，2016，8（2）：216-220.

［3］凌锋，刘树山，段国升，等 . 脑动静脉畸形血管内 IBCA 栓塞疗法［J］. 中华神经外科杂志，1988，4（3）：144.

［4］吴中学，王忠诚 . 国产球囊导管栓塞治疗颈动脉海绵窦瘘［J］. 中华神经外科杂志，1989，5（4）：248-250.

［5］吴中学，王忠诚，朱玉璞，等 . 产乳胶球囊研制、性能实验及球囊导管制作［J］. 中华神经外科杂志，1989，5（4）：65-66.

［6］吴中学，孙永权，王忠诚，等 . 国产电解可脱性微弹簧圈的初步临床应用［J］. 中华神经外科杂志，2000，16（1）：

35-37.

[7] 王大明,陆军.神经介入新进展略览:希望与问题并存[J].中华外科杂志,2016,54(5):328-331.

[8] LV X,HE H,WU Z. China's medical education and interventional neuroradiology training [J]. World Neurosurg, 2015,84(5):1462-1465.

[9] LV X,CHEN X,GE H,et al. Adjunct to embolize the high-flow fistula part of AVM using double lumen balloon catheter [J]. World Neurosurg,2016,96:370-374.

[10] 余泽,马廉亭,秦尚振,等.国产钨丝微螺旋圈栓塞治疗外伤性颈内动脉-海绵窦瘘[J].中华神经外科杂志, 1995,11(4):187-188.

[11] 凌锋,段国升.颈内动脉海绵窦瘘的血管内治疗(附27例报告)[J].中华神经外科杂志,1989,5(4):244-247.

[12] 李宝民,王家钰,周定标,等.国产α-氰基丙烯酸正丁酯栓塞治疗脑动静脉畸形的临床研究[J].中华神经 外科杂志,1999,15(3):167-169.

[13] 尹龙,黄楹,孙瑞发,等.经眼上静脉途径行导管栓塞治疗颈动脉-海绵窦瘘[J].中华神经外科杂志,1995, 11(4):191-194.

[14] 尚京伟,吴中学,戴建平,等.外伤性颈动脉-海绵窦瘘球囊栓塞治疗[J].中华神经外科杂志,1995,11(4): 198-199.

[15] 马廉亭,余泽,秦尚振,等.可脱性球囊内充国产充填剂治疗颅内囊状动脉瘤[J].中华外科杂志,1993,31(1): 26-28.

[16] 王忠诚,吴中学,张友平,等.可脱性球囊闭塞治疗132例颅内动脉瘤[J].中华神经外科杂志,1997,13(6): 319-322.

[17] 吴中学,王忠诚,张友平,等.微弹簧圈血管内栓塞治疗205例颅内囊状动脉瘤[J].中华神经外科杂志, 1997,13(6):323-326.

[18] 吴中学,王忠诚,戴建平,等.自制钨丝弹簧圈血管内栓塞的实验研究[J].中华神经外科杂志,1994,10(1): 5-7.

[19] 吴中学,王忠诚,戴建平,等.国产微弹簧圈栓塞治疗颅内动脉瘤(三例初步报告)[J].中华神经外科杂志, 1993,9(3):161-162.

[20] 黄胜平,凌锋,戴琳孙,等.机械性可脱式弹簧圈栓塞治疗颅内动脉瘤(附18例报告)[J].中华放射学杂志, 1996,30(9):591-594.

[21] 吴中学,王忠诚,戴建平,等.微弹簧圈栓塞治疗脑动静脉畸形[J].中华神经外科杂志,1994,10(3):127-129.

[22] 马廉亭,王全禄,张伦,等.基底动脉分叉部动脉瘤治疗方法的探讨[J].中华神经外科杂志,1994,10(3): 132-134.

[23] 黄正松,索敬贤,刘凤春,等.可脱性球囊栓塞治疗外伤性颈内动脉海绵窦瘘[J].中华神经外科杂志,1994, 10(3):151.

[24] 马廉亭,李世鏋,余泽,等.国产钨丝微螺旋圈栓塞治疗6例颅内动脉瘤[J].中华神经外科杂志,1994,10(3): 155-156.

[25] 吴中学,王忠诚,戴建平,等.血管内栓塞治疗复杂的外伤性颈动脉海绵窦瘘[J].中华神经外科杂志,1994, 10(3):157-158.

[26] TANG J,CHEN C,ZHANG Y. Neurosurgery center of Beijing Tiantan Hospital,flagship of neurosurgery in China[J]. World Neurosurg,2011,75(3/4):377-382.

[27] RICHLING B. History of endovascular surgery:personal accounts of the evolution [J]. Neurosurgery,2006,59(5 Suppl 3):S30-S38.

[28] 凌锋,白彬,刘树山,等.脑动静脉畸形栓塞术中及术后出血原因探讨[J].中华神经外科杂志,1995,11(增 刊):17-19.

[29] 孙瑞发,只达石,尹龙,等.颅内动脉瘤血管内栓塞治疗[J].中华神经外科杂志,1995,11:60.

[30] 李佑祥,吴中学,张友平,等.自制微弹簧圈栓塞治疗脊髓动静脉畸形[J].中华神经外科杂志,1995,11:61.

[31] 吴中学,王忠诚,孙永权,等.电解可脱性微弹簧圈栓塞治疗颅内动脉瘤[J].中华神经外科杂志,1999,42 (2):90-93.

[32] LV X,YANG H,LIU P,et al. Flow-diverter devices in treatment of intracranial aneurysms:A meta-analysis and systematic review [J]. Neuroradiol,2016,29(1):66-71.

[33] LV X,GE H,HE H,et al. A systematic review of pipeline embolization device for giant intracranial aneurysms [J]. Neurol India,2017,65(1):35-38.

[34] LAWSON A,GODDARD T,ROSS S,et al. Endovascular treatment of cerebral aneurysms using the Woven EndoBridge technique in a single center:preliminary results [J]. Neurosurg,2017,126(1):17-28.

[35] MÜHL-BENNINGHAUS R,SIMGEN A,REITH W,et al. The Barrel stent:new treatment option for stent-assisted

coiling of wide-necked bifurcation aneurysms-results of a single-center study［J］. Neurointerv Surg,2017,9(12):1219-1222.

［36］GORY B,AGUILAR-PÉREZ M,POMERO E,et al. pCONus device for the endovascular treatment of wide-neck middle cerebral artery aneurysms［J］. AJNR Am J Neuroradiol,2015,36(9):1735-1740.

［37］GORY B,SPIOTTA AM,MANGIAFICO S,et al. PulseRider stent-assisted coiling of wide-neck bifurcation aneurysms:Periprocedural results in an international series［J］. AJNR Am J Neuroradiol,2016,37(1):130-135.

［38］SORENSON T,BRINJIKJI W,LANZINO G. Newer endovascular tools:A review of experimental and clinical aspects ［J］. Neurosurg Sci,2016,60(1):116-125.

［39］CONGER JR,DING D,RAPER DM,et al. Preoperative embolization of cerebral arteriovenous malformations with silk suture and particles:Technical considerations and outcomes［J］. J Cerebrovasc Endovasc Neurosurg,2016,18(2):90-99.

［40］CHOUDHRI O,IVAN ME,LAWTON MT. Transvenous approach to intracranial arteriovenous malformations:Challenging the axioms of arteriovenous malformation therapy?［J］. Neurosurgery,2015,77(4):644-652.

［41］IOSIF C,MENDES GA,SALEME S,et al. Endovascular transvenous cure for ruptured brain arteriovenous malformations in complex cases with high Spetzler-Martin grades［J］. J Neurosurg,2015,122(5):1229-1238.

［42］缪中荣,凌锋. 缺血性脑血管病血管内治疗的现状和问题［J］. 中华医学杂志,2006,86(3):145-146.

［43］姜卫剑,戴建平,杜彬,等. 症状性颅内动脉狭窄支架成形术［J］. 中华神经外科杂志,2005,21(2):75-79.

［44］高峰,杜彬. Apollo 支架填补国内空白［J］. 中华医学杂志,2005,85(17):1221.

第三节　神经外科复合手术范畴

复合手术(hybrid operation)又称为杂交手术,是借助介入、微创、放射等多种治疗手段,采用一期或分期手术的方式对疾病进行治疗的一种手术策略。

1996 年 Angelini 教授采用冠状动脉旁路移植术联合经皮冠状动脉腔内成形术的策略成功治疗冠心病患者,并首次提出复合手术的概念。而在神经外科领域,复合手术的应用可追溯到移动式 C 臂机造影对显微外科手术的辅助。1995 年 Marks 等率先发表了复合手术在两例动脉瘤治疗中的应用:一例为前交通动脉瘤患者,具有多次蛛网膜下腔出血(subarachnoid hemorrhage,SAH)病史,先行介入栓塞再行夹闭的方式达到治愈;一例为海绵窦宽颈动脉瘤患者,先行夹闭缩小瘤颈后再通过弹簧圈栓塞达到治愈。

早期介入与外科手术联合的经验虽然为复合手术的发展提供了宝贵经验,但是受到材料与硬件设施的限制,各手术方式之间无法达到完美配合,比如普通神经外科手术室无法满足介入治疗的需求,术中需对患者进行转运,具有一定的潜在风险。鉴于此外科医师们试图尝试建立一个多功能手术室,以满足各种手术方式的需求。2002 年 Hjortdal 等推出"复合手术室"理念,并随着一例先天性心脏疾病的治疗成功,复合手术在复杂心脑血管疾病的外科治疗方面逐步开展。

在我国,最早的神经外科复合手术可追溯到 2006 年,由首都医科大学宣武医院焦力群教授团队应用复合手术方式(完成颈动脉内膜切除术后一期行 Fogarty 导管取栓术)实现了闭塞颈内动脉的再通治疗。随后复合手术在我国神经外科领域得到广泛应用,特别是 2013 年以来,国内 200 多家神经外科特色医院积极筹建复合手术室,使得复合手术得以蓬勃发展。其中首都医科大学附属北京天坛医院、首都医科大学宣武医院、中国人民解放军火箭军总医院、复旦大学附属华山医院、山东大学齐鲁医院等单位在应用复合手术救治复杂病例方面积累了丰富的经验。2016 年 1 月首都医科大学附属北京天坛医院在赵继宗院士、王硕教授领导下采用动脉瘤夹闭加介入栓塞的方式成功治愈一例双侧颈内动脉眼段、后交通动脉多发巨大动脉瘤的治疗,虽然起步较晚,但短短 4 年的时间内,采用神经外科复合手术治疗复杂性脑血管病700 多例,取得良好的治疗效果。

与单一手术方式不同,复合手术是整合显微外科、介入治疗科、医学影像科、麻醉医学科、神经电生理科等多种学科的手术方式。复合手术依托于现代影像技术和信息导航技术的发展,在麻醉等辅助科的协助下共同完成治疗的一站式运作模式。由于在更加可视化的操作平台上进行手术,其在处理棘手的复杂脑血管疾病方面具有巨大的优势,可以让临床医师对患者病情有更好的整体把握,同时能够增加手术安全性,更好地保护患者脑功能,节省医疗资源。复合手术模式多样,原则上讲,凡是应用两种及以上手术方式共同治疗同种疾病的过程均可称为复合手术。目前国内外研究最多的是显微外科手术联合介入治疗术的复合手术，包括复杂颅内动脉瘤、高级别动静脉畸形、富血管肿瘤等的治疗。了解复合手术范畴，对临床医师正确识别和处理神经外科相关疾病至关重要，结合临床及文献报道，复合手术可按复合手术模式和临床应用进行分类。

（一）按复合手术模式分类

1. **一期复合手术**　一期复合手术是指在一次手术安排中，利用多种治疗手段（目前以介入技术和显微外科技术为主）完成手术治疗。可应用于以下疾病的治疗。

复杂多发动脉瘤的治疗，如大脑中动脉分叉处动脉瘤合并基底动脉瘤，单纯开颅夹闭术很难同时显露两个动脉瘤，同样单纯介入术虽然适合栓塞基底动脉瘤，但对大脑中动脉分叉处动脉瘤的栓塞存在难度；此时单一手术很难一期达到治愈目的，而复合手术则可发挥其自身优势，在复合手术室采用开颅夹闭大脑中动脉分叉处动脉瘤与介入栓塞基底动脉瘤的联合治疗，达到一期治愈多个动脉瘤的目的。

复杂缺血性脑血管病的治疗，如症状性颈动脉分叉处重度狭窄合并颈内动脉颅内段狭窄。单纯介入手术虽然适合解决颈内动脉颅内段狭窄，但对颈动脉分叉处的重度狭窄，并非完全适合，尤其是当动脉粥样硬化斑块较硬时，单纯介入治疗很难恢复颈动脉的管腔；同样的颈动脉内膜切除术虽然很好地解决了颈内动脉分叉处的重度狭窄，但是切除术无法解决颈内动脉颅内段狭窄的问题。此时复合手术可发挥其自身优势，先行颈动脉内膜切除术切除斑块再通过介入手段解决颈内动脉颅内段狭窄的问题，不仅一期达到治愈目的，还降低了介入手术中斑块脱落的风险。

2. **延迟复合手术**　延迟复合手术指通过两次或多次的手术安排，利用多种手术技术完成手术治疗的目的，虽与分期手术类似，但其涉及多种手术技术，能更好地把控患者的病情，达到精准医疗的目的。

延迟复合手术的应用最典型的就是对复杂颅内动静脉畸形的治疗，如位置较深、存在多支高流量动脉供血的巨大动静脉畸形。由于病变位置较深，供血动脉较多且流量较大，术中出血风险增大。此时可先通过一次或多次介入治疗栓塞一部分供血动脉，待畸形的供血动脉流量缩小后，再完全切除畸形团，除介入手术与显微外科技术外还可使用放射治疗达到缩小病灶的目的，甚至对一部分因位置较深而无法切除的残余病灶，也可以使用放射治疗。总之通过两次或多次手术联合多种治疗方案最终达到治愈的目的。

（二）按临床应用分类

1. **血管神经外科术中影像评价**　此类复合手术主要以血管神经外科显微手术联合术中血管造影为主，术中造影可以及时了解病变的情况及评价显微外科手术的疗效，辅助显微外科手术取得更好的治疗效果。如：在动静脉畸形切除术中，术中造影可及时评估病变范围，减少病灶残留达到治愈目的；在复杂动脉瘤夹闭术中可根据造影结果评价夹闭效果，如夹闭不理想可根据术中影像调整动脉瘤夹的位置，防止夹闭不全或者载瘤动脉、重要穿支的闭塞。如图 1-3-1 所示病例：首都医科大学附属北京天坛医院的一例大脑中动脉 M1 段巨大动脉瘤患者，术前考虑动脉瘤巨大，术中瘤颈显露存在困难，且与豆纹动脉关系密切，如动脉瘤夹位置不合适容易导致豆纹动脉闭塞，给患者造成灾难性后果；因此安排患者在复合手术室行开颅夹闭术联合脑血管造影术，术中第一次夹闭后即时造影显示动脉瘤存在残留且豆纹动脉显影欠佳，因此根据造影图像显示先后调整动脉瘤夹 3 次，最终在不影响豆纹动脉及载瘤动脉的基础上实现动脉瘤的完全夹闭。术中及造影图像见图 1-3-1。

2. **血管神经外科术后介入补救**　此类复合手术主要以显微外科手术为主，如术中发现显微外科手术无法达到手术目的时，可改行介入治疗，防止手术失败。显微外科手术中有实际情况与影像评估存在偏差的可能，此外解剖变异、器械不合适等原因均可能导致开颅手术无法完成原定手术目的。如图 1-3-2 所示病例：首都医科大学附属北京天坛医院的一例颈内动脉虹吸段动脉瘤患者，开颅术中发现无法对动脉瘤进行完全夹闭，因此改行介入栓塞治疗，最终达到治疗目的。术中及造影图像见图 1-3-2。

3. **神经介入手术并发症的外科补救**　此类复合手术主要以介入手术为主，如术中发生意外，可借助显微外科技术及时补救，保证患者生命安全后再尽量通过显微外科技术进行治疗，防止手术失败。之所以首先采用介入治疗而非直接开颅，是因为对于部分患者而言单纯介入手术在一般情况下可以在较小的创伤下实现疾病的治愈；如大部分颅内动脉瘤可以通过介入手术实现动脉瘤的完全栓塞，但存在术中动

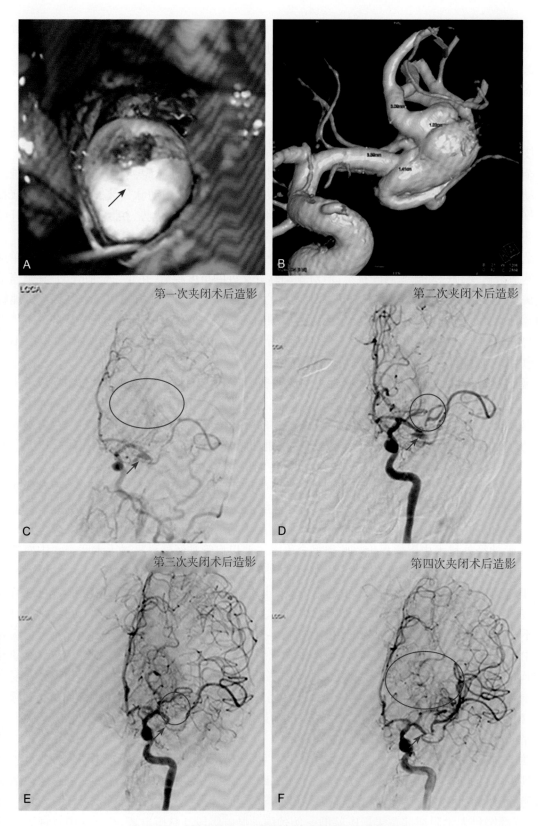

图 1-3-1　大脑中动脉 M1 段巨大动脉瘤术中及造影图像

A. 箭头所示术中显露的大脑中动脉瘤;B. 三维造影重建显示动脉瘤大小 3.50mm × 1.45mm × 1.02mm;
C. 箭头示第一次夹闭后动脉瘤残留,圆圈内显示豆纹动脉显影不良;D. 箭头示第二次夹闭后动脉瘤残留,圆圈内显示大脑中动脉上干显影不良;E. 箭头示第三次夹闭后动脉瘤完全夹闭,然而圆圈内显示大脑中动脉上干依然显影不良;F. 箭头显示第四次夹闭后动脉瘤完全夹闭,而且圆圈内大脑中动脉上干显影良好

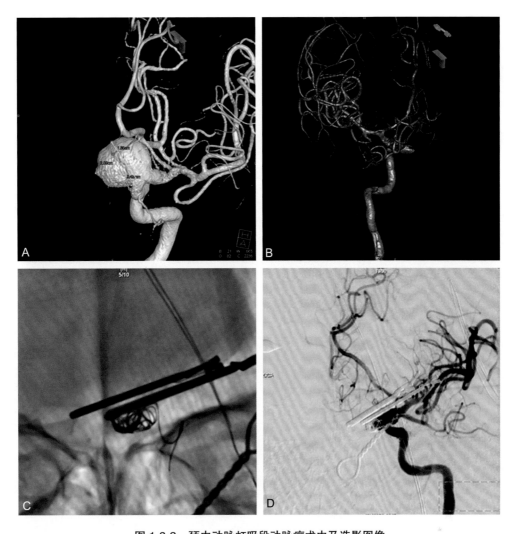

图 1-3-2 颈内动脉虹吸段动脉瘤术中及造影图像
A. 三维造影显示颈内动脉虹吸段动脉瘤大小 21.9mm × 17.8mm × 12.3mm；B. 开颅术中发现无法对
动脉瘤进行完全夹闭；C. 对颈内动脉虹吸段动脉瘤进行栓塞；D. 术后造影显示动脉瘤栓塞完全

脉瘤破裂的风险。如图 1-3-3 所示病例：首都医科大学附属北京天坛医院的一例大脑中动脉瘤患者，介入栓塞中发生动脉瘤破裂并且弹簧圈脱出动脉瘤外，因此立即改行显微外科手术，及时清除血肿并对动脉瘤实施夹闭，在保证患者生命的同时完成了动脉瘤的完全夹闭。术中及造影图像见图 1-3-3。

4. 复杂脑血管病复合手术 此类手术是复合手术的精华所在，尤其是在复杂脑血管疾病的治疗中具有其他单一手术无法相比的优势，如对症状性颈内动脉闭塞、复杂难治性硬脑膜动静脉瘘和动静脉畸形、复杂难治性动脉瘤、脑膜瘤和头颈副神经节瘤等富血供脑瘤的治疗。

症状性颈内动脉闭塞是动脉粥样硬化导致的颈内动脉完全闭塞，引起同侧大脑半球长期缺血，导致反复发生缺血性症状。然而任何单一手术方案均不能有效对其进行治疗。颈动脉内膜切除术只能切断颈动脉分叉处的动脉粥样硬化斑块，却无法解决颈内动脉远端闭塞的管腔。介入手术虽然可以对颈动脉的单处或者数个狭窄处进行扩张或支架治疗，但闭塞患者因缺乏介入通道而无法实现颈动脉管腔的再通。颅内颅外动脉搭桥术虽然可以增加同侧大脑半球的血流供应，但临床实验研究显示其并未降低症状性颈内动脉闭塞患者脑梗死的发生率。而研究显示复合术后的应用，可以使闭塞的颈内动脉管腔成功再通，恢复血流，减少脑梗死的发生。关于症状性颈内动脉闭塞的治疗详见本书第九章第七节。

复杂难治性硬脑膜动静脉瘘和动静脉畸形是指常规治疗手段难以达到治愈目的，血流构筑较为繁杂的血管畸形，通常具有体积大、多支供血动脉、血流量较大、位置较深或与功能区关系密切、存在深部或功能性引流静脉等特点。其治疗历来是临床工作的难点，单纯显微外科手术治疗此类血管畸形风险较高，

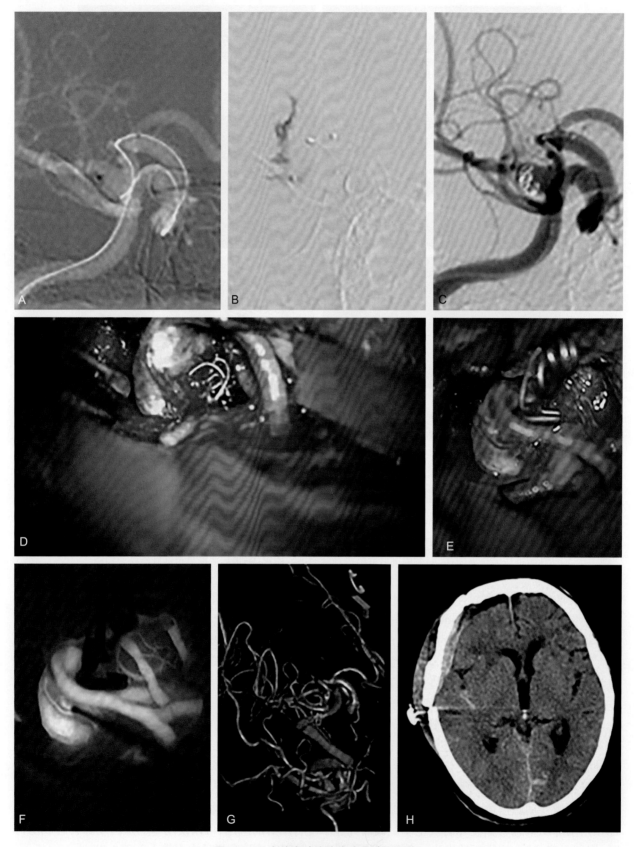

图 1-3-3 大脑中动脉瘤术中及造影图像

A. 对大脑中动脉瘤进行栓塞；B. 动脉瘤栓塞过程中发生破裂；C. 弹簧圈脱出动脉瘤外；D. 开颅后显示的动脉瘤及脱出的弹簧圈；E. 术中夹闭的动脉瘤夹；F. 荧光造影显示载瘤动脉正常显影；G. 三维造影重建显示动脉瘤夹闭完全；H. 术后 6h CT 平扫显示良好

尤其是当畸形位于功能区或血流量较大时;单纯介入治疗虽然可以对供血动脉、畸形团甚至部分引流静脉进行栓塞,但往往无法达到完全闭塞,即使术中显示已达到治愈,术后也易复发,因此历来不作为血管畸形的首选治疗方案;放射治疗虽然对部分脑血管畸形有治疗作用,但是当畸形团较大,尤其是当直径大于3cm时,放射治疗难以达到治愈目的,而且耗时较长,需承担治疗过程中再次破裂的风险。而复合手术作为多种治疗手段的结合,可以先采用介入手段栓塞部分血管畸形,减小病灶体积和血流量,降低显微手术的风险,最终达到治愈目的。临床研究也显示复合手术在复杂脑血管畸形治疗方面具有明显疗效。关于复杂难治性硬脑膜动静脉瘘和动静脉畸形的治疗详见本书第九章第二、三节。

复杂难治性动脉瘤是指多发、体积巨大或累及重要动脉,难以常规夹闭或栓塞的颅内动脉瘤。对于此类动脉瘤,单纯开颅夹闭难以达到治愈目的,尤其是多发动脉瘤或瘤颈较大、较脆弱、瘤颈钙化,难以完全夹闭,单一手术切口也很难对多个动脉瘤进行治疗,如果没用术中影像的指导容易造成重要动脉的闭塞;单纯介入手术虽能对大部分动脉瘤进行栓塞,但当动脉瘤体积巨大、累及多个载瘤动脉时,单纯介入难以对其进行栓塞。复合手术作为一站式治疗方案,可以结合显微外科和介入手术的优点,既为动脉瘤夹闭过程中提供影像支持提高安全性,又可在夹闭困难时提供栓塞方案,避免手术失败。复杂难治性动脉瘤的治疗详见本书第九章第一节。

复合手术也可以应用于脑瘤治疗,如脑膜瘤和头颈副神经节瘤等富血供脑瘤。此类肿瘤血供极为丰富,如贸然开颅治疗,无疑陷入"血战",给患者带来极大风险。如采用复合手术,开颅前对肿瘤供血动脉先进行栓塞,降低瘤体的血供,然后再将瘤体切除,降低术中危险性。如图1-3-4所示病例:首都医科大学附属北京天坛医院的一例颅内占位性病变患者,对瘤体供血动脉栓塞后再行开颅切除,取得良好效果。术中及造影图像见图1-3-4。富血供肿瘤的复合手术治疗详见本书第十章。

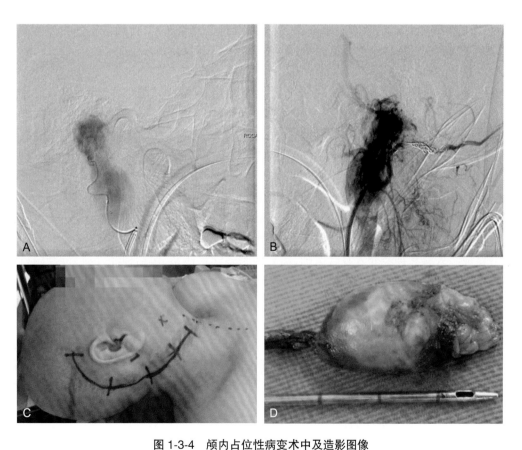

图1-3-4　颅内占位性病变术中及造影图像
A、B.造影显示瘤体血供丰富;C.栓塞供血动脉后采取远外侧入路;D.术中切除的瘤体

(王　硕)

参 考 文 献

［1］ANGELINI GD,WILDE P,SALERNO TA,et al. Integrated left small thoracotomy and angioplasty for multivessel coronary artery revascularisation［J］. Lancet,1996,347(9003):757-758.

［2］MARKS MP,RSTEINBERG GK,LANE B. Combined use of endovascular coils and surgical clipping for intracranial aneurysms［J］. AJNR Am J Neuroradiol,1995,16(1):15-18.

［3］HJORTDAL VE,REDINGTON AN,LEVAL M RD,et al. Hybrid approaches to complex congenital cardiac surgery［J］. Eur J Cardiothorac Surg,2002,22(6):885-890.

［4］JIAO L,SONG G,HUA Y,et al. Recanalization of extracranial internal carotid artery occlusion A 12-year retrospective study［J］. Neural Regen Res,2013,8(23):2204-2206.

［5］POWERS WJ,CLARKE WR,GRUBB RL,et al. Extracranial-intracranial bypass surgery for stroke prevention in hemodynamic cerebral ischemia:The carotid occlusion surgery study randomized trial［J］. JAMA,2011 306(18):1983-1992.

［6］GRÜTER BASIL E,ITAI M,MICHAEL D,et al. Combined endovascular and microsurgical treatment of arteriovenous malformations in the hybrid operating room［J］. World Neurosurg,2018,117:e204-e214.

第四节　神经外科和神经介入复合医师的培养

近半个世纪以来,神经外科医师往往通过灵巧的双手,使用显微镜、手术刀就可以在颅内动脉瘤、脑动静脉畸形、闭塞性脑血管病、脑肿瘤的世界中纵横。然而,近年来,随着血管内治疗技术的飞速发展,神经系统疾病治疗领域的边界被不断拓展,神经外科这门古老的学科迎来了一个岔路口。要想在神经系统疾病领域内获得成功,一个神经外科医师是否有决心、有热情来接纳整合介入技术,是每一名本专科医师都需要认真思考的问题。神经外科学一直在发展,每一名神经外科医师,特别是年轻的神经外科医师,更应该努力理解尝试新兴事物,接纳介入治疗方法。在手握手术刀的同时,也能手握导管,成为传统外科与介入技术兼备的复合型人才。

培养神经外科和神经介入复合医师,首先需要神经外科医师进行理念上的转变,不再局限于传统范围内的认知。介入技术是治疗神经系统疾病的一项重要微创技术,特别是对于脑血管疾病来说,更是不可或缺的一项治疗技术。有些脑血管疾病可能只需通过介入技术就能治愈;还有些复杂脑血管病,可能需要医师能流畅地无缝衔接开颅与介入技术,即通过复合手术才能攻克。面对这样的临床现实,过去传统的神经外科医师必须熟悉外科与介入两类技术模式,才能无偏倚地与患者讨论合适的治疗方法,让患者同时理解外科与介入手术,使其获得最佳获益。同时,也能减少变更治疗医师给患者带来的焦虑,从而增进医患间的信任,增强诊疗双方的满意度。鉴于此,神经外科医师必须把介入技术纳入自己的技能储备库,摆脱旧有的路径依赖,把自己培养成为复合型神经外科医师。

其次,培养神经外科和神经介入复合医师,需要横跨多学科体系,包括神经外科、神经内科、神经影像等。在神经外科住院医师培训项目的基础上,还需要包括血管内治疗培训。我们建议,对于神经外科和神经介入复合医师,应接受为期一年的血管神经与介入诊断方面的专业训练,熟悉掌握神经血管基本手术操作,至少完成和诊断100例全脑血管造影。培养对象需要理解各疾病的自然史、治疗选择、各治疗方法的广度等。需要重点强调的是,神经外科和神经介入复合医师的培训项目应从以技术为中心的模式向以疾病为中心的模式转变,培训出来的医师要能清晰准确地判断:什么样的疾病介入是其一线治疗、什么样的疾病外科是其一线治疗、什么样的疾病必须进行介入与外科复合手术治疗,使自己成为能充分理解何时、如何利用介入与外科技术治疗神经系统疾病的医师。

最后,要成为一名优秀的神经外科与神经介入复合医师,一定要有团队精神及团队领导者的格局。要想取得成功,神经外科医师需要掌握更多的技术,与更多其他相关专科的医师合作,视他们为有力战友。作为一名全面的神经外科医师,其目标应该是学习、发展并保持神经系统疾病治疗领域中的领导者身份,以"进化"的姿态面对一切新变化,而非持有对抗态度,只有这样,才能保持在领域前沿。

(康　帅　仇汉诚)

参 考 文 献

［1］赵继宗.血管神经外科学［M］.北京:人民卫生出版社,2013.

［2］HARBAUGH RE,AGARWAL A. Training residents in endovascular neurosurgery［J］. Neurosurgery,2006,59(5 Suppl 3):S277-S281.

［3］DAY AL,SIDDIQUI AH,MEYERS PM,et al. Training standards in neuroendovascular surgery:Program accreditation and practitioner certification［J］. Stroke,2017,48(8):2318-2325.

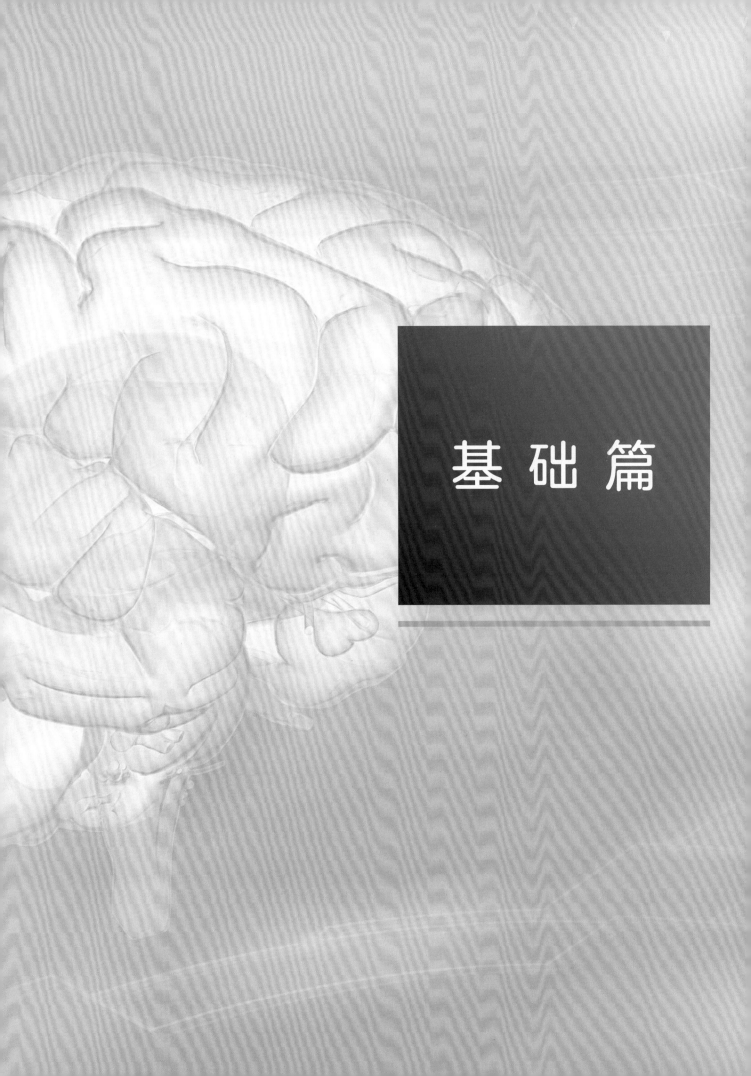

基础篇

第二章　复合手术室

第一节　手术室发展历史

手术的历史可以追溯到遥远的新石器时代，人类祖先实施过环钻（锯）术（trepanation）。

近200年来，现代手术室（operating room，OR）的出现和逐步演化与1846年应用乙醚麻醉，1886年细菌学的发展促进蒸气灭菌法诞生，1887年建立洗手法，1897年术者戴口罩，1897年术者穿手术衣等科学技术进步密切相关。手术室从最初在澡堂和圆形剧场，经过集中手术室，发展到现代涌现出的层流洁净手术室（laminar flow operating theatres）和复合手术室（hybrid operating room）。

一、手术室历史沿革

最早的外科手术是在澡堂和理发店内完成的。17世纪，外科手术被安排在医科学校的解剖教室，这种教室形如圆形剧场，为培养更多的外科人才，讲授解剖学而设立。

第一代手术室称之为简易手术室，手术在自然环境下进行，由于没有防止空气污染和接触污染的措施，手术感染率高。1846年美国一位齿科医师在图书馆的教室内实施首例麻醉下手术，手术时周围坐有观众。

20世纪初，初具规模的现代手术室出现。1937年，在欧洲医院出现第二代称之为分散型手术室（pavilion type operating room）。分散型手术室建立在不同临床科室的病房内，配置本科手术需要的相关器械和设备。手术室非封闭性，有供暖、通风措施，使用消毒灭菌技术，手术感染率明显下降。

20世纪中期出现第三代手术室——集中型手术室（central type operating room），手术室建筑分区、密闭、具备空调系统，将干净的物流和污染的物流分开，预防交叉感染。1955年，日本东京大学首先开设集中型手术部。1963年，美国诞生了中央供应型手术室。1966年，世界上第一间层流洁净手术室（laminar flow operating theatres）在美国的巴顿纪念医院设立。层流洁净手术室密闭无窗，滤净空气（层流），中心控制温度和湿度，装备氧气和麻醉气体管道、手术台、麻醉车和各种监测仪表，以便于查看显示仪表屏幕。随着外科学和科学技术的飞速发展，手术室无论从建筑设计、仪器设备的配备及人员的组织结构和职能都已进入一个新的发展阶段。室内布局更加科学合理，手术室洁净度大幅度提高，医疗环境安全卫生而又舒适。

20世纪90年代，手术室发展不再单纯依赖消毒方式，如除去室内细菌、灰尘等，而是采用最新的空气净化技术，组织科学的气流形式，对手术室内的空气进行循环过滤，除去空气中的尘埃和微生物，手术室的温、湿度适宜，创造一个洁净舒适的手术空间环境，适于各类手术要求。洁净手术室逐步发展，出现了百级、千级层流超净化手术室，使术后感染率进一步降低。

二、复合手术室

20世纪90年代出现了以复合型手术室为标志的第四代手术室。复合手术室又称"杂交手术室"，是在普通手术室中装备包括数字减影血管造影(digital subtraction angiography,DSA)、CT 和磁共振(MRI)等影像学系统,为在不同操作空间,如手术室和介入导管室,或者分期完成的手术,提供一个全新的集诊断、手术与神经介入治疗一体化的崭新环境。在复合手术室可以开展胸心外科、神经外科、血管外科、肝胆外科等复杂性手术,为脑心血管病急诊患者提供一站式诊断治疗绿色通道。

复合神经外科手术融合了传统开颅手术和神经介入治疗的技术优势,实现了 1+1>2 的临床治疗效果。神经外科在复合手术室可以开展颅内动脉瘤、动静脉畸形和颈动脉狭窄等血管性疾病及血供丰富肿瘤的外科治疗,为脑血管疾病诊疗技术水平的提高带来了新的契机。

根据复合手术室的装备,分为磁共振成像系统复合手术室(magnetic resonance imaging system complex operating room,MRI-OR)和数字减影血管造影复合手术室(digital subtraction angiography complex operating room,DSA-OR)。

(一) 磁共振成像系统复合手术室

20 世纪 90 年代中后期,MRI 系统成功进入神经外科手术室,是神经外科一项重大技术革命。1994 年,哈佛医学院教学附属医院布列根和妇女医院(Brigham and Women's Hospital,BWH),建立了世界第一个术中磁共振成像(intraoperative MRI,iMRI)系统,探索在 MRI 下完成脑肿瘤手术操作,手术过程中实时获取脑 MRI 图像,提高手术切除神经肿瘤准确率。此外,iMRI 系统还可以与神经导航联合使用。

目前国内外很多大型医院手术室已经装备了 iMRI 系统。iMRI 系统有两种类型:一种是患者需要脑成像时移动磁共振扫描仪到手术床前;另外一种是将患者和手术床移动到磁共振扫描仪完成头部扫描。

当手术显微镜下很难区分肿瘤与附近脑组织时,可以在 iMRI 系统复合手术室"实时"(real-time)脑成像,帮助医师精确切除肿瘤。这改变了传统神经外科手术中,医师单纯凭主观经验实施手术、判断手术结果的状况,尽可能避免损伤正常脑组织、提高肿瘤切除率,显著提高了手术的精确性与安全性,有效降低术后偏瘫、失语等神经功能障碍的发生率。

iMRI 系统复合手术室可广泛用于脑胶质瘤、巨大垂体腺瘤、颅底与癫痫电极置入,以及脑内立体定向穿刺活检等神经外科手术,以提供实时引导和精确定位。另外,iMRI 系统可以及时发现脑缺血、脑出血等并发症。

(二) 数字减影血管造影复合手术室

数字减影血管造影复合手术室(DSA-OR)配备固定 C 臂 CT 扫描仪、3D 成像技术成像设备。通过特殊的重建算法结合,可在术中实时采集 CT、3D 数字减影血管造影(3D-DSA)及术中的 iFlow、PBV 等功能学信息,同时直接观察到带时间窗的血流。另外 DSA-OR 还具备微创神经外科显微镜、导航设备和介入治疗设备,匹配碳纤维头架,以满足开颅手术术中造影和介入治疗。这对治疗缺血性脑卒中患者非常有价值,可实时进行诊断和治疗。

DSA-OR 能同时完成开胸、开颅手术和 / 或神经介入治疗,以及脑、心复杂性血管性疾病联合治疗,即脑心同治,为心胸血管内外科、神经内外科和影像科等多个学科技术融合提供了平台。多个学科的医师同时参与手术,开拓了心脑血管病的诊疗新途径,患者的手术安全也将得到更有效的保障。

三、数字减影血管造影复合手术室临床价值

DSA-OR 集神经外科疾病诊断和治疗为一体,整合外科手术和介入治疗组医师共同合作为患者一期完成复杂性脑血管病的复合手术(开颅手术或 / 和介入治疗),并完成血管造影复查,及时纠正治疗的缺陷。

DSA-OR 避免患者因同一疾病、不同疗法分次施治而需多次往返手术室、介入室和影像学检查室,可以减少患者痛苦和降低治疗风险,提高治疗效果。

(一) 术中影像评价脑血管病手术效果

DSA 是判断彻底去除血管病变(动静脉畸形 / 动静脉瘘)的"金标准"。术中 DSA 有助于识别手术治疗未能彻底切除的病灶或将动脉瘤术中误夹的载瘤动脉,可以及时手术调整。

(二) 介入辅助切除复杂性脑动静脉畸形

脑动静脉畸形传统治疗方法包括手术切除、介入栓塞或立体定向放射治疗。手术切除对多数 1~2 级

动静脉畸形均能达到满意疗效,但对于体积巨大、累及重要功能区或深部重要结构的复杂脑动静脉畸形治疗仍很困难,而复合手术为复杂动静脉畸形治疗提供了新的方向。

在复合手术室利用术前、术中 DSA 检查可对畸形血管团的构筑及切除程度进行实时、准确判断。联合术前 DSA、导航等技术,可于开颅术前对累及功能区或有深部供血的畸形血管团的穿支血管精确栓塞,以减少切除过程中出血,降低对周围重要脑功能区的损伤。相对于传统的分次介入栓塞,复合手术不仅能在极大程度上降低患者的治疗费用,还能避免部分栓塞可能导致的出血并发症,可达到一期痊愈动静脉畸形。

（三）介入辅助开颅夹闭复杂性动脉瘤、切除富血供肿瘤

对于治疗颅内动脉瘤,开颅显微手术夹闭或介入栓塞这两种治疗方式各有利弊。复合手术将两种技术优势互补,对于巨大、宽颈或形态不规则、有穿支动脉发出的复杂动脉瘤,单纯开颅夹闭或介入栓塞均难以达到满意疗效,而通过复合手术可取得满意的疗效。

采用复合手术治疗巨大颅内动脉瘤,可以临时阻断动脉瘤的载瘤动脉,便于手术暴露、夹闭动脉瘤。手术中复查 DSA 可以对动脉瘤的夹闭效果及重要穿支血管的保护情况进行及时、准确的判断。

其他富血供肿瘤,如颈动脉副神经节瘤、脑膜瘤,切除前栓塞供血动脉,减少手术中出血。

（四）介入辅助颈动脉内膜切除术

外科治疗颈内动脉狭窄有颈动脉内膜切除术(carotid endarterectomy,CEA)和颈动脉支架置入术(carotid artery stenting,CAS)。而累及头臂干、颈总动脉及颈内动脉的多发或串联性狭窄,以及慢性症状性颈内动脉长节段闭塞的病例仍是治疗的难题,单纯 CEA 或 CAS 治疗难以达到满意疗效。介入辅助 CEA 复合手术,为单一治疗无效、难治性狭窄性脑血管病变的治疗提供了一条新的途径。

（五）开颅辅助介入治疗复杂性脑动静脉瘘

神经介入是目前治疗栓塞动静脉瘘(arteriovenous fistula,AVF)和硬脑膜动静脉瘘(dural arteriovenous fistula,DAVF)的最好方法。但是,有时介入治疗 AVF 和 DAVF,导管很难到达瘘口近端封堵瘘口。复合手术可以开颅暴露 DAVF 瘘口部位,再经介入封堵瘘口或切除 DAVF 的瘤体,以达治疗目的。

（六）介入治疗并发症的手术补救

在复合手术室内进行介入治疗,过程中发生动脉瘤破裂、动静脉畸形破裂出血或脑栓塞,可及时采取外科开颅手术清除血肿或去骨瓣减压,减轻对脑组织的压迫及继发脑损伤,极大程度上改善了治疗过程中出血和脑梗死患者临床预后。

（七）动脉瘤夹闭或动静脉畸形切除的介入补救

在复合手术室内显微外科手术未完全闭塞的动脉瘤或动静脉畸形,可以通过介入治疗及时补救。

四、脑心同治

DSA-OR 不仅拓展了复杂性脑血管病治疗范围,同时也为神经外科、心外科和放射医师联合治疗脑心血管共患疾病提供了合作的技术平台。

脑心同治(dual diagnosis treatment of cerebral-cardiovascular diseases)是指心脑血管重症患者,不同的诊断治疗阶段,需要做介入和外科两种不同的手术,在复合手术室两种手术得到"一站式解决"。详见本书第十二章。

五、高级多模态影像引导手术室

2011 年,美国布列根和妇女医院建立了高级多模态影像引导手术室(advanced multi-modality image guided operating room,AMIGO)。

AMIGO 复合手术室是集成所有先进医学影像技术、用于术中成像的手术系统,包含 CT、MRI、DSA、3D 超声波、PET/CT 分子成像,以及显微神经外科手术各种器械等。MRI、CT 和 PET/CT 等影像技术的结合,使医师在手术期间全面掌握患者的病灶解剖、功能和代谢信息,可以完成颅脑手术、血管介入和脑组织活检等。

在 AMIGO 复合手术室实施手术可以更加精确彻底地切除病灶组织,避免了医师肉眼及经验主义的局限性。手术结束前可确定病灶是否完全去除,减少手术侵入性,缩短手术和麻醉时间,降低手术并发症,提高手术疗效。

AMIGO 促进多学科团队之间的合作,整合包括外科医师、放射科专家、影像物理学家、计算机科学家、生物医学工程师、护士和高级操作技术人员等在内的多学科专家,为患者提供最为安全有效的诊断和治疗。AMIGO 不仅可以完成脑血管疾病,还可以完成脑、前列腺、肾、肝、肺、肾上腺、骨、子宫颈、子宫、阴道等各部位的手术。

(赵继宗)

参 考 文 献

［1］NOLLERT G,WICH S,HARTKENS T,et al. The Cardiovascular Hybrid OR-Clinical & Technical Considerations ［J］.CTSnet,2014.

［2］ZWINGMANN J,HAUSCHILD O,BODE G,et al. Malposition and revision rates of different imaging modalities for percutaneous iliosacral screw fixation following pelvic fractures:a systematic review and meta-analysis ［J］. Arch Orthop Trauma Surg,2013,133(9):1257-1265.

［3］HARTKENS T,RIEHL L,ALTENBECK F,et al. Zukünftige Technologien im Hybrid OP ［J］. Fachverband Biomedizinische Technik,2011,25-29.

［4］NOLLERT G,HARTKENS T,FIGEL A,et al. The Hybrid Operating Room in Cardiac Surgery / Book 2 ［M］. Intechweb,2011.

第二节 复合手术室建设标准

一、基础设施与设备

数字减影血管造影复合手术室是集外科手术室功能、介入导管室功能和信息集成功能为一体的新型手术操作空间。神经血管复合手术室应满足目标患者人群和多学科神经血管医师治疗组的需求,应符合手术室标准和导管室标准,应方便使用影像资料和其他信息,从而实现显微外科和神经介入手术的无缝过渡和转换。

以下结合范例,介绍神经血管数字减影血管造影复合手术室所需的基础配置。

(一) 一般性配置

无菌、温度、通风、照明、消防安全等一般的手术室要求同样适用于神经血管复合手术室。此外,需满足诊断性血管造影导管室的条件,墙壁、门、地板、天花板的 X 线防护应达到国家标准,满足放射防护要求。高压注射器、无影灯、麻醉机、监护仪、铅衣或铅屏风等一般性配置不赘述。

(二) 必备配置

1. **空间大小** 复合手术室内设备多且活动性强,手术室所需空间一般应大于常规手术室,一般要求纯手术间的使用面积大于 $70m^2$。例如某医院神经血管复合手术室建筑面积 $120m^2$,纯手术间使用面积 $79m^2$。在设定手术间时,应预留一部分空间以便纳入未来更多的血管内治疗、显微外科或其他(如高频聚焦超声)治疗相关设备。

2. **层流** 手术室必须具备百级洁净度层流条件。

3. **储藏室及控制室** 神经血管外科复合手术室必须配备有充足的(无菌及非无菌的)储藏室,来储藏显微外科设备、体外循环设备和介入器材等。经屏蔽的控制室也应该包含足够的空间放置所有的手术系统和数据存储系统,便于非无菌的工作人员回顾及处理术中影像数据。

4. **吊塔** 复合手术室移动设备较多,地面上的管道线路等会给移动设备带来不便,所以要尽量多利用吊塔来提供电力、气体通路及放置小型设备等,例如麻醉塔和外科设备塔。

5. 显示屏设置　神经血管复合手术室背后的理念是影像指导,因此手术室必须配有足够的高质平面屏幕电视监视器,或利用透视,或利用外科显微镜,为所有手术人员提供术前和术中影像。另外十分重要的是,所有手术相关人员都应能看到患者的生命体征及其他术中监测参数。比如手术时往往要控制血压,实时生命体征的可视化就十分重要,突然变化的生命体征往往提醒术者可能存在潜在的并发症。

6. 血管造影和介入系统　多轴全方位机器人式血管造影和介入系统是复合手术室内最为重要的设备(图2-2-1)。该系统由多轴机器人C臂及手术台构成,能在不移动手术台的情况下进行术中2D/3D造影及CT成像。该系统不但能提供无框架导航及大容量横断面CT成像,更大大方便了血管内治疗与外科手术间的切换,几乎不影响术中麻醉的施行,这点对于复杂神经血管病变手术而言十分重要。

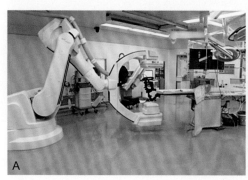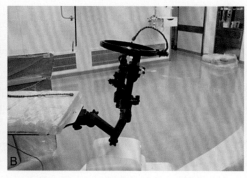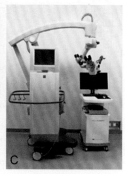

图 2-2-1　多轴全方位机器人式血管造影和介入系统
A. 复合手术系统;B. 可透线手术头部固定系统;C. 神经外科手术显微镜

7. 可透线床板与头架及其附加系统　神经血管复合手术室的手术台必须满足血管神经外科医师和神经介入外科医师的力学及人体工程学需求,也要考虑到复合手术室整体的布局与流程。碳纤手术台不但能透过射线,并且有足够的强度承受患者及介入设施的重量。碳纤手术台的另一个优势在于对患者和术者的射线暴露少,且图像质量高。对于介入手术,操控台最好在手术台旁,便于简单调控手术台、透视角度和选择有关的功能。对于神经外科手术,手术台最好能在各个平面移动,包括侧向倾斜、头高脚低位。理想情况下,头架应内置有可透过射线的牵开器系统,如DORO可透线手术头部固定系统及附加系统,而传统的牵开器系统不能透过射线。除了手术台旁操控台,必须有另外的可供麻醉师或巡台护士控制术中手术台位置的控制通道,以防手术台旁操控台被器械护士台阻挡。

8. 显微镜　神经血管复合手术室要配备高质量的显微镜,为整个手术室提供实时闭路成像。荧光造影技术可以成为有益补充但非必需。

9. 术中电生理监测系统　目前神经外科常规应用的术中电生理监测方法包括躯体感觉诱发电位(somatosensory evoked potential,SEP),运动诱发电位(motor evoked potential,MEP),听觉诱发电位(auditory evoked potential,AEP),肌电图(electromyogram,EMG)和术中皮质脑电图(cortical electroencephalography)等。在脑动静脉畸形、胶质瘤等切除术中,术中电生理监测能为避免神经功能损伤提供客观指标,保证手术安全,提高手术效果。在颅内动脉瘤夹闭或血管内治疗术中,电生理监测可分析血流情况,指导断流时间,调整手术方式及选择动脉瘤夹大小和夹闭位置。其在脊髓血管疾病中也有应用。

（三）附加配置

每一项附加配置都有其优势,合理地添加附加配置有助于提高复合手术整体水平。

1. 造影介入治疗专用床板和外科专用床板　前者头端窄,可较方便地实施3D造影及DynaCT成像,且床板较长,可较方便地实施介入治疗。后者头端宽,有安装透射线头架的凹槽。

2. 移动CT　移动CT体积小,便于移动,配置于神经血管复合手术室内,可进行术中CT,快速、无干扰地提供高质量的血管、血流灌注图像,在某些病例中甚至可以替代术中/术后DSA。从医学经济学角度讲,根据术中CT结果即时进行修正手术降低了手术相关花费,减少了患者的搬动,提高了手术效率,更经济、安全。

3. 神经导航系统 它是将所有神经影像整合为一体的平台,是神经血管复合手术室的有益补充。将术前 CT、CT 血管成像(CTA)、MRI、磁共振血管成像(MRA)等信息在无框神经导航平台下输入、融合所得到的 3D 参考模型,可提供重要的神经解剖结构的定位。此外,功能磁共振成像(fMRI)、弥散张量成像(DTI)和脑磁图(MEG)等功能成像信息也能加入神经导航系统平台,帮助描述功能优势脑组织区和相关的白质束及其与血管疾病的关系。直接将神经导航平台纳入复合手术室保证了将术中所获取的图像无缝转入图像导航系统,同时其占据的地面空间也比目前的系统少。未来神经血管导航平台可能还会整合越来越多的术中血管造影图像和横断面图像信息,便利动静脉畸形等血管病变的定位与切除。

4. 神经内镜、术中超声、超声外科吸引器 神经内镜使神经外科医师能在微创的情况下准确地完成复杂的脑部手术,但由于鱼眼效应,还未普遍应用于血管神经外科领域。术中超声很久以来一直都是神经外科手术中一项重要的辅助检查手段,能在血管外对脑血流速度进行直接评估。多普勒超声可帮助判断动静脉畸形、动脉瘤、硬脑膜动静脉瘘等神经血管疾病的血流。超声血流探头可用于搭桥术中的定量测量血流量。不断进展的 3D 超声目前已在神经导航综合平台中展现出前景,帮助解决术中脑组织移位等难题。对于一些有附壁血栓的巨大动脉瘤,应用超声外科吸引器有助于去除血栓。

5. 信息系统工作站 包括专门的信息集成管理系统和视频采集传输系统。工作站视频采集传输系统包括影音实时转播、录制设备,对手术过程进行直播或录制。

二、手术团队人员配置和术中工作位置

(一) 手术医师团队

具有神经外科、神经介入、神经影像专业背景的临床医师团队是神经血管复合手术的主要执行者。同时具备神经外科、神经介入科、神经影像科专业背景的临床手术医师是最佳选择;若不可求,则侧重具备两项专业背景的医师;倘均不能实现,则团队成员必须包括各专业背景医师。术中工作位置:神经介入医师位于手术床右侧;外科手术主刀医师位于头侧,助手位于床头右侧或左侧。

(二) 麻醉师、技师和护士团队

神经血管复合手术还需要熟悉复合手术流程的麻醉师、放射技师和护士团队来配合。护士团队包括神经血管外科手术护士和神经介入护士。他们各司其职、相互配合,对保障神经血管复合手术的安全性起到至关重要的作用。术中工作位置:麻醉医师位于手术床左侧后部;手术护士位于手术床左侧前部或右侧前部;介入护士活动于手术床尾侧。

(三) 手术团队领导

手术团队领导要有足够的专业知识和经验,较强组织协调能力,较开阔的视野和较博大的胸襟,要组织团队进行个体化复合手术设计。

三、围手术期管理

(一) 术前讨论

神经血管复合手术作为较新的手术模式,在手术适应证、禁忌证和手术模式转换等方面尚缺乏统一的规范,故术前个体化讨论制度尤为重要。在团队领导主持下,重点讨论的内容包括:①在明确手术适应证后,确定单纯外科手术或单纯介入手术的难点;②确定介入医师和外科医师各自希望对方提供的帮助;③确定介入和外科的手术顺序及其步骤;④确定技师要提供的后处理图像;⑤确定外科体位对随后造影和介入操作不便利的影响和解决方案。此外,也需要征求麻醉师、放射技师、护士和其他手术人员的意见,因为复合手术室的效率及效能最终需要依靠一个训练有素的小组的协调工作,要为这个小组提供一个方便工作的环境。

(二) 手术间布局

复合手术室布局较标准神经外科手术室更为复杂,要合理放置手术显微镜、神经电生理监测设备、神经导航设备和超声设备等外科辅助工具,要为麻醉、神经生理监测及术中切换神经影像学工具的护士提

供足够的空间。器械护士台和其他设备所占的空间也需要考虑进去。不同手术对手术室布局的要求稍有不同,但保证患者的整个过程安全,术者操作方便、快捷是共同的。图 2-2-2 为布局图示例。

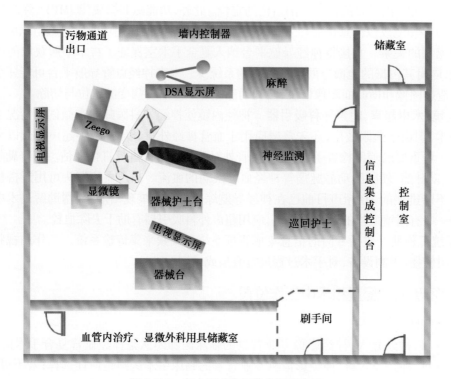

图 2-2-2 复合手术室经典布局示意图

(三) 无菌管控

神经血管复合手术常常涉及介入与外科手术的术式转换,故尤为强调无菌观念和无菌套的使用。C臂增强器必须使用无菌套。在术式切换时,动脉穿刺区需用无菌贴膜固定留置鞘,而头颈部手术区在造影时需遮挡无菌单。有些手术术式切换时,因需改变体位而重新铺单。

(四) 其他

还有很多复合手术实施过程中的小细节需不断积累,以便给整体流程带来方便。如开颅手术铺单时,需将大单及洞巾在头端拢起、固定,以方便 C 臂的移动及旋转。

(仇汉诚)

参 考 文 献

[1] KPODONU J. Hybrid cardiovascular suite:the operating room of the future[J]. J Card Surg,2010,25(6):704-709.

[2] SIKKINK CJ,REIJNEN MM,ZEEBREGTS CJ. The creation of the optimal dedicated endovascular suite[J]. Eur J Vasc Endovasc Surg,2008,35(2):198-204.

[3] MURAYAMA Y,IRIE K,SAGUCHI T,et al. Robotic digital subtraction angiography systems within the hybrid operating room[J]. Neurosurgery,2011,68(5):1427-1433.

[4] MURAYAMA Y,ARAKAWA H,ISHIBASHI T,et al. Combined surgical and endovascular treatment of complex cerebrovascular diseases in the hybrid operating room[J]. J Neurointerv Surg,2013,5(5):489-493.

[5] OTTENHAUSEN M,KRIEG SM,MEYER B,et al. Functional preoperative and intraoperative mapping and monitoring:increasing safety and efficacy in glioma surgery[J]. Neurosurg Focus,2015,38(1):E3.

[6] VEGA-ZELAYA L,PEDROSA-SÁNCHEZ M,PASTOR J. Cortical mapping and neurophysiological monitoring during resection of an arteriovenous malformation in the rolandic region[J]. Rev Neurol,2014,59(1):20-24.

［7］ SAHAYA K,PANDEY AS,THOMPSON BG,et al. Intraoperative monitoring for intracranial aneurysms:the Michigan experience［J］. J Clin Neurophysiol,2014,31(6):563-567.

［8］ SHILIAN P,GONZALEZ AA,ZADA G,et al. Intraoperative neurophysiological monitoring of the spinal cord:an overview［J］. J Clin Neurophysiol,2014,33(4):16.

［9］ SCHICHOR C,RACHINGER W,MORHARD D,et al. Intraoperative computed tomography angiography with computed tomography perfusion imaging in vascular neurosurgery:feasibility of a new concept［J］. J Neurosurg, 2010,112(4):722-728.

［10］ NIMSKY C,GANSLANDT O,BUCHFELDER M,et al. Intraoperative visualization for resection of gliomas:the role of functional neuronavigation and intraoperative 1.5 T MRI［J］. Neurol Res,2006,28(5):482-487.

［11］ GRUBER A,DORFER C,STANDHARDT H,et al. Prospective comparison of intraoperative vascular monitoring technologies during cerebral aneurysm surgery［J］. Neurosurgery,2011,68(3):657-673.

［12］ NOSSEK E,KORN A,SHAHAR T. Intraoperative mapping and monitoring of the corticospinal tracts with neurophysiological assessment and 3-dimensional ultrasonography-based navigation［J］. J Neurosurg,2011,114(3): 738-746.

［13］ HAGE ZA,AMIN-HANJANI S,CHARBEL FT. Cerebral revascularization:state of the art［J］. Neurosurg Q,2013, 23:13-26.

［14］ SPETZLER RF,RIINA HA,LEMOLE GM. Giant aneurysms［J］. Neurosurgery,2001,49(4):902-908.

［15］ 张臣舜,张涛,李明,等. 医院数字化手术室建设的发展趋势[J]. 中国医学装备,2012,9(12):67.

［16］ 仇汉诚,张轶群,杜彬,等. 应用复合手术新技术治疗复杂颅内动脉瘤一例[J]. 中华医学杂志,2014,94(11): 869-871.

第三章 神经外科技术在复合手术中的应用

第一节 基础外科技术

一、复合手术体位

复合手术时患者的体(头)位摆放至关重要,其直接关乎手术顺利与否。体(头)位摆放不当,可能直接导致术后并发症的发生。术前研究手术方案时,应结合手术入路和切口部位,确定患者的最佳体位。

开颅手术中,患者体(头)位摆放方法应符合以下要求:

1. 一般常采用轻度头高脚低位(20°左右),开颅部位保持基本水平。因颈部和颅内静脉无静脉瓣,颅内静脉压高低主要与头颅-右心房之间的高度有关。头位过高在开颅时可引起静脉负压,若静脉破裂则易形成空气栓塞;而头位过低可引起手术中出血增多。

2. 患者气管内插管不扭曲,呼吸道通畅,头部静脉回流不受阻。

3. 避免身体突出部位(如髋、肘关节)的血管神经和皮肤受压,保护好易损伤的器官,如眼和耳等。

4. 手术医师术中操作舒适,能在直视下分离深部结构。

为了满足上述要求,患者的体(头)位摆放应当由手术医师、麻醉医师及手术室工作人员协同完成。另外,术中调整手术床的高度与角度,也可弥补体位摆放的不足。手术医师最好能观察麻醉诱导过程。对延髓、颈髓病变的患者,麻醉插管时应避免过度牵拉颈部,以免影响患者呼吸。有部分观点建议手术前一天,在病房内对复杂的体(头)位进行模拟摆放。医师依照设计的手术体(头)位,将患者头位和身体屈曲度摆放好。让患者保持5min,了解患者不适之处,同时检查神经系统体征、观察有无不良反应,以进一步调整体(头)位。

仰卧位是复合手术最常用的体位,适用于额叶、颞叶、顶叶、鞍区等病变的复合手术治疗。患者仰卧于手术台,双臂固定在身体两侧,肘部垫以棉垫(保护尺神经不受压迫)。眼睑内涂眼膏封闭,防止角膜干燥和有害光照射。患者头部应稍高于心脏水平,以防止头部静脉血回流障碍。根据手术入路要求的不同,调整头架以达到合适的头部角度。头位的设计应利于术中脑组织通过自身重力作用自然下垂,加大脑底与颅底的间隙,增大手术空间,以减少术中对脑组织牵拉,为手术开展提供便利。术中可能根据需要而旋转头部,若预估术中需要旋转的角度较大时,应在准备时于患者肩下置一枕垫,以防颈部过度扭转影响静脉回流。麻醉所用的管道应避免压迫颈部血管,保障患者呼气道通畅。安装头架时注意避免发生头架压迫双耳。

侧卧位适用于颞叶、蝶骨嵴、脑桥小脑角、小脑半球等部位的肿瘤和血管性病变的复合手术治疗。侧卧位时,需用枕垫将患者胸部略垫高,以减少对患者身体下方腋窝内神经血管的压迫。头部摆放位置适中即可。将患者一侧下肢(靠上侧)的髋和膝关节屈曲,以避免躯体向一侧倾倒。用约束带将患者靠上侧的手臂,用束缚带自肩部向尾侧牵拉并固定于手术床,这样可获得头部满意的暴露。行枕下开颅时,还可采用倾斜侧卧位。倾斜侧卧位不同于单纯侧卧位的是,患者身体向前倾斜,更适用于乳突后切口切除脑桥小脑角病变。安装头架固定头部时,将患者下颌尽量靠近胸部,颈部屈曲以充分暴露后颈部。这样可使头颅和寰椎后弓间隙变宽,在体胖、颈部较短的患者采用颅后窝中线入路时尤为重要。

半俯卧位适用于大脑后部如第三脑室后病变、小脑幕病变及脑桥小脑角病变等的复合手术治疗,也适用于颅后窝急诊手术。摆放好的患者体位很像睡眠状,靠上侧手臂下垂,前臂弯曲,可靠近下颌,胸前垫一小枕。头部自手术床头伸出,头颈弯曲。患者靠下侧腿伸直,注意保护腓神经,靠上侧腿保持屈髋屈膝。体位摆放后检查气管内插管,防止出现阻塞,并保持腹部放松不影响肺部通气。

其他体位还包括俯卧位、坐位等,目前在复合手术中应用相对较少。复合手术复杂、手术时间长,需要在介入操作、MRI 和显微外科手术操作间转换。另外根据手术需求,术中可能需要变换患者体位满足介入操作、显微外科手术治疗的需要。如颅后窝血管畸形的复合手术,可以首先采用仰卧位行脑血管造影,之后再转变为侧卧位进行外科开颅操作,再在侧卧位或仰卧位进行介入治疗(根据手术需要),最后手术结束后再转换为仰卧位行脑血管造影。在变换体位时,要注意保护患者、麻醉插管和介入导管,避免器械脱落。

二、复合手术切口设计和开颅

(一) 复合手术头皮切口设计

切口设计对复合手术能否成功而言十分重要。切口设计偏差会导致手术区域不准确,使肿瘤、血管性病变切除过程更加困难。设计头皮切口应保证头皮血液供应,预防术后头皮坏死;应尽量设计在发际内,不影响患者头面部和颈部的外观。

幕上复合手术常用的头皮切口包括额部切口、额颞部切口、顶部切口、顶部过中线切口、颞部切口和枕部切口。幕下复合手术常见切口包括乳突后切口、颅后窝中线切口、拐杖形切口和乳突 - 乳突切口。颈部切口包括斜形切口和横切口等。上述切口不是一成不变的,术者可根据不同病例具体情况灵活运用。设计切口时,皮瓣大小、前后、高低可有所变动。术中结合神经导航可以更为精准设计手术切口,以最小的创伤最大程度切除病变。常见切口介绍如下:

1. **额部切口**　可暴露颅前窝底,适用于额叶、颅前窝底和鞍区的肿瘤或血管性病变。采用发际内冠状切口。骨瓣可在中线或过中线,后者适用于结扎矢状窦,切开矢状窦和大脑镰。要求骨窗应显露颅前窝底,充分暴露额叶底面和眶顶。

2. **额颞部切口**　切口起自眉弓上方发际内,后方到颧弓上方,耳屏前约 1cm,暴露部分蝶骨。钻孔部位可以选择关键孔,部分术者选择在颞肌内钻孔(关颅时予以盖孔板固定,可以减少对患者外观影响),骨窗的暴露标准以能见到眶顶和颅前窝底为适宜,以减少对脑底的牵拉。这种切口骨窗通常不能显露颞极。若额窦较大,术中钻孔可能使其开放。额窦开放,需将额窦黏膜刮除。骨蜡封闭,然后游离马蹄形帽状腱膜,翻转缝合在颅前窝底的硬脑膜上。额窦修补结束后,被污染的器械应弃之,本台手术不再使用。

3. **顶部切口**　可暴露大脑半球顶部表面。半环形或马蹄形切口,皮瓣基底应够宽,切口的长度不超过基底宽度。切口在发际里,有时切口前支可出发际。顶部近中线切口适用于大脑镰旁、矢状窦旁和胼胝体肿瘤或血管性病变的外科治疗。翻开骨瓣时,靠近中线硬脑膜表面静脉易出血。在镰旁和窦旁脑膜瘤切口钻孔时出血较多,可将矢状窦旁的骨孔留在最后钻。

4. **顶部过中线切口**　为充分暴露大脑半球中线结构,皮骨瓣可过中线设计。矢状窦两侧对应钻孔,中间骨桥用咬骨钳咬除,这样可减少矢状窦出血。

5. **颞部切口**　暴露颞叶或自颅中窝底入路。切口起自颧弓上,以外耳孔为中心。根据需要,这种切口可暴露部分顶部。

6. **枕部切口**　切口应到中线,皮瓣基底位于横窦,下达枕叶底面,便于显露。骨瓣范围应能暴露小脑幕。

7. 乳突后切口　乳突后切口可经小脑侧方和侧上方,暴露脑干的外侧和位于桥前池内的三叉神经、面神经、前庭神经、舌咽神经和迷走神经,以及小脑下后动脉(posterior inferior cerebellar artery,PICA)、小脑下前动脉(anterior inferior cerebellar artery,AICA)。适用于切除脑桥小脑角病变,小脑半球外侧病变。这一入路对切除小脑下方病变则受到限制。

8. 颅后窝中线切口　颅后窝中线切口是常用的颅后窝切口手术入路,适用小脑蚓部、小脑半球肿瘤和血管性病变。此入路暴露和切除中线如第四脑室和小脑蚓部效果很好,其缺点是对小脑侧方暴露不良。颅后窝中线切口,尤其是坐位时,更适用幕下小脑上入路,切除将四叠体和小脑前叶推向前方的三室后部(松果体区)病变。

9. 拐杖形切口　拐杖形切口适用体积较大的脑桥小脑角病变、小脑半球病变、小脑扁桃体区和颅颈交界区病变,以及脑干前侧区和椎基底动脉进入硬脑膜处病变。

10. 乳突-乳突切口　可以同时暴露双侧颅后窝,其范围包括小脑的后上方、小脑的下方和上颈髓。适用于颅后窝大型肿瘤和血管性病变的外科治疗。可以显露双侧椎动脉,这种入路复杂,出血较多,不便于切开枕大孔,故一般临床少用。

(二) 复合手术开颅术手术步骤

手术步骤以幕上开颅和幕下后正中开颅为例。

1. 幕上开颅是神经外科最基本的手术入路,手术方法如下:

(1) 头皮准备和铺巾。

(2) 切开头皮和止血:术者和助手用手指紧压切口两缘,压迫止血。每次切开的长度不要超过手指能压迫的头皮范围。头皮出血可用头皮夹、止血钳和双极电凝止血。切开头皮后,自帽状腱膜下锐性分离并翻开皮瓣。皮瓣及颅骨表面组织出血,可使用高频电刀止血。皮瓣用盐水湿纱布覆盖。

(3) 骨瓣切口

1) 用高频电刀沿设计切口的骨瓣处切开颞肌和骨膜。使用电(气)高速颅钻、铣刀完成骨瓣切开。通常只需钻一孔,用铣刀沿骨瓣边缘切开。老年和颅高压患者颅骨内板与硬脑膜通常粘连紧密,铣刀可能会损伤硬脑膜,应小心处理,可适当增加钻孔数量。骨瓣取下后可用湿纱布包裹,妥善保管。

2) 靠近矢状窦和脑膜中动脉的骨孔应留在最后钻。这样,即使出现意外大出血,可立刻翻开骨瓣,迅速止血。每个颅骨孔用脑膜剥离子,将硬脑膜与颅骨内面之间剥离开。

3) 用两把骨起子自骨瓣缘撬起,硬脑膜剥离子在颅骨内面与硬脑膜之间小心分离,最后将骨瓣翻开。

(4) 硬脑膜止血:骨窗四周颅骨缘出血可涂以骨蜡。硬脑膜表层的出血可用双极电凝止血。为防止骨窗周边出血或硬脑膜剥离,可在骨窗四周放置宽度约 3mm 条形明胶海绵,其长度依骨窗长度定。只要将条形明胶海绵放置骨窗边缘即可,不必向骨窗下方过度填塞,以避免硬脑膜与颅骨内板剥离出血。

(5) 硬脑膜悬吊:用微型电(气)钻在骨窗四周钻孔,每边两个,可用于悬吊硬脑膜。骨窗四周悬吊硬脑膜可防止术后发生硬脑膜外血肿。切开硬脑膜前,必须将硬脑膜外的出血,包括头皮、骨缘、硬脑膜表面的出血全部止好,防止切开硬脑膜后出血流入脑表面。切开硬脑膜前,更换包裹皮骨瓣的湿纱布,骨窗四周铺盖棉条。

(6) 切开硬脑膜:提起硬脑膜,切开硬脑膜约 5mm 长小口,此时应特别小心,尤其是在颅内压增高时,不要伤及脑组织。选择弯头硬脑膜剪刀,使用时弯头向上、向内剪开硬脑膜,剪刀下方可放置棉条保护脑表面,防止误伤。硬脑膜切口可根据需要选择不同形状,常用的有马蹄形。硬脑膜基底留在静脉窦一侧,切开时注意防止损伤上矢状窦和桥静脉。"十"字或"井"字等形状剪开硬脑膜。凸面脑膜瘤的硬脑膜切口应环绕肿瘤,大于肿瘤的边缘。如肿瘤侵及硬脑膜,应将硬脑膜一并切除。这种切口暴露范围大,不易损伤脑组织。硬脑膜切口离骨窗距离约 0.5mm,以便关颅时缝合。硬脑膜切口出血可使用双极电灼止血。

(7) 缝合、悬吊硬脑膜:肿瘤和血管性病变切除后,术腔充分止血,用可吸收缝线连续缝合硬脑膜,将缝合的最后一针留在骨窗内硬脑膜的最高点,暂缓打结,用注射器向硬脑膜下注满生理盐水,将硬脑膜下的积气置换出,然后打结。这样,可减少术后颅内积气。为防止硬脑膜缝合不严密,手术后发生皮下积液,尤其在颅后窝切口和幕上顶部入路,可使用自体筋膜或人工硬脑膜修补缝合硬膜。

(8) 骨瓣复位固定:若骨瓣是游离的,骨瓣复位后,将切口骨窗四周用钛钉固定。另外,在骨瓣中心钻两微孔,将硬脑膜中央部吊起,通过骨瓣孔,在骨瓣外面打结,确保硬脑膜与骨瓣复位良好,减少硬脑膜外颅骨内面的残腔,预防形成硬脑膜外血肿。骨瓣需固定好,避免术后骨瓣松动漂浮。

(9) 缝合颞肌、筋膜、帽状腱膜和头皮:颞肌、筋膜、帽状腱膜和头皮分层缝合。皮下的缝线打结应藏在组织深面,剪短线头,不要高过皮肤,以免影响术后愈合、引起伤口感染。也可使用皮肤缝合器缝合头皮节省时间。

2. 幕下后正中开颅是最常用的颅后窝切口手术入路,手术方法如下:

(1) 患者可取侧卧、俯卧或坐位,以侧卧位较常见。

(2) 麻醉后装头架,摆好头位,头颈前屈,使小脑幕呈垂直位。

(3) 枕下正中直切口:切口上端起自枕骨粗隆上 1~2cm,下端抵第 5~6 颈椎棘突水平。用高频电刀切开头皮。严格依颅后窝中线切开颈韧带、颈夹肌,这样切开出血少。用骨膜剥离器向两侧分开肌肉,推到枕骨骨面后,自动牵开器撑开。在枕外隆凸处留下一小块菱形状筋膜和肌肉,以便手术结束时缝合,此举有助于防止手术后皮下积液和脑脊液漏等并发症。剥离寰椎和枢椎后弓的筋膜和肌肉。剥离环枕筋膜时应注意其下方的延髓。术野用高频电刀彻底止血。

(4) 钻孔及骨瓣成形:钻孔后用铣刀铣下枕骨,上自枕骨粗隆、下至枕大孔。用磨钻切开相连骨孔的颅骨,再将中间的骨瓣翘起,暴露不够的部位可用微钻磨除。可使用咬骨剪进一步扩大暴露枕大孔。若不具备高速颅钻,也可钻孔后用咬骨钳咬除枕骨鳞部。根据手术暴露需要决定是否同时咬除寰椎后弓。因靠近横窦和窦汇处的颅骨较厚,钻孔时可多钻数孔,以减轻咬骨的负担。骨窗四周出血涂上骨蜡。硬脑膜外出血可铺条形明胶海绵。

(5) 剪开硬脑膜:硬脑膜切口可呈"Y"形,尽量不要损伤蛛网膜。如颅内压高,可先剪开大池处硬脑膜一小口,放脑脊液,可防止剪硬脑膜时损伤小脑。剪开硬脑膜后,四周悬吊硬脑膜。

(6) 自动牵开器牵开小脑扁桃体,在小脑蚓部或枕大池处剪开蛛网膜,释放脑脊液,降低颅内压。

(7) 缝合硬脑膜:肿瘤或血管性病变切除后应彻底止血,然后严密缝合硬脑膜,硬脑膜缝合不严,术后会出现枕部皮下积液,患者持续发热,甚至伤口感染。颅后窝的硬脑膜缝合遇到困难时,可用自体筋膜或人工硬脑膜修补。缝合硬脑膜后,将骨瓣复位,恢复颅腔的生理状态。

(8) 缝合肌肉和头皮:间断缝合枕下肌肉,肌肉厚时也可分层缝合。枕外隆凸处头皮较薄,必须将肌肉和切口留在枕外隆凸的筋膜缝好,尤其在小儿患者,缝合不严留下死腔,会发生术后假性囊肿。应将项筋膜、皮下组织和头皮分三层严密缝合。

三、复合手术止血

止血是神经外科基本的手术操作,良好的止血技术是复合手术成功的基础。止血时应先区分出血类型。出血类型不同,通常采用的处理方式也不相同。

(一) 动脉性出血

动脉性出血速度快,出血量大,是复合手术中最为紧急的情况之一。可以分为大、中动脉和小动脉破裂出血。

大、中动脉破裂出血通常会在短时间内导致患者血压下降,若不能及时处理可危及患者生命。常见于大型、巨大型动脉瘤术中动脉瘤破裂、大型血管畸形供血动脉破裂、颈动脉狭窄手术中颈内动脉撕裂、大型肿瘤侵犯大血管和其他情况下颈部和颅内大动脉的损伤破裂。在处理此类动脉性出血时,首先应使用吸引器吸除血液显露破口(必要时可以使用双吸引器),判断出血位置、了解动脉破口大小和周围的神经和血管结构。复合手术中大动脉的出血可以采用球囊或血管夹临时阻断相应的供血动脉。在此基础上,使用显微缝合技术将破口缝合,注意保持动脉通畅减少脑梗死的发生。当破口位置深或损伤动脉已被肿瘤广泛侵犯等情况下,无法采用缝合止血时,可通过颅内外动脉搭桥、颅内原位血管重建等方式恢复受损血管远端血流。有时还可使用血管支架进行动脉的修补。

小动脉出血时,需要评估动脉的供血范围、侧支代偿及其重要性。大多数小动脉出血可使用双极电凝确切止血。当涉及重要分支血管时,如脉络膜动脉、豆纹动脉等,应尽量将这些动脉保留,避免造成术后出现缺血性并发症和其他严重后果。

术中处理动脉性出血时,麻醉医师及时的血压控制、血管活性药物的应用和输血治疗也具有重要作用。

(二) 静脉性出血

复合手术中静脉性出血主要包括静脉、静脉窦破裂出血,以及静脉回流障碍导致的静脉淤滞性出血。

大静脉和静脉窦损伤破裂引起的出血较为凶猛,但由于静脉压力低,局部压迫通常可以迅速减少出血。此外通过改变头位或体位等方式,可以辅助减少静脉出血。与动脉性出血的处理类似,静脉性出血首先要明确出血部位。静脉和静脉窦壁破损,大多可以压迫止血进行控制,流体明胶或明胶海绵进行压迫止血常可获得满意的止血效果。压迫止血的同时必须注意保持静脉、静脉窦血流通畅。静脉窦出血若破口面积较小则可以通过直接将窦壁缺损缝合来止血,面积较大则可使用自体静脉或筋膜移植物进行修补和重建。静脉窦出血较多时切忌使用大量明胶海绵填塞止血,其可能导致严重的静脉窦闭塞,引起严重的临床后果。重要的回流静脉(如中央沟静脉和 Labbe 静脉等)出血通常采用压迫止血。这些重要静脉的牺牲多数会造成严重的功能区水肿甚至大范围静脉性出血。

静脉淤滞性出血通常发生于复合手术中重要回流静脉损伤后,同时常伴有严重的出血区脑组织水肿,电凝止血效果差,彻底止血需要将静脉回流淤滞出血区域的脑组织清除。重要功能区的静脉淤滞性出血即便出血得到控制,也往往造成严重的术后功能障碍。因此,控制静脉淤滞性出血的关键在于术中避免对重要静脉的损伤。硬脑膜剥离后也可以发生静脉性出血:常发生于开颅过程中尚未悬吊硬脑膜时,硬膜外静脉出血使硬脑膜从颅骨内板上逐渐剥离,此时及时悬吊硬脑膜可以有效止血。术中脑脊液释放过快、切除较大病变后也可能发生硬脑膜剥离后静脉性出血,此时在硬膜下向颅骨内板加压并维持合适的时间,可以使硬脑膜和颅骨紧贴复位,达到止血作用。

(三) 创面渗血及凝血功能障碍、血小板功能障碍相关出血

创面组织渗血是复合手术中常见的出血类型,首先可以对局部电凝过的小动脉进行检查,如果存在出血可予以再次双极电凝确切止血。对静脉性出血可予以明胶海绵或氧化纤维素进行适当的压迫止血。对于仍然持续存在的创面组织渗血应除外肿瘤组织或血管畸形等的残留。明确存在肿瘤或血管畸形等病变组织残留导致的创面渗血应继续切除病变组织,直至找到病变与正常脑组织的边界,在此边界进行确切止血即可。

复合手术集合了显微外科手术和血管内治疗两种技术的长处,在处理复杂血管病和肿瘤等疾病时具有独特的优势,但术中抗凝药物的使用可能增加手术中出血的风险,应特别予以注意。当存在开颅或颈部手术野范围内广泛性、持续性渗血,且经仔细探查除外明确血管破裂出血时,应考虑患者存在凝血功能或血小板功能障碍的可能性。当患者术前有服用抗凝药物、抗血小板药物、肝脏功能异常、合并血液病,术中大量出血、输血、肝素输入过量时,更应警惕出现凝血功能障碍或血小板功能障碍相关出血。术中应监测凝血功能及血小板功能,根据结果给予对应的处理。如果存在肝素过量,可以停止使用肝素,必要时根据此前 2~3h 的肝素剂量,每 100U 肝素给予鱼精蛋白 1mg 静脉输入。如果确定存在血小板功能异常,可以考虑给予静脉输入血小板 1U,并动态监测血小板功能和数量。使用华法林抗凝的患者,如果国际标准化比值(international normalized ratio,INR)≥1.4,可以给予维生素 K 10mg 静脉输入,并动态监测国际标准化比值。当凝血因子广泛缺乏或紧急情况下,可以给予静脉输入血浆,并动态监测凝血功能。复合手术中凝血功能和血小板功能的监测及其异常后的紧急处理需要联合麻醉科、血液科、输血科和检验科等多个学科,避免发展到弥散性血管内凝血(disseminated intravascular coagulation,DIC)阶段。

(张　谦)

参 考 文 献

[1] 赵继宗. 颅脑肿瘤外科学[M]. 北京：人民卫生出版社，2004.

[2] 中华医学会神经外科学分会. 神经外科围手术期出血防治专家共识(2018)[J]. 中华医学杂志，2018，98(7)：483-495.

[3] 宋晓雯，仇汉诚. 复合手术在复杂脑血管病中的应用进展[J]. 中国脑血管病杂志，2019，16(1)：47-52.

[4] 赵继宗，于洮. 复合手术在脑血管疾病治疗中的临床应用及要解决的问题[J]. 中华医学杂志，2017，97(11)：801-803.

[5] FRONTERA JA，LEWIN JJ 3rd，RABINSTEIN AA，et al. Guideline for reversal of antithrombotics in intracranial hemorrhage：Executive summary. A statement for healthcare professionals from the neurocritical care society and the society of critical care medicine [J]. Crit Care Med，2016，44(12)：2251-2257.

第二节 显微神经外科手术

一、显微神经外科器械

(一) 显微镊

枪状显微镊有 8cm、9.5cm、11cm 不同长度，镊尖部 0.5~2.0mm。8cm 长的显微镊适用于脑表面至皮质下 2.0cm 的操作。9.5cm 长的显微镊适用于脑深部如 Willis 环(动脉瘤手术)、鞍区(经颅垂体瘤手术)及脑桥小脑角区(听神经瘤或三叉神经减压手术)的操作。如脑干前方或经蝶手术应选择长度为 11cm 的镊子。很多镊子外包绝缘涂层，在器械清洗及消毒时需小心保护，防止涂层脱落。尖端为 0.7mm 和 1mm 的电凝镊子可用于硬膜、皮质及幕上表浅肿瘤的止血，尖端为 0.5mm 的电凝镊子多用于颅后窝肿瘤或脑血管病手术中的精细止血。尖端内侧带有细小锯齿的圆柄镊子称为敷料镊，适用于进行动脉缝合或动脉内膜切除时夹持动脉壁。

(二) 显微剪刀

显微剪刀在显微手术操作中广泛采用。常规使用直形状或弯形剪刀，弯形剪刀更容易保护正常组织不受损伤。使用时应以剪刀尖部远端 1/2 进行剪开。如剪刀开口过大，则影响剪刀的剪应力及操作精确度。剪刀长度选择与显微镊子类似，根据操作区域不同选择相应长度剪刀。

(三) 双极电凝

双极电凝是现代显微神经外科手术中最重要的手术器械之一，根据电凝的组织不同，可选择设置不同的电凝功率和电流强度。根据手术需要可选择不同长度、角度、尖端直径的双极电凝。在使用双极电凝时术者手指应保持一定张力以控制镊子尖端的距离，因为距离太远或完全接触都不会发生电凝。在电凝时使用生理盐水冲洗可有效防止组织干燥与镊子发生粘连，但持续冲洗可增大电凝面积。配备了内置冲洗装置的双极电凝能有效避免粘连。应经常使用湿纱布擦拭双极尖端内侧，去除烧焦粘连组织，保持双极有效工作。

(四) 显微剥离子

显微操作中所需的剥离子为尖部 1~2mm 的显微剥离子。直显微剥离子较枪状显微剥离子在操作中使用更为广泛，因其在转动方向时不会引起剥离子尖部的移位。

(五) 显微刮匙及组织钳

分离肿瘤时常规使用 Spetzler 肿瘤刮匙。使用刮匙时应保证能看到刮匙的全貌以保证安全，需使用刮匙的侧方而不是尖端进行刮除操作以防止损伤重要结构，尽可能选用较大的刮匙，组织钳尖端从 1mm 到 5mm 宽度不等，最广泛采用的组织钳为尖部 3、4、5mm 宽，适用于囊内切除体积较大的肿瘤。对于抓取脑神经上较小的肿瘤可使用 1mm 宽度的小组织钳。少数情况下因病变处理需要使用尖部侧弯的组织钳，一般不常规配备。

（六）显微缝线、缝针及持针器

手术室内应配备 6-0 至 10-0 的显微外科缝线及直径 50~130μm 的缝针,精细的显微操作如颅内外动脉吻合术,应配备直径 22μm(10-0)Prolene 线或尼龙线。可使用 8-0 至 10-0 缝线缝合颅内血管,缝合时需要使用显微持针器及钟表镊,在深部搭桥时需配备长度更长的显微器械。打结镊因尖端较平,较钟表镊更适合于打结。

（七）显微吸引器

显微操作中用到的吸引器根据吸引器尖部尺寸及形状可有多种选择,吸引器尖开孔较小,直径涵盖 3~12F 之间的各个型号,"F"是以外直径定义的,3F 相当于 1mm,开颅时多使用 10~12F 吸引器,大多手术可使用 5~7F 吸引器,在进行颅内外血管搭桥手术时,则需要使用 3F 吸引器。吸引器设计为执笔式,且手持处有侧孔,可通过拇指对吸引力量进行调节,从而提供移除液体、轻柔的临时牵拉及分离/吸除组织等不同强度的吸引作用。

（八）动脉瘤持夹器及动脉瘤夹

动脉瘤夹包括临时及永久动脉瘤夹两类,在血管性疾病的显微手术中广泛采用,包括动脉瘤、动静脉畸形及血管吻合搭桥手术。

（九）脑自动牵拉及动态牵拉系统

脑自动牵拉系统根据手术中需要进行安装,通常固定于头架或手术床上。牵开器系统由直杆、弯杆、接合杆、活动臂和固定用的夹钳组成。活动臂有三种长度(20cm、30cm、40cm),根据不同手术区域选择相应深度的活动臂。活动臂的放置应尽量接近术野,以防止护士传递器械时误触或影响术者操作。不同手术区域选择不同宽度的脑板。通常在自动牵开脑板和牵拉的神经组织结构间铺置一层棉片和/或相应大小的橡胶手套片,以减少直接牵拉造成的损伤。牵拉力量不宜过大,防止压迫脑表面导致出血。

随着术者经验的增加,术者逐渐熟悉所需的组织牵拉力量、张力及牵拉程度,而逐渐减少对自动牵拉系统的使用,尽可能地利用手术体位重力作用、引流脑脊液或其他器械的临时动态牵拉,达到手术暴露的需求。

（十）磨钻动力系统

外科磨钻动力系统可分为电动或气动系统,动力启动开关可通过手部或脚部开关触件控制,在临床中更常使用脚部开关控制以保证操作的流畅及准确性。过去经常使用的线锯已基本被取代。磨钻的转速多为 10 000~25 000r/min,低转速时更易感知触觉细节,因此在行精细磨除操作时宜使用低转速。钻头多为金刚石制造,配备自停装置,在钻孔时需持续冲洗骨屑以保证自停装置正常工作,并可避免热损伤,同时仔细清除骨屑以防残留骨沫成骨可能。

二、显微神经外科手术学基础

（一）头架系统构成及造影、磁共振兼容头架特点

显微手术操作中应尽可能使用头架对头部进行固定,以避免由于术中体位变动引起的头位改变在显微镜视野下造成较明显的视野晃动,降低由此产生的术中重要结构误伤的风险。尤其在进行重要神经血管手术时,如无头部固定,任何头部移位都可能导致严重的损伤及后果。因此,目前开颅手术多使用头架固定系统。

头架由头钉、C 型支撑架及固定轴臂系统配合手术床构成。此外头架可配合固定牵拉系统、导航系统等手术辅助工具使用,头钳的侧翼可装载自动牵开系统,螺栓可连接导航系统固定装置,因此尚配有多种相应连接配件(如导航参考环固定配件)。材质通常为金属,因此常规头架不能够进行术中血管造影及术中磁共振。在需要术中造影的情况下,需选用 X 线透过性材质的头架,如碳纤维头架;在需要术中 MRI 扫描的情况下,需选用磁兼容材质的头架。为配合术中磁共振及脑血管造影的使用,目前研发了由碳纤维组成的可透射线的头架,碳纤维头架固定更为烦琐,需按顺序依次拧紧螺栓,以保证固定的牢靠,同时在连接导航或自动牵开装置时,过度旋紧螺栓有可能损坏头架。上述特殊头架多配备相应的头钉、固定系统及手术床,并在使用前需核对所需的其他配件在术中特殊条件下的兼容性。

（二）头架固定原则

头架固定前除需根据术中情况选择相应材质的头架及相应配件,同时需回顾患者的年龄、术前影像扫描结果及病史,以检查患者是否有慢性脑积水、既往开颅手术或去骨瓣手术等造成的颅骨异常及颅骨缺损,评估额窦、乳突的气化程度,定位可能需要的搭桥血管位置及既往手术切口。

头钉置入应根据头位摆放、沿假想的头颅水平轴进行固定,以保证较好的力学稳定性,同时避开骨鳞部等皮质较薄的区域,肌肉附着区,以及大静脉窦及气化的骨窦区域。三枚头钉固定位置应位于发带位置,注意避开颞肌防止固定不牢固,同时不宜离手术切口过近以防止手术操作及影响消毒范围。成人头架固定压力多为 60~80 磅(1 磅 ≈ 0.45kg),男性患者压力高于女性患者。儿童需使用尖端较短的小儿头钉固定,小于 2 岁患儿因颅骨较薄不宜使用头架固定,可使用儿童头托进行固定,固定时注意防止长时间压迫导致皮肤损伤。头架固定务必固定稳定,少数情况下可出现头钉滑脱撕裂头皮等严重后果。

（三）头位旋转摆放要点

头架固定时,需根据病灶部位、颅底骨性结构特点、手术体位,并考虑显微镜及患者肩部等其他结构的相对位置关系,在固定前,对头位进行适当角度的旋转,以达到固定后显微镜,且后显微镜的视角能够尽量少地受到骨性结构遮挡,达到病灶周围更大的操作视野。

固定头架前,应旋转头位处于手术位置后再行固定。根据病变的位置选择不同的体位及头位位置。对于幕上肿瘤,应使手术操作平面处于水平,头位高于心脏水平以保证良好静脉回流,防止颅内高压脑组织肿胀,在处理功能区病变时,不应使功能区脑回处于最低位,防止重力作用导致功能区脑回压迫出血,导致患者神经功能障碍。根据不同的手术入路,头位旋转及前屈后仰角度不尽相同,后文将详细叙述。

在仰卧位进行前中颅底操作时,需根据病灶部位进行 30°~70° 的旋转。在侧卧位进行颅后窝、内听道周围及脑干的手术中。在冠状位上,头位应侧屈向地面方向,以使得头位与肩部之间的空间更大,方便显微镜视野调整及手术者操作。而在轴位上,头位如向手术者对侧旋转,即患者面部向地面旋转时,可使术中更清楚地看到内听道周围结构,而头位向反方向旋转,则更有利于术中暴露脑干周围结构。

在复合手术条件下应同时考虑造影机 C 臂旋转与头位旋转的配合,避免因手术床等设备对 C 臂的影响,而无法到达满意的操作位置。在使用术中磁共振时,患者头位的摆放也应考虑成像最佳点与病灶的关系,尽可能使手术关注区域位于磁共振成像最佳范围内。

（四）手术室设备人员布局及复合手术室特点

手术室人员及设备布局应根据病变部位侧别、手术体位等信息进行安排,在手术计划前应列出手术所需的不常用设备及神经电生理监测、复合手术各部分安排计划等,以方便手术室设备准备及人员配置。

正确安排手术室人员和设备的位置是提高手术效果和效率的保证。麻醉医师及麻醉机应位于靠近患者的头部及胸部、面对患者面部的一侧。Mayo 托盘或托盘车通常用于神经外科手术中的手术器械摆放,其轻便易移动,一般放置在患者周围,刷手护士和手术器械位置可以随手术医师调整至方便术者操作的最佳位置,同时在复合手术条件下,方便将手术器械等无菌物品快速移出磁共振设备及造影机活动范围。

（五）手术体位标准及操作要点

1. 平卧位为前中颅底病变手术最常用的手术体位,配合不同程度的头位旋转,可进行从前颅底、颈动脉视交叉池、海绵窦、第三脑室前部、小脑幕切迹及颞后区的手术操作。当头位旋转超过 45° 时,通常采用肩下垫枕的方法,避免颈部过度旋转及颈动脉和静脉大血管的压迫。对肥胖、短颈的患者,术前应检查对手术体位的承受程度和耐受性。平卧位时,头位根据矢状位、冠状位及轴位有不同的旋转方向。

2. 侧卧位可用于岩骨周围及颅后窝病变的手术。四小时内的侧卧位手术可通过腋下垫枕的方法,如手术时间更长,可能需将手臂从手术床前段垂下,置于手臂托架上。头位可如前述在三个轴向平面上进行旋转固定。应避免矢状位平面上的过度屈颈,以防止机械通气管路压迫,下颌距离胸骨应至少两指宽。

3. 侧俯卧位可用于颅后窝中线或枕部病灶的手术。可采用手臂从手术床前段垂下,置于手臂托架上。应避免矢状位平面上的过度屈颈,以防止机械通气管路压迫,下颌距离胸骨应至少两指宽。

（六）病灶解剖定位的体表及影像标志基础

在手术铺巾前在头皮上做好体表标记,包括冠状缝、矢状缝、人字缝、中央沟、外侧裂、翼点、枕外隆凸、星点和关键孔的位置。在术前头部影像上识别侧裂、中央沟、冠状缝、外耳道、颞肌附着点、耳郭上缘等解剖结构的位置,从而将病灶对应体表定位标志进行定位,以方便手术切口设计及体位摆放。上述结构配合导航设备,可更准确地定位病灶的体表投影。

（七）皮下组织间隙、肌肉层次及结构保护

皮下组织间隙及血管结构保护在额颞翼点开颅手术及血管搭桥手术中尤为重要（颞浅动脉及枕动脉的解剖穿行层次）,以达到减少神经或血管损伤的目的。需要分层次切开、分离颞区软组织,理想的方法是把颞肌从开颅点牵开,同时避免损伤支配额肌的面神经额支。筋膜下分离皮瓣、颞肌与头皮,分别牵开,容易造成额肌麻痹,同侧额纹消失。而颞肌与头皮一起翻开,将限制暴露。由于有颞肌及筋膜的存在,该区域软组织解剖较其他部位复杂。

（八）中央区及语言区手术开颅定位及入路设计

中央区及语言区病灶手术切除,对相关功能的保护至关重要。术前需进行功能磁共振成像定位,明确功能区的位置,术中利用神经导航技术及神经电生理技术,再次定位中央沟及大脑皮质功能区的位置,利用超声等影像技术对病灶进行定位,有条件时可进行术中唤醒手术。

合理设计手术切口,既要充分显露病灶及其附着点,又要尽量减少对大脑皮质功能区的裸露,为最大限度地保护大脑皮质功能区创造条件。根据病灶主体位置和功能区受推移的防线,切口和骨瓣要稍偏离功能区,以减少无效暴露,最大程度做到无牵拉显露。

（九）开颅、骨瓣暴露及静脉窦保护

开颅过程中避免硬脑膜及脑损伤尤为重要,在老年患者、再次手术及脑组织肿胀较为明显的患者中,容易发生硬膜及脑损伤。前路手术中通常在关键孔处钻孔,在需要暴露乙状窦及横窦的手术中,通常在星点钻孔。在需要跨过上矢状窦或横窦的开颅手术中,通常在钻孔后沿窦旁切线铣开形成骨瓣。

（十）复合手术中显微操作衔接与无菌技术

在复合手术中因需要在显微手术操作关闭切口前进行术中磁共振或术中血管造影检查或血管内治疗,因此涉及在手术当中对显微操作手术创面的无菌保护及复合操作间的衔接。在复合手术铺巾时需要考虑术中联合血管内检查时穿刺部位显露,从而提前预备操作及消毒空间,在显微手术部分中断进行复合检查或治疗时,需注意避免创面周围渗出液体污染,创面的无菌保护,加盖足够层厚的无菌单,并在最外层通过无菌的防水材料保护套对无菌区域进行保护,以进行复合检查及治疗。

（十一）关颅技术要点

关颅包括以下几步,第一步关闭硬膜,以防止脑脊液漏及在脑组织与颅骨间构建一层屏障。当出现脑组织肿胀或硬膜挛缩或缺损的情况下,需要自体骨膜或人工硬膜进行修补。第二步为还纳骨瓣,采用可吸收或不可吸收的钛制固定片及螺钉对骨瓣进行还纳固定。骨瓣还纳中应尽量在前额部减少骨缝间的不连续,以保证尽可能美观。儿童患者应采用可吸收颅骨锁或固定板进行固定,以保证美观,有时也可采用丝线固定颅骨瓣。肌肉采用可吸收缝合线尽可能重建肌肉附着点,以保持肌肉张力,避免肌肉萎缩。头皮瓣关闭包括帽状腱膜及皮肤层关闭。

（十二）复合手术显微操作术中影像辅助系统

包括神经导航、术中超声融合、术中磁共振、术中荧光造影及 5- 氨基乙酰丙酸（5-ALA）、荧光素钠等荧光示踪。

三、常用显微神经外科手术入路

（一）额颞翼点入路及变异

翼点或额颞入路向来在幕上入路中扮演"主力军"角色。得益于其简易性、灵活性、高效性和普及性,该入路是处理颅前窝、颅中窝病变最常用的手术入路。可对常规翼点入路进行如下改良,而形成所谓的扩大翼点入路:①沿着蝶骨大翼从外向内切除骨质直至眶上裂;②将眶顶骨板磨平;③根据需要咬除颞骨鳞部至平中颅底。上述改良可为鞍旁和额下区域提供无遮挡的手术视野。

通过上述改良,翼点入路已经成为一种颅底入路。新增的蝶骨翼及眶顶骨质的磨除,是对颅底中线区域经额下通路的扩展,减少了对额叶的牵拉。眶顶部的打磨可部分起到眶颧开颅的效果,且相比之下其更具备高效和低容貌损伤的优势。扩大翼点入路需根据具体的病变进行灵活的设计和调整。近年来,随着微侵袭锁孔理念的深化,经眉弓切口的眶上入路被用来处理鞍旁和前颅底中线区域病变。该理念下的另一入路创新,即小翼点入路:通过以外侧裂为中轴的暴露,起到了标准翼点入路相似的效果。究竟选择何种入路,最核心的标准应该是在微创的同时又可提供充足的手术视角和灵活的操作空间,以达到安全且高效处理病变的终极目标。

（二）纵裂半球间入路

经前纵裂或后纵裂入路开颅术是利用大脑纵裂的自然间隙,进入大脑镰旁中线深部和脑室旁部位。通过这个自然间隙操作有诸多优点,比如最大限度地降低了对脑组织的牵拉和侵犯。此入路居于冠状缝周围(进行前纵裂入路时)或位于中央小叶的后方(进行顶上纵裂入路时),以保护冠状缝后 3~4cm 处的躯体感觉运动皮质和众多矢状窦旁优势静脉。如果牺牲矢状窦旁较大的桥静脉可能会导致静脉性脑梗死和偏瘫。尽量避免使用固定牵开器,可以通过动态牵拉或重力牵引(当患者取侧卧位时)及早期脑脊液引流(通过腰大池引流或脑室造瘘),增加半球活动度使其离开中线。经纵裂入路的改良可以突破此入路手术角度的传统限制。

（三）经颞及颞下入路

经颞开颅术是一种在脑内和脑外病变切除中广泛应用的简单易行的入路。颞下入路为显露颅中窝底、上岩骨斜坡区和与其相关的脑池提供了宽敞的手术通道。具体来说,通过岩骨前部切除术,这一通道可到达脑干的前上方。颞叶侧方的新皮质,即优势侧颞中回的上后方,具有重要的功能(比如语言)。颞中回前部的具体功能仍不清楚,但可能与辨识距离、对所认识的人的脸部识别及在阅读中理解单词的意思有关。颞下回参与视觉处理,与复杂物体的特征有关(如球状体),并且也可能与脸部感知及数字认知有关。

（四）乙状窦后入路

如同翼点入路在幕上鞍旁病变的角色一样,乙状窦后入路是处理脑桥小脑角及脑干腹外侧病变的最常用途径。翼点入路中,为了更好地暴露额下及鞍旁区域,可以削平眶上裂外侧的蝶骨嵴与眶顶壁(称之为扩大翼点入路);同理,可以将去除部分乙状窦表面骨质的做法称为扩大乳突后入路。这种方法使得乙状窦可以随剪开的硬膜由缝线往前牵开,从而更好地从外侧暴露脑桥小脑角,同时对小脑的牵拉反而减轻。乙状窦表面骨质的去除范围一定是由具体病变的暴露需求决定的。

（五）颅底外侧入路

针对靠近枕大孔区的病变,为更好地暴露病变,向乙状窦下延展是十分必要的,这种入路方式也被称为远外侧入路,并根据病灶手术需求,对枕髁、椎动脉、乙状窦等结构进行不同程度的暴露和磨除,从而对外侧方颅底入路演变出多种变异及改良入路。外侧方入路的最大挑战在于确定第 1 颈椎(C_1)椎板颅腔缘椎动脉的走行,一般在开颅及 C_1 椎板切除过程中对其完整性进行保护。另外一大挑战在于枕骨大孔区变异的静脉丛出血。

四、无牵开器暴露动态牵拉显微神经外科手术

（一）显微神经外科手术

自动牵开器在神经外科手术中应用较普及。据文献报道,牵开器相关脑组织挫伤和脑梗死发生率在 5%~10%,持续使用牵开器牵拉脑组织可能导致局部脑皮质、皮质下组织挤压受损和局部血流降低,灌注下降和再灌注损伤又进一步加重局部脑组织受损,从而形成恶性循环。既往相关基础和临床研究证实间断牵拉脑组织的损伤小于持续牵拉,短时间松开牵开器可以有效降低缺血再灌注风险。

以上研究为使用吸引器和双极充当动态微小牵开器提供了理论基础。随着显微手术技术和经验的积累,通过规范的显微神经外科培训,医师可以在狭小的手术空间进行准确、娴熟的手术操作,有效避免持续牵拉引起的局部脑组织损伤。2012 年 Spetzler 等首次报道,通过无牵开器手术技术完成 216 例复杂脑血管病和颅底肿瘤手术临床经验,改变了传统的显微神经外科手术方式和理念。2013 年赵继宗和赵连泽在国内首先介绍了该项技术。首都医科大学附属北京天坛医院临床研究证实无牵开器手术术后未明

显增加相关并发症和死亡率,牵拉脑组织导致的局部脑挫裂伤比例降低到 2%,提示无牵开器动态手术具有一定的可行性和临床应用价值。

（二）无牵开器动态牵拉技术标准

右利手医师可以右手持双极或显微器械、左手持吸引器,吸引器不仅起到吸引作用,还可以辅助进行细微牵拉、探查及剥离界面。吸引器需保持适度湿润,防止进出术区粘连脑组织;另外可以配合脑棉片,扩大支撑范围。术中通过合适的吸引器配合双极镊子和棉片轻柔地沿蛛网膜界面牵开脑组织,快速有效地释放脑脊液可以获得足够的手术空间。如在常见的颅内动脉瘤手术过程中通过双极配合棉片牵开脑组织方便吸引器吸除脑脊液,吸引器配合又能保证双极的操作空间。在熟练掌握了这一技术后,习惯地交替使用吸引器和双极镊子可以替代牵开器,避免持续牵拉脑组织导致损伤。

（三）无牵开器动态牵拉技术手术体位注意事项

患者头部应高于心脏水平位置大概 20cm 有利于良好的静脉回流,头部倾斜避免颈部损伤。头位的选择应该尽可能利用重力作用使脑组织自然下垂,扩大观察范围和手术空间,将减少人为术中脑组织的牵拉。如翼点入路头部下垂 30°,使额叶依靠重力作用远离前颅底。

（四）无牵开器动态牵拉术前评估及术中要点

颅脑手术尤其是颅底外科手术,术中有效降低颅内压,才能灵活自如地进行下一步操作,所以在掌握了无牵开器动态牵拉技术后,还需要关注术中如何降低颅内压和选择合适的病例。术中通过选用适当麻醉药物、甘露醇、过度通气、手术体位、脑脊液外引流等方式降低颅内压。对于术中无法快速有效释放脑脊液的病例,特别是选择经颞下入路的患者,术前可考虑脑脊液外引流,常用方法包括腰椎穿刺置管或脑室穿刺外引流等。

（五）无牵开器动态牵拉的局限性

在有些病例中可能无法避免使用牵开器持续牵拉(如双手持续精细操作的深部血管吻合手术),需要借助牵开器解放双手。颞下入路行基底动脉瘤夹闭术或者岩骨斜坡脑膜瘤,尽管已进行脑脊液外引流,反复地牵拉可能损伤 Labbe 静脉。这种情况应使用牵开器减少双极反复出入造成的损伤。

（叶　迅）

第三节　脑血管搭桥术

脑血管搭桥手术作为神经外科基本手术技术,常用于脑血管、颅内肿瘤等疾病的外科手术治疗。在1963 年,Woringer 教授和 Kunlin 教授以大隐静脉作为桥血管,建立自颈总动脉向颈内动脉颅内段血管间吻合搭桥,完成首例颅外 - 颅内动脉吻合术(extra-intracranial artery anastomosis),亦称为颅外 - 颅内血管搭桥手术。Yasargil 教授于 1972 年完成第一例颞浅动脉 - 大脑中动脉搭桥手术,经过半个多世纪的发展,脑血管搭桥术不断进步,应用日趋广泛。

脑血管搭桥术根据血运重建的方式可以分为两种:直接搭桥手术和间接搭桥手术。直接搭桥手术是将颅内 / 颅外供血动脉直接与受血动脉吻合、连通,起到迅速恢复血流、缓解颅内缺血的作用;而间接搭桥手术是将颅骨骨膜、血管、硬脑膜、肌肉等血供较为丰富的组织贴敷于脑组织表面,待代偿血管长入脑组织后缓解缺血,起效相对缓慢。

直接血管搭桥手术根据供血动脉的血流量和部位可以分为低流量搭桥、高流量搭桥和原位搭桥手术。低流量搭桥一般指供血动脉血流量低于 50ml/min,流量常在 15~25ml/min,如颞浅动脉、枕动脉等;而高流量搭桥供血动脉血流量则超过 50ml/min,多在 70~140ml/min,如颈内、颈外动脉等;原位血管搭桥是指将颅内两条邻近动脉通过侧 - 侧吻合连通,或将切除病变部分后的两个动脉残端通过端 - 端吻合的方式实现血运重建。与高流量或低流量搭桥不同,原位搭桥不需要颅外供体血管,完全位于颅内,只需一次吻合。

一、高流量脑血管搭桥术

与低流量搭桥、原位搭桥不同,高流量脑血管搭桥常需要桥血管作为中介沟通颅外供血动脉与颅内受血动脉,因此一般需要2次血管吻合。高流量搭桥一般涉及颅内大血管,位置深,暴露困难,操作空间小,加之2次血管吻合,手术难度大、风险高,对手术者要求较高。

（一）手术适应证

1. 复杂性颅内动脉瘤,包括巨大动脉瘤（图 3-3-1A、B）、梭形动脉瘤、巨肠形动脉瘤、钙化动脉瘤等,不能常规夹闭,处理动脉瘤后需要血运重建。

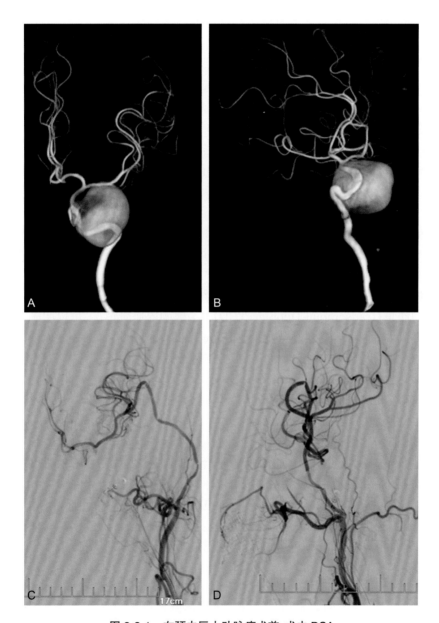

图 3-3-1　左颈内巨大动脉瘤术前、术中DSA

A、B. 术前左颈内动脉 DSA 正位,显示左颈内巨大动脉瘤；C、D. 术中左颈内动脉
DSA 造影,动脉瘤未显影,桥血管通畅

2. 颅底肿瘤侵袭或包绕颅内动脉,术中需要切除部分血管并需要重建血流。

3. 一些脑血管闭塞性疾病,介入治疗困难,可采取搭桥手术重建血流。

（二）供血动脉选择

根据病变或累及颅内血管及其所需要的血流量选择血流匹配的颈部较大血管,常选择颈部的颈内动脉或颈外动脉作为供血动脉。

（三）桥血管选择

桥血管必须满足以下 2 个条件：管径足够宽（2~3mm）；可截取长度足够长，多需 20cm 以上。常用的桥血管有桡动脉和大隐静脉，其他血管如胫前动脉和旋股外侧动脉等也可使用，但是其截取较为困难且常伴有动脉硬化，因此较少使用。

大隐静脉作为静脉极少发生粥样硬化，术后不易狭窄；血管平滑肌较薄，血管痉挛风险低；管腔直径相对较大，术后血流通畅率高。但是大隐静脉由于静脉瓣膜的存在有导致血栓形成风险，引起梗死。同时其管径粗和管壁薄的特性，一定程度上增加其与颅内/外血管管径和血流匹配的难度。

桡动脉作为最常用的桥血管，其优点为：管腔光滑，无瓣膜，不易形成血栓；管壁相对较厚，支撑性好，不易塌陷或扭曲；管径和颅内/外血管匹配度好，管径与颅内中等大小的动脉近似，如大脑中动脉 M2 段和大脑后动脉 P1 段。但是桡动脉有术后血管痉挛和远期动脉硬化狭窄的风险，同时还需考虑尺动脉对掌部血流的代偿能力，极少数情况下其长度可能不能满足搭桥需要。

（四）特殊检查

高流量搭桥手术前，除原发病的各种常规检查外还需进行以下检查和评估。

1. **球囊闭塞试验**（balloon occlusion test，BOT）　该试验能够评价血管侧支循环代偿情况和暂时动脉闭塞的耐受性，虽然不能完全准确预测动脉永久阻断后是否会发生缺血性并发症，但可以帮助确认搭桥手术的必要性。

2. **血管多普勒超声**　了解桡动脉和大隐静脉管壁情况，评估血管质量，重点注意有无附壁血栓、粥样硬化等病变，并估计血管长度、管腔直径、管壁厚度等，以便优化桥血管选择。还要对颅外供血动脉进行检查，评估其血管质量、血流量等。

3. **Allen 试验**　评价尺动脉对掌深弓、掌浅弓的代偿能力，避免截取桡动脉后导致手部缺血。

4. **经颅多普勒超声**（transcranial Doppler，TCD）　了解颅内血管情况，可以明确颅内的血流情况和Willis 环的开放情况，并估计颅内受血动脉直径、血流量等，为颅外供血动脉和颅内受血动脉的流量匹配提供参考。

（五）术中监测

脑电图（electroencephalography，EEG）和躯体感觉诱发电位（somatosensory evoked potential，SEP）是目前应用最为广泛的术中脑功能监测方法，灵敏度高，当局部脑血流量小于 15ml/（100g·min）时即可出现变化，是术中监测脑缺血的有效手段。

术中荧光造影技术简单易行，可立即提供血管吻合口的状况，发现吻合口狭窄、闭塞等异常，是术中判断搭桥血管是否通畅的可靠手段。

数字减影血管造影（digital subtraction angiography，DSA）是判断搭桥血管血流情况，明确是否通畅、是否狭窄的“金标准”。一般情况下由于 DSA 需要在特定条件下实施，普通手术室无法进行。但随着复合手术概念的引入和复合手术室的出现，术中 DSA 检查已成为可能或常规要求。

（六）手术操作

高流量脑血管搭桥手术包括截取桥血管，暴露供血动脉，开颅及暴露受血动脉，血管吻合四个步骤。

高流量搭桥手术需要分离、暴露颈部供血动脉，进行桥血管吻合，因此体位摆放时切勿过度扭曲患者颈部，避免颈部血管受压或牵拉，影响颈部术区暴露，不利于术中操作（图 3-3-2A）。

1. **截取桥血管**　桥血管的选择如前，不再赘述。截取时需要注意截取足够长度，仔细分离血管，避免主干受损，妥善处理细小分支，常由血管外科医师配合完成（图 3-3-2B）。截取的血管使用肝素水冲洗，如有血管痉挛征象可使用罂粟碱溶液处理，留取血管备用（图 3-3-2C）。如果桥血管为大隐静脉，由于静脉瓣的存在，故需正确标记血流方向，否则术后血流不通可能造成灾难性的后果。此外为了节约手术时间，可与神经外科手术同时进行，但需要注意手术步骤安排、患者体位和医师站位等，避免相互影响。

2. **暴露供血动脉**　颈部动脉暴露操作与颈动脉内膜切除术相似，根据术前影像学资料或术中超声监测确定颈总动脉分叉部位。以此为中心，选择纵行切口或横行切口切开皮肤及颈阔肌（体表画线见图 3-3-2A），在胸锁乳突肌前缘向深部分离，暴露颈动脉鞘，必要时结扎面静脉横行分支。将颈静脉向外侧

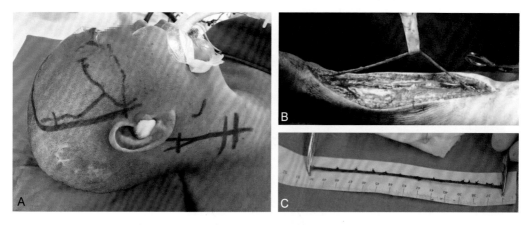

图 3-3-2 手术过程

A.体表画线,颈部以颈动脉分叉处为中心标记颈动脉走行,开颅范围适当扩大以方便吻合操作;B.截取桡动脉;C.截取桡动脉足够长度

牵开,注意切勿损伤鞘内迷走神经,暴露颈总动脉(common carotid artery,CCA)分叉处、颈内动脉(internal carotid artery,ICA)和颈外动脉(external carotid artery,ECA)近端。如颈总动脉分叉较高,注意保护二腹肌和舌下神经。

由于甲状腺上动脉起源于颈总动脉分叉处或颈外动脉近段,应与颈总动脉、颈内动脉和颈外动脉一同游离并用皮筋环绕控制。在分离颈动脉时,应避免在颈动脉分叉处的裆部进行操作,以减少对颈动脉体的牵拉,从而减少血流动力学不稳定和出血的风险。各血管分离长度要适当,以免影响颈动脉阻断及血管吻合操作,一般建议距颈总动脉分叉处 3cm 以上。

常选择颈外动脉作为供血动脉,因为吻合颈内动脉需要临时阻断,减少颅内血供,增加脑缺血风险。如果术前影像评估或术中发现颈外动脉迂曲严重,不利于搭桥,则可选用颈内动脉。

3. 开颅及暴露受血动脉 开颅时注意适当扩大范围,以增大术野,方便血管吻合操作(体表画线见图 3-3-2A)。

4. 血管吻合 在血管吻合时可选择先吻合供血端(颈部端)或受血端(颅内端),目前暂无何种方式更优的明确结论。有学者建议应先吻合受血端,因为此时桥血管完全游离,易于翻转,操作方便。具体操作先后可以根据术者习惯及经验调整。以下以先吻合受血端为例。

选择颅内受血动脉,游离血管,血管下垫片(多选择橡胶片),起到保护脑组织和对比显示血管的作用。临时阻断受血动脉远端及近端,纵行切开受血动脉,长度一般为其直径的 2~3 倍。为防止血栓形成,在阻断前可全身肝素化或吻合口局部管腔及血管阻断远端使用肝素盐水冲洗。修剪桥血管远端呈鱼口状,染色桥血管端和受血动脉切口,增加对比度使其更易辨认,可使用无菌无毒染色剂,如亚甲蓝等。选择 8-0 至 10-0 血管缝合线吻合血管,可先在切口两端各吻合一针,固定血管,然后间断或连续吻合两血管,注意使用外翻缝合法,避免管腔狭窄。先松开近端临时阻断夹,再撤去远端阻断夹,使细小血栓冲入桥血管(图 3-3-3A)。临时夹闭桥血管远端,颅内血流恢复。如有渗血可使用明胶海绵或盐水棉片贴敷轻轻按压止血。

建立颈部至颅内的皮下隧道,以容纳桥动脉通过。可使用止血钳或其他尖嘴钳从术区颞肌附着处朝下颌角方向穿入,在耳屏前穿过咬肌和腮腺筋膜到达颈部切口的上端,适当扩大隧道。可使用无菌引流管作为通道,避免桥血管在穿过皮下隧道时受损,在桥血管通过隧道,调整血管无盘曲或扭转后即可撤出。如颧弓有压迫桥血管的风险,则可以在颧弓磨出沟槽,防止压闭血管。皮下隧道也可在耳后通过。

同样,选择颈部供血动脉,操作部位垫入棉片或橡胶垫,修剪桥血管吻合端呈鱼嘴样,阻断供血动脉远端及近端,纵行切开供血动脉管壁,长度与桥血管吻合端匹配,使用无菌无毒染料标记吻合口,使用 7-0 的血管缝合线进行端-侧吻合。在缝合最后一针之前,勿松开颅部桥血管的临时阻断夹,用肝素盐水充分灌洗管腔,排出气体及碎渣,在桥血管近端上临时阻断夹。再移除颈外动脉的阻断夹,使颈外动脉血流冲

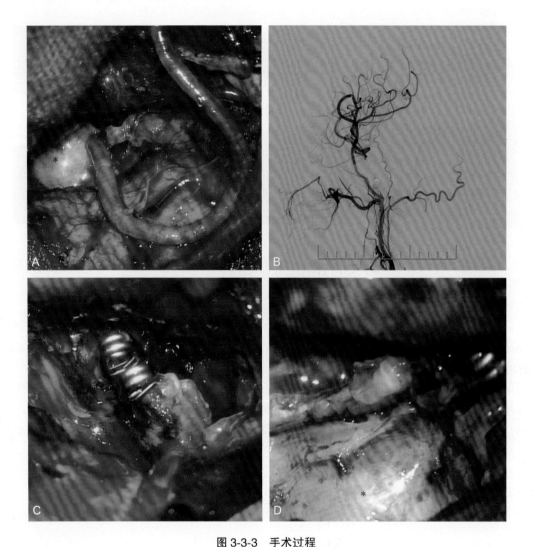

图 3-3-3　手术过程

A. 桥血管与载瘤动脉远端吻合;B. 术中 DSA 提示桥血管供血通畅;C、D 孤立动脉瘤。* 指示动脉瘤

出气体及血栓。然后再次阻断颈外动脉,打紧最后一针的线结。移除临时阻断的顺序是颈外动脉远端、颈外动脉近端及桥血管远端、桥血管近端。明胶海绵或盐水棉片贴敷轻轻按压止血,术后颈部留置引流管预防血肿形成。搭桥操作完成后,可选择术中荧光造影或 DSA 了解桥血管血流通畅情况(图 3-3-3B,图 3-3-1C、D),然后进行后续手术操作(图 3-3-3C、D)。

（七）搭桥失败及对策

如果术中荧光造影或 DSA 提示桥血管未通,如果患者术前可以耐受球囊闭塞试验,且术中电生理监测/躯体感觉诱发电位未发生明显改变,提示患者可以通过血管代偿供血或对于桥血管不通导致的缺血可以耐受,或术中 DSA 证实血运代偿良好,这种情况下可不进行血流重建,不必再次检测、再次吻合血管。

如果搭桥不通畅伴有躯体感觉诱发电位或者运动诱发电位下降,或术中 DSA 显示无血运代偿,提示脑缺血,应该依次打开远端(颅内)和近端(颈部)吻合口,检测桥血管是否存在扭转,用肝素盐水冲洗吻合部位,解除扭转,随后重新吻合。

（八）术后注意事项

1. 术后 24 小时内复查头部 CT,了解颅内情况,如症状急剧变化,及时复查头部 CT,明确有无出血或缺血等严重并发症。

2. 术后注意有无谵妄、异常兴奋等过度灌注症状出现,如有,可适当降低血压缓解症状。

3. 关于术后是否抗凝治疗及抗凝、抗血小板用药尚有争议。若头部 CT 证实颅内无出血迹象,术后 3 天可皮下注射低分子肝素,之后口服阿司匹林,避免血栓形成。

二、低流量脑血管搭桥术

低流量搭桥手术一般指供血动脉血流低于 50ml/min,流量常在 15~25ml/min,常见的为前循环搭桥和后循环搭桥,前者如颞浅动脉(superficial temporal artery,STA)作为供血动脉与大脑中动脉(middle cerebral artery,MCA)远端分支搭桥,后者如颞浅动脉与小脑上动脉搭桥,枕动脉(occipital artery,OA)与小脑下后动脉搭桥等。

(一) 手术适应证

关于低流量搭桥手术适应证尚有争议,一般认为适应证如下:

1. 脑血管疾病　包括脑缺血疾病(以烟雾病最为典型)、复杂颅内动脉瘤(如宽颈动脉瘤、巨大动脉瘤、梭形动脉瘤、血栓动脉瘤,需要低流量血流重塑)等。

2. 复杂颅内肿瘤　尤其是一些预后较好的良性肿瘤,完全切除需要牺牲部分血管。

(二) 术前检查

1. 球囊闭塞试验(balloon occlusion test,BOT)　能够评价侧支循环和暂时的闭塞耐受性,但是即使术前 BOT 提示侧支循环代偿良好,术后也可能出现缺血,有学者建议只要有血管牺牲条件允许则尽量进行血流重建。

2. 脑 CT 灌注成像(CT perfusion imaging,CTP) 和 CT 血管成像(CT angiography,CTA)　对于缺血性脑疾病判断缺血程度及部位十分重要,CTP 可以提供局部脑血流量(regional cerebral blood flow,rCBF)、局部平均通过时间(regional mean transit time,rMTT)、局部脑血容量(regional cerebral blood volume,rCBV)、局部达峰时间(regional time to peak,rTTP)4 项脑血流评估参数。CTA 可以辅助诊断脑血管狭窄的部位、程度、代偿血管的管径及颅外血管情况,有助于选择供血和受血动脉。

3. 经颅多普勒超声(transcranial Doppler,TCD)　可以检测颅内血管管径及血流速度,判断颅内 Wilis 环的代偿能力,并能进行屏气试验或乙酰唑胺试验等,了解脑血管储备能力,对判断脑血管代偿能力及脑组织对缺氧耐受能力有重要意义。

4. 磁共振成像(magnetic resonance imaging,MRI)　MRI 的各种序列检查对判断颅内血流情况和血管质量有重要意义,如弥散加权成像(diffusion weighted imaging,DWI)序列有助于判断脑缺血情况,时间飞跃(time of flight,TOF)序列用以重建血管,动脉自旋标记(arterial spin labeling,ASL)序列了解脑灌注情况等。

5. 数字减影血管造影(digital subtraction angiography,DSA)　DSA 是颅内血管狭窄诊断的“金标准”,可以明确狭窄程度,代偿血管分布情况,颅外血管质量等,对缺血性疾病的诊断和治疗有指导作用。

(三) 手术操作

1. 前循环脑血管搭桥术　颞浅 - 大脑中动脉吻合术［superficial temporal artery-middle cerebral artery(STA-MCA) anastomosis］是目前应用最广泛的搭桥术,即 STA 与 MCA 的一个皮质分支的吻合,可用于改善前循环血流。STA-MCA 搭桥初始流量一般在 25~50ml/min,随后由于缺血刺激,搭桥血管流量可能会逐渐上升。

以下以烟雾病搭桥手术为例讲述搭桥手术过程。

切口可从 STA 根部随分离过程逐渐延伸,由于需要保留 STA 主干及其前、后两大分支,切口常呈 Y 字形(图 3-3-4)。STA 分离时应保留少部分血管鞘组织,以防止血管损伤,分离时要小心处理细小分支血管,避免损伤 STA 主干及其两大分支,保留 STA 的前支和后支;如果主干和分支出血,仔细寻找出血点,降低电凝功率,准确电凝破口;若破口较大,可使用 10-0 血管缝线缝合。分离 STA 及其分支必须达到足够长度,满足搭桥需要,确保无张力缝合,如果预留过长,吻合前还可以再行修剪(图 3-3-5A)。

开颅一般以翼点为中心,分别在 STA 主干及其前、后支根部钻孔(共 3 个骨孔),然后用铣刀铣除骨瓣。骨孔为 STA 及其分支提供了进出颅骨的通道,为术中灵活选择 STA 搭桥或贴敷提供条件,同时最大程度降低铣刀划过血管的可能性,以降低 STA 损伤风险。硬脑膜剪开时尽量保留脑膜中动脉及其主要分支,因为这些血管为常见的侧支代偿血管。剪开硬脑膜后,检查皮质表面,通常选择直径至少 0.9mm 的血管,

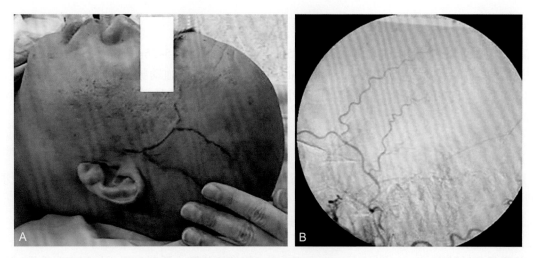

图 3-3-4　烟雾病搭桥手术操作
A. 画线标记颞浅动脉主干及前后分支；B. 术前 DSA 提示颞浅动脉前后支通畅

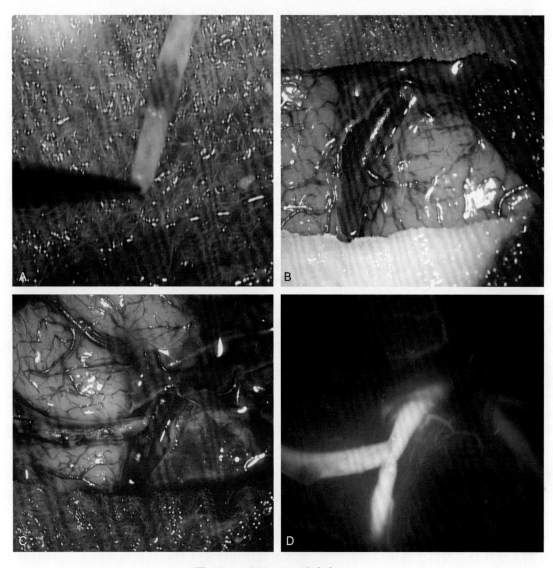

图 3-3-5　STA-MCA 吻合术
A. 颞浅动脉前支作为供血动脉；B. 侧裂内大脑中动脉分支作为受血动脉；C. 颞浅动脉 - 大脑中动脉端
侧吻合；D. 术中荧光造影提示血管通畅

最理想的受体血管是局部没有明显分支的皮质血管。确认受血动脉后，松解周围的蛛网膜，调低双极的电凝功率，减少损伤，如有血管痉挛迹象，可适当使用罂粟碱溶液冲洗（图 3-3-5B）。

阻断并分离的 STA 前支：临时阻断其近端，剪断前支，断端近侧可修剪成斜面或鱼口形，以增加吻合口面积，断端远侧端电凝。用临时阻断夹夹闭受血动脉近端和远端，纵行切开管壁，肝素水冲洗供血动脉及受血动脉，吻合口染色，使用 10-0 单丝缝合线进行端 - 侧吻合，可先在切口两端各吻合 1 针，固定血管，然后间断或连续吻合两血管，如间断缝合需缝合 8~10 针，注意使用外翻缝合法，避免管腔狭窄（图 3-3-5C）。在保证无张力吻合的前提下供血动脉切勿过长，以免弯曲、打折阻断血流。吻合时，切勿过度提拉、夹持血管内层，避免损伤血管内膜，导致血管夹层。吻合过程中只能夹取缝针，勿夹取缝线，以免缝线断裂；同时，必须直视下操作，禁止盲穿进针、出针，降低搭桥血管不通的风险。吻合期间，间断冲洗管腔并短暂依次松开受血动脉近端、远端临时阻断夹，冲出血栓、降低栓塞风险。缝合最后一针前也应再次冲洗管腔，随后缝合。

移除阻断时要先移除 MCA 远端阻断夹，再移除 MCA 近端阻断夹，最后移除 STA 上的阻断夹。用罂粟碱溶液冲洗血管，以防止血管痉挛。术中荧光造影提示血管通畅（图 3-3-5D）。根据情况选择 STA 前、后两支均搭桥或仅搭前支加后支贴敷。扩大搭桥血管进出的骨孔，适当削薄局部颞肌，防止骨瓣和颞肌嵌压搭桥动脉。然后关颅，缝合颞肌、头皮。

2. 后循环脑血管搭桥术　颞浅 - 小脑上动脉吻合术［superficial temporal artery-superior cerebellar artery（STA-SCA）anastomosis］和枕动脉 - 小脑下后动脉吻合术［occipital artery-posterior inferior cerebellar artery（OA-PICA）anastomosis］是经典的后循环搭桥术式，用以改善和提升后循环灌注血流。手术需要对后循环脑血管进行操作，存在一定手术难度。

手术难点为：①对直径 1mm 左右的细小血管进行吻合操作；②STA-SCA 搭桥和 OA-PICA 搭桥中，脑脊液和血液的淤滞增加吻合难度；③搭桥手术时颞叶的回缩挫伤；④明确合适的受血动脉和供血动脉十分重要，术前可行 CTA、MRA、DSA 等检查，了解血管情况，制订手术计划，如果 SCA 为受血动脉，术中可以沿着滑车神经在中脑 - 小脑交界处寻找，一般都可以找到；⑤手术过程中有空气栓塞及脑血流调节紊乱导致脑缺血的风险。

一般不建议采取患者坐位进行搭桥手术，因为该体位术中易产生空气栓塞及脑血流调节紊乱，可采取侧位或者俯卧位降低空气栓塞的风险，围手术期及术中通过补液、扩容增加脑灌注，维持血流动力学稳定，以降低脑缺血发作风险。

手术操作：参照选择性颈外动脉造影，多普勒超声追踪并标记枕动脉。该动脉通常于上顶线水平在枕外隆凸和乳突之间走行，在此处有枕大神经伴行。于上顶线上缘走行 2~3cm 后分叉，移行为内侧支和外侧支。管径较大的分支常被选作供血动脉。

沿枕动脉的走行作线形切口后，分离枕动脉。建议先从上顶线水平开始分离。在此处锐性分离枕大神经从而暴露枕动脉，继续分离向顶、枕部延伸的血管分支。在上顶线水平以下，枕动脉以蛇形进入枕部肌肉之间，向乳突内侧方向延伸。

使用牵开器牵开皮肤和肌肉，可同时起到切口压迫止血的作用。分离出 10~15cm 长的枕动脉，放置临时阻断夹后在末端切开。用肝素盐水冲洗远端管腔，并放置于术野外侧角备用。继续切开枕部肌肉和骨膜后显露枕鳞及枕外隆凸。

远离横窦处颅骨钻孔，铣刀铣开直径约 4cm 骨瓣，不需要累及枕骨大孔、乙状窦和窦汇。Y 形剪开硬脑膜并将其悬吊，枕大池释放脑脊液，颅压降低后，沿横窦分离蛛网膜颗粒，必要时可切断小脑和小脑幕间的一些桥静脉，从而扩大小脑幕和小脑半球之间的操作空间。从小脑幕的内侧角可以看见小脑幕裂孔和四叠体池。此时在小脑幕前缘确认滑车神经和小脑上动脉。之后将小脑幕切开并游离小脑上动脉 1cm 左右。将已游离好的枕动脉与小脑上动脉搭桥吻合，具体吻合技巧和操作要点与 STA-MCA 搭桥一致，不再赘述。

小脑幕的切缘不需要缝合。除了枕动脉入口处硬脑膜外，其他部位的硬脑膜应该严密缝合。为保证枕动脉血流通畅性，咬除枕动脉入口处的部分骨质，扩大骨孔，避免枕动脉嵌压。随后逐层缝合肌肉、筋膜、皮下组织和皮肤。

（四）手术失败及对策

1. 吻合口渗血/出血　一般情况下轻微渗血可使用生理盐水棉片或明胶海绵、止血材料覆盖轻轻按压即可止血；如果严重渗血或出血，常提示吻合口有渗漏或缝合不当，则需要仔细检查缝合情况补针甚至重新缝合。

2. 如果术中荧光造影或多普勒超声提示血流不通，则需考虑是否血栓形成，需拆开一侧缝线，移除血块后肝素水冲洗重新缝合。如依然不通，则要考虑是否将颞浅动脉的另一分支搭桥或改行间接搭桥。

（五）术后注意事项

1. 不可加压包扎头部，术后早期不要侧卧压迫术侧，减少对搭桥动脉的挤压。

2. 术后注意切口情况，由于搭桥后切口局部血供减少和脑脊液漏等因素，颞浅动脉处 Y 字形切口及枕部切口出现切口感染，切口不愈合的风险高。

3. 注意患者有无脑缺血发作，术后血管痉挛等因素均可能导致脑缺血，如有症状，可静脉注射或口服钙离子阻断剂缓解血管痉挛，补液增加灌注等方法增加脑组织灌注。

4. 过度灌注综合征，与高流量搭桥过度灌注的表现及治疗相似，不再赘述。

三、间接脑血管搭桥术

间接搭桥手术不进行脑血管吻合，而是将颅骨骨膜、血管、硬脑膜、肌肉等血供较为丰富的组织贴敷于脑组织表面，待代偿血管长入脑组织，起到供血作用，主要有脑-颞肌贴敷术（encephalo-myo-synangiosis，EMS）、脑-硬脑膜-动脉贴敷术（encephalo-duro-arterio-synangiosis，EDAS）、脑-硬脑膜-动脉-颞肌贴敷术（encephalo-duro-arterio-myo-synangiosis，EDAMS）和颅骨多点钻孔手术等术式。

优点：①对于无理想受血、供血动脉的缺血性脑血管疾病患者同样适用，适应证更宽；②术后并发症少，无过度灌注综合征风险；③手术相对简单。

缺点：①不能直接建立血流通路；②手术起效略缓慢；③颞肌等肌肉组织贴敷于脑表面有引起癫痫的风险；④颞肌水肿、钙化可造成占位效应。

脑-颞肌贴敷术（EMS）：将颞肌贴敷于大脑表面或缝合于硬脑膜，诱导颞肌与脑形成侧支循环通路。缺点是颞肌有导致占位效应和癫痫发作的风险。

脑-硬脑膜-动脉贴敷术（EDAS）：将颞浅动脉及切开的硬脑膜贴敷于脑组织表面，诱导其产生侧支血管。手术较好解决了 EMS 手术导致癫痫和占位的缺点，手术难度较小，现广泛应用。

脑-硬脑膜-动脉-颞肌贴敷术（EDAMS）：将颞浅动脉及薄片颞肌贴敷于脑组织表面，优点是贴敷于脑表面的供血组织多，侧支供血代偿发生率高，代偿范围广。

颅骨多点钻孔术：通过颅骨多处钻孔，剪开并翻转硬脑膜及贴敷筋膜、骨膜，开放颅外血管向颅内生长的通道，以便颅外血管长入颅内代偿供血。操作简单，对脑组织影响较小，适应证广，覆盖范围广，基本可以应用于任何部位。

（张　东　张　岩）

参 考 文 献

［1］赵继宗.神经外科学［M］.北京：人民卫生出版社，2019.

［2］THAMBURAJ VA. Textbook of contemporary neurosurgery［M］. London：Jaypee Brothers Medical Publishers，2012.

［3］SHIGEAKI KOBAYASHI. Neurosurgery of complex vascular lesions and tumors［M］. Leipzig：Thieme Medical Publishers，2005.

［4］BAMBAKIDIS NC，CHOWDHRY SA. Cerebral revascularization for ischemic disease in the 21st century［J］. J NeuroIntervent Surg，2010，2（3）：229-236.

［5］WORINGER E，KUNLIN J. Anastomosis between the common carotid and the intracranial carotid or the Sylvian artery by a graft，using the suspended suture technic［J］. Neurochirurgie，1963，9：181-188.

［6］DONAGHY RM. Neurologic surgery［J］. Surg Gynecol Obstet，1972，134（2）：269-270.

第四章　神经介入技术在复合手术中的应用

第一节　神经介入器材

神经介入(endovascular neurosurgery)是在影像设备监测下,利用专业介入器械对患者进行诊断和治疗性操作。在本节中我们将通过无菌手术台建立、手术入路、造影诊断、治疗四个方面对神经介入器械进行总结、归纳,为神经介入医、护、技及相关人员了解、熟悉神经介入器械提供方便。

一、无菌手术台建立

无论神经介入手术还是外科手术,整洁的手术台和完善的手术用物准备都是进行手术操作的基础,能够为术者提供良好的操作区域。神经介入手术用物包括:

1. 辅料包,包括大包布1条、双层桌单1条、小治疗巾3条、小洞巾1条、双重大洞巾1条、手术衣3件、大沙垫3块、无菌纱布10块。

2. 器械包,包括器械筐、环钳、血管钳、手术镊、刀柄、持针器、治疗碗、中号药杯2个、小药杯1个、碗盘。

3. 无菌盆、无菌盘,用于术中冲洗、存放器械。

4. 注射器,用于局部麻醉、冲洗、注射等(1ml、5ml、10ml、20ml)。

5. 输液器,用于导管灌注,数量可根据手术需要而定。

6. 手术刀片,多为尖头刀片,用于穿刺道扩张。

7. 皮针及缝线,用于留置动/静脉鞘管。

8. 各型号无菌手术手套。

9. 机器隔离罩,隔离DSA增强器、防护屏等,保证无菌操作。

二、手术入路

建立血管与皮肤外界通路是进行介入手术操作前的关键步骤。股总动脉(common femoral artery, CFA)因其血管较为粗直,穿刺成功率较高,常被作为临床首选穿刺血管。穿刺点位于腹股沟韧带中央点下1~2cm,此处为股总动脉中间部分,是最理想的穿刺点。但临床上有2%~10%的患者由于主动脉弓扭曲、大动脉堵塞、周围性血管疾病、肥胖等原因经股动脉入路受限,此时可选择经桡动脉(radial artery,RA)入路。选择经桡动脉入路可避免术后长时间卧床制动,这对于使用抗血小板和抗凝药物治疗的患者而言降低了穿刺处发生大血肿的概率、提高了手术安全性。经桡动脉入路已经成为近几年各中心的常用入路之一。

除了正确选择穿刺血管,选择适合的器械对于建立血管通路也至关重要。穿刺针与动脉鞘是建立血管腔到皮肤外界通路的基本要物,临床上选用18~21G穿刺针进行血管穿刺,穿刺针以外径单位G(gauge)

（1G=0.025mm）表示。

神经介入常用普通血管鞘、血管长鞘和颈动脉导入鞘作为建立血管通路的装置,血管鞘直径以外鞘管的内径表示,单位以 F(french)表示(1F=0.33mm,1in=25.4mm)。

血管鞘常选用内径 5~8F、长度 10~23cm,见表 4-1-1。

表 4-1-1　血管鞘规格

产品名称	鞘长度 /cm	鞘内径 /F	导丝直径 /in
普通血管鞘	10	4~7	0.038
桡动脉血管鞘	16	6	0.038
血管长鞘	25	5~7	0.038
血管鞘	11~23	4~11	0.035
导管鞘	11~23	4~8	0.035

血管长鞘与颈动脉导入鞘常选用 6~8F、长度 70~90cm,见表 4-1-2。血管长鞘与颈动脉导入鞘用于建立远端血管通路,可以提供最大限度的灵活性,抗扭折和挤压的性能好,远端有标记可准确定位。

表 4-1-2　血管长鞘与颈动脉导入鞘

型号	工作长度 /cm	内径 /in	适配导丝
6F	70~90	0.087	0.038
7F	70~90	0.100	0.038
8F	70~90	0.113	0.038

三、造影诊断

(一) 诊断导管

导管根据性能作用不同可分为三类:诊断导管、导引导管和微导管(导引导管和微导管将在本章第三节进行详细介绍)。在神经介入手术中诊断导管是最基本的器械,通过诊断导管对脑血管进行造影诊断以明确病变,便于制订后续手术方案。

诊断导管根据设计类型及功能不同,分类繁多,常用的诊断导管见表 4-1-3。诊断导管的管径以外径单位 F 表示,包括 Vertebra 导管(椎动脉导管)、MPA 导管(多功能导管)、Pigtail 导管(猪尾导管)、Cobra 导管(蛇形导管)、Headhunder 导管(猎人头导管)、Simmons 导管(西蒙导管)、VTK 导管等。

表 4-1-3　常用诊断导管

品名	型号 /F	长度 /cm	通过导丝 /in	耐受压力 /psi	设计类型
猪尾导管	5	100	38.038	1 000	简单曲线
椎动脉导管	5	100	39.038	1 200	简单曲线
多功能导管	5	125	40.038	1 200	简单曲线
SIM2	5	100	41.038	1 200	复合曲线
VTK 导管	5	125	43.038	1 200	复合曲线
蛇形导管	5	80	44.038	1 200	复合曲线
猎人头导管	5	100	45.038	1 200	复合曲线

1in=25.4cm;1psi=6.894 757kPa

进行造影时应注意患者血管情况,以便选取合适的导管进行手术操作。例如:PIG 导管为末端简单曲线设计,适合进行简单的主动脉弓造影;SIM2 和蛇形导管为复合曲线设计,适用于一些简单曲线导管采用标准技术无法进入的血管。但复合导管可能会因为其次级曲线而不利于导管末端插入靶血管,此时需通过交换导丝来进行交换。

（二）导丝

导丝是引导导管进入血管的重要器械,利用导丝的导向和支撑作用配合导管进入血管及其分支。根据不同的结构设计和作用分为:超滑导丝、加硬导丝、交换导丝。导丝以直径(in)表示,头端呈"J"形。常用 0.035in/(150~180)cm 亲水膜导丝和 0.035in/260cm 亲水膜加硬交换导丝(表 4-1-4)。

表 4-1-4　常用导丝

导丝类型	规格 /in	长度 /cm	特点
亲水膜导丝	0.035	180	柔软,3cm 软头,直 /J 型
亲水膜加硬交换导丝	0.035	260	柔软,3cm 软头,J 型
加硬导丝	0.035	260	加硬,3cm 软头,J 型
加硬交换导丝	0.038	260	加硬,3cm 软头,直头

（三）压力延长管

压力延长管是用于连接高压注射器和造影导管的透明管路,实现高压造影,管径大小以 F 表示,长度 50~150cm,常用 5F/150cm,最高耐压达 1 200psi,容量 3.88ml。

四、治疗

神经介入治疗包括脑和脊髓血管病变的介入治疗。由于脑和脊髓血管的解剖特点和病变部位、形状及性质不同,对所需的介入器械的要求更高、更精准、个性化更强。

（一）导入系统

导入系统是神经介入治疗手术的关键器械,主要功能是传送后续器械、检测血流动力学参数及注射对比剂。根据性能不同可分为三类:导引导管、远端通路导引导管、颅内支撑导管(中间导管)。

1. **导引导管**　导引导管分为 4 段:超软可视头段、柔软同轴段和中等硬度抗折段及扭控段。导引导管为微导管及后续器材的传输提供更好的支撑力,常用直径为 5~8F,长度 90~100cm(表 4-1-5)。

表 4-1-5　导引导管

头端形状(导引导管规格 / 名称)	工作长度 /cm	外径 /(F/mm)	内径 /(in/mm)
5F/MPD	90~100	5/1.67	0.56/1.5
6F/MPD	90~100	6/2.00	0.070/1.8
7F/MPD	90~100	7/2.33	0.78/2.0
8F/MPA1	90	8/2.67	0.088/2.2
6F/MP2	100	6/2.0	0.070/1.8
6F/MP2	95	6/2.1	0.071/1.8

2. **远端通路导引导管**　远端通路导引导管是一种特殊类型导引导管,具有头端柔软、顺应性强、内容量大等特点,能够适应多种血管条件。适用于血管走行迂曲,常规导引导管不易通过的病例,已广泛应用于临床。常规导引导管头端材质较硬,可以提供较好的支撑力,但在一些迂曲血管中操作时通常需要反复尝试甚至强行通过,极易导致一系列严重并发症,如血管痉挛、斑块脱落、血管夹层等,而且导引导管头端距离病变血管距离较远则无法为微导管提供较好的支撑力,使得微导管无法顺利到达病变位置,增加了手术难度,延长手术时间同时也加大了手术风险。远端通路导引导管不仅能提供可靠的支撑力,还

因其头端柔软且亲水性设计增加了一次性到位的概率,减少了因反复操作导致血管痉挛等不良事件的发生,并能为微导管提供更远距离的输送。

3. 颅内支撑导管 颅内支撑导管是目前神经介入治疗中常用的引导导管,具有柔软、顺应性强等特点,常用在血管迂曲、目标病变较远的病例中,引导微导管安全、稳定地进入颅内循环。在颅内支撑导管开始临床使用之前,进入颅内远端循环及通过迂曲血管时往往受到传统导引导管硬度限制,因为传统导引导管依靠其自身的硬度来提供稳定性,这就限制了它的导航性能。而颅内支撑导管不但提供了良好的远端支撑力,还保留了其灵活性便于跟踪。常用的颅内支撑导管直径为 5~6F,长度 105~130cm。

(二) 微导管与微导丝

1. 微导管 微导管是输送介入器械到达目标血管或器官的重要器材,在介入治疗过程中发挥持续作用。微导管特征包括可视性、硬度、可塑性、跟踪能力(微导管顺利引导丝穿过的能力)、响应力、抗张强度(伸展阻力)和柔韧性。硬度较强的微导管便于推动,抗拉伸能力强,但过于坚硬的微导管柔韧性较差,对于一些角度不好的血管较难通过,强行通过可能会引起医源性血管损伤。但随着微导管技术的更新,微导管在硬度和柔韧性方面得到了平衡。

微导管根据作用不同可分为:栓塞微导管、支架输送微导管、漂浮微导管。栓塞微导管与支架输送微导管均为导丝引导微导管,需要 0.010in 或 0.014in 微导丝引导下推行。管径较大,常用外径为 1.7~2.8Fr,长度 130~153cm,小型标记点位于微导管尖部可准确定位。其中多数导管尖部使用预成形技术制造,有 45° 和 90°,同时还可使用蒸汽塑形法重新塑形(多用在动脉瘤栓塞和支架输送的情况下)。漂浮微导管是可以进入小型血管的微导管,当遇高流量病变血管时,不需导丝引导即可随血流进入目标血管,因此也被称为流动引导微导管。但在标准流量下,同样可以在微导丝(0.008in 微导丝)引导下进入目标血管。

2. 微导丝 微导丝是神经介入治疗的关键器械之一,是配合微导管进入目标血管和建立通道的必需物品。微导丝直径以单位 "in" 表示,常用的尺寸为 0.008~0.018in,长度 200~300cm,头端柔软不透光、可塑。理想的微导丝应具备以下特点:

(1) 操控性 / 扭控性:通过迂曲的血管远端 / 头端对扭力的反应。

(2) 跟踪性:可通过器械 / 血管(近端支撑 / 扭转反应的结合,亲水性涂层可提高跟踪性)。

(3) 推送性:须有足够的近端支撑。

(4) 柔软度 / 头端柔软度:安全通过迂曲的血管。

(5) 可塑性:在手术中可进行两次塑形。

(6) 可视性:头端在荧光镜下可见。

(7) 支撑性:导管可以跟踪到达目标位置。

(8) 形状保持能力:能耐受反复和长时间操作。

(9) 兼容性:与多种器械兼容。

(三) 球囊导管

球囊可以分为高压球囊和低压球囊,在神经介入治疗中主要应用于:①颅内、颅外的血管成形术;②颅内血管痉挛的治疗;③球囊辅助动脉瘤栓塞;④球囊闭塞试验(BOT)。我们通常以外径和长度(单位都是 mm)来描述球囊具体规格。例如:外径 2.0mm、长度 9mm,通常描述为 "2.0mm×9mm"。高压球囊会有相应的标称压力,例如:外径 2mm 球囊,标称压力为 6atm,当压力小于 6atm 时(1atm=101.3kPa),球囊外径则小于 2mm。每个球囊都会注明 "爆破压力",超过爆破压力球囊可能会破裂。标称压力和爆破压力会标注在外包装醒目的位置,使用前术者应认真关注,并使用专业的压力充盈泵抽取生理盐水和对比剂的稀释液进行充盈(生理盐水与对比剂比例为 3∶1)。压力泵带有压力表,方便扩张时观察压力值。低压球囊需要等量对比剂扩充达到标称压力使其充盈,其扩充体积一般为 0.04~0.69ml。其是一种高度顺应性球囊,通常用于临时阻断和辅助动脉瘤栓塞。

(四)脑保护装置

根据研究表明,进行颅外颈动脉成形术期间小栓子脱落的发生率可能高达 80%~90%。如果不采取积极预防措施可能会导致不可逆的后果。动脉粥样硬化是颈动脉狭窄最常见的病因,为了降低颈动脉支架术中斑块或栓子脱落造成脑血管栓塞的发生率,术中常用脑保护装置以减少栓塞事件的发生,提高患者手术安全。常用的脑保护装置有远端栓子保护器和近端栓子保护装置。

1. 远端栓子保护器　远端栓子保护器常用于颈动脉狭窄或闭塞开通术中。手术开始阶段,折叠的保护器在微导管中向前推行至狭窄范围远端,展开保护器。展开的保护器是典型的伞形结构,可以捕捉到直径微米以上的血栓。手术完成后,将微导管推送至保护器之上重新覆盖保护器,回收保护器。常用远端栓子保护器伞径为 3.5~5.5mm,可适应3.5~6.0mm 直径的血管,见图 4-1-1。

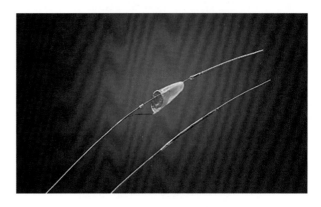

图 4-1-1　远端栓子保护器

2. 近端栓子保护装置　近端栓子保护装置用于介入治疗中保护大脑并行血液抽吸去除栓子碎片,有单球囊和双球囊两种型号。

(五) 支架

支架可用于颅内动静脉狭窄成形、动脉瘤辅助栓塞、血流导向等。径向力、柔韧性和支撑力是支架的重要性能。径向力是支架对血管所施加的力量;柔韧性指的是支架贴合血管自然曲线的能力;支撑力是指支架与血管壁接近的支撑密度。

支架根据设计材料、机构及作用不同分为自膨式、球囊扩张式;编织型、激光雕刻型;开环支架、闭环支架;裸支架、覆膜支架、血流导向装置。自膨式支架有较高的径向力,制作材料多为镍钛合金。镍钛合金是一种记忆金属,通过回撤支架输送微导管释放。球囊扩张式支架通过球囊导管同轴推送,到达目标血管后,通过膨胀支架内的球囊释放。球囊扩张式支架径向力较低,制作材料通常为不锈钢。现在神经介入治疗中使用的支架多为自膨式。开环支架与闭环支架的区别是支架壁上特殊的网孔设计,前者网孔稀松,后者网孔密集类似蜂巢。闭环支架的设计减少了柔韧性,但提供了更大的支撑性,开环支架设计与之相反。

(六) 栓塞弹簧圈

栓塞弹簧圈种类繁多,依据设计大小、形状、软硬度、生物活性材料涂层及解脱方式分类:①按二级螺旋形态分为 3D 圈、2D 圈、1D 圈;②按使用顺序分为成篮弹簧圈、填充弹簧圈、最末弹簧圈;③按修饰材料分为铂金裸圈、水凝胶膨胀圈、纤毛圈;④按解脱方式分为电解脱、水压解脱、机械解脱;⑤按圈丝粗细分为 10 系列、14 系列、18 系列。

术者可根据动脉瘤瘤体形态、大小选择适合的弹簧圈进行填塞。填塞时应注意,要在路径图(road map)或者减影透视下小心地将成篮圈(标准 2D 或 3D 圈)送入动脉瘤腔内。经透视确认弹簧圈在瘤体内且没有疝入载瘤动脉即可解脱。回撤弹簧圈推送导丝时要缓慢并在 X 线透视下进行,确保弹簧圈完全解脱。最危险的弹簧圈是第一次选择的弹簧圈(成篮圈),其造成动脉瘤破裂的可能性最大。另外置入瘤颈部的弹簧圈疝入载瘤动脉的可能性也较大。

(七) 栓塞胶

栓塞胶主要用于神经血管的栓塞,包含动静脉畸形和血管丰富的肿瘤。神经介入治疗常用的栓塞胶有两种,即 Onyx 胶和 Glubran 2 胶。两种胶所含物质不同,在使用方法和注意事项上也有所不同。

1. Onyx 胶　Onyx 胶是将乙烯和乙烯醇共聚合物溶解于二甲基亚砜(DMSO)中制成的。其中加入了钽粉末,可以使其不透光而在透视下显影。Onyx 胶有两种不同浓度,分别是 Onyx 18 和 Onyx 34。包装内一般有 Onyx 胶 1.5ml,DMSO 1.5ml,1ml 鲁尔锁输送注射器 3 个,最佳弥散温度 19~24℃。使用 Onyx 胶应注意:

(1) Onyx 胶必须通过与 DMSO 适配的导丝和微导管输送(Marathon 导管、Mirage 0.008 导丝)。

(2) 使用前将胶(瓶)置于振荡器上,在最高挡上振荡至少 20min,并保持匀速持续振荡。如果静止超过 5min 后需要继续使用时,应重新振荡。

(3) 生理盐水冲管,将微导管内残余对比剂彻底冲净。

（4）DMSO 预冲，使用标配黄色注射器抽取 DMSO，注射 1ml DMSO 充分填满微导管无效腔。

2. Glubran 2 胶　Glubran 2 胶是一种经过修饰的合成丙烯酸氰外科胶。在血管及神经介入手术中，根据患者血流动力学状况，与碘油混合所需比例，通过导管注入进行动静脉栓塞。用物包括：1ml Glubran 2、碘油、1ml 注射器数个、5% 葡萄糖液等。使用 Glubran 2 胶应注意：

（1）Glubran 2 胶的黏度比水大少许，使用时易扩散至不希望的区域，必须非常小心。

（2）Glubran 2 胶在潮湿环境下与活体组织相接触会迅速聚合并产生约 45℃ 的温度。

（3）配比 Glubran 2 胶时，必须在干净、干燥的无菌操作台上进行，操作者所戴的手套和器具必须用葡萄糖液冲洗，避免与盐水或血液接触发生聚合凝结。

（徐浩文　孙嘉辰）

 参 考 文 献

［1］夏金超，汪勇锋，许岗勤，等．经桡动脉入路脑血管造影的临床分析［J］．中华神经外科杂志，2019，35（11）：1121-1123．

［2］陈大伟，石进，尹延伟．脑血管造影术教学中应注意的问题［J］．中国继续医学教育，2020，12（5）：4-6．

［3］中华医学会神经病学分会，中华医学会神经病学分会神经血管介入协作组．脑血管造影术操作规范中国专家共识［J］．中华神经科杂志，2018，51（1）：7-13．

［4］宋憧，金点石，李旭琴．远端通路导引导管在颅内动脉瘤栓塞术中的应用［J］．中国医师进修杂志，2019，42（9）：826-828．

［5］JINDAL G，GIACON L，IYOHA M，MILLER T，et al. Navien catheter experience in neuroendovascular interventions［J］. Interv Neuroradiol，2017，23（5）：551-555．

［6］《神经介入诊断与治疗（中文翻译版）》书讯［J］．中国卒中杂志，2018，13（7）：691．

第二节　脑血管造影术

脑血管造影在血管神经外科手术中扮演着不可或缺的角色。到目前为止，脑血管造影术仍旧是神经血管疾病诊疗的"金标准"。通过脑血管造影可以评价颅内血流情况，用于血管狭窄、动脉瘤、动静脉畸形等疾病的术前、术中、术后评估等。如今，随着神经血管疾病诊疗设备、技术等的进步，复合手术在神经外科手术中占据了越来越重要的位置。复合手术的核心内容是通过将现代手术室与数字减影血管造影（digital subtraction angiography，DSA）设备有机融合，由多学科医师合作，同时进行介入诊断、治疗和常规外科手术，以此完成复杂疾病的治疗。在复合手术过程中，常规的脑血管造影需要在以往的基础上加以改进，以配合神经外科手术操作及流程。

一、常规全脑血管造影术

葡萄牙医师 Egas Moniz 于 1927 年首次在人体成功实施脑血管造影术。最初的脑血管造影需要直接暴露血管穿刺颈动脉、椎动脉，然后注射对比剂。自从经皮动脉穿刺置鞘技术（Seldinger 穿刺法）和 DSA 技术引入后，造影逐步发展为今天成熟的经皮动脉插管脑血管造影（以下简称 DSA）。DSA 最初用来探查颅内占位性病变。随着 CT、MRI 等无创影像检查手段出现，DSA 主要用于评估脑血管的情况。虽然目前脑血管的检查有很多方式，CT 血管成像（CTA）、磁共振血管成像（MRA）基本能够获得完整的头颈部血管图像，但 DSA 可以动态观察脑血流和侧支循环，并可同期完成介入治疗，仍是其他检查手段无法替代的重要方法。

（一）术前评估与准备

1. 适应证与禁忌证

（1）DSA 适应证：①怀疑血管本身病变或寻找脑血管病病因；②怀疑脑静脉病变；③脑内或蛛网膜下腔出血病因检查；④头面部富血供性质肿瘤术前检查；⑤了解颅内占位病变的血供与邻近血管的关系及某些肿瘤的定型；⑥实施血管介入或手术治疗前明确血管病变和周围解剖关系；⑦急性脑血管病需动脉

溶栓或其他血管内治疗;⑧头面部及颅内血管性疾病的治疗后复查。

(2) DSA 禁忌证:①碘对比剂过敏或不能耐受;②介入器材过敏;③严重心、肝、肾功能不全;④穿刺点局部感染;⑤并发脑疝。特殊情况可经过各方讨论,知情同意采取个体化处理。

2. 术前准备

(1) 掌握患者一般情况:术前应掌握患者的临床资料,包括现病史和既往史,尤其是有无对比剂过敏史。术前对患者进行体检,有助于在术中、术后对比观察神经功能变化。了解股动脉、足背动脉的搏动情况,如有异常建议完善下肢血管超声或 CTA。拟行桡动脉穿刺者,需行桡动脉触诊和 Allen 试验。

术前完善患者的血常规、凝血功能、肝肾功能等检测。如果已有血管超声、经颅多普勒超声(TCD)、CTA 等血管检查结果,复习 CT、MRI/MRA、TCD、颈部超声等资料,结合病史初步判断"责任"病变的部位。如果已有主动脉弓结构信息,可在造影前预判可能的解剖变异或路径困难,提前做好介入器材和技术准备。

与患者积极交流,建立良好的关系。告知患者在腹股沟麻醉、股动脉穿刺、插入导管及注射对比剂时可能体验到的感受,以及可能发生的并发症与对策。

(2) 知情同意:术前需要向患者及家属充分告知检查的必要性、简要操作过程,造影期间需要配合医师的注意事项、术中和术后可能的不适感、可能的并发症及相应处理方案。在取得患者和 / 或家属的同意后,签署知情同意书。

(3) 药物调整:长期服用抗凝药物的患者,在 DSA 术前如何调整抗凝治疗方案,目前还缺乏研究结论。理论上,口服抗凝药物会增加 DSA 等介入检查(治疗)的出血风险及出血后处理的困难;术前直接停药,又可能增加围手术期发生栓塞事件的风险。对于一般手术,需要暂时停用口服抗凝药。通常在术前 5d 左右停用华法林,并使国际标准化比值(INR)降低至 1.5 以下;如存在较高的血栓栓塞风险,也可使用低分子肝素或普通肝素过渡治疗。对于血管内介入操作(如冠状动脉造影及介入治疗、起搏器植入术等),多项研究结果提示继续口服华法林是安全的,并不会增加出血风险。建议根据患者的个体情况进行风险 - 获益评估,来决定术前是否停用华法林。对于需要进行复合手术的患者,需根据患者拟接受的神经外科手术来综合判断是否需要进行抗凝药物的调整。

二甲双胍是目前治疗 2 型糖尿病的主要药物之一,本身并非肾毒性药物,与碘对比剂也没有相互作用。二甲双胍主要经肾脏排泄,能抑制肝脏中乳酸转化为葡萄糖,导致乳酸蓄积甚至乳酸酸中毒。一旦发生对比剂肾病,将会产生二甲双胍的累积和潜在的乳酸酸中毒风险,进一步加重肾脏损害。目前美国放射学会、欧洲泌尿生殖放射学会均建议肾功能正常者造影前不必停用二甲双胍。结合我国的相关共识,建议对于肾功能正常的患者,造影前不需要停用二甲双胍,但使用对比剂后应在医师的指导下停用二甲双胍 2~3d,复查肾功能正常后可继续用药;对于肾功能异常的患者,使用对比剂前 2d 暂时停用二甲双胍,之后还需停药 2~3d,复查肾功能正常后可继续用药。

(4) 其他:通常在造影手术前会要求患者禁食数小时。但是 DSA 一般在局部麻醉下进行,发生恶心、呕吐的可能性极小,吸入性肺炎更加罕见。建议对于清醒且能够配合的患者一般不必要求术前禁饮食。股动脉穿刺者建议双侧腹股沟区备皮。如果预计手术时间较长或术后不能配合平卧位排尿,可以提前留置导尿。术前需建立静脉通道。

(二) 术中流程

1. 术中管理　大多数仅接受 DSA 的患者不需要全身麻醉,给予最低程度的镇静治疗以缓解患者的紧张情绪即可。可在术前肌内注射苯巴比妥,或术中静脉注射咪达唑仑 / 地西泮。但接受神经外科复合手术的患者需根据拟行的外科手术进行麻醉。术中监测患者的生命体征,包括血压、心率、呼吸、脉氧。

为避免动脉穿刺置鞘处及血管内的导丝、导管形成血栓,除外活动性脑出血急诊造影等病因外,大部分 DSA 中应给予抗凝药物。通常选择应用普通肝素。成年患者可首先给予半量肝素化(30~40U/kg)静脉推注,之后每隔 1h 追加肝素 1 000U。术中经导管持续灌注肝素生理盐水(2~5U/ml)。对于刚完成静脉溶栓、准备桥接介入治疗的患者,造影时不再需要肝素静脉推注,但仍应给予持续导管内肝素生理盐水灌洗。

建议使用非离子型碘对比剂,可显著减少过敏反应和肾毒性。使用前可将对比剂预热至 37℃以降低黏稠度。若存在对碘对比剂过敏的情况,可酌情使用其他显影剂(如钆双胺注射液、钆喷酸葡胺注射液等),但需注意对比剂用量。需要控制对比剂用量时,宜将对比剂稀释后使用。

2. 穿刺前准备

(1) 刷手:0.05% 碘伏刷手 2 遍。范围:双手、前臂及肘上 10cm。顺序:从指尖至肘上 10cm。注意事项:在消毒范围内不可有遗漏区域,如双手触及有菌物体须重新消毒。

(2) 穿刺部位消毒:0.05% 碘伏消毒 2 遍。

范围:双侧消毒,上界平脐,下界为大腿上 1/3 处,外界为腋中线延线,内界为大腿内侧。若复合手术中需摆特殊体位,消毒范围应适当扩大。桡动脉穿刺范围为上界至肘关节,下界为全手掌至指尖,环绕全小臂区域均需消毒。注意消毒时嘱患者五指张开,不可遗漏甲沟及指缝处。(具体详见桡动脉入路造影部分)

顺序:以穿刺点为中心,向周围消毒,最后消毒会阴区域。注意事项:在消毒范围内不可有遗漏区域,第 2 遍消毒不能超过第 1 遍消毒边界。

(3) 铺无菌单、穿手术衣、戴无菌手套:铺无菌单时,第 1 块铺在小腹上,由上而下,盖住阴部;第 2 块与第 1 块垂直,在穿刺点上方,由右向左铺盖;第 3 块与第 1、2 块交叉 45°,露出右侧穿刺点;第 4 块与第 1、2 块交叉,露出左侧穿刺点;第 5 块(中单)铺在患者右侧腹股沟穿刺区域下方,盖住患者大腿及膝盖上方,避免术中血液及液体浸透无菌单。然后穿手术衣,戴无菌手套。第 6 块为无菌洞巾大单,铺在小无菌单上,洞对准穿刺点,露出患者头部。第 7 块为无菌中单铺在造影床尾部。

注意事项:严格无菌操作,铺第 6、7 块无菌单应在穿好手术衣并戴好无菌手套后进行。

(4) 器材准备:合适型号的动脉鞘及扩张器、"J"形导丝、穿刺针 / 套管针、止血钳、手术刀片、1% 利多卡因注射液、10ml 注射器、泥鳅导丝、非离子型对比剂、高压注射器、生理盐水、肝素生理盐水、无菌纱布。各种急救用药,如阿托品、多巴胺、地塞米松、硝酸甘油、尿激酶等。

在上肢建立一条静脉通道,可用于补液及给药。抽取局麻药物:1% 利多卡因 8~10ml(可用 2% 利多卡因 + 生理盐水稀释)。动脉鞘及导管在使用前须用肝素生理盐水冲洗。肝素生理盐水彻底湿润导丝。将动脉鞘及扩张器锁好。高压注射器内抽入对比剂。

3. 穿刺置鞘　Seldinger 穿刺技术及其改良方法操作简便,损伤小,同期置入血管鞘可避免反复置入造影导管损伤血管,目前已成为 DSA 的基本操作技术。股动脉是脑血管介入诊疗的最常用途径。股动脉不适合穿刺时,也可根据经验选择桡动脉或肱动脉作为穿刺点。相比股动脉,经桡动脉穿刺可降低冠状动脉介入治疗后的穿刺点出血并发症。但尚无对照研究比较血管入路对脑血管造影相关并发症的影响。

(1) 局部穿刺点麻醉

1) 确定穿刺点:穿刺点一般定位于腹股沟韧带中点下方 1.0cm 处,该处能扪及股动脉搏动。桡动脉穿刺置鞘通常选择患者右臂以便于术者操作,也可根据弓上大血管形态和介入诊疗需要选择左侧入路。通常选择桡骨茎突近端 1~2cm 桡动脉搏动最明显处为穿刺点。穿刺置鞘过程大致同股动脉。(具体详见桡动脉入路造影部分)

2) 麻醉:在穿刺点将 1% 利多卡因注入皮内,形成约 1cm 的皮丘。然后用左手固定股动脉,逐层浸润麻醉皮下组织、股动脉的内侧及上方。

注意事项:尽量避免穿刺入股动脉或股静脉;每次注入麻醉药前须回抽注射器,如无血液抽出,方可注入麻醉药。

(2) 动脉穿刺

1) 以手术刀片尖端轻触穿刺点皮肤,待患者无明显疼痛感时,在穿刺点皮肤作一小切口。用止血钳钝性分离皮下组织。

2) 用右手拇指、示指及中指握住穿刺针,掌侧向上,针与皮肤呈 30°~45°,轻轻向前推进。缓慢进针,当针尖接近动脉时,常能感到血管的搏动压向术者拇指。此时将针继续稳稳送入,当血液搏动性喷出时,说明针尖已在动脉腔内,导丝即可插入。若使用透壁穿刺法,则穿透血管前后壁,拔去针芯,缓慢后退穿刺针套管至尾端动脉血持续涌出为穿刺成功。

注意事项:如回血很弱且少,针可能在股静脉内或紧靠动脉壁,甚至可能在动脉血管内膜下,则不应插入导丝,应调整穿刺针的位置,直到获得满意的动脉回血方可;如导丝插入时遇较明显的阻力,亦考虑导丝进入血管外组织或动脉血管内膜下,应撤出导丝,调整穿刺针的位置;如有必要,可在透视下注射少量对比剂以观察针的位置。

(3) 置动脉鞘

1) 一旦导丝到位,则用左手紧压股动脉防止出血,右手将针自导丝上移去。随即将导丝上的血凝块擦拭干净。将锁好的动脉鞘及扩张器通过导丝插入动脉内。在送入扩张器时,加以旋转动作以利其顺利进入血管,然后移去扩张器及导丝。用肝素生理盐水冲洗动脉鞘。

注意事项:如动脉鞘及扩张器进入血管时遇阻力,先小幅度滑动导丝以确认导丝在动脉真腔内,可继续前进;如动脉鞘及扩张器前进仍较困难,则考虑导丝进入髂动脉分支或反转向下,可在透视下核实。如导丝活动受限,则考虑可能进入血管内膜下,可移去扩张器,在透视下向动脉鞘内注入对比剂核实。

2) 冲洗:以注射器回抽动脉鞘,回血良好确认在动脉内,注入肝素生理盐水冲洗动脉鞘。

4. 全脑血管造影　标准的全脑血管造影包括主动脉弓造影 + 双侧颈内动脉和双侧颈内动脉 + 双侧椎动脉的四个超选择性血管造影,有时为明确颅外动脉代偿或排除硬脑膜动静脉瘘等,还需做包括双侧颈外动脉的六血管造影。但是为减少导丝触碰动脉斑块导致斑块脱落的风险,大部分情况下,双侧颈总动脉 + 双侧锁骨下动脉的四血管选择性造影足以清晰地观察颅内外血管。

(1) 主动脉弓造影:主动脉弓造影可以初步评估颅内、外总体的血管情况,便于寻找弓上血管开口和选择合适的导管,为 DSA 提供便利。

1) 操作过程:通常使用直径 0.035in(1in=2.54cm)亲水导丝(泥鳅导丝)和带侧孔的 Pigtail 导管(猪尾)。将泥鳅导丝送入 Pigtail 导管,在导丝导引下将导管送至主动脉弓(导管头达到升主动脉远端);撤出导丝,回抽 2~5ml 血液后用肝素生理盐水冲洗导管;透视下调整造影视野(导管头端位于屏幕下界),行左、右前斜位造影(流速 20ml/s,流量 25ml,造影时患者屏住呼吸)。造影结束后卸下导管,回抽 2~5ml 血液后用肝素生理盐水冲洗导管,送入导丝,将猪尾导管头顺直后撤出。

2) 观察内容:有无发育异常;左锁骨下动脉、左颈总动脉、无名动脉的开口有无狭窄、闭塞;两侧椎动脉的对称情况,开口部有无狭窄、血液反流等。

3) 注意事项:导管与高压注射器连接后,观察接头处有无气泡;造影后询问患者有无明显不适反应。撤出猪尾导管时,用手固定动脉鞘,防止脱出。

(2) 右侧锁骨下动脉及右侧椎动脉造影

1) 操作过程:选择造影导管(具体选择见下文)尾端连接 Y 形阀,并通过三通管连接加压滴注和高压注射器,排净管道内气体。将泥鳅导丝送入导管,在导丝导引下将导管送至主动脉弓,回撤导丝到导管内,将导管头超选入无名动脉。送入导丝,将导丝超选入右锁骨下动脉远端,沿导丝将导管送入椎动脉开口近端的右锁骨下动脉。撤出导丝,回抽 2~5ml 血液后用肝素生理盐水冲洗导管。透视下调整造影视野(正位时导管头端距屏幕下界 2cm,脊柱位于屏幕中线,头颅位于正中;侧位时屏幕下界平第二颈椎椎体下缘、屏幕右界平枕骨最后部),行正侧位造影(流速 4ml/s,流量 6ml),具体造影投射位置和高压注射器设置可见表 4-2-1 及表 4-2-2。

表 4-2-1　目标血管造影投射位置

目标血管	建议投射位置	目标血管	建议投射位置
主动脉弓	正位、左前斜位 30°~45°	大脑中动脉 M2~M4 段	侧位、同侧斜位 30°~45°
颈动脉分叉	侧位、同侧斜位约 45°	椎动脉开口	对侧斜位 10°~20° 加头位 5°~10°
颈动脉 C1~C7 段	正位、侧位	椎动脉 V1~V3 段	正位、侧位
大脑前动脉	侧位、同侧斜位 30°	椎动脉 V4 段	同侧斜位 10°~20°
大脑中动脉 M1 段	正位加头位 20°~30°	基底动脉	正位加足 5°~10°、侧位

表 4-2-2　高压注射器对比剂注射参数

目标血管	注射速率 /(ml·s⁻¹)	注射总量 /ml	最大压力 /psi	延迟 /s
主动脉弓	20	25	500	1
颈总动脉	5	7	400	1
颈内动脉	4	6	300	1
颈外动脉	2	3	200	1
锁骨下动脉	6	9	400	1
椎动脉	3	5	300	1
3D 造影参数				
颈总动脉	4	24	300	1
颈内动脉	2.5	15	300	1
椎动脉	2.5	15	300	1

1psi=6.894 757kPa

2) 观察内容:(颅外段)右椎动脉开口、V1 段、V2 段有无狭窄、闭塞或严重迂曲;右侧锁骨下动脉有无狭窄、闭塞或严重迂曲,有无发育异常和其他情况。(颅内段)右椎动脉 V3 段、V4 段、基底动脉、双侧小脑后下动脉、小脑前下动脉和大脑后动脉有无狭窄、闭塞或严重迂曲,有无发育异常;是否向颈内动脉系统代偿供血,有无动脉瘤、动静脉畸形和肿瘤等情况。

3) 注意事项:导管与高压注射器连接后,观察接头处有无气泡;如主动脉弓造影提示右锁骨下动脉近端狭窄,将导管超选至无名动脉行右前斜位加头位造影证实;如主动脉弓造影提示左椎动脉开口严重狭窄或闭塞,禁将导管头超选入右椎动脉内造影;如椎动脉某一处对比剂充盈不佳,且除外骨伪影,应考虑动脉偏心狭窄的可能,行双斜位造影加以证实。当发现病变后,行放大造影。若目标血管存在严重狭窄或动脉瘤,多种投影位置显影效果不佳,可尝试 3D 成像以获得更全面的影像。

(3) 右侧颈动脉造影

1) 操作过程:将导管头撤至无名动脉,回抽 2~5ml 血液后用肝素生理盐水冲洗导管,送入泥鳅导丝至右颈总动脉,沿导丝将导管送入右颈总动脉近端(导管头端应放置在颈总动脉分叉段以下 2~3cm 处),撤出导丝,回抽 5ml 血液后用肝素生理盐水冲洗导管。透视下调整屏幕视野(正位时脊柱位于屏幕中线,加头位至颅底骨头线影与眶上缘齐平,减少骨伪影;侧位时第三颈椎椎体位于屏幕正中;屏幕左界平额骨最前部),行正侧位造影。

2) 观察内容:(颅外段)右颈总动脉(包括分叉处)、右颈内动脉 C1 段、右颈外动脉有无狭窄、闭塞、溃疡斑块或严重迂曲,有无发育异常;(颅内段)右颈内动脉 C2~C7 段、右大脑中动脉、右大脑前动脉有无狭窄、闭塞或严重迂曲;前交通动脉和后交通动脉及大脑后动脉情况,有无发育异常,有无向椎基底动脉系统代偿供血。有无动脉瘤、动静脉畸形和肿瘤等情况。

3) 注意事项:在不清楚颈内动脉的情况下,勿将导管头超选入颈内动脉或颈外动脉造影;不要将导丝置于颈内动脉;导管与高压注射器连接后,观察接头处有无气泡;如动脉某一处对比剂充盈不佳,且除外骨伪影,应考虑动脉偏心狭窄的可能,行斜位造影证实。当发现病变后,行放大造影。若目标血管存在严重狭窄或动脉瘤,多种投影位置显影效果不佳,可尝试 3D 成像以获得更全面的影像。

(4) 左侧颈动脉造影

1) 操作过程:将导管头撤至主动脉弓,回抽 2~5ml 血液后用肝素生理盐水冲洗导管,将导管头超选入左颈总动脉。透视下调整屏幕视野(正位时脊柱位于屏幕中线,加头位至颅底骨头线影与眶上缘齐平,减少骨伪影;侧位时第三颈椎椎体位于屏幕正中;屏幕左界平额骨最前部),行正侧位造影。

2) 观察内容及注意事项:同右侧颈动脉。当有左侧颈总动脉狭窄时,为了避免发生栓塞事件可仅行非选择性造影。

（5）左侧锁骨下动脉及左侧椎动脉造影

1）操作过程：将导管头撤至主动脉弓，回抽5ml血液后用肝素生理盐水冲洗导管，将导管头超选入左锁骨下动脉开口。调整导管位置到左椎动脉开口处。透视下调整造影视野（同右侧椎动脉），行正侧位造影。

2）观察内容及注意事项：同右侧椎动脉。当有左侧锁骨下动脉起始部重度狭窄或闭塞时，可不进行选择性造影。

（6）右侧髂动脉造影

1）操作过程：完全撤出造影导管，自动脉鞘三通处回抽5ml血液后用肝素生理盐水冲洗动脉鞘。三通连接抽取对比剂的注射器，透视下调整造影视野（髂动脉分叉处位于屏幕中央，右斜展开髂内、髂外动脉分叉，屏幕上界位于髂总动脉，下界位于股动脉穿刺点下方15cm左右），行髂动脉造影。

2）观察内容及注意事项：观察穿刺点有无对比剂渗出，髂动脉有无夹层、假性动脉瘤、动静脉瘘等，观察股动脉前向血流是否通畅。若出现夹层或其他穿刺并发症情况，则应及时处理。

5. 造影导管　选择导管及导丝与个人经验息息相关，不同厂家均有各种适于脑血管造影的多种形状的导管，且不断开发出新的材料用于导管设计之中，所以造影导管经常在变化。一般来说，造影导丝常规应用0.035in，头端呈J形，表面有亲水膜涂层的导丝。一般120cm长，如考虑造影术中需要交换导管，则应使用300cm长。造影导管一般使用4F或5F规格，分为单弯端口与复合弯曲端口两大类。术前需根据患者主动脉弓形态——弓上头臂干动脉、左侧颈动脉及左锁骨下动脉起源主动脉弓的类型及主动脉弓的宽度来选择合适的导管。

（1）主动脉弓Myla分型：以主动脉弓顶至头臂干开口的垂直距离（a）与左侧颈动脉宽度（b）比值为参考（图4-2-1）。Ⅰ型，主动脉弓顶切线到头臂干起始部的距离小于头臂干宽度，即a/b<1；Ⅱ型，主动脉弓顶切线到头臂干起始部的距离小于2倍头臂干的宽度，即1≤a/b<2；Ⅲ型，主动脉弓顶切线到头臂干起始部的距离大于等于2倍或以上头臂干宽度，即a/b≥2。

主动脉弓分型及变异（图4-2-3）：Ⅰ型和Ⅱ型占所有变异的73%，见于22%的普通人群。

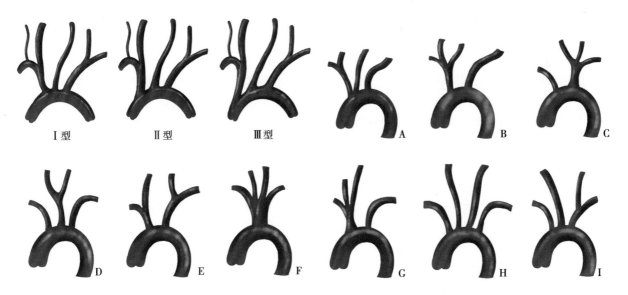

图4-2-1　主动脉弓分型及变异

A. 颈总动脉与头臂干共干；B. 左颈总动脉起源于头臂干的中远段；C. 颈总动脉共干，并发出左锁骨下动脉；D. 颈总动脉共干，锁骨下动脉均独立起源；E. 左、右头臂干；F. 单一弓上分支，然后发出左颈总动脉和左锁骨下动脉；G. 颈总动脉干起源于右锁骨下动脉，左锁骨下动脉起源于主动脉弓；H. 所有分支独立起源于主动脉弓；I. 左头臂干

（2）造影导管选择：造影导管一般使用4F或5F规格，分为单弯端口与复合弯曲端口两大类。术前需根据患者主动脉弓形态——弓上头臂干动脉、左侧颈动脉及左锁骨下动脉起源主动脉弓的类型及主动脉弓的宽度来选择合适的导管。一般情况下选择单一弯曲、端孔的Vertebra导管、猎人头导管或JB系列，

但老年患者脑血管造影、主动脉弓Ⅱ型和Ⅲ型的患者或经桡动脉造影时需采用复合弯曲的导管,如 Simmon 导管系列。老年患者因主动脉弓迂曲延长,多为Ⅱ型和Ⅲ型,再加上各个血管迂曲、动脉粥样硬化严重,因此会给脑血管造影增加许多困难。特别是老年患者的左颈动脉选择性造影,常常需要用复合弯曲的导管。最常用的为 Simmon 导管系列,根据导管远端第一弯曲和第二弯曲角度和长度的不同,Simmon 导管分为Ⅰ型、Ⅱ型和Ⅲ型,常用的为Ⅱ型(图 4-2-2)。主动脉弓特别宽者,则应用Ⅲ型。具体操作步骤如下:在导丝导引下将 Simmon 导管导入腹主动脉,在插入头臂动脉前,先予以 Simmon 导管头端成形。

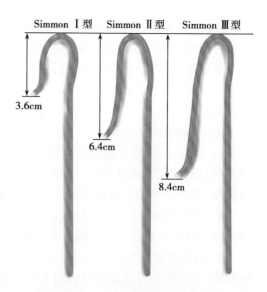

图 4-2-2　造影导管示意图(部分)

(3) 导管头端成形(成袢)4 种方法

1) 先将导丝超选入对侧髂动脉,沿导丝将造影导管跟进至第二弯曲正对腹主动脉腔,回撤导丝,轻柔前送导管,使 Simmon 导管形成初始形态。撤除导丝、冲洗导管,近端连接含对比剂的 10ml 注射器。在透视下,边"冒烟"边送导管越过主动脉弓进入升主动脉。

2) 在导丝导引下,将 Simmon 导管送至降主动脉,导丝超选入左侧锁骨下动脉,跟进导管,使其第二弯曲位于进入左锁骨下动脉开口附近的主动脉弓内,回撤导丝至导管第二弯曲近端,轻柔推送导管并适度旋转,使导管远端退入主动脉弓、升主动脉,恢复导管远端的初始形状。回撤导丝,回抽血液冲洗导管,导管近端接注射器。保持导管近端顺时针扭动的同时,缓缓回撤导管,直至导管头进入所需要造影的分支血管内。注意:不要过度回拉,使其失去复原的弯曲,若导管解袢,则重复原操作进行成袢。

3) 升主动脉成形,即将导丝送入升主动脉,直至导丝在主动脉瓣处反折而进入升主动脉,沿导丝送入导管直到导管沿导丝头端反转回升至升主动脉,退出导丝,轻柔旋转导管即成形。注意:主动脉瓣有赘生物或钙化时,有可能引起栓子脱落;主动脉过度迂曲,导管可能长度不足或易于进入左心室,诱发心律失常。因此,目前升主动脉成形较少应用。

4) 主动脉弓成形,即导管沿导丝前进直至导管的头端位于升主动脉,然后将导丝后撤直至导丝的头端位于主动脉弓下水平,同时将导管顺时针方向旋转,使导管袢位于降主动脉,导丝快速前进,导管即成形。推送导管跨越主动脉弓,使导管位于升主动脉,并顺时针方向旋转导管,使导管头端指向头侧,退出导丝,回抽血液,冲洗导管,导管近端接注射器。缓慢回撤导管,直至导管头进入期望进入的动脉,重复复原操作。注意:所有成袢操作后均需到位后撤除导丝,且回抽血液、冲洗导管后,注射少量对比剂肯定导管在期望的动脉及其部位,连接灌注输液器,保持灌注状态。使用上述复合弯曲导管,有时导管头端很难进入右颈总动脉,而总是进入右锁骨下动脉,以及左颈总动脉与无名动脉共同开口时,单纯的 Simmon 导管很难进入左颈总动脉,此时导管的头端需加以塑形呈"8"字形,使其导管头最远端指向内侧,指向相应的颈总动脉开口,然后轻轻回抽导管,即可进入相应的颈总动脉(图 4-2-3)。

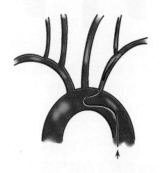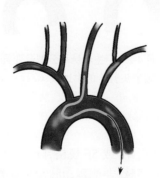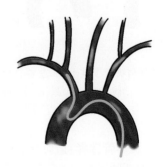

图 4-2-3　复合弯曲导管成袢方法

(4) 双人交换法更换造影导管：应用 Simmon 导管造影的优点是易进入Ⅲ型主动脉弓的分支血管，特别适用于老年患者。同时，它的缺点是仅将导管头送入头臂动脉的近端，而很难进入头臂动脉的远端。虽然导丝可以引入远端的颈内动脉、颈外动脉和椎动脉，但由于 Simmon 导管的远端第二弯曲角度小且较长，在送进过程中很容易形成弯曲使导管回缩。因此，如要做进一步插管入颈内动脉、颈外动脉、椎动脉，尤其在置入治疗用导引导管时，须改用交换导丝，交换单弯导管或导引导管来完成，此操作需要两位操作者。交换导丝的长度为 260~300cm，最好采用 0.038in 头端柔软但有较强支撑力的导丝。

具体操作方法为：在透视下将交换导丝经初始导管送入预期到达的血管远端部位，在透视下保证交换导丝不前行和不后缩的状态下（一人固定导丝），另一人缓慢回撤初始造影导管，直至脱离交换导丝。位于体外的交换导丝必须用肝素生理盐水浸透的纱布抹净血迹，冲洗需要更换的造影导管，连接输液管路，将更换导管沿交换导丝送入体内（透视下完成，需一人固定导丝，确保导丝不前行及后缩），直达期望进入的血管部位，最后撤除交换导丝。注意：固定导丝时需将导丝尽量拉直，保持一定张力，固定者将导丝近端按住于检查床上或稳定两指捏住固定，主操作者在透视下沿导丝将导管缓缓送入。如交换导丝远端有移动，则予适当调整。

(三) 术后及并发症处理

1. **术后处理** 造影结束后，撤出导管。左手于穿刺点上方股动脉搏动处压迫后，拔出动脉鞘，压迫止血 15min。按压时，手指着力点位于股动脉穿刺内口或其近端，同时注意暴露外口，以便观察有无活动性出血。按压时间一般为 10~20min，解除压力后确认外口无渗血，才可将无菌敷料置于内口上，以弹力绷带交叉加压包扎，继续沙袋压迫穿刺点 6~8h。可用鱼精蛋白中和肝素后拔除动脉鞘，也可等待肝素代谢清除后拔鞘。压迫过程中定时观察敷料是否干燥，伤口有无渗血肿胀，以及足背脉的搏动情况，以便及早发现出血等并发症并及时处理。患者平卧位，穿刺侧下肢制动 24h。

手工按压止血法下肢制动时间长，易出现排尿困难和背部酸痛等不适。为提高患者的术后舒适度，或对于一些不能配合制动的患者，也可使用血管闭合器。血管闭合器种类较多，原理不一，一般通过缝线、金属夹或胶原海绵快速闭合动脉穿刺口，止血过程简便，患者可更早下床活动，穿刺点并发症的发生率与手工按压大致相当。注意使用血管闭合器前需行股动脉造影，明确股动脉穿刺处的位置、管径、有无粥样硬化和钙化斑块，确定是否适于使用闭合器。桡动脉穿刺点拔鞘后可使用手工按压或压迫器压迫止血。

脑血管造影术后建议给予"水化"以促进对比剂排泄。注意观察并记录患者的生命体征，包括头晕、头痛、恶心、呕吐等全身症状，以及失语、肌力下降、癫痫等神经系统症状并及时处理。

2. **并发症处理** 脑血管造影术并发症包括神经系统并发症、局部或周围血管并发症、穿刺点并发症和对比剂并发症等。其中神经系统并发症发生率可达 1.30%~2.63%。患者年龄、基础疾病及手术时间与并发症密切相关。

(1) 短暂性脑缺血发作和脑梗死：术中血管壁斑块脱落、导管内血栓形成、气体栓塞等可造成缺血性脑卒中。预防方法包括：穿刺成功后给予全身肝素化，预防导管壁血栓形成；造影次序严格按照主动脉弓、弓上大血管及其分支超选择造影，禁止导管或导丝超越血管壁斑块，防止斑块破损或附壁血栓脱落；仔细检查并排空管道中的空气，预防气栓的发生；当证实远端血管出现栓塞时，根据病情给予溶栓或机械取栓；当患者出现气栓时，可给予高压氧治疗。

(2) 皮质盲：皮质盲表现为双眼视力丧失，瞳孔对光反射正常，也可伴有遗忘、肢体偏瘫、头痛等其他症状，多见于椎动脉造影后，其他脑血管或冠状动脉造影后也可出现。发病机制与脑血管痉挛、血脑屏障破坏有关，可能是一种与可逆性后部白质脑病综合征类似的疾病类型。脑血管造影后的皮质盲无特效处理，需完善头颅影像学检查排除后循环脑栓塞，可适当补液，促进对比剂排泄，同时给予血管解痉药物。皮质盲通常预后良好，数小时或数天内可完全恢复。

(3) 动脉夹层：发生于股动脉或髂动脉的夹层多由于穿刺针或导管、导丝进入内膜下而未及时发现，因内膜破口位于血管夹层的远心段，而血管夹层位于近心段，为逆行夹层，不易继续扩大，一般数小时或数天后可自行愈合。如血管夹层延伸过深可能累及对侧大血管供血，应及时行局部血管造影，必要时请外科协助处理。

发生于主动脉弓上血管的动脉夹层为顺行夹层,应立即暂停介入操作,数分钟后行造影检查。如果未引起明显的管腔狭窄,血管壁没有明显的对比剂滞留,可不需特殊处理。如果管腔血流受到明显影响,可以考虑给予支架置入。

(4) 血管迷走反射:拔除血管鞘、手工按压、加压包扎时刺激周围血管,患者可出现迷走神经反射,主要表现为血压下降、心率下降,患者可有冷汗、苍白、四肢湿冷迷走神经反射症状。当高龄、心脏功能不全患者出现迷走神经反射时,可危及生命。处理方法为解除血管刺激、静脉推注阿托品,并适当补充血容量,必要时应用血管活性药物如多巴胺升压。

(5) 血肿形成:腹股沟局部血肿是最常见的穿刺点并发症。原因包括:凝血功能异常或使用了抗凝药物;术中反复穿刺股动脉,或穿刺时刺穿股动脉并同时累及股动脉的分支;术后股动脉穿刺处压迫止血方法不当、时间不足,以及患者出现剧烈咳嗽、便秘等腹压增加症状;穿刺侧下肢过早负重活动等。预防方法包括:术前明确患者无凝血功能障碍,根据手术时间合理控制肝素用量;尽量减少股动脉穿刺次数;术后按压部位准确,按压时间不少于15min;嘱患者避免剧烈咳嗽,卧床时间不小于24h。少量出血可用机械压迫法处理。血肿多为自限性,可自行吸收。

(6) 假性动脉瘤:股动脉穿刺后,血液可通过损伤的壁破裂口进入血管周围组织,形成腔隙,造成假性动脉瘤。收缩期动脉血液可经过瘤颈部流向瘤腔。舒张期血液可回流至动脉内。假性动脉瘤的原因包括:穿刺次数过多;穿刺部位偏低,股动脉偏细,致使穿刺损伤相对较大;血管周边软组织较多,不易压迫止血;动脉鞘尺寸较大等。大部分假性动脉瘤可在超声定位下局部对瘤颈部加压包扎,复查超声了解瘤体闭塞情况,3~5d后瘤腔可以闭合;部分难以压迫闭塞的假性动脉瘤可在超声引导下瘤腔内注射凝血酶;少数情况下可使用覆膜支架将假性动脉瘤闭塞或行外科手术切除或修补。

(四) 复杂血管造影

脑血管造影常伴有动脉迂曲,增大介入操作难度。可通过如下方法完成选择性造影:①髂动脉或腹主动脉迂曲,严重影响导管操控性,可改用长血管鞘拉直迂曲血管,增强操控性。②目标血管开口扭曲、成角较大,导丝难以进入,可使用导丝塑形技术增大导丝头端弯曲角度。③目标血管远端迂曲,导丝可通过但导管前送困难,可尽量将导丝送至血管远端相对安全区域,如送至颈外动脉或腋动脉,推送导管时可稍加旋转,也可要求患者将头部转向对侧以减少张力。④牛型主动脉弓,导管能搭在头臂干开口,但导丝在左侧颈总动脉前送困难,可嘱患者向右侧转头,或在前送导丝时轻轻咳嗽。⑤Ⅱ型主动脉弓,导管难以搭在头臂干内,不能为导丝输送提供足够的支撑力,可考虑使用头端弯曲部分更大的 Hunterhead 导管。⑥Ⅲ型主动脉弓或Ⅱ型主动脉弓合并牛型弓,可考虑使用 Simmons 复合弯曲导管,利用髂动脉、左侧锁骨下动脉或主动脉瓣塑形导管,完成选择性造影。切勿过度旋转导管以免导管打结。⑦若血管过于迂曲,应避免使用一种方法长时间反复尝试;在改变操作方法、更换介入材料后,导丝导管仍不能到位,应及时终止操作以免徒增并发症。

二、经桡动脉入路脑血管造影术

随着脑血管造影应用越来越广泛,另一种入路的全脑血管造影也逐渐走入人们的视野,并且被越来越多的神经介入医师及病患所接受。常规脑血管造影选择经股动脉入路,但是经股动脉入路术后需卧床,且有下肢静脉血栓、穿刺部位血肿、假性动脉瘤、动静脉瘘等并发症的风险,此外,有 2%~10% 的患者因为外周血管原因(如股动脉闭塞)、正在行抗凝治疗及肥胖患者无法经股动脉入路行脑血管造影。此时,经桡动脉入路就成了较好的选择。

桡动脉入路有如下优势:①便于止血,皮下血肿的发生率低。相比之下,经股动脉血管造影发生皮下血肿的概率可达 10%,这使得经桡动脉行冠状动脉造影的血管并发症要远低于经股动脉。②检查过程中不需要中断抗血小板及抗凝治疗。③桡动脉入路术区皮肤备皮便捷、造影术后不需卧床,患者更容易接受。④经桡动脉入路可规避右侧锁骨下动脉扭曲所造成的对右侧颈内动脉、椎动脉超选造影的困难。以上优势使得经桡动脉血管造影可以在门诊患者中开展,并且便于进行治疗患者的复查。

但是桡动脉入路也有一定不足之处:①桡动脉较股动脉细小,对初学者而言穿刺困难,反复穿刺增加了患者的痛苦;②桡动脉细小、置动脉鞘过程中容易发生动脉痉挛,影响操作的进行;③手部皮肤感觉较腿部敏感,经桡动脉入路操作导管痛感要强于经股动脉入路;④造影导管从锁骨下动脉向下进入升主动脉后还需调转导管头向上对相应动脉进行超选,一上一下的两个弯曲增加了动脉超选的难度;⑤没有专门的经桡动脉入路行全脑血管造影用导管,现有导管存在操控困难及对左侧椎动脉超选择性插管成功率低的不足。

（一）术前评估与准备

1. **经桡动脉入路造影禁忌证**　①碘对比剂过敏或不能耐受;②介入器材过敏;③严重心、肝、肾功能不全;④穿刺点局部感染;⑤并发脑疝;⑥Allen 试验阳性者;⑦凝血功能障碍,机体高凝状态或出血倾向者;⑧手术操作涉及同一范围部位。特殊情况可经过各方讨论,知情同意采取个体化处理。

2. **桡动脉的解剖及变异**　桡动脉解剖变异与入路异常是经桡动脉入路造影最常遇到的难题之一,也是导致经桡动脉入路造影失败的主要原因。桡动脉解剖变异与入路异常的总体发生率为 22.8%,主要包括桡动脉起源异常（高位桡动脉）、发育不良、走行迂曲、狭窄、桡尺动脉环及迷走锁骨下动脉等(图 4-2-4)。高位桡动脉患者往往是因为胚胎时期的浅肱动脉没有退化或退化不全所致,所以动脉管腔大小不一,且部分与肱动脉主干之间尚有交通。这部分患者多数可以耐受 5F 直径的造影导管,但因造影导管较为粗大,所以在通过时可能导致血管痉挛、夹层或破裂而出现并发症。桡动脉走行迂曲会形成桡动脉袢,当导丝通过以后多数可以变直,但若袢弯处有分支血管,则在血管被拉直后可能导致分支血管断裂,出现局部血肿。此外,一些患者存在迷走右锁骨下动脉（起源于降主动脉）或者右位主动脉弓亦会给造影带来困难。所以经桡动脉造影前需仔细评估患者桡动脉及主动脉弓情况,评估可行性及风险,以免造成不必要的损伤。

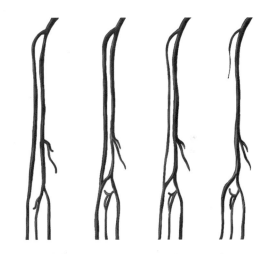

图 4-2-4　高位桡动脉及正常起源示意图

3. **Allen 试验**　操作方法:嘱患者手腕抬起,可置于卷起的布垫或沙袋上,手掌向上,用力握拳。检查者用手指在腕部用力压迫桡动脉或尺动脉,使其停止搏动。数秒后伸开患者手指,此时手掌因缺血而颜色变白。压迫尺动脉的手指抬起,手掌立即变红,此乃阴性反应,说明尺动脉供血良好,桡动脉穿刺置鞘安全可靠;手掌 7 秒内不能变红为阳性反应,说明尺动脉功能不良,不可在桡动脉穿刺置鞘,否则一旦桡动脉发生栓塞可引起手坏死。（手掌转红时间:正常人 5~7s,<7s 表示循环良好,8~15s 属于可疑,>15s 血供不足。>7s 属于 Allen 试验阳性。）

Allen 试验是从 Barbeau 测试变化而来,结合脉搏波形和血氧饱和度测定,成为桡动脉径路时代侧支循环定量评估的常用方法。但随后的研究表明,这一试验也不能预测急性或慢性不良预后,包括缺血的生化测定或临床表现（自诉手部不适,手和前臂肌肉的最大等长肌力）。重要的是,在接受桡动脉径路的患者中,掌弓的通畅性会随时间而变化。Allen 试验异常的患者在经桡动脉径路手术后会改善。此外,前臂循环的脉搏波形测试在较短时间内也存在变化,进一步弱化了 Allen 试验的作用。无论解剖变异和非侵入性试验结果如何,在桡动脉径路堵塞期间,潜在的手指血供都是得到保证的,并得到很好的保留。

4. **其他术前准备**　余术前准备项目同经股动脉入路脑血管造影,见上述。

（二）术中流程

1. **桡动脉穿刺前准备**

体位:患者常采用仰卧位,右上肢外展于托手架上或身体旁,穿刺者位于穿刺侧,患者手臂平伸外展 20°~30°,手掌朝上,手指指向穿刺者,将塑料小枕或纱布卷放置在患者腕部,使腕关节抬离 5~8cm,并且保持腕关节处于过伸状态。

消毒:消毒时嘱患者于身侧平抬起右臂,指尖指向右前方约 30°,保持不动。0.05% 碘伏消毒 2 遍。

范围上界至肘关节,下界为全手掌至指尖,环绕全小臂区域均需消毒。注意消毒时嘱患者五指张开,不可遗漏甲沟及指缝处。顺序以穿刺点为中心,向周围消毒。在消毒范围内不可有遗漏区域,第2遍消毒不能超过第1遍消毒边界。

铺单:消毒完毕铺无菌单时,第1块需用无菌中单覆盖托手架或身侧区域。铺完后嘱患者将消毒完毕的右臂轻轻放在无菌单上,保持手掌向上,腕关节处于过伸状态。接着铺第2块无菌单盖于小臂,露出腕部穿刺区域。第3块无菌单盖于手掌侧,露出腕部穿刺区。穿手术衣,戴无菌手套。第4块为无菌洞巾大单,铺在小无菌单上,洞对准穿刺点,露出患者头部。第5块为无菌中单铺在造影床尾部。

2. 器材准备　合适型号的桡动脉动脉鞘及扩张器、导丝、穿刺针/套管针、止血钳、手术刀片、1%利多卡因注射液、10ml注射器、泥鳅导丝、非离子型对比剂、高压注射器、生理盐水、肝素生理盐水、无菌纱布。各种急救用药,如阿托品、多巴胺、地塞米松、硝酸甘油、尿激酶等。

在左上肢建立一条静脉通道,可用于补液及给药。抽取局麻药物:1%利多卡因8~10ml(可用2%利多卡因+生理盐水稀释)。动脉鞘及导管在使用前须用肝素生理盐水冲洗。肝素生理盐水彻底湿润导丝。将动脉鞘及扩张器锁好。抽入对比剂到高压注射器内。

3. 穿刺置鞘

(1)确定穿刺点:穿刺点一般选择于桡骨茎突近端1~2cm桡动脉搏动最明显处。此处桡动脉搏动一般较为良好,且血管走行较直,便于穿刺,且此处桡动脉离桡骨骨面较近,便于术后压迫止血。

选择合适的穿刺点能够降低术者穿刺的难度,有助于提高穿刺的成功率,所以穿刺点的选择非常重要。由于桡动脉越靠近远端其走行越为表浅,但其分支也越多,因此如果穿刺点的选择过于靠近远端,误入分支血管的可能性就会增加;而如果穿刺点过于靠近近心端,由于桡动脉的走行较深,也会增加穿刺的难度,而且一旦在选定部位穿刺失败,常需要在向近心端前移重新选择穿刺点。

(2)穿刺点局部麻醉:在穿刺点将1%利多卡因注入皮内,形成约1cm的皮丘,再进针,回抽未见血液后方继续推注利多卡因。尽量不要刺到桡动脉,导致血管痉挛以致穿刺困难;亦不要远离拟定穿刺点。

注意事项:每次注入麻醉药前须回抽注射器,如无血液抽出,方可注入麻醉药。避免注入过多局麻药物,穿刺前皮下注射过多的麻醉药物会造成穿刺部位的肿胀,从而影响术者对桡动脉搏动的判断,进而增加穿刺的难度。可在穿刺前皮下少量注射麻醉药物,穿刺成功后在鞘管置入前再补充一定剂量的麻醉药物。但是在注射麻醉药物时进针不宜过深,以免误伤桡动脉。

(3)动脉穿刺:穿刺时,穿刺者左手的示指、中指、无名指自穿刺部位由远至近依次轻放在患者桡动脉搏动最强处,指示患者桡动脉的走行方向,示指所指部位即为穿刺的"靶点",穿刺点在桡骨茎突近端0.5cm即第二腕横纹处,感觉动脉搏动。三指所指线路即为进针方向。

1)直接穿刺法:摸准动脉的搏动部位和走向,选好进针点,在局麻下或全麻诱导后用20G留置针进行桡动脉穿刺。针尖指向与血流方向相反,针体与皮肤夹角根据患者胖瘦程度而异,一般为30°~45°,缓慢进针,当发现针芯有回血时,再向前推进1~2mm,固定针芯,向前推送外套管,后撤出针芯,这时套管尾端应向外搏动性喷血,说明穿刺成功。

2)穿透法:进针点、进针方向和角度同上。当见有回血时再向前推进5mm左右,然后撤出针芯,将套管缓慢后退,当出现喷血时停止退针,喷血保持,说明穿刺成功。

注意点:在桡动脉穿刺时最好能够将患者的腕部垫高,保持腕关节处于过伸状态,有利于提高桡动脉穿刺的成功率。需避免为更清楚地感觉动脉搏动,故意手指加压触摸,这样反而造成桡动脉远端的血流受阻,人为增加穿刺的难度。若进针后未见针尾部回血,不要急于回退穿刺针,可用左手示指判断一下此时穿刺针与桡动脉的位置关系,先回撤穿刺针至皮下,调整针尖方向后再次进针,每次进针如果未见回血,都应先判断针尖的位置后再重新穿刺。

(4)送入导丝:如果穿刺针套管尾端喷血良好,左手示指和拇指固定针柄以确保穿刺针位置不动的同时右手送入导丝,动作应轻柔,一旦遇到阻力,应立即停止前送导丝,可部分回撤导丝后,通过改变穿刺针套管的角度或旋转穿刺针套管调整导丝的前进方向后再次试送导丝以利于导丝顺利前送,此时切忌强行推送导丝,以免误伤小分支导致前臂血肿的发生。通常情况下要求前送导丝至少应超过尺骨鹰嘴水平后再沿送鞘管。

（5）置动脉鞘

1）一旦导丝到位，置入鞘管前，为减少患者的痛苦，有时需在穿刺部位补充一定量的麻醉药物，并做一皮肤切口以减少鞘管送入时的阻力。目前使用的动脉鞘管表面多附有亲水涂层材料，鞘管经水浸润后有助于降低鞘管送入时的摩擦力，防止桡动脉痉挛的发生。送入鞘管时，左手示指和中指固定穿刺点导丝的位置，拇指压住导丝的体外部分，右手持鞘的尖端，保持与血管走行方向一致，缓慢推进。如遇阻力应通过前送和回撤导丝来判断鞘管是否穿出血管。置入鞘管后一同撤出扩张管及导丝，如能经侧管顺利回抽出动脉血，可判定鞘管位于血管真腔，桡动脉穿刺成功。

2）冲洗：以注射器回抽动脉鞘，回血良好确认在动脉内，注入肝素生理盐水冲洗动脉鞘。

（6）桡动脉穿刺常见问题及处理

1）同一部位反复穿刺不成功

常见原因有：①未能刺中桡动脉。如果此时仍存在桡动脉搏动，不要急于重复穿刺操作，应首先分析导致穿刺失败的可能原因，再针对不同情况改变穿刺手法后进针，例如对于一些青壮年男性患者，桡动脉搏动强，但动脉较硬易滑动，亦难以刺中，这种情况下选择裸针穿刺更具优势，穿刺时适当加大进针的角度和速度常有助于刺中桡动脉；相反，对于桡动脉较细、搏动较弱的患者，选择套管针穿刺进入真腔的成功率较高，这种情况下应小角度穿刺，同时缓慢进针常有利于穿刺成功。②穿刺部位桡动脉走行迂曲。通常在这种情况下难以保证穿刺时的进针方向与桡动脉走行一致，因此穿刺难以成功，多需要更换穿刺点至桡动脉走行较直部位后再行穿刺。③桡动脉发生痉挛。这种情况下常表现为桡动脉的搏动减弱甚至消失，此时选择盲目穿刺可能会进一步加重桡动脉痉挛的程度，需等待桡动脉搏动恢复后再行穿刺。④穿刺局部形成血肿。此种情况下在原部位继续穿刺很难获得成功，应避开血肿部位后重新选择穿刺点或及时更改入路。

2）穿刺针刺入桡动脉，但穿刺针尾部血流不畅

常见原因有：①穿刺针尖斜面未完全进入血管腔。在这种情况下，针尖的位置可能位于桡动脉的前壁或后壁，术者常可通过调整穿刺针的深度和进针角度使针尖完全进入血管腔。②桡动脉痉挛。多数情况下，穿刺配套导丝常可顺利前送，一般不会对桡动脉入路的建立带来太大的障碍。③穿刺针进入桡动脉分支。在调整穿刺针位置后仍无法顺利前送导丝常提示此种可能，穿刺点过于靠近腕部时多见，常需要重新选择穿刺点。

3）穿刺针回血良好，但送入导丝时阻力较大

常见原因有：①导丝进入桡动脉分支。常表现为送入部分导丝后继续前送导丝时感到阻力，此时可沿导丝送入部分动脉鞘管，通过鞘管侧管回抽血液证明鞘管位于血管真腔后，再经鞘管做路径图，在透视路径图指引下，沿鞘管送入长的超滑导丝，由于该导丝前端弯曲且较软，导丝常能塑形成袢后成功前送至主支血管远端，随后再沿超滑导丝置入动脉鞘管。②桡动脉严重迂曲。可沿导丝送鞘管确保鞘管位于血管真腔后，换送长的超滑导丝，常有利于通过迂曲血管段。③导丝顶在桡动脉壁上。多是前送导丝不久即感阻力，可回撤导丝，通过旋转穿刺针套管方向调整导丝的前进方向或改变穿刺针的进针深度后再次送入导丝常能获得成功。④桡动脉严重弯曲。透视下调整导丝的前进方向后再试行通过弯曲段血管，必要时可能需要更换穿刺部位。⑤桡动脉畸形。如高位桡动脉、桡动脉发育细小等原因也会造成前送导丝时阻力增大，此次需重新评估经桡动脉入路的可行性，必要时更换入路。

4）置入鞘管时阻力较大

常见原因有：①鞘管送入桡动脉分支。此时可先部分回撤鞘管，通过回抽血液证实鞘管已退至主血管腔后，再经鞘管做路径图，在透视路径图指引下，沿鞘管送入长的超滑导丝，导丝至肱动脉水平，随后沿送造影导管，在造影导管的帮助下沿送鞘管。②桡动脉痉挛。可经造影证实，遇到此种情况时可考虑沿鞘管走行方向追加局麻药物如利多卡因等，有助于解除动脉痉挛；必要时需要更换小外径桡动脉鞘管（如4F动脉鞘管），此时应先沿原鞘管送入长的超滑导丝至近心端，随后沿导丝撤出原鞘管并沿送4F动脉鞘管。③鞘管穿破血管壁。常表现为送入鞘管后经鞘管侧管不能顺利回抽血液，可在保持持续回抽状态的

同时回撤鞘管,一旦能够顺利回抽血液说明鞘管已进入桡动脉真腔,此时沿送长导丝顺利前送至远端后,再沿送鞘管。

4. 全脑血管造影　经桡动脉入路脑血管造影基本内容及要求同经股动脉入路造影,详见上述内容。经桡动脉入路造影多采用复合弯曲的造影导管。造影导管一般使用 4F 或 5F 规格。术前需根据患者主动脉弓形态和观察重点血管来选择合适的导丝及造影导管。一般情况下选择 Simmon 导管系列,以 Simmon Ⅱ型为主。若患者主动脉弓较宽或需超选血管,则可考虑选用袢较大的 Simmon Ⅲ型导管。老年患者因主动脉弓迂曲延长,多为Ⅱ型和Ⅲ型,且右侧锁骨下动脉迂曲,有时需要选用加硬泥鳅导丝或者升主动脉成形等方法加以辅助。

5. 经桡动脉导管头端成形(成袢)　因桡动脉在肘部分支较多,建议先经动脉鞘造影做路径图,在透视下送入导丝及跟进造影导管。先将导丝经右侧锁骨下动脉小心送入主动脉弓,跟进造影导管至头臂干开口附近。调整导丝头端方向,将导丝送入降主动脉,透视下尽可能将导丝置于降主动脉远端以增加支撑力。沿着导丝送入造影导管,使导管头端位于降主动脉,第二弯曲正对升主动脉与主动脉弓顶交界处,回撤导丝,轻柔向前推动导管,使 Simmon 导管形成初始形态。撤除导丝、冲洗导管,近端连接含对比剂的 10ml 注射器,成袢成功。

在透视下,边"冒烟"边轻柔顺时针转动导管,使得 Simmon 导管的头端和弯曲呈现"8"字形,导管头最远端指向上方侧,通过轻轻推拉导管及旋转,将导管头端指向相应的颈总动脉开口,即可进入相应的颈总动脉。注意:不要过度回拉,使其失去复原的弯曲,若导管解袢,则重复原操作进行成袢(图 4-2-5)。

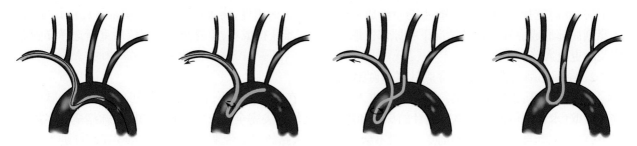

图 4-2-5　经桡动脉 Simmon 导管成袢方法

(三) 术后及并发症处理

1. 术后处理　造影结束后,撤出导管。左手于穿刺点上方桡动脉搏动处压迫后,拔除动脉鞘,压迫止血 15min。按压时,手指着力点位于桡动脉穿刺内口或其近端,同时注意暴露外口,以便观察有无活动性出血。按压时间一般为 10~20min,解除压力后确认外口无渗血,才可将无菌敷料置于内口上,以弹力绷带交叉加压包扎,继续压迫穿刺点 6~8h。

手工按压止血法止血效果不确定,易出现再次出血的情况。为提高止血效果,或对于一些不能配合制动的患者,也可使用桡动脉止血压迫器。桡动脉止血压迫器种类也较多,目前市场上主要有旋钮压迫及气囊压迫两大类,止血过程简便,患者可随意下床活动,根据止血效果定时松解旋钮或减小气囊压力即可。止血器止血失败的主要原因有:①压迫部位过低,未能准确压迫实际的动脉穿刺点;②患者过度活动腕关节,扭转前臂导致止血器压迫点移位;③松解止血器时,压迫点压力减低过快,导致动脉出血,需二次压迫。

2. 经桡动脉造影并发症处理

(1) 桡动脉痉挛及闭塞:是最常见的并发症,发生率为 5%~10%。

1) 主要原因

Ⅰ. 女性、糖尿病和吸烟患者多见;

Ⅱ. 穿刺时麻醉不充分,反复穿刺,动作粗暴;

Ⅲ. 导管硬度大,使用非亲水涂层的导管或导丝;

Ⅳ. 动脉鞘较粗;

Ⅴ. 术后穿刺点压迫不当或压迫时间过长。

2）预防措施

Ⅰ. 一般处理:穿刺点充分麻醉,术前用扩血管药物。

Ⅱ. 使用合适的器械。①动脉鞘管:长、管径小、表面亲水;②导丝:超滑、头端塑形;③导管:5F 或 4F 导管,减少导管交换。

Ⅲ. 术者的动作要轻柔,确保导丝先行,透视下送导管。

（2）前臂血肿

1）主要原因

Ⅰ. 反复穿刺导致桡动脉损伤;

Ⅱ. 导丝或导管进入桡动脉细小分支,或穿破动脉;

Ⅲ. 术后穿刺点压迫不当,穿刺点渗血进入皮下;

Ⅳ. 术者操纵导管、导丝动作粗暴,导致桡动脉损伤甚至撕裂;

Ⅴ. 先天性桡动脉细小,发育不良。

2）预防措施

Ⅰ. 保证导丝先行,动作轻柔;

Ⅱ. 遇到阻力时,应立即停止前送,可行血管造影;

Ⅲ. 术后正确压迫止血,并密切观察;

Ⅳ. 必要时可绷带包扎。

应立即停用抗凝药,用绷带、血压计袖带进行局部加压包扎,注意皮肤温度、张力和患者的疼痛感,尽可能直接压迫出血点,冰袋冷敷。避免出现前臂骨筋膜室综合征。

（3）前臂骨筋膜室综合征:是经桡动脉穿刺的严重并发症。临床表现:前臂持续性剧烈疼痛、进行性加重;手指呈屈曲状态、肌力减弱;皮肤表面略红、温度稍高、肿胀、有严重压痛;远侧脉搏和毛细血管充盈时间正常;缺血性肌痉挛。

治疗措施如下:

Ⅰ. 勤观察、早诊断、早治疗;

Ⅱ. 松解加压止血带,前臂皮肤扎眼减张;

Ⅲ. 停用抗凝药;

Ⅳ. 甘露醇脱水,硫酸镁持续冷敷;

Ⅴ. 筋膜间室切开减张术;

Ⅵ. 积极防治失水、酸中毒、高钾血症、肾衰竭、心律失常、休克等严重并发症。

（4）纵隔血肿

1）主要原因

Ⅰ. 导丝、导管误入分支动脉,如腋动脉、内乳动脉;

Ⅱ. 锁骨下动脉、无名动脉极度迂曲;

Ⅲ. 开口于主动脉弓部以下,大血管穿孔。

2）诊断与鉴别诊断

Ⅰ. 重视术后颈部、胸部不适,观察生命体征变化,如血压、心率、心律和呼吸等;

Ⅱ. 进行辅助检查,包括心电图、超声、胸片、CT、MRI 及血常规;

Ⅲ. 鉴别诊断:迷走神经反射、对比剂过敏反应、肺动脉栓塞及冠状动脉支架内急性血栓形成。

（5）颈部血肿

1）主要原因

Ⅰ. 导丝、造影导管、引导导管等导致血管损伤;

Ⅱ. 血管本身存在病变,如溃疡、迂曲等;

Ⅲ. 抗凝、抗血小板治疗;

Ⅳ. 造影同期完成经皮冠脉介入术(PCI)治疗;

Ⅴ. 患者有高血压病史,术后血压控制不佳。

2) 治疗措施

Ⅰ. 支持治疗为主,大量补液,必要时可输血;

Ⅱ. 严重时需进行心肺复苏、气管插管及外科手术;

Ⅲ. 暂停抗凝、抗血小板药物;

Ⅳ. 静脉应用抗生素以预防感染;

Ⅴ. 控制血压。

(6) 其他并发症:桡动脉闭塞,动静脉瘘,局部假性动脉瘤;张力性水疱;脑血管栓塞;迷走神经反射等。

三、神经外科复合手术中的脑血管造影术

复合手术将 DSA 检查、血管内治疗及显微手术相结合,降低了复杂脑血管疾病的治疗难度,提高疗效,同时减少治疗性创伤。当然,脑血管造影在复合手术中扮演着不可或缺的角色。术中脑血管造影主要有以下几个作用:一站式诊疗,对于复杂脑血管疾病,复合手术室可以造影诊断及治疗同时进行;术中实时造影评价病变治疗效果,及时调整手术方案,实现精确治疗。但是因为复合手术中神经外科手术及神经介入手术同时进行,所以在复合手术过程中的脑血管造影需要配合整体复合手术的流程进行优化,使得复合手术更加流畅、安全、有效。

(一) 术前评估与准备

1. **术前讨论及规划**　神经血管复合手术作为较新的手术模式,在手术适应证、禁忌证和手术模式转换等方面缺乏统一的规范,故术前个体化讨论制度尤为重要。在团队领导主持下,重点讨论的内容包括:①在明确手术指征后,确定单纯外科手术或单纯介入手术的难点;②确定介入医师和外科医师各自希望对方提供的帮助;③确定介入和外科的手术顺序及其步骤;④确定技师要提供的后处理图像;⑤确定外科体位对随后造影和介入操作不便利的影响和解决方案。

2. **患者特殊情况的准备及药物调整**　长期服用抗凝药物的患者,在接受复合手术前需要暂时停用口服抗凝药。通常在术前 5d 左右停用华法林,并使 INR 降低至 1.5 以下;如存在较高的血栓栓塞风险,也可使用低分子肝素或普通肝素过渡治疗。

二甲双胍是目前治疗 2 型糖尿病的主要药物之一,因患者需接受复合手术,术中会使用对比剂,结合我国的相关共识,建议对于肾功能正常的患者,造影前不需要停用二甲双胍,但使用对比剂后应在医师的指导下停用二甲双胍 2~3d,复查肾功能正常后可继续用药;对于肾功能异常的患者,使用对比剂前 2d 暂时停用二甲双胍,之后还需停药 2~3d,复查肾功能正常后可继续用药。对于血糖控制不佳的患者,建议围手术期予以胰岛素控制血糖在稳定的水平。

行血管内支架置入术前,需要标准的双联抗血小板药物治疗。抗血小板药物在颈部手术(如颈动脉剥脱术、颈动脉闭塞复合开通术)中是不受限制的,但在开颅手术时有所顾忌,这是目前在神经血管复合手术时遇到的最大困惑。一般认为,单一抗血小板药物应用条件下开颅是可以接受的,但同时实施支架置入则血栓形成的可能性较高。为防止支架内血栓形成,可采用双联抗血小板治疗,但开颅手术术中出血较多,术后迟发性血肿发生率较高。

3. **特殊材料的准备**　神经外科手术通常需要用到头架,在复合手术中,需用到可透线的床板与头架及附加系统。手术床板的不同也会给术中造影介入操作带来一定的不便。床板分造影介入治疗专用床板和外科专用床板,前者头端较窄,可方便地实施 3D 造影及 DynaCT 成像,且床板较长,可较方便地实施介入治疗。后者头端宽,有安装透射线头架的凹槽,但是在造影过程中,可能会影响一些角度的投射,且实施 3D 造影术等过程容易出现缓慢等情况。故术前需和外科手术医师确认好外科手术需要的床板及体位,在造影开始前更换好床板。

一些患者在外科手术中需要特殊体位,如侧卧位、侧俯卧位及俯卧位。若患者摆好体位后再行介入

穿刺置鞘会带来一定困难。此时需要先行穿刺置鞘,再摆体位。但是术中需要造影时,事先预留的动脉鞘会被无菌单盖住,或因体位不合适而不便于介入医师操作。因此可以在股动脉穿刺点处预留动脉长鞘(70cm 或 90cm),尾端留长,以无菌贴膜固定至患者臀部,持续肝素生理盐水滴注冲洗。

（二）术中流程

1. 术中管理

（1）麻醉:大多数接受复合手术的患者需要全身麻醉,但麻醉的时机需术前和手术团队医师确认。有些接受复合手术患者需先局麻评估神经功能(如行球囊闭塞试验等),则需等评估完全后再行全身麻醉。部分神经外科手术还涉及术中唤醒等特殊麻醉情况,需术前进行充分讨论及规划。

（2）无菌管控:因复合手术经常涉及介入与外科手术的术式转换,故应强调无菌观念和无菌套的使用。C 臂增强器必须使用无菌套。在式式切换时,动脉穿刺需用无菌贴膜固定留置桥,而头颈部手术区在造影时需遮挡无菌单。必要时,因需改变体位而重新消毒铺单。

（3）药物应用:为避免动脉穿刺置鞘处及血管内的导丝、导管形成血栓,除外活动性脑出血急诊造影等病因外,大部分 DSA 中肝素不可或缺。在结束介入操作转换外科手术时,先前团注的肝素需要用适量的鱼精蛋白中和。当监测激活凝血时间(activated clotting time, ACT)值 <120s 时,可进行外科手术。对于在特定的血管部位保留球囊导管者,外科手术期间仅用 500U:500ml 的肝素生理盐水以 40U/h 的速率持续加压灌注(同动脉鞘持续滴注)。建议使用非离子型碘对比剂(同普通造影)。

2. 穿刺前准备　穿刺前需和复合手术团队医师(包括外科及介入所有术者)确认穿刺部位及术中体位,根据穿刺点及术中体位的具体情况来选择所需的动脉鞘型号、消毒范围及铺单顺序。

若术中需变换体位(如仰卧位更换为侧卧位或俯卧位),涉及选择长鞘需固定至其他区域时,消毒范围需扩大。

其余同常规造影。

3. 穿刺置鞘　若复合手术中需特殊体位,则应术前将操作区域设计确定好,术中可置长鞘。长鞘尾端留长,用无菌贴膜全程固定至介入操作区域。长鞘留放方法:先按常规流程行股动脉穿刺,置普通动脉鞘。沿股动脉鞘送入 0.035in 泥鳅导丝(120cm 或 300cm),透视下将泥鳅导丝头端送至腹主动脉。左手压住穿刺点固定泥鳅导丝,右手小心撤出普通股动脉鞘。沿泥鳅导丝送入已冲洗完毕的长鞘(固定内芯),在透视下缓慢沿泥鳅导丝送股动脉鞘至腹主动脉。为避免术中更换体位时长鞘头端进入肾动脉等分支开口,建议在保证尾端长度足够的前提下,尽可能将长鞘送至腹主动脉少分支处。撤出长鞘内芯,回抽长鞘内血液并冲洗,持续肝素生理盐水加压滴注。将无菌贴膜全程固定长鞘至合适的操作区域,盖无菌单。固定完成后可摆体位。

其余同普通常规造影。

4. 脑血管造影　复合手术中的患者通常术前已完善相关脑血管检查,在术中仅需行选择性脑血管造影即可。过程同常规脑血管造影,但因患者术中体位不同,造影投射角度需根据患者头部位置进行相应调整。若患者头部过伸或面部朝下,造影过程中可能会影响一些角度的投照。故术前需和手术团队讨论术中最需要看的角度和部位,以利于尽可能调整投照角度来获取满意的成像。

复合手术过程中有时需要超选择动脉造影,则需准备神经微导丝(通常为 0.014in)及神经微导管,在目标血管近心端置入导引导管(颈动脉 C2 段或椎动脉 V2 段),在路径图指引下小心送入微导丝及微导管。将微导管在微导丝帮助下送至目标血管,使用 0.1ml 注射器抽取对比剂,连接微导管行微导管造影。

其余同普通常规造影。

（三）术后注意事项

造影结束后,撤出导管,可使用血管闭合器或按压止血(同常规造影)。复合手术后患者有时需返监护病房,需叮嘱监护病房护士注意观察并记录患者的生命体征,包括头晕、头痛、恶心、呕吐等全身症状,以及失语、肌力下降、癫痫等神经系统症状并及时处理。术后可根据患者情况给予"水化"以促进对比剂排泄。其他同常规造影及介入术后注意事项。

（李　晨）

参 考 文 献

[1] 中华医学会神经病学分会,中华医学会神经病学分会神经血管介入协作组.脑血管造影术操作规范中国专家共识[J].中华神经科杂志,2018,51(1):7-13.

[2]《神经血管疾病复合手术规范专家共识》编写委员会.神经血管疾病复合手术规范专家共识[J].中华医学杂志,2007,97(11):804-809.

[3] 赵继宗,王硕,袁葛,等.手术中脑血管造影在治疗脑血管疾病中的应用[J].中华医学杂志,2006,86(15):1044-1047.

[4] SHORLF AR,GULATI R,DRACHMAN DE,et al. SCAI expert consensus statement update on best practices for transradial angiography and intervention[J]. Catheter Cardiovasc Interv,2020,95(2):245-252.

[5] 仇汉诚.颅内动脉瘤在神经血管疾病复合手术室条件下的治疗与疗效分析[D].苏州大学,2016.

[6] 陈鑫璞,刘献志,翟广,等.DSA复合手术在脑血管外科中的应用探讨[J].中华神经医学杂志,2014,13(7):743.

第三节　神经介入治疗常规操作技术

针对不同病变的位置、形态、通路等特征,选择合适的微导管、微导丝及其应用技术,对神经介入治疗成功与否至关重要。不同微导管、微导丝具有各自的特点,合理、个性化使用是手术成功的关键。

一、微导管

微导管可以通过导引导管输送至病变部位。目前常用的微导管主要分为两类:导丝导引微导管及血流导向微导管。

导丝导引微导管,即往往需要与微导丝配合才能接近或到达病变部位。常用的导丝导引微导管有 Echelon、Headway、Prowler、Excelsior、Renegade、Rebar 及 Marksman 等。其中 Echelon、Headway、Prowler 和 Rebar 是可以兼容二甲基亚砜(DMSO)注入的,可用于 Onyx 胶栓塞。

血流导向微导管包括 Marathon、Magic 及 Ultraflow 等,与导丝导引微导管相比,远端更柔顺、更易于顺血流漂浮到更远端的血管,特别适合高流量病变的治疗,如动静脉畸形等。部分常用微导管参数见表 4-3-1。

表 4-3-1　部分常用微导管参数

微导管名称	外径 /F	内径 /in	可用长度 /cm	最大导丝外径 /in	DMSO 相容性
Marathon 10	近端 2.7,远端 1.5	近端 0.015,远端 0.013	165	0.010	是
Ultraflow 10	近端 3.0,远端 1.5	近端 0.013,远端 0.012	165	0.010	是
Prowler 10	近端 2.3,远端 1.7	0.015	150	0.012	是
Echelon 10	近端 2.1,远端 1.7	0.017	150	0.014	是
Prowler 14	近端 2.3,远端 1.9	0.016 5	150/170	0.014	是
Headway 17	近端 2.4,远端 1.9	0.017	150	0.014	是
Excelsior SL-10	近端 2.4,远端 1.7	0.016 5	150	0.014	是
Prowler Plus	近端 2.8,远端 2.3	0.021	150	0.018	是
Prowler Select Plus	近端 2.8,远端 2.3	0.021	150	0.018	是
Excelsior 1018	近端 2.6,远端 2.0	0.019	150	0.014~0.016	是
Rebar 18	近端 2.8,远端 2.3	0.021	110~153	0.018	是
Headway 21	近端 2.5,远端 2.2	0.021	150	0.018	是
Rebar 27	近端 2.8,远端 2.8	0.027	110~145	0.021	是
Marksmen 27	近端 3.2,远端 2.8	0.027	105~150	0.023	是
Headway 27	近端 3.1,远端 2.6	0.027	150	0.018	是

头端可解脱血流导向微导管,是在血流导向微导管平台上的升级产品。常用的包括 Apollo 和 Sonic。其头端可机械解脱设计是为了解决 Onyx 胶栓塞术中导管头端固定,拔管困难的问题。机械式可解脱头端在拉力达到阈值时自动断裂解脱,从而可以允许更多的反流及更长时间的注胶,有利于 Onyx 胶更深入地渗入病变内部达到更高的栓塞率。可解脱长度,有 1.5~5cm。回撤时可以通过看到远近端标记间距离加大来确认头端解脱,但远端标记往往包埋在 Onyx 铸型中,无法看到。导管回撤过程中,当回撤所需力量小于头端解脱力量阈值时,导管可以完整撤出。

二、微导管塑形

微导管头端的自然形态可以分 3 种:①直头;②二维成形(如 45° 角,90° 角,J 形,Z 形,S 形,C 形等);③三维成形(螺旋形或三维 Z 形)。当然根据载瘤血管形态可以对微导管头端进行相应的塑形。对于病变角度、解剖通路复杂的病变,针对性塑形微导管更容易到达病变部位,并为接下来的治疗提供更稳定的支撑。以动脉瘤栓塞为例,若塑形合适,推送弹簧圈的反作用力作用于动脉瘤对侧的载瘤动脉壁上,使微导管头端稳定于动脉瘤内;若塑形角度合适,即便在输送弹簧圈时,微导管被“顶”出瘤腔,也可以不使用微导丝较容易地重新调整进去,见图 4-3-1。

微导管塑形的基本步骤:第一步,针芯塑形,插入塑形针芯进入微导管远端腔内,把带针芯的微导管塑形成所需形态;第二步,熏蒸后冷却固定,将弯曲部分蒸汽熏蒸 30s 左右,迅速冷却;第三步,拔出针芯,观察微导管形态是否满意,不然重新塑形,对于复杂塑形,不要直接拔出针芯,需将针芯恢复顺直后再轻

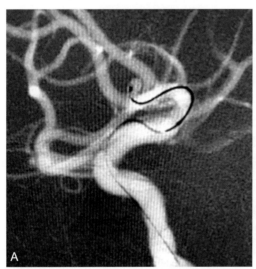

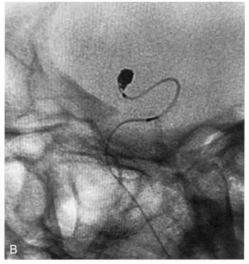

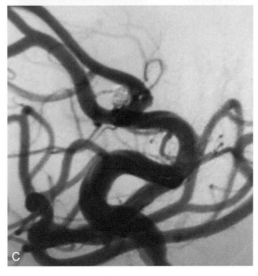

图 4-3-1　前交通动脉瘤栓塞
前交通动脉瘤栓塞,微导管塑形后(A),微导管稳定于动脉瘤内,即便退出瘤外(B),也可较方便地调整重新进入,便于动脉瘤致密填塞(C)

柔回撤微导管,避免过度用力拉导致微导管损伤、形变影响塑形效果。

　　注意事项:①不同公司微导管甚至同一公司不同规格微导管塑形后定型性能不同,例如 Headway 17 微导管定型性能较好,弯成哪种形态熏蒸后微导管基本就保持哪种形态,基本是 1∶1 塑形;而对于 Echelon 10 微导管则可能需要 2 倍于弯曲的角度,才能达到目标形态(图 4-3-2);②电吹风机塑形应用越来越广泛,根据不同温度加热时间不同,一般用 120℃加热 15s 左右即可,时间太长容易损伤微管头。

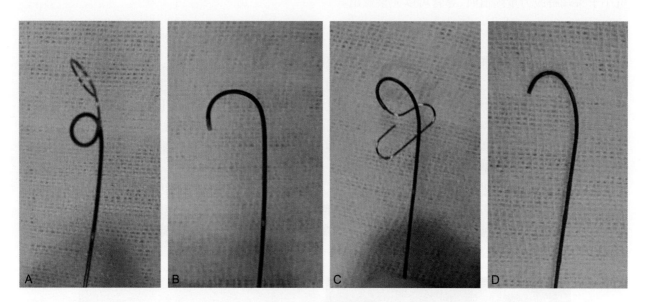

图 4-3-2　微导管塑形
A、B. Echelon 10 塑形熏蒸前后对比;C、D. Headway 17 塑形熏蒸前后对比

三、微导丝

　　微导丝是引导微导管到达病变部位的重要装置。神经介入使用的微导丝多种多样,其规格、头端柔软度、不透光性能、可塑性、可控性、跟踪性能、扭控性、导电性等性能等各具特色。常用微导丝参数见表 4-3-2。

表 4-3-2　常用微导丝参数

品名	直径 /in	长度 /cm	型号
Mirage	0.008/0.012	200	–
Synchro 10/14	0.010/0.014	200/300	Soft/Standard
Transend 10/14	0.010/0.014	205/300	Soft/Floppy/Plainum
ASAHI	0.010/0.014	200/300	–
SilverSpeed	0.010/0.014	205/200	–
Agility	0.014	205/350	Soft/Standard
Traxcess 14	0.012/0.014	200	Soft
Traxcess 14EX	0.012/0.014	200	EX
Traxcess	0.014	115	–
Docking Wire			
Avigo	0.014	205	

微导丝的基本操作,主要通过推、拉及旋转三个动作来实现。首先通过微导丝的旋转,确定微导丝的方向,进而推、拉微导丝实现其在血管内的前进及后退。旋转操作需要注意的是:①尽量不要持续单方向转动导丝,尤其是位于较迂曲的血管内,并时刻观察导丝头端的动作,若持续单方向转动过多而导丝头端无明显转动,有可能导致导丝近端打结或张力突然释放损伤血管内膜;②应边确认导丝头端动向,边缓慢多方向转动导丝,同时可明确导丝的操控程度;③导丝头端到达合适角度后,缓慢推进使导丝前行。

微导丝塑形,主要注意:①避免硬折,尽量保持塑形为圆滑的曲线;②根据通过血管的直径确定微导丝塑形弯曲的半径,若曲度远大于或小于通过血管的直径,均不利于微导丝在血管内的方向操控,增加超选血管的困难程度甚至导致超选失败;③可根据不同部位病变特点,在上述塑形基础上,增加细微调节,以达到个体化治疗的目的。

微导丝的导电性:随着神经介入电凝技术的开展,通过可导电的微导丝在动脉瘤腔内或在病变血管内人为诱导血栓形成,从而闭塞动脉瘤或病变血管。因此我们要了解各种微导丝的导电性能,许多微导丝表面有特殊物质涂层影响导电性能。如 Synchro 导丝表面有聚四氟乙烯(PTFE)涂层不导电。常用微导丝头尾端可导电的导丝有 Traxcess、SilverSpeed 和 ASAHI。微导丝头端插入动脉瘤腔或病变血管内,尾端裸丝部分连接电池的正极,患者体表插入金属针头用导线连接电池负极,就构成了电流环路,人体可承受的安全电压在 36V 以下,一般常用 9V 电池即可诱导产生血栓。当然致栓效果还与动脉瘤和血管腔的大小、通电时间长短、血流速度等多方面有关。

四、微导管、微导丝基本操作技术

微导管、微导丝进入颅内之前,应先于导引导管内给予对比剂,建立工作路径图(road map),以便于微导管、微导丝的精确操作,避免通路血管不必要的损伤。操作过程中需要全程使用肝素生理盐水持续冲洗导引导管及微导管(图 4-3-3)。

所有微导丝、微导管都具有亲水涂层,在于装具取出前,应采用无菌肝素生理盐水冲洗,使涂层水化后再取出,尽量避免取出过程中因摩擦导致的涂层破坏。

将微导管与 Y 形止血阀相连,以无菌肝素生理盐水排出系统内的空气,并使用压力输液器持续冲洗。使用导引器将微导丝导入止血阀,通过扭控器旋转微导丝可以实现导丝头端的精细控制。通过微导管与微导丝配合,逐步前行,到达病变部位。对于血管迂曲、狭窄部位的通过,一定注意微导管、微导丝张力不要过高,否则导丝极可能损伤血管内膜,导致血管夹层、血

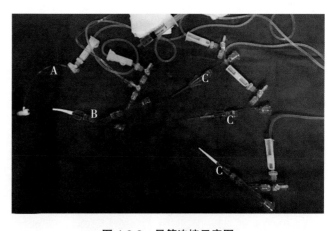

图 4-3-3　导管连接示意图
长鞘(A)、导引导管(B)及三枚微导管(C)均采用高压冲洗系统持续冲洗

管闭塞甚至破裂出血,若位于海绵窦内的颈内动脉穿孔,还可导致颈内动脉海绵窦瘘形成。到达病变合适部位,撤出微导管,撤出过程全程维持高压冲洗,避免抽吸作用导致血液逆流或空气进入微导管内。手术助手实时注意高压冲洗速度及剩余液量,避免压力下降,导致血液逆流、血栓形成。

五、微导丝导管交换技术

使用微导丝微导管交换技术常见情况:①管径较粗的微导管(如 marksman)无法直接通过微导丝的指引顺利到达指定部位时,可以先用较细的微导管携 200cm 微导丝到达目标血管,然后更换 300cm 微导丝(如 transend 14),固定微导丝退出较细的微导管,沿 300cm 微导丝交换上较粗的微导管到目标血管;②颅内血管重度狭窄或闭塞介入治疗时,微导管携 200cm 微导丝到达目标血管,然后更换 300cm 的微导丝(如 transend 14),固定微导丝退出微导管,沿 300cm 微导丝依次交换上球囊扩张、支架或微导管等材料,避免

扩张后血管出现夹层,微导丝撤出后可能无法再次进入"真腔"等情况。

注意事项:交换时选择 300cm 微导丝,尽量保证在微导管撤出时,微导丝持续处于固定状态。一般将微导丝置入病变远端血管内,根据交换难易程度选择不同硬度微导丝及远端所在位置,位置越远支撑性越好,并使头端处于较平直段血管腔内,微导丝头端指向与血管走行相同,这样即便微导丝有轻度移位,也不至于导致血管穿孔。在持续透视下,右手固定微导丝,左手控制微导管体外部位缓慢而持续地退出。完全撤出后,术者固定微导丝防止移位,助手将微导丝体外部分水化,并将需更换上的微导管、球囊或支架安装持续冲洗系统后,沿微导丝导入体内。交换过程中,往往于微导管完全撤出体外时,术者对微导丝的控制最弱,微导丝最易出现移位导致交换失败或血管穿孔等并发症的出现。

六、微导丝、微导管成袢技术

对于大多数颅内动脉瘤的血管内治疗,只要对微导管及微导丝进行合理的预塑形即可成功置管。但有些动脉瘤颈与载瘤动脉为锐角,或责任血管与主干支呈锐角,微导管到位困难。如何解决微导管顺利到位的问题是这一类疾病行介入治疗的关键,采用微导管成袢(looping)技术可以解决此类难题。

微导管成袢过程:按照 3D-DSA 明确最佳工作角度,应用对比剂建立路径图。微导丝与微导管头端按动脉瘤与载瘤动脉关系预塑"J""S"或"C"形。先将微导管置于颅内主干血管内,微导管管头顶在主干血管壁上或分支开口处,轻轻推送,管头弯曲成袢,因为形状像罗马字母"α",定义为"α"形袢。继续推送成袢的微导管,当管头跨过责任血管或动脉瘤开口后回撤微导管,同时用微导丝导引微导管超选择性插入责任血管或动脉瘤腔(图 4-3-4)。

进行操作时应注意以下几点:①需要微导管成袢时尽可能选择较柔软的微导管及微导丝,减少对血管的刺激,避免引起血管痉挛;②栓塞动脉瘤时注意控制头端的摆动幅度,一旦脱出动脉瘤腔较难复位,因此要选择合适的弹簧圈;③动脉瘤栓塞结束后,不宜直接回撤微导管,应先向前推送微导管,使微导管

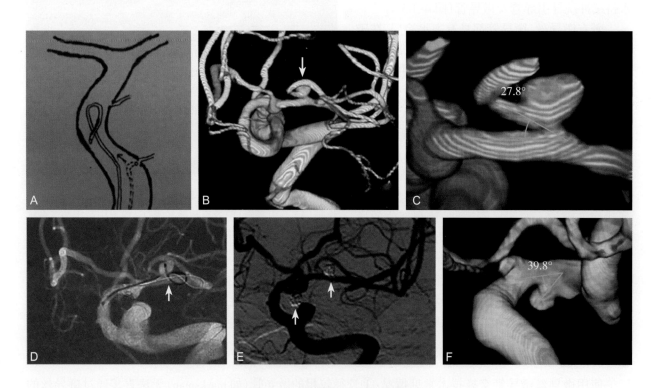

图 4-3-4　微导管成袢过程示意图

A. 微导管头端顶在血管壁上,轻推使微导管弯曲(虚线),继续前推微导管成袢(实线)。B~E. 患者,女,71 岁,DSA 提示左侧后交通动脉瘤和左侧大脑中动脉瘤;栓塞左侧大脑中动脉瘤时采用成袢技术。B. 箭头示左颈内动脉 3D 成像;C. 局部放大显示载瘤动脉与大脑中动脉呈 27.8° 夹角;D. 箭头示微导管"α"形成袢进入动脉瘤腔;E. 箭头示完全栓塞动脉瘤。F~H. 患者,女,78 岁,自发性蛛网膜下腔出血;F. 右侧颈内动脉后交通段动脉瘤,动脉瘤长径与颈内动脉呈 39.8° 夹角

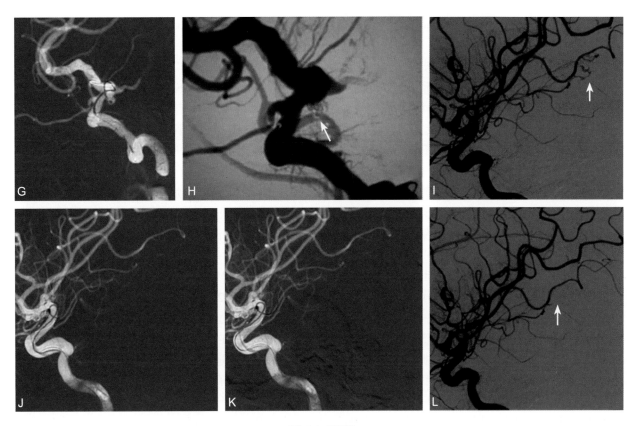

图 4-3-4（续）

G. 微导管"α"形成袢进入动脉瘤腔；H. 箭头示完全栓塞动脉瘤。I～L. 患者，男，44 岁，右颞叶及脑室多次出血；I. 箭头示脉络膜前动脉供血的动静脉畸形；J. 微导管成袢后置于脉络膜前动脉的开口处；K. 微导丝引导微导管进入脉络膜前动脉；L. 箭头示完全栓塞畸形血管团

头端脱出动脉瘤腔，再用微导丝指引微导管撤出血管。

　　微导管成袢技术手术适应证：①动脉瘤或责任血管与主干呈锐角，常规方法微导管到位困难或到位不理想，位置不稳定；②成袢的血管直径≥2.5mm，无明显动脉硬化表现。

　　此技术在临床使用中还存在一些不足之处：①微导管在管腔较大的颈内动脉及椎基底动脉内成袢相对容易，而在大脑前、中、后动脉因管腔较窄成袢困难，成功率低；②与微导管头端塑形技术相比并发症较高，反复操作易导致血管痉挛，因此，只有在常规微导管塑形技术置管失败后才选择成袢技术。

（李聪慧）

参 考 文 献

［1］姜卫剑. 缺血性脑血管病血管内治疗手册［M］. 北京：人民卫生出版社，2004.
［2］李聪慧，苏现辉，杨磊，等. 特殊角度脑血管超选择性插管技术的临床应用［J］. 中华放射学杂志，2014，48(11)：961-962.
［3］LI CH，YE JY，SU XH，et al. Microcatheter looping facilitates access to both the acutely angled parent artery and cerebral aneurysms for effective embolization［J］. Interv Neuroradiol，2014，20(6)：669-676.

第四节　神经介入治疗常规操作技术的临床应用

一、密网支架技术治疗颅内动脉瘤

　　近年来，密网支架技术的问世为颅内动脉瘤的介入治疗带来新的思路。目前临床应用的血流导向装置主要分为两类,一类是以 Pipeline 支架为代表的用于载瘤动脉内的密网支架;一类是以 WEBⅡ为代表的用于动脉瘤腔内的密网支架。

（一）用于载瘤动脉内的密网支架

密网支架是一种新型的介入治疗颅内复杂动脉瘤的装置,如 Pipeline、Silk 等,而 Tubridge 由国内自主研制,目前也开始在临床应用。密网支架技术的应用使颅内动脉瘤的治疗理念从单纯瘤内栓塞向血流导向、重建载瘤动脉转变。密网支架治疗动脉瘤的机制同普通自膨式支架不同,普通自膨式支架是通过辅助弹簧圈栓塞动脉瘤,防止弹簧圈突入载瘤动脉,从而达到致密栓塞动脉瘤同时保留载瘤动脉通畅的目的,其机制是动脉瘤腔内栓塞。而密网支架则是通过使动脉瘤腔内的血流变慢或停滞诱导瘤腔内血栓形成,同时促进瘤颈部内膜化,重建载瘤动脉及瘤颈部生理解剖,从而治愈动脉瘤,主要机制是血流导向作用。密网支架技术的出现为梭形、大型或巨大颅内动脉瘤等复杂动脉瘤治疗提供了一种有效的新方法,由于其在治疗颅内动脉瘤方面的有效性和安全性,临床应用越来越广泛。

1. 不同的密网支架

（1）Pipeline 密网支架:该支架是一个圆柱形的自膨式支架,由镍钛 - 钴铬合金丝编织制成,释放后,该支架覆盖动脉瘤颈处的金属部分比例为 30%~35%,网孔大小为 0.02~0.05mm^2。

（2）Silk 密网支架:该支架是一种自膨式支架,由 48 根镍钛合金丝、铂金丝编织制成,释放后,支架覆盖动脉瘤颈处的金属部分比例为 35%~55%。该支架网孔大小为 110~250μm^2。新一代的 Silk$^+$ 支架中编有 8 根铂金丝使支架显影更加清晰,保证支架能准确释放,Silk$^+$ 支架远端较近端略细,适用于近端和远端直径不同的血管,Silk 及 Silk$^+$ 支架释放不超过 90% 时仍可撤回重新释放。

（3）Tubridge 密网支架:Tubridge 密网支架是我国研制的一种自膨式密网支架,由合金丝编织制成,其中有 2 根螺旋式显影丝增加其可视性。在动脉瘤颈处其金属覆盖率为 30%~50%,在其他位置金属覆盖率为 12%~20%,可以达到使动脉瘤愈合同时保证载瘤动脉分支血管通畅的目的。

2. 密网支架的临床应用　自从 2008 年第 1 篇 Pipeline 密网支架技术治疗颅内动脉瘤的文献报道以来,经过近 10 年的临床使用,经验不断积累,Pipeline 密网支架技术已逐渐成为治疗复杂动脉瘤（大型、巨大型动脉瘤及复发动脉瘤等）的重要方法。当前 Pipeline 密网支架治疗技术已在国内外广泛开展,相关临床研究亦被不断推进。密网支架技术在治疗动脉瘤时的即刻影像学成像显示,颅内动脉瘤并不能达到立刻闭合的效果,而在其后的随访中发现动脉瘤的完全闭合率有随时间的延长而逐渐升高的趋势。

密网支架治疗颅内动脉瘤的总体疗效:Lv 等报道了 2009 年 1 月至 2014 年 9 月密网支架治疗颅内动脉瘤的荟萃分析结果,该分析包括 29 个研究报告,共 1 524 例患者,1 732 个动脉瘤,术后随访 3~62 个月,动脉瘤闭塞率 88%,手术相关致残率和致死率为 6.6%。该分析表明用密网支架治疗颅内动脉瘤是安全有效的,动脉瘤闭塞率高,前循环动脉瘤术后并发症发生率低于后循环。

在密网支架治疗颅内动脉瘤时,需进行充分的抗血小板治疗已达成共识。但在抗血小板治疗过程中,关于药物的用量问题,国内外尚无明确规定,国外治疗经验一般是在治疗前 3~7d 及治疗后的 2~3 个月内,每天给予患者 75mg 氯吡格雷及 160~250mg 阿司匹林。在手术过程中,需要应用肝素抗凝及降血压药,防止在治疗过程中血栓形成及动脉瘤破裂出血。当前密网支架主要用于治疗未破裂的宽颈动脉瘤、梭形动脉瘤、大型或特大型动脉瘤,已有报道用于破裂动脉瘤及血疱样动脉瘤的治疗,但其治疗过程中需配合弹簧圈使用。

（1）单纯 Pipeline 密网支架技术治疗颅内动脉瘤:单纯 Pipeline 密网支架技术治疗颅内小动脉瘤的完全闭塞率可达 100%,Saatci 等认为单纯 Pipeline 密网支架技术治疗颅内动脉瘤时,随着随访时间的延长,动脉瘤的闭塞率从 6 个月的 91.2% 上升至 24 个月的 94.6%,大动脉瘤和巨大动脉瘤的闭塞率为 88.3%。我们认为,单纯 Pipeline 密网支架置入（不联合弹簧圈）尤其适用于动脉穿支较多的位置,防止多支架对血管穿支的影响。

（2）Pipeline 密网支架技术联合弹簧圈治疗颅内动脉瘤（图 4-4-1、图 4-4-2）:对于直径 >1.5cm 的动脉瘤,采用 Pipeline 密网支架联合弹簧圈栓塞技术治疗,可促进动脉瘤内较快血栓形成并最终使动脉瘤闭塞。但对于是否需要动脉瘤内填塞弹簧圈及致密填塞还是疏松填塞都存在争议,即便是疏松填塞也是一

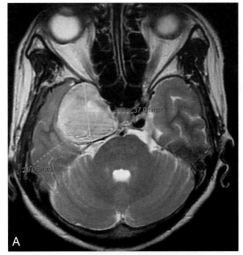

图 4-4-1 密网支架联合弹簧圈治疗颈内动脉海绵窦段巨大动脉瘤
A. MRI 检查提示右侧鞍旁巨大圆形占位,大小约 37mm×39mm;
B. 右侧颈内动脉造影,正位,显示右侧颈内动脉海绵窦段巨大动脉瘤;C. 术后右侧颈内动脉造影,正位,4.0mm×30mm PED 支架 +2 个 20mm×50cm 3D 弹簧圈;D.8 个月后随访,右侧颈内动脉造影,正位,显示动脉瘤完全消失,颈内动脉重建完好

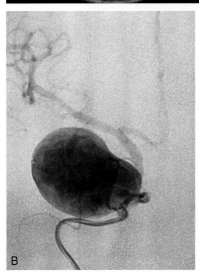
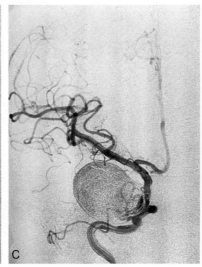
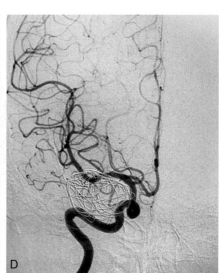

个模糊的概念,无法量化。Lin 等报道 29 例 Pipeline 密网支架联合弹簧圈治疗颅内动脉瘤结果,动脉瘤平均直径 16.3mm,平均随访 9.9 个月,动脉瘤完全闭塞率达 93.1%,高于单纯 Pipeline 密网支架治疗的闭塞率(74.7%)。Nossek 等认为,疏松填塞动脉瘤可以避免弹簧圈突入载瘤动脉,同时可减轻动脉瘤占位效应。对于破裂的动脉瘤,如血疱样动脉瘤,在急性期进行 Pipeline 密网支架治疗时,我们建议同时进行弹簧圈栓塞,避免动脉瘤再次破裂出血。

(3) 重叠 Pipeline 密网支架技术治疗颅内动脉瘤:Kallmes 等对 793 例颅内动脉瘤应用 Pipeline 治疗经验显示,对大型或巨大型动脉瘤更倾向于使用多支架重叠技术。重叠 Pipeline 密网支架技术通过提高动脉瘤颈处金属覆盖率达到阻止血流进入动脉瘤腔、促进瘤内血栓形成、加速支架内膜化的作用,达到治愈动脉瘤的目的,一般适用于夹层动脉瘤、血疱样动脉瘤和密网支架治疗后动脉瘤未愈合情况。我们的经验是单个 Pipeline 密网支架结合弹簧圈治疗颅内大型或巨大型动脉瘤疗效确切,动脉瘤闭塞率高。单纯 Pipeline 密网支架治疗颅内动脉瘤,动脉瘤的闭塞率会随着时间的延长逐步增加,对于部分未完全闭合的动脉瘤可以采取停用抗血小板药物,继续随访观察。我们较少使用重叠支架技术,除非单个 Pipeline 密网支架没有完全覆盖动脉瘤颈,需要置入第二个 Pipeline 密网支架。

3. 密网支架治疗颅内动脉瘤的并发症

(1) 技术性并发症:在进行 Pipeline 密网支架技术治疗时的技术性并发症包括支架放置不成功、支架打开不完全、导丝穿破血管、支架放置不准确、血管损伤导致夹层和导丝断裂。2014 年以前这些技术性并发症的发生率是 9.3%,但是随着支架技术的进步、医师经验的积累及支架制作工艺的改进,近几年技术性

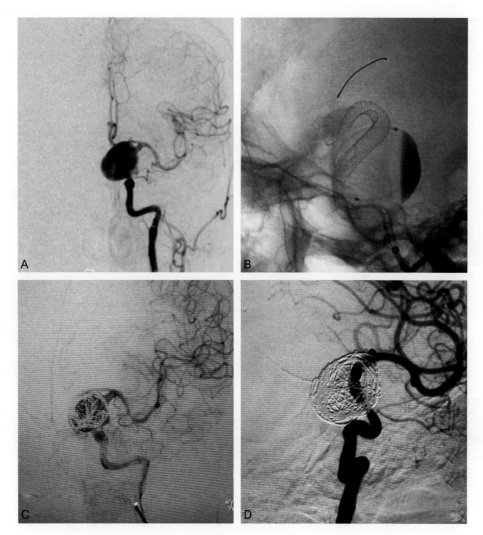

图 4-4-2　密网支架联合弹簧圈治疗颈内动脉床突段巨大动脉瘤

A. 左侧颈内动脉造影,正位,显示左侧颈内动脉床突段巨大动脉瘤;B.4.0mm×30mm Pipeline 支架放置后动脉瘤内对比剂滞留,动脉瘤放置了填塞弹簧的微导管;C. 填塞 3 个 20mm×50cm 弹簧圈后颈内动脉造影;D.6 个月后随访,左侧颈内动脉造影显示动脉瘤完全闭塞,颈内动脉重建完好

并发症的发生率有所下降。

(2) 出血性并发症:应用密网支架治疗颅内动脉瘤最严重的并发症是出血性并发症。包括动脉瘤破裂引起的蛛网膜下腔出血和脑实质出血。有研究表明,有 4% 的患者在接受血流导向装置治疗后会发生动脉瘤破裂出血,常见于 Pipeline 密网支架治疗破裂动脉瘤时未进行弹簧圈栓塞或大型、巨大型动脉瘤。动脉瘤破裂出血较多发生于密网支架置入后 1 个月内,大型、巨大型动脉瘤术后破裂出血可能与治疗后动脉瘤腔内血栓形成、增大最终撑破动脉瘤壁有关。Lv 等的系统性分析发现弹簧圈的使用并不能减少巨大动脉瘤术后破裂出血的概率。脑实质出血是密网支架治疗颅内动脉瘤后的另一并发症,文献报道的发生率为 0~10%。脑实质出血较多发生于支架置入后的同侧大脑半球,发生机制目前尚不明确,密网支架置入后载瘤动脉血流动力学的改变、支架导丝穿破血管及术后的抗血小板治疗可能是出血的重要原因之一。Clarencon 等的研究证实在发生颅内出血后立即停用氯吡格雷,而只用阿司匹林进行维持治疗,可以有效缓解颅内出血,改善预后。

(3) 缺血性并发症:缺血性并发症是密网支架治疗颅内动脉瘤后最常见的并发症,包括支架内血栓形成和分支血管闭塞。密网支架置入后支架内自发性血栓形成,会导致载瘤动脉闭塞或血栓脱落栓塞远端血管造成脑梗死。Brinjikji 等的统计分析发现,大型及巨大型动脉瘤经血流导向装置治疗后发生缺血性脑卒中的概率较高,这可能与多个密网支架置入或瘤体内血栓脱落有关。支架内血管形成可以通过术前及术后充分的抗凝及抗血小板治疗进行预防。盐酸替罗非班为安全的抗血小板药物,可以通过抑制血小板聚集而达到抗凝作用,其作用效果迅速而且显著,通过静脉给药后,可很快抑制血小板凝集,故可用于急性血栓形成的预防和治疗。

(4)分支动脉闭塞:分支动脉闭塞是密网支架治疗颅内动脉瘤中不可忽视的另一可能重要的并发症。一般认为分支动脉闭塞是由于密网支架较高的金属覆盖率和多个密网支架重叠造成,构成密网支架的金属丝可以堵塞较细的分支血管,从而造成分支动脉梗死,引起分支动脉供血区缺血坏死。分支动脉梗死较多发生于基底动脉,这与基底动脉分支较细且其供血区缺乏侧支循环有关,且基底动脉分支多供应重要结构,如脑干等,故在应用密网支架治疗基底动脉瘤时,应注意对分支血管的保护。为保证患者的安全,我们很少使用 2 个以上支架进行治疗,而操作过程中通过微导管回撤和推挤配合,可进一步减少支架对正常血管和分支的影响。

(5)压迫症状加重:Lv 等发现 Pipeline 密网支架治疗颈内动脉或基底动脉巨大动脉瘤后,均会出现动脉瘤增大导致压迫症状加重的表现。颈内动脉瘤患者根据动脉瘤部位会出现头痛、眼动麻痹、面部麻木或视力下降。基底动脉瘤患者则会出现偏瘫、意识障碍甚至死亡。如果动脉瘤壁薄弱,则会导致动脉瘤破裂出血。动脉瘤没有发生破裂,在随访过程中都能够恢复。

(二)用于动脉瘤腔内的 WEB 密网支架

第 1 代 WEB 支架由 144 根直径 0.001in 的镍钛合金丝编织制成,该装置只有一层结构,展开后呈椭圆形,里面编有 2 根铂金丝,增加其可视性,第 1 代 WEB 支架未上市。第 2 代 WEB 支架(WEBⅡ或WEBDL)为双层结构(图 4-4-3),其内部还有一层镍钛合金丝编织的装置。WEBⅡ共用 216 根或 288 根细丝编织制成,呈筒状,直径 5~11mm,高 3~9mm。WEBⅡ支架平均金属覆盖率为 60%,中间部分金属覆盖率为 100%,边缘部分金属覆盖率为 20%。其凹面的标记避免释放时误入载瘤动脉。第 3 代 WEB 支架即 WEBSL 和 WEBSLS,第 3 代支架类似第 1 代支架,均为单层结构,WEBSL 直径为 4~11mm,高度为 3~9mm,WEBSLS 直径 4~11mm,高度略小于直径,更接近球形。这 3 代支架均为自膨式、可脱装置,释放 100% 时仍可完全回收。

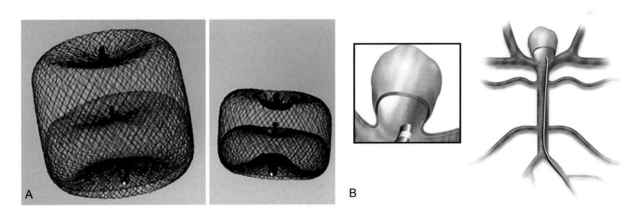

图 4-4-3 WEBⅡ

A. WEBⅡ,为一种扁圆的、柔顺的、编织的镍钛密网。该设备有圆柱形和扁圆形,由内编织层和外编织层组成。近端和远端附有不透 X 射线的标记。WEBⅡ的尺寸适合治疗直径为 5~11 的动脉瘤。B. 输送 WEBⅡ的 0.027in 微导管要到达动脉瘤底部

WEB 密网支架治疗颅内动脉瘤的总体疗效:Lv 等报道 2017 年 6 月以前 WEB 治疗颅内动脉瘤的荟萃分析结果,该分析包括 19 个研究报告,共 935 例患者,967 个动脉瘤,术后随访至 6 个月,动脉瘤闭塞率 81%,手术相关病残率为 3%,致死率为 2%,术后出血发生率 2%,缺血性脑卒中发生率 8%,2013 年以后

并发症发生率明显下降。

综上所述,密网支架装置是近年来出现的治疗颅内动脉瘤的新型装置,通过提高支架的金属覆盖率,使载瘤动脉的血流动力学发生改变,达到重建载瘤动脉的目的,最终治愈颅内动脉瘤。当前密网支架已被证实是一种治疗颅内动脉瘤的有效方法,尤其在宽颈动脉瘤、梭形动脉瘤、大型或特大型动脉瘤的治疗中,具有完全闭合率高及并发症较少等优点。

(姜卫剑 吕宪利)

二、急性缺血性卒中血管内再通治疗

由急性大血管闭塞导致的缺血性卒中具有较高的致死、致残率,这类患者治疗的关键在于尽早开通闭塞血管、挽救缺血半暗区(penumbra)。重组组织型纤溶酶原激活物(recombinant tissue plasminogen activator,rt-PA)静脉溶栓是目前国内外指南一致推荐的急性缺血性卒中早期治疗方案,但由于静脉溶栓有着严格的适应证及治疗时间窗,在临床上仅少部分患者可以接受静脉溶栓治疗,静脉溶栓对大血管闭塞再通率较低,特别是对于颅内近端大血管闭塞患者再通率更低。血管内治疗技术的发展为大血管闭塞性急性缺血性卒中的治疗开辟了新的途径,随着新的血管内治疗器械相继应用于临床,闭塞血管的开通效率得到大幅度提高,急性缺血性卒中血管内治疗显示了良好的应用前景。目前主要的急性大血管闭塞性卒中血管内治疗方式包括动脉溶栓、机械取栓、血管成形术等。

(一) 动脉溶栓

动脉溶栓利用导管将溶栓药物直接释放到栓子附近或内部,以较少的溶栓药物达到相对于静脉溶栓更好的溶栓效果,提高了血管再通率,降低了全身出血并发症,同时延长了溶栓时间窗。另外,动脉溶栓在实施过程中可明确栓子部位,对溶栓过程实现全程监视,动态评价溶栓效果,对术中栓子脱落等并发症可及时处理,动脉溶栓为某些有静脉溶栓禁忌证的患者提供了一种有效的治疗方式。急性缺血性卒中动脉溶栓的证据主要来自 PROACT II (prolyse in acute cerebral thromboembolism II) 试验和 MELT (middle cerebral artery embolism local fibrinolytic intervention trial) 试验,PROACT II 研究采用溶栓药物重组尿激酶原(rpro-UK)对发病 6h 以内的大脑中动脉闭塞患者进行动脉溶栓治疗,结果显示其动脉溶栓组再通率、预后良好率、症状性颅内出血率分别为 66%、40%、10%,而对照组分别为 18%、25%、2%,动脉溶栓组显示了较高的血管再通率和良好预后。MELT 试验比较了发病 6h 内动脉内尿激酶溶栓治疗的疗效,主要终点 [(90d mRS (modified Rankin scale 评分 ≤2 分)] 尿激酶组优于对照组(49.1% 比 36.8%,$P=0.35$),两组的颅内出血率分别为 9% 和 2%。目前随着机械取栓技术的发展,动脉溶栓术不再是急性缺血性卒中血管内治疗的首选治疗技术,但其作为重要辅助技术仍然被应用于急性缺血性脑卒中血管内再通治疗中。

1. 动脉溶栓病例筛选

(1) 入选标准:①明确脑缺血症状,且发病时间一般小于 8h,后循环可适当延长;②年龄 ≥18 岁,对 <18 岁的患者行动脉溶栓可能是合理的;③术前影像学证实闭塞段为颈内动脉(internal carotid artery,ICA)颅内段、大脑中动脉(middle cerebral artery,MCA)M1、M2 段;④对于后循环大血管闭塞患者行机械再通治疗依然缺乏循证医学证据,提示临床上对于椎基底动脉闭塞者更多倾向于血管内治疗;⑤CT 或 MRI 排除颅内出血或大面积脑梗死(梗死体积 ≥70ml 或梗死体积 >1/3MCA 供血区),或 CT/DWI 影像的 Alberta 卒中项目早期 CT 评分(Alberta stroke program early CT score,ASPECTS)<6 分;⑥患者或家属知情同意。

(2) 排除标准:①脑外伤、3 个月内脑卒中或心肌梗死;②较重型卒中,美国国立卫生研究院卒中量表(National Institutes of Health stroke scale,NIHSS)评分 ≥30 分;③血压 ≥185/110mmHg;④2 周内行大手术;⑤严重低血糖(血糖 <2.7mmol/L);⑥严重血小板降低(血小板计数 <40×10^9/L)和过度抗凝(INR>3.0);⑦颅内出血史;⑧有活动性出血或外伤的证据。

2. 溶栓药物 动脉溶栓主要药物包括尿激酶、阿替普酶、替奈普酶等。尿激酶是指从健康人尿中分离的,或从人肾组织培养中获得的一种酶蛋白,直接作用于内源性纤维蛋白溶解系统,能催化裂解纤溶酶原成纤溶酶,后者不仅能降解纤维蛋白凝块,亦能降解血液循环中的纤维蛋白原、凝血因子V和凝血因子Ⅷ等,从而发挥溶栓作用。阿替普酶主要成分是糖蛋白,含 526 个氨基酸,可通过其赖氨酸残基与纤维蛋白结合,并激活与纤维蛋白结合的纤溶酶原转变为纤溶酶从而发挥血栓溶解作用。替奈普酶是 rt-PA 的基因修饰体,具有更强的纤维蛋白结合力,更长的半衰期,且可以避免使用阿替普酶治疗产生的全身纤溶酶原激活和纤溶酶生成。

3. 操作要点 一般选择股动脉穿刺,尽可能选择较大的鞘,以方便后续采用其他方式治疗,造影充分评估病变血管,必要时三维旋转造影,时间允许的情况下最好行其他血管造影以评估代偿情况。导引导管一般选择 6F 即可,将导引导管放置在椎动脉或颈动脉较高的位置,选择良好的工作角度,在高倍率下显示出闭塞血管和通往闭塞血管的血管路径,将微导丝同轴引导微导管通过闭塞段,撤出微导丝,使用微导管造影进一步明确闭塞部位和闭塞阶段长度,然后回撤微导管进入闭塞部位或附近并缓慢注入溶栓药,每次给药后将微导管缓慢后退使药物在整个血凝块均匀分布,通过微导管造影显示来观察溶栓效果,并判断有无对比剂外渗等并发症,具体用量应高度个体化,一般不超过静脉溶栓剂量的 1/3。若首次使用动脉溶栓治疗失败后,可以继续尝试其他如可回收支架取栓等血管内治疗方式继续进行治疗。目前动脉溶栓术不再是急性大血管闭塞性卒中治疗的首选技术,而对于机械取栓术失败、合并残余狭窄,或者术中出现栓塞并发症时,动脉溶栓术作为一种重要的辅助和补救性治疗措施仍然被广泛应用于临床中。

(二)机械取栓

机械取栓是指利用取栓装置将闭塞血管内血栓取出使血管再通的方法,与静脉溶栓、动脉溶栓相比,机械取栓可以使闭塞血管实现快速高效再通,同时延长了治疗时间窗。机械取栓的发展得益于取栓器材的进步,从最早一代的 Merci 取栓器,到新型支架型取栓装置如 Solitaire 取栓设备和 Trevo 取栓装置,以及新一代的血栓抽吸装置,取栓器材的改进使得大血管闭塞再通效率不断增加。自 2014 年 9 月开始,一系列研究(MR CLEAN,ESCAPE,EXTEND-IA,SWIFT PRIME,REVASCAT 等)相继公布了较为一致的研究结果:在特殊筛选的急性缺血性卒中患者中,以新型取栓支架为主的机械取栓和传统静脉溶栓相比可带来明确获益。随后在 2018 年公布的 DAWN 和 DEFUSE 3 研究的结果证实,对于经过严格筛选的患者可以将救治时间窗延长到 24h。目前对于符合条件的前循环大血管闭塞性卒中患者,国内外最新指南将机械取栓作为首选治疗方案。急性缺血性卒中机械取栓应用最多的两种技术分别为支架机械取栓术和导管血栓抽吸术。

1. 机械取栓患者筛选标准

(1)年龄:数项大型随机研究均将取栓年龄下限设为 18 岁,其中 SWIFT PRIME、THRACE 及 REVASCAT 研究设置的年龄上限为 80 岁或 85 岁;在 MR CLEAN 及 ESCAPE 试验纳入的患者没有年龄限制,试验亚组分析显示对于纳入的 >80 岁的患者依然获得收益。HERMES 协作组荟萃分析显示,虽然随着年龄的增加患者总体预后变差,但高龄患者获益更明显,对 <70 岁和 ≥70 岁的患者行机械取栓的疗效相当。DEFUSE 3 研究的二次分析结果也表明,机械取栓疗效与患者的年龄无显著相关性,说明高龄不是取栓的禁忌证。因此临床上对取栓再通患者推荐对于 ≥18 岁的患者行血管内治疗获益明确,对 <18 岁的患者行血管内治疗有待进一步验证。

(2)时间窗:既往血管内治疗急性脑梗死的时间窗限定在 6h 以内,原因是超过治疗时间窗将导致收益减少,出血风险加大。DAWN 研究根据影像学和临床症状筛选指标纳入了 6~24h 前循环大血管闭塞患者,结果发现 6~24h 的取栓时间窗为这类患者带来明显获益,机械取栓组患者 90d 预后神经功能评价良好率较对照组具有明显优势(mRS≤2 分)的比例较对照组具有明显优势(49% 比 13%)。DEFUSE 3 研究纳入了经过多模态影像学筛选从卒中发病至腹股沟穿刺时间为 6~16h 的前循环大血管急性闭塞患者,结果发现机械取栓组的功能独立患者比例较药物治疗组高(44.6% 比 16.7%)。目前对于前循环大血管急性闭塞患者行血管内治疗的时间窗(发病至股动脉穿刺)为 24h,但对于发病时间在 6~24h 的患者应该在多模态影像学指导下进行。对于后循环大血管闭塞患者行血管内再通治疗循证医学证据不足,但通常对后循环再通时间窗设定为 24h 以内。

（3）影像学评估

1）非增强 CT 扫描：非增强头颅 CT 扫描可以快速排除脑出血及其他病变，是静脉溶栓患者溶栓前首选推荐使用的影像学检查方式。卒中发生 6h 后 CT 诊断缺血性损害的灵敏度为 65%，特异度为 90%，而 CT 对发病 3h 以内的卒中诊断的灵敏度则降为 7%，且 CT 对小梗死灶不敏感。对于发病早期患者 CT 部分征象可以作为判断缺血性卒中的依据（图 4-4-4），如岛带征：导带区灰白质界面消失、模糊，岛叶皮质密度与外囊一致；大脑皮质脑沟消失或变窄；Willis 环血管表现为节段性高密度影。正常大脑中动脉的 CT 值大概为 40Hu，当大脑中动脉出现条形高密度影（80Hu 左右）时称为"大脑中动脉高密度征"；大脑中动脉侧裂段远端分支出现点状高密度影则称为"大脑中动脉点征"，高密度血管影与健侧正常血管影 CT 值之比 >1.2，高度提示血栓形成。对发病早期 CT 平扫进行分析，使用 ASPECTS 评分可以对患者进行预后预测作用，ASPECTS 评分越低则预示着患者预后越差，ASPECTS 评分法：将正常大脑中动脉供血区的脑组织为 10 分，每增加一个异常区域则减一分（图 4-4-5）。

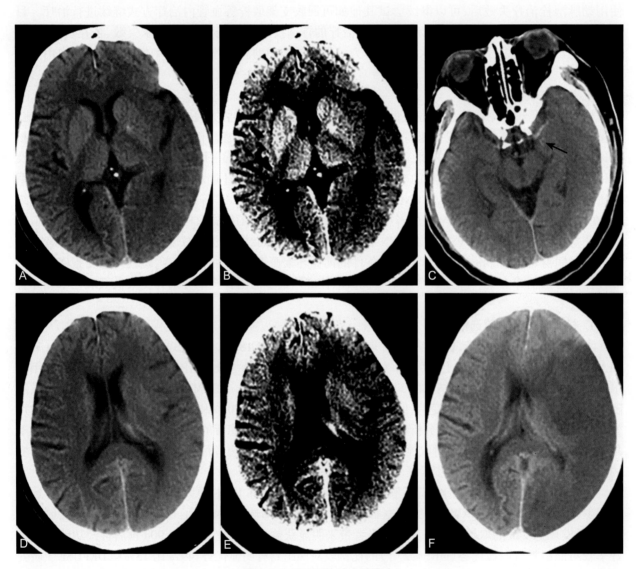

图 4-4-4　CT 评估缺血性卒中

患者，女，37 岁，右侧肢体无力；A~E. 发病 5h 基线图像；F.3d 后复查图像。标准窗（A、D）显示左侧岛叶密度减低，与外囊分界不清，提示出现"岛带征"；左侧颞顶枕部皮质明显肿胀，脑沟消失，皮质下的灰白质交界区显示不清；上述征象在窄窗上（B、E）显示更为明显；左侧大脑中动脉水平段密度增高，提示血栓形成，箭头示大脑中动脉致密征阳性（C）；3d 后 CT 平扫见上述区域大面积梗死灶（F）

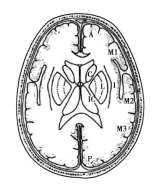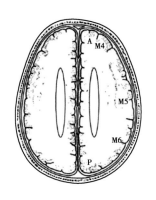

图 4-4-5 ASPECTS 评分脑分区

皮质下结构区域：尾状核（C），豆状核（L），内囊（IC）；大脑中动脉皮质区域：大脑中动脉前皮质区（M1），岛叶皮质（I），大脑中动脉岛叶外侧皮质区（M2），大脑中动脉后皮质区（M3），M1 上方的大脑中动脉皮质（M4），M2 上方的大脑中动脉皮质（M5），M3 上方的大脑中动脉皮质（M6）。

A：前；P：后

2）磁共振检查：弥散加权成像（diffusion weighted imaging，DWI）可以测量水质子在组织中的布朗运动，早期缺血征象在 DWI 参数图上分别表现为高信号区，最早数分钟内即可显影，优于单纯 CT 扫描，其诊断急性脑卒中的灵敏度为 88%~100%，特异度为 86%~100%，DWI 会受到包括 T_1、T_2 弥散作用等其他参数的影响，如在亚急性期 DWI 受 T_2 影响产生的"T_2 透过效应"表现明亮，而计算表观弥散系数（apparent diffusion coefficient，ADC）可以消除这些影响，梗死信号在 ADC 上表现为低信号。鉴于 DWI 对脑梗死的高灵敏度，通常认为 DWI 显影区域为脑梗死核心区域，可作为术前的评估方式和患者行血管内再通治疗的筛选依据，但研究显示 DWI 也并不是动态不变的，有的患者在梗死发生后 DWI 可以动态增加，而获得再灌注之后可以恢复正常。在液体抑制反转恢复（fluid attenuated inversion recovery，FLAIR）序列和 T_2 序列上对急性缺血性卒中相对显影晚一些。

3）无创血管影像检查：急性缺血性卒中血管内再通治疗术前无创血管影像检查至关重要，可以筛选符合血管内治疗的颅内大血管闭塞患者。目前主要无创血管影像学检查包括 CTA 和 MRA，CTA 具有操作快速、处理快速的优点，对血管的显示也较 MRA 敏感，可以快速显示病变血管，相比于导管造影，CTA 监测大血管闭塞的灵敏度和特异度分别为 98.4%、98.1%，并且可以对通过 CTA 对患者侧支循环代偿情况进行评估。使用 CTA 原始图像是一种早期发现不可逆的缺血和预测最终梗死体积的可靠方法。MRA 使用时间飞跃成像技术可以在不用对比剂的情况下快速成像，对颅内大血管病变快速判断。

4）多模式灌注成像：利用 CT 灌注成像（CT perfusion imaging，CTP）和磁共振灌注成像（MR perfusion，MRP）进行的灌注影像已经成为检查脑卒中患者脑血流灌注情况的常用手段，原始数据图像后处理得到脑血流量（cerebral blood flow，CBF）、脑血容量（cerebral blood volume，CBV）、平均通过时间（mean transit time，MTT）、达峰时间（time to peak，TTP）等参数指标，并可以对缺血组织灌注情况进行定量分析，可以区分患者梗死核心区、缺血半暗区及正常组织，对于评价急性缺血性卒中特别是超出常规时间窗患者脑组织缺血情况的评估具有重要意义。CTP 和 MRP 均需要使用对比剂，另外有一种不用注射对比剂的脑灌注成像，是应用动脉自旋标记（arterial spin labeling，ASL）技术将内源性水质子作为示踪剂对脑组织进行评估，ASL 不仅能更敏感地发现早期脑缺血类病变，同时也能准确评估脑梗死治疗过程中的再灌注情况。目前灌注成像对梗死核心及缺血半暗区的测定并没有统一的标准。

梗死核心（infarction core，IC）有以下判别方法：①CT 显示低密度区域；②相比对侧半球 CBF<31%；③CBV 参数图明显低 CBV 区域（CBV<2.0ml/100g）；④DWI 早期显影区域。

缺血半暗区（penumbra）是指通过再灌注治疗尚可能挽救的区域，常用的缺血半暗区评估模型包括:①CBF-CBV;②MTT-CTA 原始图像;③MTT-CTP 静脉期原始图像;④CBF 参数图异常区域(CBF 或 MTT 参数图异常区域大于 DWI 和 ADC 参数图中异常区域)大于 DWI(b=1 000s/mm²)和 ADC 参数图中异常区域时称之为错配阳性,超出的异常区域为缺血半暗区。目前临床上对于超时间窗的患者推荐使用多模态影像学灌注成像对患者脑组织进行评估,以筛选可能从血管内再通治疗中获益的患者(图 4-4-6)。

　　(4)症状:一般对患者术前神经功能症状缺损程度使用美国国立卫生研究院卒中量表(NIHSS)评分进行评估,既往研究的纳入标准不尽相同,在 MR CLEAN 中入组患者纳入标准为 NIHSS≥2 分,而在 REVASCAT、ESCAPE 研究中将 NIHSS 评分的纳入标准设为≥6 分,HERMES 荟萃分析显示,11~15 分、16~20 分及≥21 分 3 个 NIHSS 评分段的患者均可从取栓中获益,而 NIHSS 评分低(≤10 分)的患者获益不显著。DAWN 研究将临床症状和梗死核心体积结合起来,纳入了 NIHSS 评分≥10 分的患者,DEFUSE

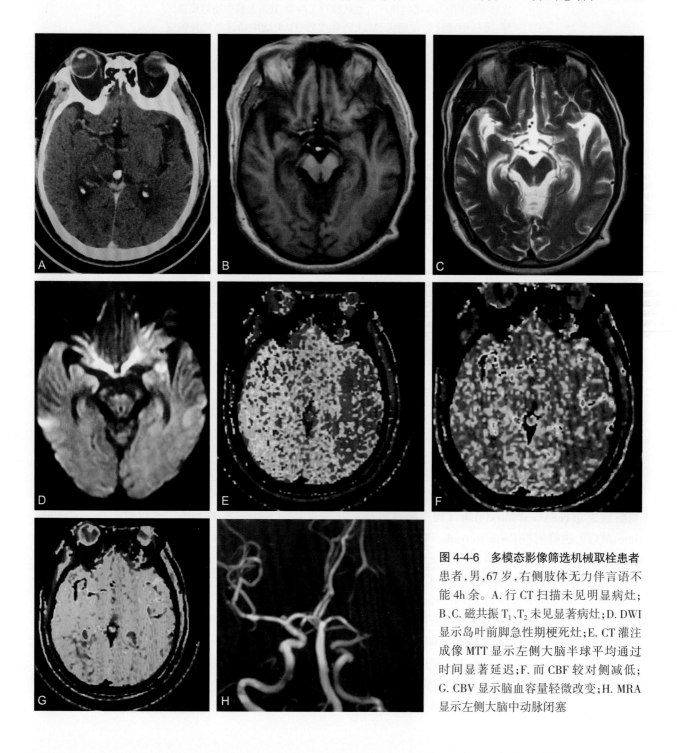

图 4-4-6　多模态影像筛选机械取栓患者
患者,男,67 岁,右侧肢体无力伴言语不能 4h 余。A. 行 CT 扫描未见明显病灶;B、C. 磁共振 T₁、T₂ 未见显著病灶;D. DWI 显示岛叶前脚急性期梗死灶;E. CT 灌注成像 MTT 显示左侧大脑半球平均通过时间显著延迟;F. 而 CBF 较对侧减低;G. CBV 显示脑血容量轻微改变;H. MRA 显示左侧大脑中动脉闭塞

3研究则纳入了NIHSS评分≥6分的患者。现行临床指南将NIHSS≥6分作为血管内再通治疗的纳入标准，对于NIHSS评分较低的患者行再通治疗的疗效有待进一步验证。

（5）其他：行血管内再通治疗患者对术前血压有一定的要求，术前血压一般控制在185/110mmHg以下，血压过高将会增加患者术后出血风险，血压过高者应使用降压药物进行降压，术后血压应保持在较基础血压偏低的水平防止术后过度灌注的发生。MR CLEAN、EXTEND-IA及REVASCAT研究均将血糖<2.7mmol/L作为取栓的排除标准，血糖过高或者过低都应该早期进行纠正。评估出血风险的实验室指标主要为血小板计数（<40×10⁹/L）、INR（INR>3.0）排除严重血小板降低和过度抗凝患者。

2. 麻醉选择　主要包括气管插管全身麻醉、清醒镇静和局部麻醉。全身麻醉对患者制动和气道控制具有优势，清醒镇静可以随时观察病情及保留血流动力学稳定，并缩短患者手术时间。目前有临床研究显示出麻醉方式对患者手术再通效率和临床预后并没有明显差异，在急性大血管闭塞性卒中行血管内治疗时采用全身麻醉和局部麻醉均是合理的，应该根据中心具体条件及患者情况决定，对于存在有意识障碍、呼吸状况不佳和呕吐的患者应首选全身麻醉，在部分行机械取栓治疗的急性缺血性卒中患者中，经评估后尚不需要全身麻醉的情况下，可优先选择清醒镇静的麻醉方法。

3. 机械取栓

（1）支架机械取栓术：最先用于取栓治疗的支架型取栓装置为2012年通过美国食品药品管理局（Food and Drug Administration，FDA）批准的Solitaire和Trevo可回收支架取栓装置，其既克服了传统支架急症治疗时置入的不足，又实现了即刻复流与快速取栓的结合，故也被称为支架取栓装置，支架取栓装置使用临时支架捕获血栓，通过与外周血管壁的挤压移动血栓来恢复血流，撤出支架时，血栓被捕获到支架间隙内与支架一同被移除。相比于第一代取栓装置，使用新一代支架取栓装置进行取栓其血管成功再通率实现了显著提升，同时患者的临床预后也得到了提升。在随机对照SWIFT试验中，相同条件下比较Solitaire可回收支架取栓装置与Merci取栓系统的再通疗效，结果显示Solitaire组成功再通率为61%，Merci组为24%，90d预后神经功能评价良好率（mRS≤2分）分别为58%和33%。TREVO 2试验使用TREVO可回收支架取栓装置治疗急性缺血性卒中患者的再通率和良好预后（90d mRS≤2分）分别达到86%、40%，优于使用第一代Merci取栓装置组的60%、22%。支架机械取栓的发展离不开支架取栓器材的进步，除了Solitaire AB/FR和TREVO外，还有一些结构改良的支架型复流取栓装置不断涌现，如采用杂环设计，具有柔软性高、贴壁性好及血栓固定稳定等特点的Aperio取栓支架，以远端闭合式篮网设计为主要技术革新的Revive取栓支架等，国产支架Reco等也完成临床研究获得上市批准应用于临床并取得了不错的效果，更多的具有独特改良性能的支架型取栓装置正在进行上市前临床研究。同时随着支架取栓配套装置的完善，支架取栓技术结合中间导管进行取栓还演化成一系列新技术，如SWIM、Solumbra等技术，这些技术的应用进一步提高了闭塞血管再通效率。

操作过程（以Solitaire支架为例）：Solitaire支架既可以被完全释放也可以被回收，采用闭环设计可以更好地嵌合血栓组织（图4-4-7），有4~15mm、4~20mm、6~20mm、6~30mm四种规格，4mm支架配有最小内径0.021in微导管，6mm支架配有最小内径0.028in微导管。

造影完成明确闭塞部位后，选择6~8F导引导管（或球囊导管）作为支撑，最好配合中间通路导管，将导管远端尽可能放置于血管的远端靠近闭塞病变，将先用0.014in微导丝协同微导管通过闭塞段，撤出微

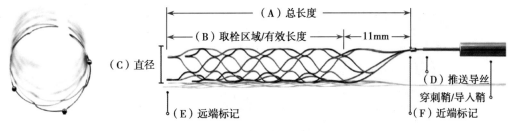

图4-4-7　Solitaire支架结构模式图

导丝后逐步回撤微导管行分段造影明确闭塞部位的远心端,将微导管头端置于闭塞段以远至少5mm,然后经微导管谨慎地将支架远端送达微导管顶端,准确定位支架使其有效段覆盖病变(图4-4-8),缓慢回撤微导管释放支架,即刻造影检查血管血流情况,3~5min后回撤取栓,将导管逆行向上对Solitaire的半支架部分行部分回收,关闭指引导管尾端三通连接的灌注水,将微导管和支架一同撤出体外,并用50ml注射器连接指引导管尾端三通的开放端予以持续抽吸,然后造影复查血管再通情况,若没有再通可重复取栓过程(图4-4-9)。

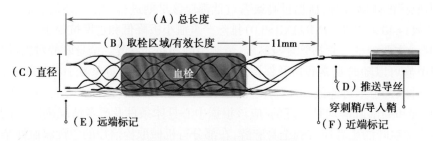

图 4-4-8　支架抓取血栓模式图

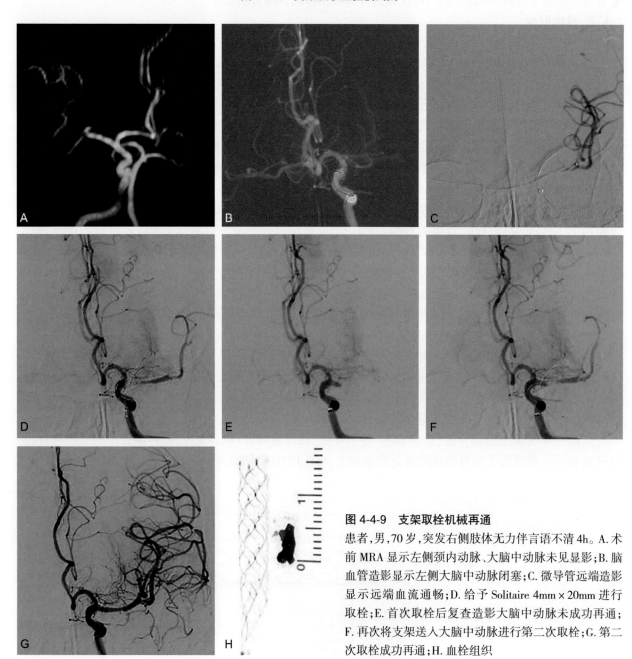

图 4-4-9　支架取栓机械再通

患者,男,70岁,突发右侧肢体无力伴言语不清4h。A. 术前 MRA 显示左侧颈内动脉、大脑中动脉未见显影;B. 脑血管造影显示左侧大脑中动脉闭塞;C. 微导管远端造影显示远端血流通畅;D. 给予 Solitaire 4mm×20mm 进行取栓;E. 首次取栓后复查造影大脑中动脉未成功再通;F. 再次将支架送入大脑中动脉进行第二次取栓;G. 第二次取栓成功再通;H. 血栓组织

（2）血栓抽吸术：首个被美国 FDA 批准的血栓抽吸装置为 Penumbra 血栓抽吸系统,该装置通过特殊设计的导管（ACE 抽吸导管）和血栓分离器进行碎栓和血栓抽吸,从而实现血管再通。后期经过改良大口径导管抽吸装置（图 4-4-10）可直接将导管接触血栓近端进行抽吸,即直接抽吸一次性取栓（a direct aspiration approach as first pass technique,ADAPT）。使用大口径抽吸导管通过血栓进行抽吸作用实现闭塞血管的再通,相对于传统可回收支架取栓技术,血栓抽吸术具有顺应性好、容易建立通路、抽吸力强、不易损伤血管等特点,可以提高血管再通效率、节省治疗费用,在抽吸术失败时,可以将可回收支架作为一种补救性治疗措施,此时抽吸导管可作为取栓支架的中间通路导管,同时应用抽吸和取栓技术相结合,辅助支架取栓进行补救治疗。和可回收支架取栓术相比,该技术学习曲线时间较短,更容易被临床医师掌握。ASTER 试验比较了接触抽吸技术或标准支架取栓技术作为一线血栓切除治疗的疗效,结果显示接触抽吸术和支架取栓术成功血运重建率分别为 85.4% 和 83.1%,采用接触抽吸术作为一线治疗方案并未增加手术结束时成功血运重建率。而非劣效性研究 COMPASS 结果显示直接抽吸取栓作为首选的取栓技术与一线支架取栓技术相比,患者 90d 功能预后不劣于接受支架取栓的患者,且抽吸装置相对于取栓支架具有相对较高的再通率及较短的再通时间。最新的临床指南推荐对符合条件的急性缺血性卒中患者进行血栓抽吸术作为首选治疗措施不差于支架机械取栓。

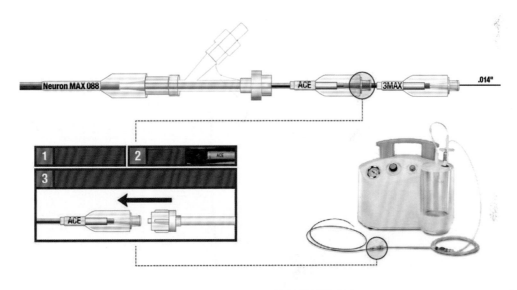

图 4-4-10　ADAPT 抽吸装置模式图

操作过程（以 Penumbra ACE 抽吸导管治疗大脑中动脉闭塞为例）:

1）穿刺股动脉并置入 8F 短鞘,泥鳅导丝配合造影导管进行全脑血管造影,明确病变血管、上行路径及代偿情况。

2）撤出造影导管和泥鳅导丝,将 8F NeuroMAX 在泥鳅导丝（必要时使用 VTK 导管支撑）上行至颈内动脉岩骨段以上。

3）撤出泥鳅导丝,体外将 ACE 抽吸导管、3Max 微导管、0.014in 微导丝组成三轴系统,然后送入 NeuroMAX 长鞘中,在路径图引导下微导丝通过闭塞段引导 3Max 微导管前进靠近血栓附近,然后将 ACE 导管靠近血栓组织内部 2~4mm,然后撤出微导丝和微导管。

4）连接抽吸延长管（Tubing）至抽吸泵,打开抽吸泵开关,将负压维持在 25~28inHg（1inHg=3.38kPa）,打开 Tubing 上的开关,抽吸延长管一直保持"ON"的状态。

5）密切观察 Tubing 血流情况,可能会有以下情况:①若抽吸过程中无血流,则保持 ACE 位置不动继续抽吸至少 2min,若发现突然血流加速,则保持原位不动继续抽吸 10s,关闭 Tubing 并解离,针筒抽吸

ACE 近端经 ACE 造影明确血流情况；若还没有血流则将抽吸导管缓慢回撤约 2mm，再次维持 10~15s，然后回撤 ACE，在进入 NeuroMAX 时使用注射器对 NeuroMAX 给予负压，然后以 2mm/s 的速度回撤 ACE，通过 Y 阀看到 ACE 紫色部分后适当放松 Y 阀，缓慢将 Y 阀、ACE 导管和血栓一同撤出体外，在 NeuroMAX 近端使用注射器手动抽吸，确保无残余血栓。②Tubing 在抽吸过程中从无血流到有缓慢血流，此时观察血栓进入收集罐后，关闭 Tubing 并解离，在 ACE 近端手动抽吸确保无残留血栓，然后经 ACE 造影观察血流情况。③若抽吸过程中有正常血流，则将 ACE 导管向前推送直到出现上述两种情况。

6）在进行一次 ACE 抽吸操作步骤后进行造影，若血管成功再通则回撤系统结束操作，若未成功再通则可以重复上述操作步骤，若三次抽吸失败，则可以考虑使用其他补救措施治疗，如 Solumbra技术。

（3）支架、抽吸结合技术：随着器材的发展应用，大口径中间导管越来越多地应用于血管闭塞再通治疗过程中，大口径中间导管同时具备通路导管与血栓抽吸功能。可回收支架联合中间导管在取栓治疗中可多种形式进行组合使用，联合中间导管的抽吸作用和支架的血栓抓取作用，抽取相结合可以更高效地进行血管再通。在可回收支架取栓过程中，中间支撑导管或抽吸导管联合技术如 SWIM（Solitaire FR with intracranial support catheter for mechanical thrombectomy）技术和 Solumbra 技术应用最为广泛（图4-4-11）。以 SWIM 技术为例操作过程如下：在 Navien 中间导管支撑下，将支架系统输送到位，支架微导管穿过闭塞段，展开支架覆盖病变部位，静置 5min 使血栓组织充分嵌入支架内，推送中间抽吸导管至血栓近端，此时回撤支架系统至中间导管内，配合导管的抽吸作用将支架（或联合中间导管）撤出体外。

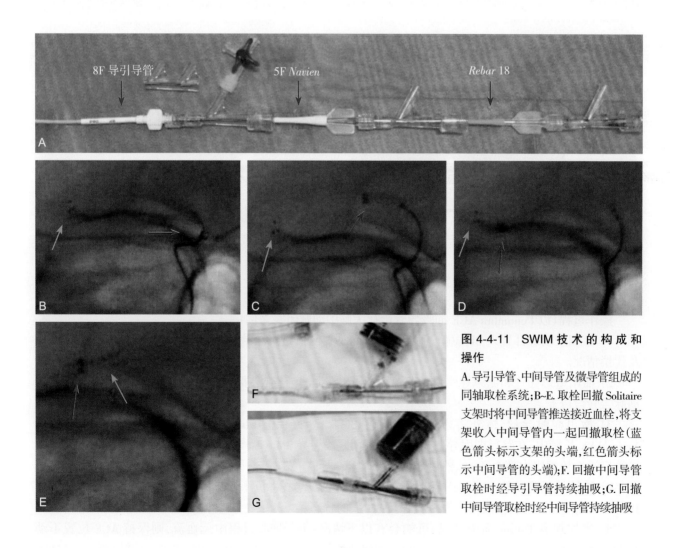

图 4-4-11　SWIM 技术的构成和操作

A. 导引导管、中间导管及微导管组成的同轴取栓系统；B~E. 取栓回撤 Solitaire 支架时将中间导管推送接近血栓，将支架收入中间导管内一起回撤取栓（蓝色箭头标示支架的头端，红色箭头标示中间导管的头端）；F. 回撤中间导管取栓时经导引导管持续抽吸；G. 回撤中间导管取栓时经中间导管持续抽吸该技术兼有支架取栓联合中间导管的抽吸作用,将大大提高取栓效率;中间导管减少取栓支架在血管腔内行走距离,可有效减少远近段栓子脱落并发症的发生率,同时可以减少支架对管壁的机械性损伤及机械性出血风险,最终支架取栓装置联合中间导管可以缩短取栓时间、提高取栓效率、减少取栓相关并发症的风险。

(4) 血管成形术:血管成形术(球囊扩张术、支架置入术等)在早期应用于大血管闭塞再通的治疗中,针对责任血管球囊扩张或置入支架治疗,可通过其支撑挤压作用将血栓附着在管壁上,以实现血流及时恢复,具有开通率高、开通时间短、操作简单等优点。随着取栓器材及理念的更新,血管成形术不再作为临床首选治疗策略,但血管成形术依然是大血管闭塞性卒中血管内再通治疗中不可或缺的技术之一,是取栓、抽吸技术再通治疗失败后的重要补救措施(图4-4-12)。对于由动脉粥样硬化、夹层等原因导致的急性脑梗死患者,可回收支架取栓术、导管抽吸术均效果有限,而血管成形术在这类病变的治疗中具有显著优势。急性球囊扩张术和支架置入术也存在潜在的弊端,球囊扩张过程中容易发生血管痉挛,支架置入可能引起支架内血栓形成及迟发性支架内再狭窄,其过度灌注风险较高,出血转换风险尚不明确等。

(三) 围手术期用药

血管内开通治疗前血压应控制在180/105mmHg以下,避免使用引起血压急剧下降的药物,术中维持血压平稳,术后血压的管理应充分遵循个体化原则,结合患者的基础血压、手术类型、血管开通情况、侧支代偿情况等进行个体化管理。术后存在过度灌注风险的患者应在充分评估血管再通情况及全身情况的基础下维持血压至较低水平,对于大部分患者收缩压降低至120~140mmHg可能是比较合适的范围。

高血糖是血管内开通治疗预后独立危险因素,低血糖可导致脑缺血损伤和水肿加重,推荐血糖超过11.1mmol/L时给予胰岛素治疗,血糖低于2.7mmol/L时给予10%~20%葡萄糖口服或注射治疗。

急诊血管内再通治疗术中肝素的使用剂量尚有争论,推荐参考剂量50~70U/kg静脉团注,维持激活凝血时间200~300s。当术前有慢性狭窄,术中内膜损伤,或血栓形成时,术中可给予血小板膜糖蛋白Ⅱb/Ⅲa受体拮抗剂,最佳剂量及使用时间尚不确定,其安全性和有效性需进一步临床试验证实。行支架置入术时,可于术前或置入支架后即刻给予阿司匹林300mg及氯吡格雷300mg的负荷剂量口服或鼻饲,或者负荷剂量血小板膜糖蛋白Ⅱb/Ⅲa受体拮抗剂,血管闭塞机械开通后,排除颅内出血并发症后,可常规于术后开始给予持续抗血小板治疗。对于接受血管内再通后因为术中血管壁损伤及再闭塞风险患者,术中可经静脉推注替罗非班并持续泵入治疗至术后24h,后交替双抗治疗。血管内治疗术后的抗凝尚无定论,不推荐无选择地早期进行抗凝治疗,对于接受血管内再通治疗且合并非瓣膜性心房颤动的心源性栓塞患者,在充分评估出血风险后可依照一般急性缺血性卒中抗栓治疗策略于术后7~14d启动抗凝治疗。接受血管内再通治疗的患者术后无禁忌情况下应早期给予强化他汀类药物治疗,可能有助于改善患者远期预后。

(四) 围手术期并发症及处理

尽管目前循证医学支持急性缺血性卒中血管内治疗的疗效,但并非所有的患者均可以从中获益,术后并发症的出现是导致预后不良的主要因素,血管内再通治疗常见的并发症包括颅内出血转化、无效复流、再灌注损伤、异位栓塞、血管再闭塞、血管夹层、血管损伤等。其中出血转化是溶栓或血管内治疗的主要并发症之一,可能和血管损伤、血-脑屏障损伤、抗栓药物应用等有关,出血多发生于术后36h内,一般认为超时间窗、术前血压偏高、较大面积梗死与术后出血转化有关,针对血管内治疗术后发生症状性颅内出血患者,应及早发现,并以阻止血肿扩大为治疗的基本原则,围手术期严格的血压控制可以降低症状性颅内出血的发生率。对于术后已发生颅内出血的患者在保证脑灌注的前提下更应该严格控制血压。其他具体处理可参考急性缺血性卒中脑出血转化处理原则。过度灌注综合征是指闭塞脑动脉再通后,缺血脑组织重新获得血液灌注,同侧脑血流量显著增加,从而导致脑水肿甚至颅内出血发生。有研究提示患者需要收住神经监护病房进行密切的监护,给予适当的镇静,有效地控制血压,适当的脱水治疗及其他相关并发症的预防,对合并有脑内血肿伴有占位征象者必要时需要神经外科处理,实施去骨瓣减压等。闭塞脑动脉再通后再闭塞是急性缺血性卒中血管内治疗常见并发症,再闭塞

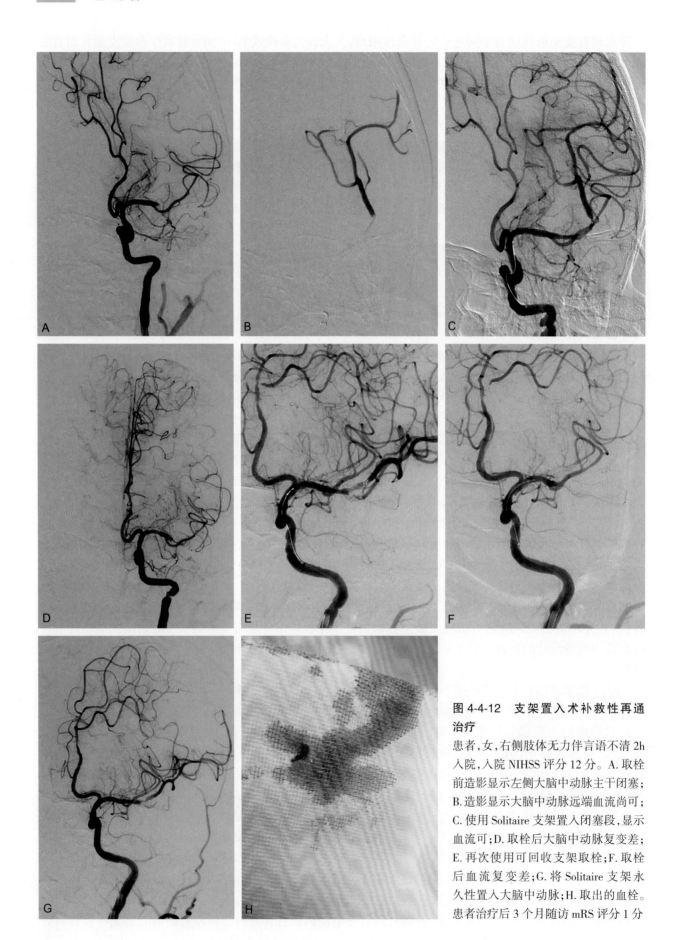

图 4-4-12　支架置入术补救性再通治疗

患者,女,右侧肢体无力伴言语不清 2h 入院,入院 NIHSS 评分 12 分。A. 取栓前造影显示左侧大脑中动脉主干闭塞;B. 造影显示大脑中动脉远端血流尚可;C. 使用 Solitaire 支架置入闭塞段,显示血流可;D. 取栓后大脑中动脉复变差;E. 再次使用可回收支架取栓;F. 取栓后血流复变差;G. 将 Solitaire 支架永久性置入大脑中动脉;H. 取出的血栓。患者治疗后 3 个月随访 mRS 评分 1 分

和临床症状恶化相关,早期再阻塞预示远期预后不良,原因可能与血栓分解或血管内皮损伤后脂质核心暴露血小板被激活聚集、围手术期抗血小板药物使用不充分或抗血小板药物抵抗有关。溶栓联合抗血小板治疗可能会减少再闭塞的发生。联合应用血小板膜糖蛋白IIb/IIIa受体拮抗剂可减少再闭塞发生和治疗再闭塞,但尚缺乏相关随机对照研究证据,其应用时间长短不确定,而且出血率未知,需审慎使用。

(李天晓　周腾飞)

三、血管内栓塞技术

(一) 颅内动脉瘤栓塞技术

1. 适应证和禁忌证

(1) 一般适应证为适合微导管经过股动脉、颈动脉、桡动脉等穿刺置管途径,到达瘤腔内的各种颅内动脉瘤,并且因各种原因不适合立即行外科手术的患者。

(2) 禁忌证多数是相对的,如血管解剖禁忌(巨大的宽颈动脉瘤,血管扭曲严重等);细菌感染活动期;另外伴有严重的冠心病、心肺肾衰竭、凝血功能障碍或肝素过敏等。

2. 麻醉方式的选择
目前有局部麻醉加基础麻醉和全身麻醉两种,可根据患者情况选择。目前多采用全身麻醉,可以防止患者活动,使术者专心手术,可以保持正确的"工作角度",路径图清晰,术中复查造影不会改变位置,一旦发生并发症可及时处理。更适合于焦虑的患者,并能严格控制血压。

局部麻醉加基础麻醉适合于意识清楚、能配合的患者。其优点是便于尽快进行治疗,如术中发生意外,也可及时了解病情,以便及时处理。

3. 动脉瘤治疗阶段
导引导管到位后准备进行栓塞前,可以通过三维血管造影在图像工作站将动脉瘤旋转,进而获得理想的"工作角度",确定X线管的位置。理想状态是,在高倍率下工作位可以清晰显示动脉瘤顶、瘤颈、载瘤动脉、导引导管。进微导管时,导引导管可能被退下或者变得不稳定。整个过程中需保持导引导管至少在一个视图上可见(正位或侧位)。

(1) 单纯弹簧圈栓塞技术:目前市售弹簧圈种类繁多,形状、大小、硬度、设计、解脱系统各不相同。弹簧圈选择的最重要原则是选择术者最得心应手的弹簧圈系统。弹簧圈的种类包括成篮弹簧圈、填充弹簧圈和最末弹簧圈。①成篮弹簧圈:三维弹簧圈设计成动脉瘤内的"框架";这种弹簧圈是通过轻微的径向力使动脉瘤"椭圆化",方便后续填入二维弹簧圈。一般原则是尽可能用最大的成篮圈栓塞以提高致密度。②填充弹簧圈:用于填充成篮后动脉瘤内的空间,其通常为螺旋状,中等硬度。③最末弹簧圈:是专为最后填塞动脉瘤并封堵瘤颈设计的,多是最柔软的弹簧圈。

弹簧圈栓塞治疗颅内动脉瘤的操作步骤及注意事项如下:

1) 微导管头端输送到位后释放成篮弹簧圈。将弹簧圈填入动脉瘤时一定要在透视下进行。成篮是弹簧圈栓塞最重要的一步,对于后续栓塞及预防复发至关重要。第一个三维弹簧圈直径应等于或略大于动脉瘤体的直径。使用稍大的三维弹簧圈可以使动脉瘤"椭圆化"和提高体颈比。

2) 动脉瘤成篮时将微导管轻轻前后移动有助于弹簧圈在瘤体内成祥。如果该弹簧圈放置不理想,将其回撤至微导管内重新放置。注意:①微导管头端来回移动,考虑其头端处于合适的位置,没有卡在弹簧圈之间,或弹簧圈与瘤壁之间。②防止新的弹簧圈置于圈团与瘤壁之间,以免撕裂动脉瘤壁。

3) 每个弹簧圈放置好解脱前,均需通过导引导管造影。观察弹簧圈位置、载瘤动脉内有无血栓、对比剂有无外溢、邻近的血管有无血流消失等。当通过导引导管造影时,Y形阀应固定好,以防止微导管被对比剂冲向前方。

4) 弹簧圈解脱后,透视下缓慢抽出导丝,确认弹簧圈是否成功分离。如未解脱则弹簧圈被拉回到导管,需重新填入,再次解脱,直到分离为止。

5) 放入多个弹簧圈后,在之前放入的弹簧圈影响下观察新放入弹簧圈更困难,反转路径图可以看到在其他弹簧圈之间的新弹簧圈。

6) 对于较大的动脉瘤,瘤腔内可用几个三维弹簧圈,后一个比前一个更小(也称"俄罗斯套娃"技术)。

7) 栓塞过程中微导管的控制:透视下观察微导管近端标记点与骨性标志的位置关系。当反转路径图时,近端标记点改变位置后,屏幕上会出现一个"白点"。

避免过度用力推进微导管使其"屈曲"。如出现该情况说明微导管积蓄的力量可能导致其头端弹向前并使动脉瘤破裂。

8) 按照上述成篮-填充-最末的原则放置弹簧圈,确定何时从三维成篮圈切换为填充圈,再到终末圈,取决于每个弹簧圈进入的阻力、透视下弹簧圈团的大小、微导管的位置和稳定性等因素。一般情况下任何类型的弹簧圈,可一直放置到阻力增大为止。阻力增加提示需更换较小尺寸或较软的弹簧圈。

9) 巨大动脉瘤或复杂的分叶动脉瘤需要使用一根以上的微导管进行栓塞,这取决于动脉瘤的解剖结构。

10) 栓塞完成后,正位、侧位及工作位造影以确认是否栓塞完全,然后撤出微导管。撤出微导管时先推进微导丝将微导管顺直,防止微导管头端钩住弹簧圈,牵拉出弹簧圈。

11) 最后正位和侧位造影观察有无血管不显影或其他异常。回撤导引导管进入颈动脉或椎动脉的近端,造影检查有无血管夹层等。

(2) Onyx 栓塞动脉瘤技术:Onyx 是一种液体黏合剂,其由次乙烯醇异分子聚合物溶解于二甲基亚砜(DMSO)组成,随着 DMSO 与血液接触扩散,注射后逐渐以向心的方式沉淀,使材料凝集成一个海绵样占位性铸型。Onyx 被美国 FDA 批准用于颅内动静脉畸形的栓塞。Onyx HD-500 用于栓塞颅内动脉瘤。Onyx 栓塞动脉瘤需要球囊辅助技术,手术应在全身麻醉下进行,应使用与 DMSO 相容的微导管,如 Rebar 14,Echelon 10。如使用 Rebar 14 导管,就必须使用 8F 导引导管。注入材料至动脉瘤腔而不能闭塞远端血管。因此,其只能用于侧壁动脉瘤,应用球囊于载瘤动脉将瘤颈封堵。因治疗时封堵时间较长,需要有足够的侧支代偿。

(3) Neucrylate AN 栓塞动脉瘤技术:Neucrylate AN 是由 1-己基正氰丙烯酸盐类制成的液态物质,接触血液后发生聚合,用以栓塞颅内动脉瘤。其与黄金颗粒混合射线下可见。同 Onyx 技术相似,通过球囊把动脉瘤颈暂时阻断,利用微导管注射。与 Onyx 技术相比注射和聚合更加迅速。

(4) 支架辅助栓塞技术、球囊辅助栓塞技术、血流导向技术等在其他章节讲述。

4. 术后管理　术后进行全面神经系统查体。全身麻醉患者转入神经重症监护室密切观察,持续监测生命体征,每小时进行神经系统查体和观察动脉穿刺口。在术后 6 个月和 18 个月进行 MRA/DSA 随访,之后每年复查 MRA。

【病例1】

患者,男,41 岁,主诉为"发现基底动脉瘤 7 个月"。既往有大动脉炎病史。全脑血管造影提示双侧颈总动脉闭塞;Wills 环完整;基底动脉顶端动脉瘤,大小约 3.82mm×2.82mm。完善术前评估后于全身麻醉下行基底动脉瘤单纯弹簧圈栓塞术,使用 Seldinger 穿刺技术在右股动脉置管建立动脉通路,在泥鳅导丝及多功能导管导引下将 6F 导引导管头端置于左侧椎动脉 V2 段,在 Synchro 14 微导丝导引下将 Echelon 10 微导管头端置于基底动脉顶端动脉瘤腔内,经微导管置入弹簧圈数枚,复查造影见动脉瘤栓塞相对致密,瘤体可见少量对比剂滞留,载瘤动脉管腔通畅,Raymond Ⅲa 级,结束手术(图 4-4-13)。患者未发生因手术导致的神经功能障碍。

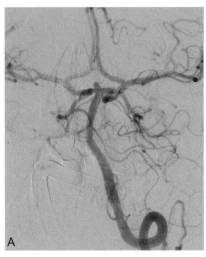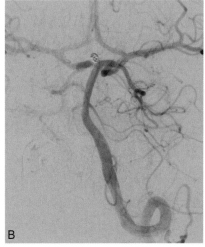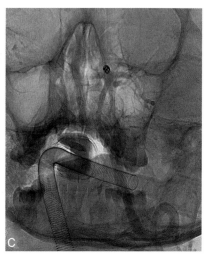

图 4-4-13　病例资料
A. 手术过程;B. 颅脑 CT 及脑血管 CTA;C. 手术过程

【病例 2】

患者,女,63 岁,主诉为"突发剧烈头痛 14h"。头颅 CT 提示蛛网膜下腔出血;脑血管 CTA 提示前交通动脉瘤(图 4-4-14)。既往有高血压病史。完善术前评估后急诊全身麻醉下行前交通动脉瘤单纯弹簧圈栓塞术,使用 Seldinger 穿刺技术在右股动脉置管建立动脉通路,右侧颈内动脉造影提示前交通动脉可见一动脉瘤样染色,大小约 5.34mm×4.03mm,囊状窄颈。在泥鳅导丝及多功能导管导引下将 6F 长鞘及中间导管分别置于右侧颈内动脉岩骨段及海绵窦段,在 Synchro 14 微导丝导引下将 Rebar 18 微导管头端置于右侧大脑前动脉 A2 段备用,再在 Synchro 14 微导丝导引下将 Echelon 10 微导管头端置于动脉瘤腔内,经微导管置入弹簧圈数枚,复查造影见动脉瘤栓塞相对致密,瘤颈可见少量对比剂滞留,载瘤动脉管腔通畅,Raymond Ⅱ级,结束手术(图 4-4-15)。患者未发生因手术导致的神经功能障碍。

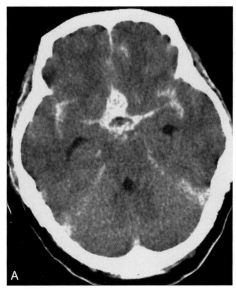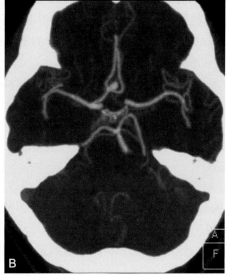

图 4-4-14　影像资料
A. 颅脑磁共振平扫 + 增强;B. 栓塞前后对比

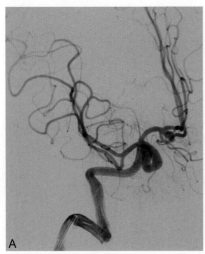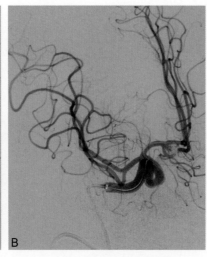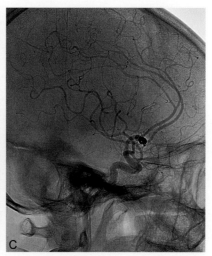

图 4-4-15　复查 DSA 结果

提示动脉瘤栓塞完全

（二）AVM 栓塞技术

AVM 栓塞术入路分为动脉入路和静脉入路。动脉入路 AVM 栓塞的目的是彻底清除病灶，保存正常的脑实质，恢复正常的脑血流。治疗性栓塞需要完全的病灶填充和静脉引流。如果病灶与小动脉供血区一起保留，则有可能复发，并可能导致灾难性出血。经静脉栓塞术是一种新的治疗方法，具有优良的闭塞率和最小的手术相关神经并发症，可作为辅助或独立的治疗方法。经静脉栓塞术的优点包括更容易通过大口径非静脉血管，减少与动脉栓塞相关的缺血并发症，提供正常的实质，以及改进的病灶栓塞穿透。深部小病灶和单一引流静脉，经动脉不能到达的病灶和其他治疗方案不可行的病灶是经静脉治疗的最佳选择。AVM 栓塞术的具体介入操作技术如下。

1. AVM 栓塞术适应证和禁忌证

（1）适应证：①外科切除或放疗术前栓塞；②高血流病变溢血严重、巨大 AVM、伴有动脉瘤或动静脉畸形者；③病变广泛深在，位于重要功能区或不适合手术治疗者；④引流静脉狭窄、淤滞、假性动脉瘤或畸形血管团内有明显动脉瘤。

（2）禁忌证：①病变表浅，供血动脉迂曲、细小，微导管无法进入入路血管；②细菌感染活动期；③伴有严重的冠心病、心肺肾衰竭、凝血功能障碍或肝素过敏等；④目前介入技术不能达到治疗目的。

2. 麻醉方式的选择

可选择全身麻醉和局部麻醉＋基础麻醉两种。目前多推荐采用全身麻醉，可以防止患者活动，保持稳定的工作角度，路径图清晰，一旦发生并发症可及时处理。全身麻醉更适合于焦虑患者，同时能够在术中更严格控制血压。

局部麻醉加镇静麻醉适合于意识清楚、能配合且预计手术时间短，手术操作简单的患者。其优点是便于尽快进行治疗，如术中发生意外，也可及时进行神经系统查体，以便及时评估病情并进一步处理。

3. AVM 治疗阶段

（1）常规采用 6F 鞘行股动脉入路，若血管迂曲，则改行桡动脉、肘动脉、颈动脉等入路。

（2）抗凝治疗

1）各中心对于抗凝治疗不尽相同，有学者建议在栓塞直径 <3cm 的小 AVM 时给予全身肝素化，但是在直径 >3cm 的 AVM 时不建议使用。有学者从不使用，但亦有学者常规使用，本书作者建议使用肝素（负荷剂量静脉注射 5 000U 或者 70U/kg）。

2）鱼精蛋白：备好足以中和所用肝素剂量的鱼精蛋白，以方便术中使用。

（3）导引导管入路

1）选用足够稳定的导引导管，并有足够大的内腔以适应所需的微导管，并可以有足够的空间以方便行造影检查。

2）可使用中间导管。

（4）行入路血管造影以选择栓塞目标。

4. 目前栓塞材料　目前栓塞材料包括液体栓塞剂和颗粒栓塞剂，其中液体栓塞剂包括氰基丙烯酸盐类、沉淀聚合物和硬化剂等。

（1）氰基丙烯酸盐类：该类栓塞剂是一种有效的永久栓塞剂。美国 FDA 于 2000 年批准使用的 α- 氰基丙烯酸正丁酯（n-butyl-2-cyanoacrylate，NBCA）等丙烯酸胶的开发，已经证明在治疗 AVM 栓塞方面是有效的。NBCA 是一种黏性液体栓塞剂，其特征是与碘油或冰醋酸混合以降低聚合速率，添加钽或钨以增加血管造影的不透明度。丙烯酸胶通过阻塞和引发炎症反应，导致动脉供血区纤维化，达到很高的闭塞率。

优势：NBCA 可以发挥永久性的栓塞作用。其聚合速度可以由碘油或冰醋酸调节，在加入碘油或钽粉后清晰可见，可以调成高低不同流动性的液体。在某些情况下，即使微导管距离病灶有一定距离，NBCA 仍可经葡萄糖溶液推送至病灶部位，并可经漂浮导管进行注射。

不足：氰基丙烯酸盐在血中遇到羟离子发生聚合，因此使用前需用葡萄糖漂洗防止过早聚合。聚合时间和很多因素有关，例如温度，栓塞胶的组成，血流速率、注射速率等。液体制剂容易进入一些危险吻合血管，因此对术者要求较高。多聚物相比其他材料更加坚固，因此可能增加外科手术时切除的难度。

栓塞技术：①使用与 NBCA 胶兼容的微导管将微导管输送至目标血管；②先建立一个空白路径图，以方便在数字减影下观察 NBCA 胶的注射；③设立与其他无菌区隔离的独立无菌区，防止 NBCA 胶与氯化钠在注射前接触；④栓塞胶的准备；⑤注射栓塞胶。

栓塞胶的准备：开始时准备 5% 葡萄糖溶液和 10~15 个 2.5ml 注射器抽取 5% 葡萄糖溶液；5% 葡萄糖溶液持续冲洗栓塞导管。栓塞胶的浓度：观察微导管造影浓度，测量对比剂达到病灶所需的时间。经验法则：如果该时间 <1s，使用至少 70% 浓度的胶（3 份 NBCA，1 份碘油）；时间 >2s 需要 50%（其中，1 份 NBCA，1 份碘油）或更稀的混合胶；将该混合胶吸入 2.5ml 栓塞兼容的注射器，并做好标记。

注射技术：一般有 4 种 NBCA 胶注射技术。

1）全栓塞技术：微导管的头端定位在距离目标很近的位置，且越过所有的正常动脉，用恒定的速度注射凝胶，以填充血管腔。如能够合适地掌握凝胶的聚合时间和速率，凝胶会在凝合之前进入病灶。如果凝胶到达静脉或者向微导管的头端反流，应立即停止注射。

2）楔形技术：缓慢地将微导管由血流导引入病灶的小血管中，微导管可以阻断导管头端的血流，然后将稀释过的凝胶注入病灶，缓慢聚合的凝胶不会被血流带入静脉，因为充当楔子的导管控制着血流。

3）推注技术：微导管的头端距离病灶尚有一定的距离，但必须已越过供应正常脑组织的血管，然后向血管内团注少量的凝胶和 5% 葡萄糖溶液，会载着凝胶流入病灶内，直至聚合。这是注射高浓度凝胶最安全的办法，它不会把微导管粘连在血管内。

4）滴注技术：将微导管的头端靠近流量较低的病灶，即内有血管床及细小通道的病灶，将全部稀释的凝胶缓慢地注射，凝胶排出了微导管就会被血流冲散，随后这些凝胶会随着血流进入病灶，挤进病灶内部微小的空间。该方法主要用于术前肿瘤及小型 AVM 的栓塞。

5）特殊情况栓塞技术：高浓度 NBCA（或纯 NBCA）胶栓塞，仅在栓塞高流量 AVF 等特殊情况下使用，危险系数较高，各项操作必须迅速。有胶反流至近端血管或者将微导管粘连至血管的风险。如果该凝胶的浓度大于 70%，必须加入钽粉，使其在透视下可见。在一些流量非常大的特殊情况，不用或基本不用碘油，使用纯 NBCA 胶，可能会在微导管内很快发生聚合。最好两人共同操作，一人注射，另一人同时回撤微导管。

低浓度 NBCA 胶栓塞：使用稀释胶混合物（20%~30% 浓度的胶），在导管被粘住风险很低的位置，缓慢连续注射相当巨大的体积。开始缓慢注射稀释的胶混合物，当胶缓慢进入血管巢时密切观察。胶进入静脉后应停止注胶并等待 15~20s，然后继续注射，通常会进入血管巢的另外一部分。应注意沿微导管的反流，当此情况出现时，应停止注射并等待数秒，然后继续注射，如果仍有反流出现，应停止注胶。注胶过程中应注意沿血管巢其他供血动脉的反流。如果在注胶过程中出现阻力，或者顺流的胶停止，应避免暴力注胶。当预期的血管巢已填满，或者出现导管反流，或者胶反复进入静脉或供血动脉，应停止注胶。回撤微导管前，应等待 20~30s，同时注胶的注射器回抽防止胶滴出，如果太早回撤，胶可能尚未聚合，有冲入静脉的风险。

6）减慢胶聚合的方法：加入碘油或者少量的冰醋酸，冷却胶也可以减慢其聚合，但是胶在室温下很快复温，在注射 NBCA 胶时，可以经导引导管注入 5% 葡萄糖溶液抑制胶的黏合。

（2）沉淀聚合物（又称非黏附性液体栓塞剂）：非黏附性液体栓塞的发展使血管内神经外科发生了革命性的变化。其中一种乙烯 - 乙烯醇共聚物（EVOH）是此类栓塞剂的代表，一种非黏附性的缓慢聚合液体栓塞剂，通常与钽混合并溶解在 DMSO 中，当注射到血管中之后，其溶剂成分 DMSO 散开，EVOH 发生聚合就形成固体栓塞剂。Ony 已被美国 FDA 批准用于治疗 AVM，由 EVOH 溶解于 DMSO 组成，再加入钽粉，使其透视下可见。由于 Onyx 是缓慢聚合的，必须在较长的时间内进行注射，有大量的栓塞，因此通常会逆行扩散，并在较长的导管段周围形成铸型。这个过程增加了导管夹闭和留置的风险。因此，具有可分离尖端的微导管的发展极大地促进了 AVM 栓塞的实施，避免了尖端卡在栓塞中时长段导管的保留。这些微导管包括 Sonic 和 Apollo，可与 NBCA 或 Onyx 一起使用，允许神经介入医师在不急于拔除微导管的情况下长时间注射。

优势：Onyx 可以形成柔软的海绵状的液体沉淀物，相比于 NBCA 胶更易于栓塞病灶手术切除。Onyx 胶产生的炎症反应较小，无黏附性，所以在长时间使用时不用担心微导管和血管黏合的风险。Onyx 在透视下清晰可见，使用恰当的方法，可用于低流量及高流量的病灶。

缺点：Onyx 需使用 DMSO 兼容的微导管，而该种微导管常常柔韧性不如非 DMSO 兼容的微导管。DMSO 对血管内皮有毒性，对于清醒状态下患者快速注射时常引起疼痛。DMSO 有刺激性气味，导致患者在术后几天常闻到 DMSO 代谢气味。注射时微导管必须十分接近病灶位置。由于不用担心微导管的粘连问题，术者常过分自信而注射得较慢，可能栓塞正常血管。

栓塞技术：基本技术与使用胶技术类似，除了需使用 DMSO 兼容的微导管，如 Rebar 或更柔软的 Marathon。

1）在进行其他操作时，将几瓶 Onyx 置于自动振动仪振动至少 30min。

2）推送微导管至预想部位，确认微导管到位并微导管造影。选择一个角度显示微导管头端及其与远端动脉走行的关系、任何正常的近端分支及末端是否嵌顿。研究微导管造影，确定动静脉循环时间，观察目标血管的形态。

3）根据供血动脉粗细和动静脉分流的程度选择预混合黏度。供血动脉流量大、流速快需要 Onyx34；供血动脉流量小、流速慢使用 Onyx18。

4）直接连接抽有 DMSO 的注射器到微导管尾端，轻推 1~2min，冲洗微导管（通常是 0.2~0.4ml）。取下 DMSO 注射器，尾端朝上，DMSO 填充尾端。

5）以 45° 拿住导管尾端和 Onyx 注射器，迅速将注射器连接到尾端，然后保持注射器垂直，柱塞向下。使注射器内较重的 Onyx 和微导管尾端较轻的 DMSO 之间分层，相较于两者混合，在图像上能显示得更清楚。

6）大约以 0.16ml/min 的速度进行注射。如果速度大于 0.3ml/min，有可能因为 DMSO 的毒性对血管造成损伤。只要 Onyx 不断进入异常血管的目标区域，就持续注射。如果出现 Onyx 沿导管反流，进入静脉附近区域或是反流进入其他供血动脉，暂停注射 15s，如果胶还是反流至错误方向，再次暂停 15s，然后再次尝试注胶，如果 Onyx 胶通过另一条通道进入病灶，也可以持续缓慢地继续注胶。

7）注射 Onyx 胶应当耐心操作，可能持续很多分钟。因为 Onyx 没有黏性，所以不用过分担心微导管的少量反流，但反流长度应小于 1cm，大量的 Onyx 仍有可能使微导管与血管粘连。

8）中间暂停时间不能超过 2min，Onyx 可能会固化而堵塞微导管，如果感觉阻力很大，应停止注射，因为如果导管已经阻塞，再用力注射可能使微导管爆裂。

（3）硬化剂：硬化剂是液体制剂，通过促进血栓形成及内膜坏死，防止血管再通。无水乙醇是经脱水接近 100% 的纯乙醇。无水乙醇具有强致栓性和毒性。乙醇应避免或谨慎使用于中枢神经系统附近的任何地方。患者在清醒时血管注射非常痛苦，如果用在浅表血管可导致皮肤坏死。因此，无水乙醇通常用于试图姑息栓塞的肿瘤和直接经皮硬化治疗头颈部的血管畸形或肿瘤。

优势：价格低廉，易于获得，可经微导管进行注射。因为硬化剂注射后会被稀释，毒性会降低，因此少量反流进入大血管可以耐受。

缺点：如果注射的血管靠近硬膜，会对清醒的患者造成巨大的痛苦。硬化剂在透视下不可见，栓塞的形成具有滞后性,很难确定什么时候停止注射。进入血管的乙醇可以增大血管的通透性,也可使对比剂发生外渗。在一项使用乙醇栓塞 AVM 的研究中,其通透性的改变会造成 47% 神经系统并发症和 11% 的死亡率。本书作者不建议常规使用乙醇或其他硬化剂栓塞颅内血管。

无水乙醇栓塞技术:一些术者使用乙醇栓塞 AVM 时,如果与颗粒混合,该技术本质上与标准颗粒栓塞一样。当没有微粒时,该技术更像打胶。一定要检查注射器、三通和微导管尾端在接触到乙醇后不会被降解。通常情况下,能承受胶或 DMSO 的器材都能承受乙醇,但最好首先进行测试。由于乙醇不是美国 FDA 批准的栓塞材料,厂商也指出,他们的产品没有被批准用于注射乙醇。

栓塞之前,通过微导管注射对比剂来估计目标血管所需的注射速率和体积。如果流速非常快,可以考虑置入一两个弹簧圈,以减缓血流。用生理盐水冲洗微导管,因为乙醇可能导致对比剂沉淀。用微导管造影类似速度注入无水乙醇,但只使用大约微导管造影时 50% 对比剂的量。等待几分钟,然后重复造影。如果目标血管通畅,再团注少量乙醇,并再次等待。

(4) 颗粒栓塞剂:聚乙烯醇(polyvinyl alcohol,PVA)。PVA 不规则形状颗粒的代表有:Contour emboli 和 PVA 泡沫栓塞颗粒。球形栓塞剂:该类栓塞剂呈球形,外表光滑。代表有 Spherical Contour。

5. 术后管理

(1) 术后麻醉苏醒后进行神经科检查。

(2) 转入神经重症监护室,每小时进行 1 次生命体征检查、神经检查和腹股沟检查,如果患者头痛剧烈应及时行头颅 CT 检查排除出血。

(3) 严格控制血压将最大限度地减少术后出血的风险,同时有利于患者术后头痛的控制。

(4) 大多数术后操作简单的患者,术后 1d 可以出院,但是对于术前栓塞的患者应在医院接受观察直至手术完成,对于需要多次栓塞的患者每次栓塞的时间间隔至少 1 周。

6. 并发症
AVM 栓塞的并发症可能是技术性的、出血性的或缺血性的。文献报道 AVM 栓塞并发症发生率为 5%~15%,遗留持续神经功能缺损的概率约 6.6%。在多因素分析中,有几个特征被认为是更高的并发症可能性的预测,包括 AVM 体积小(直径 <3cm)和大(直径 >6cm),AVM 在脑实质中的位置,深静脉引流的存在,以及需要分次栓塞。

(1) 神经系统并发症:①入路相关的并发症包括颅内血管穿孔或破裂,引起蛛网膜下腔、脑实质内或少见的硬膜下血肿;②血栓形成或错误地使用栓塞材料所致的血管栓塞并发症;③如果栓塞颅内引流静脉,导致 AVM 破裂或相应脑实质出血的风险,出血可能会立即发生或者延迟出血;④栓塞高流量的 AVM 可能出现恶性脑水肿,导致神经功能急剧下降;⑤微导管可能粘在血管内,损伤正常脑动脉;⑥颅内 AVM 栓塞术后发生颅内感染;⑦任何颅内手术后都可能导致癫痫发作。

(2) 非神经系统并发症:①栓塞材料造成的肺栓塞;②对比剂或其他药物的过敏反应;③穿刺血管或其他部位血管损伤;④深静脉或肺部血管血栓;⑤患有皮肤弹性过度综合征(又称 Ehlers-Danlos 综合征)的患者可能发生一系列与结缔组织脆性相关的并发症,包括腹膜后血肿和内脏穿孔。

7. 并发症的处理

(1) 血管穿孔

1) 机制:微导丝穿孔是最常见的原因。微导管头端或对比剂注射造成血管穿孔稍微少见。发生率:大宗病例显示胶栓塞的穿孔率为 1.9%,PVA 栓塞为 5.8%。用胶栓塞穿孔率较低可能是由于更多地使用血流导向微导管。风险因素:使用导丝引导微导管;术中使用相对高阻力的器材(如球囊,硬导管,支架)等。

2) 预防:始终保持谨慎;始终使用路径图引导导管;始终透视下紧盯导丝头部;尽量减少微导管与微导丝头端的力量。如果有导丝弯曲,前方有阻力,再推进可能会出现问题,最好是回撤,然后稍微转动导丝绕过障碍。尽量使用头端 J 型弯曲的导丝,尽可能保持微导丝在最大直径动脉内。避免进入不必要的小分支(如豆纹动脉,基底动脉穿支)。在通过导引导管造影时拧紧微导管周围的 Y 阀,防止注射对比剂时把微导管冲向前方。

3) 处理:①最重要的是及时发现突然的血压或颅内压上升,心率突然变慢,应及时通过导引导管造影了解有无穿孔、出血。②不要盲目回撤手术器材,该器材可封闭或部分封闭穿孔,撤出器材可能会加重穿孔、出血。③尽快应用鱼精蛋白拮抗肝素。④必须迅速完成封堵,并且尽可能少闭塞正常血管。⑤如果可能的话,快速穿刺对侧腹股沟并置入第二根导引导管进入穿孔血管。将不可脱球囊(如 Hyperform 球囊)置于穿孔近端,控制血流和减缓出血。⑥血管撕裂可能延伸到正常血管。在这种情况下,弹簧圈闭塞载瘤动脉是止血的唯一途径。⑦如果脑实质出血且有显著占位效应,应考虑紧急开颅减压。

(2)血栓栓塞

1)机制:血栓形成于手术器械上;导引导管或微导管引起的血管痉挛或闭塞,使载瘤动脉的血流放缓;空气栓塞;栓塞剂或器材不慎栓塞正常区域。发生率:症状性血栓栓塞发生率为 9%~10%;NBCA 与 PVA 进行栓塞的对比研究发现,NBC 栓塞卒中风险为 3.8%,血栓栓塞为 1.9%;PVA 栓塞卒中风险为 5.8%、血栓栓塞为 1.9%。

2)预防:肝素盐水连续冲洗全部导管,注意所有器材内无气泡和血块;采取措施防止导引导管周围血流淤滞;全身肝素抗凝;预防性给予抗血小板药物;栓塞前消除导引导管和微导管的多余弯曲;如果怀疑任何导丝、导管或栓塞装置损坏,立即更换。

3)处理:①确诊是最重要的,反复通过导引导管造影以检测有无血栓形成;②确保患者充足血容量,并考虑升高血压,最大限度地增加受损区域的供血;③栓塞过程中形成的血栓可能是富血小板的,因此,首选抗血小板治疗;④每一步都评估潜在的风险和获益,是准备接受一个小卒中以避免可能更坏的后果,还是不惜一切代价开通血管;⑤可以开颅手术切除栓塞材料;⑥溶栓药与出血显著相关,尤其是最近有出血病史患者,应谨慎使用;⑦必要时可选用球囊或支架恢复血流。

(3)AVM 破裂

1)机制:最常见的原因是栓塞剂进入 AVM 静脉流出道,并使其狭窄或闭塞;另一种可能是,AVM 的部分栓塞使血流进入了不适应高流量的区域;相关的动脉瘤可以在流量变化后破裂。发生率:AVM 栓塞后出血率为 1.6%~10.6%。

2)预防:尽量避免栓塞材料进入引流静脉。使用聚合更快的胶,或必要时供血近端放置弹簧圈,以减少血流;尽可能优先处理 AVM 相关动脉瘤;避免一次处理太多的 AVM。大中型 AVM 应分阶段栓塞。闭塞 AVM 病灶超过 60%,相关出血的风险升高 18 倍。

3)处理:①及时发现依然是最重要的,注意发现突发头痛,血压或颅内压突然增加,突然恶化的神经功能状态;②如果尚未行气管插管,考虑插管保持气道畅通并可机械过度换气;③紧急行颅脑 CT 检查;④如有必要可给予脑室穿刺减压;⑤如脑内血肿造成高颅压,可使用过度通气和药物手段降颅压(如甘露醇、高渗盐水、丙泊酚等),但也要准备紧急血肿清除手术;⑥考虑急诊开颅血肿清除术。

(4)栓塞后水肿或出血(又名正常灌注压突破综合征):治疗 AVM 或高流量 AVF 期间突然阻断高流量动静脉分流后可发生脑水肿或出血。

1)机制:长期动静脉分流突然闭塞,调节紊乱的血管扩张,以增加血流量;静脉血栓形成或闭塞也可能起部分的作用。发病率较低,文献报道约 5%。

2)预防:对有 AVM 相关的盗血症状的患者做脑血流成像来评估自身调节能力;分阶段栓塞,给大脑利用间期之间恢复的机会;治疗期间和治疗后严密监测控制血压;避免闭塞静脉和残余动静脉分流。

3)处理:①术中及手术后严格控制血压。②脑室穿刺监测颅内压,并积极治疗颅内高压。③可以使用吲哚美辛。吲哚美辛能收缩脑血管。④如果内科治疗效果欠佳,考虑手术减压。

(5)粘管(又名胶固定微导管):任何接触微导管的液体栓塞材料都可能粘管。这是 NBCA 栓塞一个众所周知的并发症,但也可能发生在 Onyx。向后拉微导管有时也会分离,但如果粘连牢固,拉动微导管就是在拉动颅内动脉,因此在紧急情况下,可在股动脉处切断微导管,并将微导管留在原位,永久植入。微导管留在原位的方式趋于稳定;血流倾向于向下拉紧降主动脉内的微导管,并随时间而内皮化。如果微导管在尝试移开时在主动脉弓水平以上断开,血流将断端冲入颅内血管并造成问题。目前已有个案报道了该方法引起局部迟发的下肢并发症。

1)机制:通常与技术有关,如胶的混合物过浓,注射过快,未及时发现导管头端的反流,撤管速度不够快。

2)预防:避免导管周围的反流;注射液体栓塞剂时,选择良好的工作视角显示微导管头端;注射前,理顺微导管;栓塞材料接近导管头端时,快速撤出微导管;避免 Onyx 沿微导管反流超过 1.0cm,或接触微导管超过数分钟;撤出微导管时,一并撤出导引导管。

3）处理:①尝试持续轻微牵拉微导管 5~10min;偶尔会安全弹出。②单轨捕获器技术可用于拉回被困在 Onyx 中的微导管。③将中间导管向上推进至卡住微导管的栓塞材料部位,微导管回拉时向前推,可以获得反向力,这可以帮助抽出微导管。④如果一切都失败了,拉紧微导管并在腹股沟区切断,永久植入。⑤如果导管在主动脉弓水平以上断裂,微导管可能成为栓子被冲向颅内循环。微导管碎片可以被捕获器抓住,并拉直和最终断端被拉到颈外分支,然后通过另一根微导管用球囊、弹簧圈或胶固定到位(当然,要小心不要粘住捕获器或第二根微导管)。更简便的方法是在上级动脉释放自膨胀式支架,沿血管周围固定微导管。手术后双抗治疗。

【病例 3】

　　患者,男,37 岁,主诉为"反复意识丧失 7 年"。入院查体未见异常,辅助检查示右侧枕叶内侧 AVM,DSA 造影示 SM 分级为 3 级,经讨论给予 AVM 栓塞术(图 4-4-16)。手术在全身麻醉气管插管条件下进行。使用 Seldinger 穿刺技术在右股动脉建立动脉通路。进行 3D 旋转获得三维路径图,同时获取病灶信息。见脑 AVM 位于右侧枕叶,供血动脉为右侧大脑后动脉。在泥鳅导丝及多功能导管导引下将 6F 导引导管头端置于右侧椎动脉 V2 段末端,在 Synchro 10 微导丝导引下将 Marathon 微导管头端置于右侧大脑后动脉近畸形团处,撤出微导丝,用 DMSO 冲洗 Marathon 微导管,将预混匀的 Onyx 缓慢注入,透视下见 Onyx 弥散至右枕部动静脉畸形团处;复查造影畸形团消失。

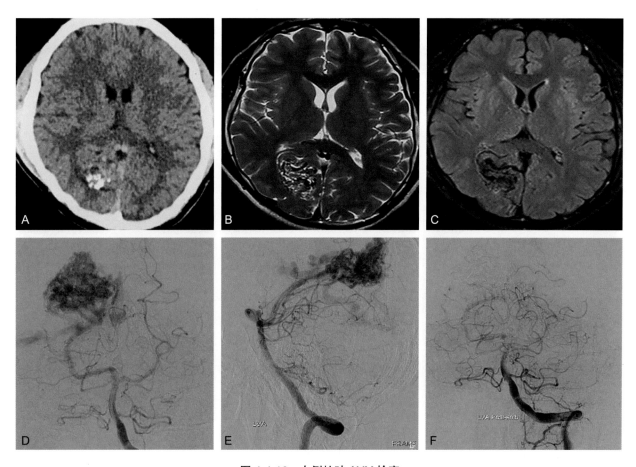

图 4-4-16　右侧枕叶 AVM 栓塞

A. 颅脑 CT 示右侧枕叶内侧可见钙化灶;B、C. 核磁共振检查分别从 T_2、T_1 像示右侧枕叶内侧可见混杂信号及异常血管流空影;D、E. 分别正侧位显示右侧大脑后动脉供血的动静脉畸形团;F、G. 分别正侧位显示栓塞后大脑后动脉

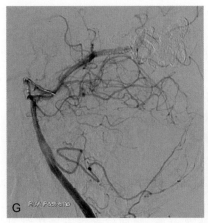
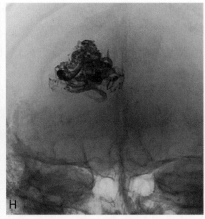
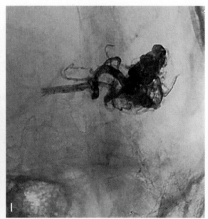

图 4-4-16（续）

H、I. 分别正侧位显示栓塞胶的位置、形态

【病例 4】

　　患者，女，52 岁，主诉为"头痛伴恶心、呕吐 3h"。入院查体：神志清、精神差，双侧瞳孔等大等圆，对光反射存在，颈部抵抗感，心、肺、腹查体未见异常。右侧病理征阳性。颅脑 CT 示左侧基底节区出血并破入脑室。经 DSA 检查示左侧基底节区 AVM，畸形团供血为左侧大脑后动脉，并经大脑大静脉、直窦引流。DSA 造影示 SM 分级为 3 级。经讨论给予静脉入路 AVM 栓塞术（图 4-4-17）。手术在全身麻醉气管插管条件下进行，同时穿刺右股静脉及左侧股动脉，建立通路。进行 3D 旋转获得三维路径图，见脑 AVM 位于左侧基底节，并可见灶前动脉瘤，供血动脉为左侧大脑后动脉。在泥鳅导丝及多功能导管导引下将 6F 导引导管头端置于左侧椎动脉 V2 段末端，在 Synchro 10 微导丝导引下将 Scepte 球囊导管头端置于左侧大脑后动脉近畸形团处，阻断血流，沿静脉途径将 Marathon 微导管置于畸形团处。撤出微导丝，用 DMSO 冲洗 Marathon 微导管，将预混匀的 Onyx 缓慢注入，透视下见 Onyx 弥散至畸形团处；复查造影畸形团消失。

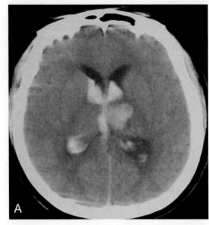
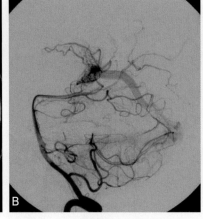
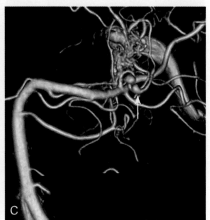

图 4-4-17　左侧基底节 AVM 栓塞

A. 颅脑 CT 示左侧基底节出血破入脑室；B. 侧位 DSA 显示左侧大脑后动脉供血的动静脉畸形团及引流静脉；C.3D 成像显示左侧大脑后动脉供血的动静脉畸形团及引流静脉

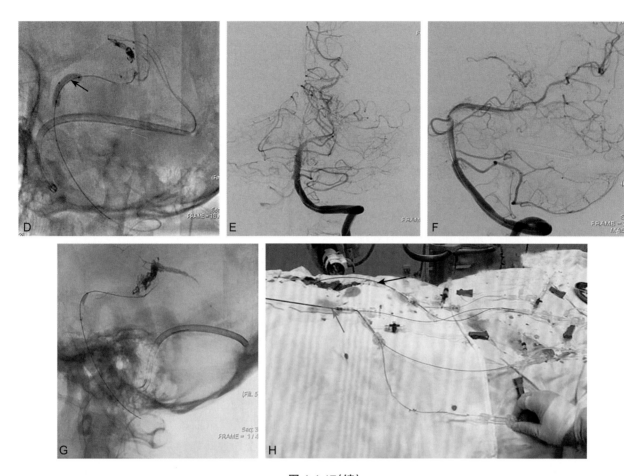

图 4-4-17（续）

D. 动脉途径降低血流并从静脉途径进行栓塞,黑箭示动脉途径阻断血流,蓝箭示静脉途径栓塞;E. 正位 DSA 显示栓塞后大脑后动脉;F. 侧位 DSA 显示栓塞后大脑后动脉;G. 显示栓塞胶的位置、形态;H. 显示动、静脉手术入路,黑箭示经股动脉入路的 6F 导引导管,蓝箭头经颈静脉入路的 8F 导引导管

（三）硬脑膜动静脉瘘栓塞技术

硬脑膜动静脉瘘(DAVF)是硬膜内后天形成的动静脉分流,最常见的是海绵窦、横窦/乙状窦、小脑幕、上矢状窦区域或其他区域。一些学者依据 Cognard 或 Borden 分型和评分来区分良性或者侵袭性,评分越高越具有危险性。

Borden 分型:Ⅰ型,瘘口处于脑静脉窦或硬膜静脉且血液呈正向引流。Ⅱ型,瘘口处于脑静脉窦且血液呈逆向引流入脑皮质静脉。Ⅲ型,瘘口处于脑皮质静脉。各型 DAVF,根据单发或多发的瘘口进一步分为 a 和 b 亚型。

Cognard 分型:Ⅰ型,引流入脑静脉窦且为正向引流。Ⅱ型,DAVF 呈反向引流(Ⅱa 反向引流入脑静脉窦;Ⅱb 反向引流入脑皮质静脉;Ⅱa+b 反向引流入脑静脉窦和皮质静脉)。Ⅲ型,引流入皮质静脉,但不伴有静脉扩张。Ⅳ型,引流入皮质静脉,伴有静脉扩张大于 5mm 或扩张大于脑静脉直径的 3 倍。Ⅴ型,引流入脊髓周围静脉。

BordenⅠ型和CognardⅠ型及Ⅱa 型为良性,可以观察;其他型为侵袭性的,应该治疗。

1. 适应证和禁忌证

（1）一般适应证:无法耐受和/或进行性加重的症状,搏动性耳鸣,头痛,眼部疼痛,突眼,视觉障碍,脑神经麻痹,脊髓回流障碍症状,颅内出血,认知功能下降。

（2）禁忌证:①血管解剖结构不允许(例如,不能通过动脉或静脉途径将导管接近瘘的位置);②显著的动脉粥样硬化疾病或其他影响路径建立的疾病(如通路血管的闭塞或狭窄);③凝血障碍或肝素过敏;④活动性细菌感染(即血管内治疗时的菌血症);⑤高龄,预期寿命≤3 年;⑥危及生命的严重并发疾病。

2. 治疗策略　DAVF 的治疗策略基于临床症状和造影展示的病变结构学特点。治疗方式有保守治疗, 血管内治疗, 外科治疗, 放射外科治疗及上述方式的组合。瘘口的部位, 供血动脉多少, 引流静脉多少及位置决定了神经介入治疗方法。

3. 麻醉方式的选择　目前绝大多数患者选择全身麻醉, 个别患者局部麻醉, 可根据患者情况选择。全身麻醉可以防止患者头部不自主移动, 使术者专心手术, 可以保持正确的"工作角度", 路径图清晰。良好的 3D 图像有助于选择恰当的"工作角度"。DAVF 相关手术耗时长, 且操作主要在硬脑膜上, 血管内操作会导致患者不适甚至剧烈头痛, 局部麻醉患者难以保证在整个手术过程中患者头部位置不移动。所以全身麻醉术中患者头部不会改变位置, 一旦发生血管相关误栓出血并发症可及时发现并处理。更适合于焦虑的患者, 并能严格控制血压。

局部麻醉加基础麻醉适合于意识清楚、能配合的患者。其优点是便于尽快进行治疗, 如术中发生神经功能障碍, 也可及时了解病情, 以便及时处理。

4. 治疗阶段　血管治疗材料的选择需要依据造影及术者对各种材料的熟悉程度及掌控能力。导引导管到位后准备进行栓塞前, 可以通过三维血管造影在图像工作站获得理想的"工作角度"。理想状态是, 在高倍率下工作位可以清晰显示瘘口的位置、供血动脉及引流静脉起始及最终汇合部位, 引流静脉的起始及汇合部位非常重要, 决定着栓塞材料的分布范围及停止手术的标记, 术前一定详细做到预判。在输送微导管时, 导引导管可能下移, 变得不稳定。整个过程中需保持导引导管至少在一个视图上可见(正位或侧位)。

5. 治疗原则　DAVF 血管内治疗有效的方式就是闭塞引流静脉。大多数病例中, 处理静脉侧病变是唯一可以完全闭塞 DAVF 的方式。经静脉途径栓塞技术似乎在血管内治疗技术中具有最高的成功率。即使一些经动脉途径成功栓塞的病例经常出现, 这只是由于微导管易于放置或接近畸形血管, 栓塞材料可以通过畸形血管区栓塞静脉侧的原因。如果只是供血动脉的闭塞, 而不是引流静脉, 侧支血管会在栓塞的同时通过吻合动脉(硬脑膜上血管网很发达)向瘘口供血, 会导致动静脉瘘复发(实际上是未治愈)。当然在确保栓塞之后正常的静脉引流通畅也是非常重要的, 以防止恶性颅内高压和脑出血风险。

单纯栓塞供血动脉只是姑息治疗的方式。靠近瘘口病变畸形血管的供血动脉极可能导致新的供血支出现, 可能会导致引流静脉改变方向, 增加脑出血风险。

6. 栓塞需要的材料

(1) 导引导管:依据病变及路径选择。

(2) 微导管:微导管的选择基于术者预计要使用的栓塞材料, 弹簧圈, 液态栓塞剂, 或者不同直径的 PVA, 某种微导管可以兼容上述全部材料或者一种。大多数情况下使用的微导管有:

1) Excelsior, 可适配 0.010in 和 0.014in 微导丝。可用 10 系和 14 系的弹簧圈。

2) Echelon 10(Medtronic Neurovascular, Minneapolis, MN)。

3) Headway 17(Microvention, Tustin, CA)有均匀的、额外的支撑力和先进的模式, 增加了硬度和稳定性。

4) Marathon、Magic 及 Headway Duo, 上述微导管头端更细更软, 能尽可能地接近瘘口。Apollo Onyx Delivery catheter 和 Sonic 为头端可解离微导管, 允许更长的反流。

(3) 微导丝

1) Synchro 14 0.014in 和 Synchro 10 0.010in(Stryker Nneurovascular, Fremont, CA):非常柔软、灵活的远侧头端, 有助于进入小动脉瘤或通过复杂的解剖;具有"最佳扭矩控制"。

2) Transend EX 0.014in 软头(Stryker, Fremont, CA):光滑, 无摩擦头端, 具有良好的扭矩控制。

3) Traxcess 0.014in(Microvention/Terumo, Tustin, CA):导丝逐渐变细, 远端 0.012in;具有可连接导丝, 能增加 100cm, 达到交换长度。

(4) 弹簧圈:市售弹簧圈种类繁多, 大小、形状、设计、硬度、有无"生物活性"物质、解脱系统都不相同。目前没有严格、科学的弹簧圈比较数据。选择弹簧圈最重要的原则是术者的经验和对弹簧圈的熟悉程度。

(5) 液态栓塞剂:为最重要的栓塞材料, 包括氰基丙烯酸盐类、沉淀聚合物、硬化剂及颗粒栓塞剂。已在前文介绍, 此处不再详述。

（6）顺应性球囊

1）Hyper glide 或 Hyper Form（Medtronic，Minneapolis，MN），Transform（Stryker Neurovascular Fremont，CA），在一部分病例担当近端封堵或者保护重要动脉的作用，保护动脉，防止栓子移位到正常动脉导致医源性梗死。

2）Scepter C 顺应性球囊或者 Scepter XC 超顺应性球囊（Microvention，Tustin，CA）为双腔球囊导管，兼容弹簧圈和 DMSO。除担当近端封堵或者保护重要动脉的作用，还可以在球囊充盈封堵下承担栓塞微导管作用。

7. 分类及治疗策略

（1）海绵窦区

1）保守治疗：可通过手动压迫同侧颈动脉来促进自发闭合（图 4-4-18）。

2）经静脉栓塞是一线治疗，通过岩下窦（图 4-4-19）；通过面静脉（图 4-4-20）；特殊病例可以通过切开暴露眼上静脉，直接穿刺眼静脉插管栓塞（图 4-4-21）；起开暴露直接穿刺。

3）经动脉行 NBCA 或 Onyx 栓塞（图 4-4-22）。

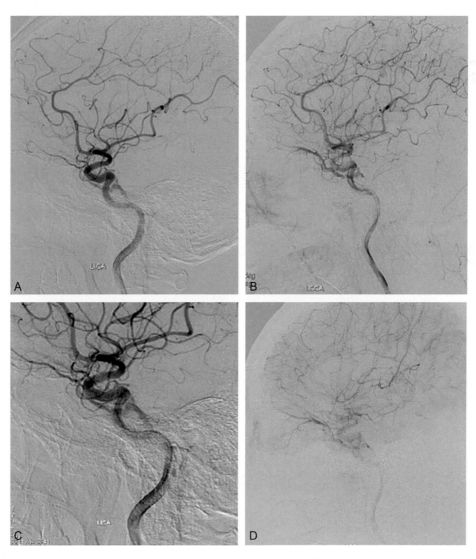

图 4-4-18　手动压迫治疗海绵窦区硬脑膜动静脉瘘

A~C. 左侧颈内动脉造影侧位像早期（A）、左侧颈内动脉造影侧位像中期（B）及左侧颈内动脉造影侧位像晚期，见海绵窦区硬脑膜动静脉瘘，血流缓慢，主要为眼上静脉引流；D. 经过间断压颈治疗，1 个月后复查造影见瘘口消失

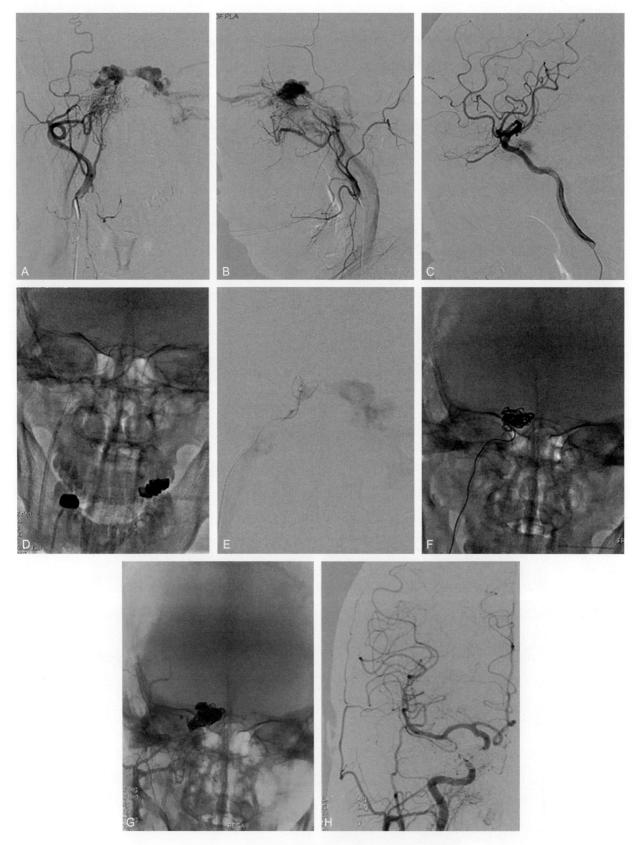

图 4-4-19　经岩下窦途径栓塞海绵窦区硬脑膜动静脉瘘

A~C. 右侧颈外动脉造影正位像（A）、右侧颈外动脉造影侧位像（B）及右侧颈内动脉造影侧位像（C）见海绵窦区硬脑膜动静脉瘘，血流快，供血动脉主要为右侧脑膜中动脉海绵窦支，岩支，筛动脉及咽升动脉脑膜支，右侧脑膜垂体干也参与供血，主要为眼上静脉，海绵间窦、岩下窦引流；D. 经右侧颈内静脉置入导引导管；E. 微导管置入右侧海绵窦，超选择造影确认位置；F. 经微导管置入部分弹簧圈；G. 置入部分弹簧圈后，再经微导管注射 Onyx 0.5ml；H. 栓塞后造影见完全治愈

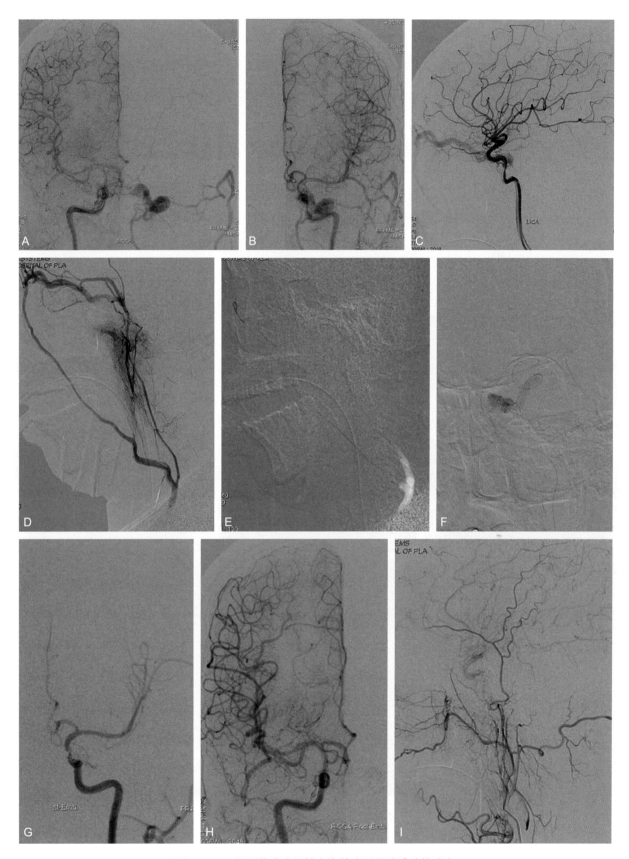

图 4-4-20 经面静脉途径栓塞海绵窦区硬脑膜动静脉瘘

A~C. 见左侧海绵窦区硬脑膜动静脉瘘，双侧脑膜垂体干，左侧咽升动脉脑膜支参与供血，主要为眼上静脉 - 角静脉 - 面静脉引流；D. 面静脉汇入颈外静脉；E. 导引导管置入左侧颈外静脉，动脉路径图下，微导管通过颈外静脉 - 面静脉；F. 微导管通过眼上静脉置入左侧海绵窦，超选择造影确认位置；G. 经微导管置入部分弹簧圈；G、H、I. 置入部分弹簧圈后，双侧颈内动脉及左侧颈外动脉影见完全治愈

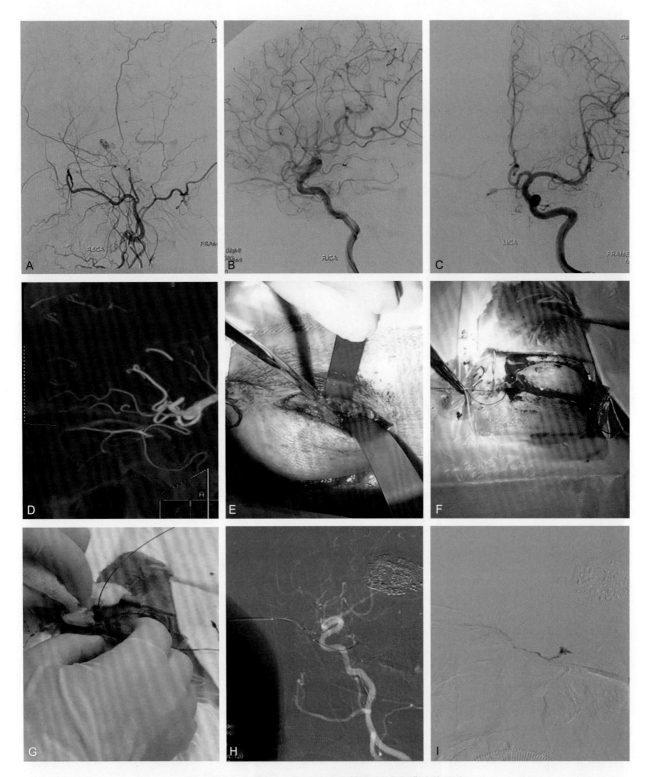

图 4-4-21　穿刺眼上静脉栓塞海绵窦区硬脑膜动静脉瘘

A~C. 右侧海绵窦区硬脑膜动静脉瘘,右侧岩支及双侧脑膜垂体干脑膜支参与供血,主要为眼上静脉和脑桥旁静脉引流;D. 右侧眼上静脉(直径 1.8mm),尝试经左侧岩下窦和右侧脑膜垂体干失败,经右侧脑膜中动脉途径栓塞,术后瘘仍显影,引流模式改变,术后右眼球结膜水肿加重;E. 经右侧上眼睑切开,暴露动脉化的眼上静脉;F.4 号线牵引暴露的眼上静脉;G.4F 鞘的穿刺针;H. 带微导丝的 Echelon 10,直接经套管针送入海绵窦;I. 微导管超选择造影确认位置,注射 Onyx 0.4ml

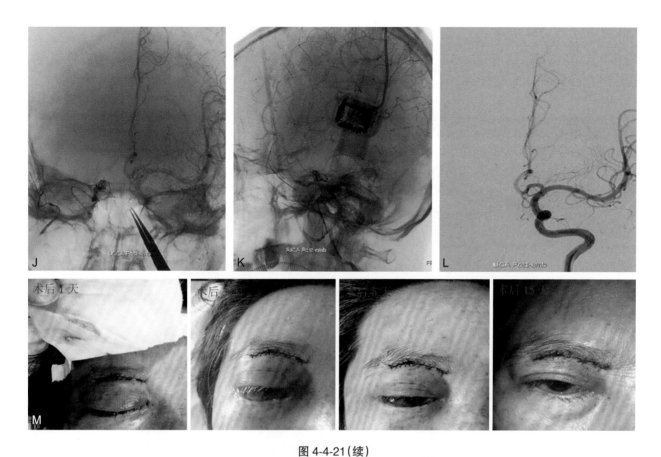

图 4-4-21（续）

J~L. 左侧颈内动脉造影正位像（J）、右侧颈内动脉造影侧位像（K）及左侧颈内动脉造影正位像（L），可见瘘口显影消失；M. 直接拔除穿刺针，简单压迫，依次缝合，术后球结膜水肿逐渐恢复

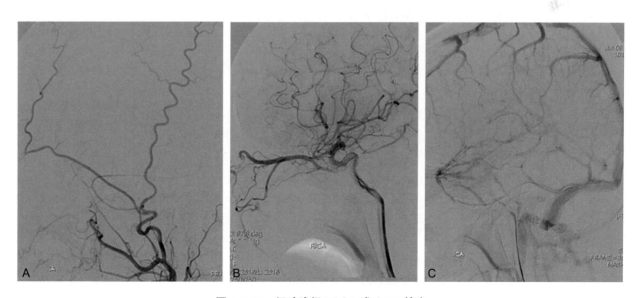

图 4-4-22 经动脉行 NBCA 或 Onyx 栓塞

A. 右侧颈外动脉造影正位像；B. 右侧颈内动脉造影侧位像；C. 右侧颈内动脉造影侧位像晚期，右侧海绵窦区硬脑膜动静脉瘘，供血动脉右侧脑膜垂体干，单一眼上静脉引流

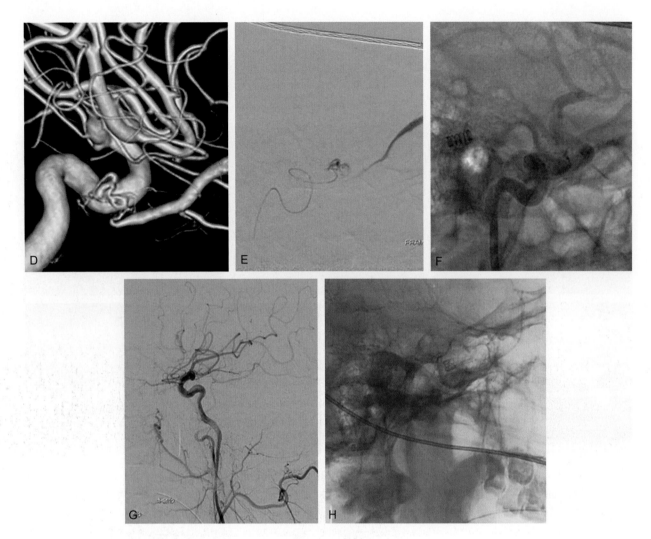

图 4-4-22（续）

D. 3D 血管成像,微导管有希望超选主干动脉;E. 微导管置入右侧脑膜垂体干、主干动脉,超选择造影确认;F. 经微导管置入注射 Onyx 0.3ml;G. 术后右侧颈内动脉造影侧位像;H. 栓塞后造影见瘘口消失,完全治愈

4）立体定向放射外科手术（最后的方法）。

（2）横窦 / 乙状窦区

1）保守治疗:没有皮质静脉回流的瘘可选择;自愈罕见。

2）经动脉行颗粒栓塞:很少治愈,但可能暂时缓解症状（目前很少应用）。

3）经动脉行 NBCA 或 Onyx 栓塞:中等治愈率（图 4-4-23、图 4-4-24）。

4）经静脉栓塞:治愈率高,但有静脉梗死的风险。

5）经静脉置入支架:可以辅助经动脉栓塞治疗（图 4-4-25）。

6）手术切除:术前栓塞可能有帮助,治愈率高。

（3）小脑幕和岩上窦区

1）保守治疗:由于出血风险高,一般不选择。

2）经动脉行 NBCA 或 Onyx 栓塞（图 4-4-25）:在特定病例中治愈率高。

3）经静脉栓塞:仅在特定情况下可能。

4）手术切除:治愈率高,需要较高水平的手术技巧,术前栓塞可能有帮助。

5）立体定向放射外科手术:可能栓塞不完全者有益。

（4）上矢状窦区

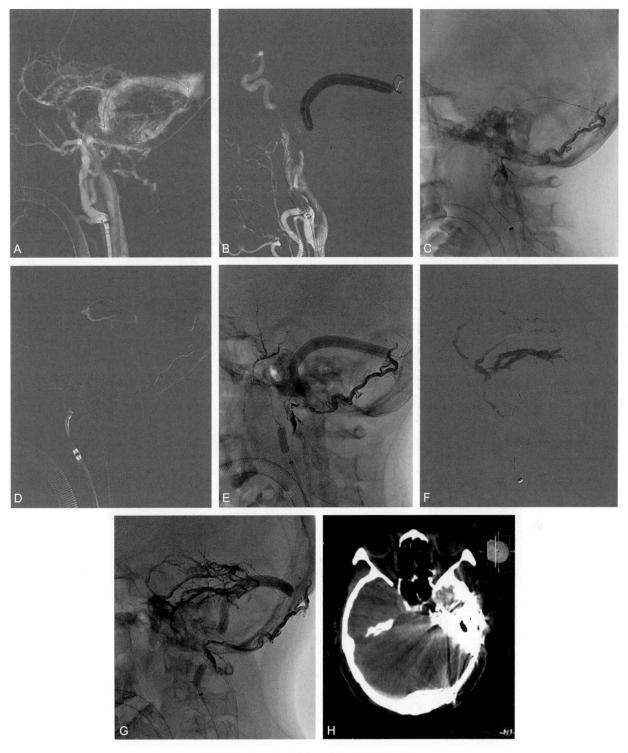

图 4-4-23　经动脉行 NBCA 或 Onyx 栓塞

患者中年女性，主要症状表现为头痛，视物模糊，耳鸣难以忍受导致失眠。A. 见左侧横窦 - 乙状窦区硬脑膜动静脉瘘，脑膜中动脉分支、咽升动脉、枕动脉脑膜支、左侧脑膜垂体干参与供血，汇入横窦 - 乙状窦；B.Hyperform4mm × 15mm 超顺应球囊置入左侧颈外动脉，微导管置入左侧枕动脉；C.8F 导引导管置入左侧颈内静脉，Copernic 8mm × 80mm 球囊置入左侧横窦 - 乙状窦，充盈球囊，经枕动脉注射 Onyx 0.8ml，达到减流作用；D. 微导管通过脑膜中动脉后支，尽可能接近瘘口，形成楔子栓塞技术；E. 注射 Onyx 早期；F. 注射 Onyx 中期；G. 在动静脉球囊充盈情况下，缓慢注射 Onyx 胶 2ml，注射晚期缓慢注射 Onyx 胶 2ml；H. 栓塞后 CT 见栓塞剂分布范围，未见出血

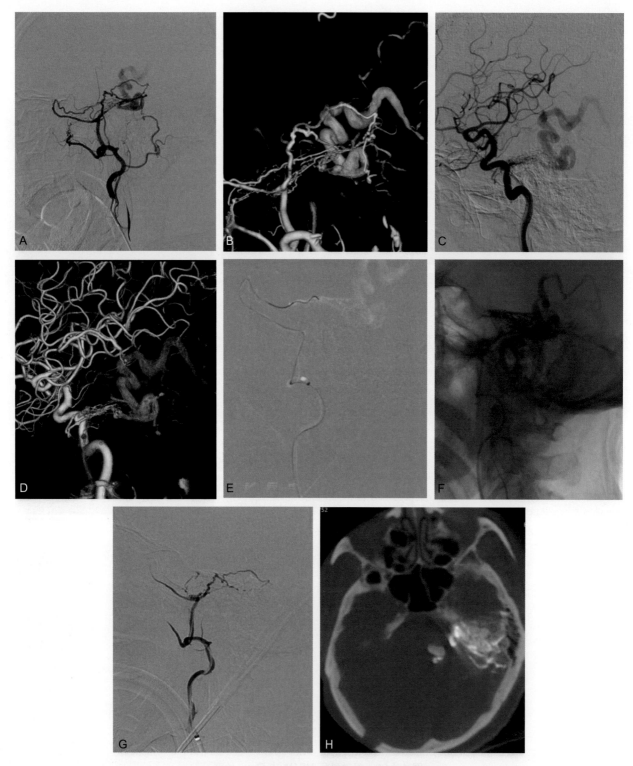

图 4-4-24　经动脉途径栓塞岩斜区硬脑膜动静脉瘘

患者老年男性,主要症状表现为右侧肢体无力,反应迟钝,逐渐加重。A. 左侧颈外动脉造影侧位像;B. 左侧颈外动脉 3D 造影图像;C. 左侧颈内动脉造影侧位像;D. 左侧岩斜区硬脑膜动静脉瘘(小脑幕上),供血动脉脑膜中动脉分支,右侧脑膜垂体干参与供血,单一静脉引流,汇入基底静脉 - 大脑内静脉 - 直窦;E. 依据 3D 血管成像,微导管通过脑膜中动脉后支,有希望无限接近瘘口,形成楔子栓塞技术;F. 微导管注射 Onyx 途中,造影见血流减慢,仍然显影;G. 接着再注射,栓塞结束后造影,显示完全治愈;H. 栓塞后 CT 见栓塞剂分布范围,未见出血,完全治愈

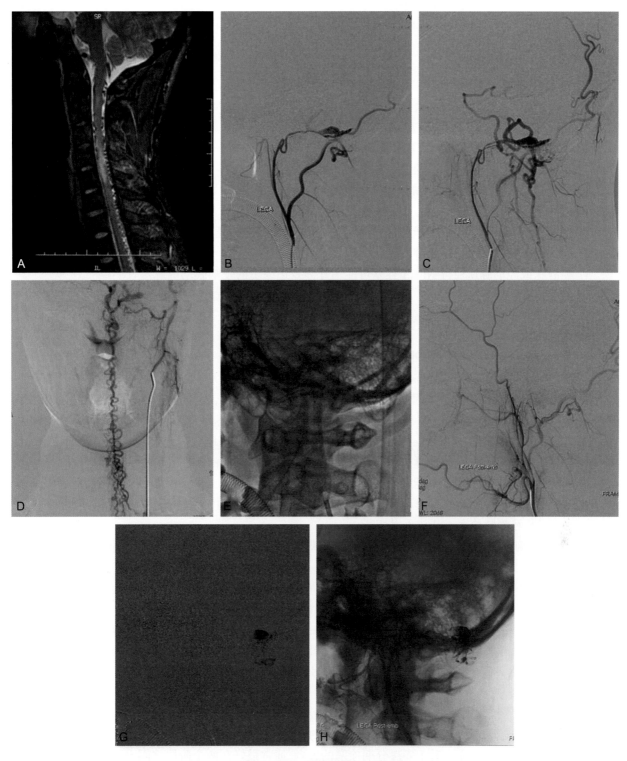

图 4-4-25　经静脉置入支架

患者青年男性,主要症状表现为双下肢无力,感觉障碍,大小便障碍。A. 颈髓 MRI T$_2$ 像见 C$_2$~C$_4$ 水平颈髓水肿,前后方可见迂曲血管流空影;B. 左侧颈外动脉造影侧位像早期;C. 左侧颈外动脉造影侧位像中期;D. 枕大孔区硬脑膜动静脉瘘,枕动脉脑膜支参与供血,向上基底静脉,向下脊髓前后静脉引流;E. 第一根微导管头端尽可能接近瘘口,第二根微导管头端距离第一根微导管头端 1.5cm,置入弹簧圈(2mm×8mm)一枚,再注射 Onyx 0.5ml,形成一个 5~10mm 长的塞子,"高压锅"技术,随后经第一根微导管注射 Onyx,观察引流静脉注胶成形;F. 见完全治愈后,停止注胶,缓慢拔除微导管;G. 见引流静脉被 Onyx 注胶成形;H.Onyx 胶分布范围,完全治愈

1）手术切除：治愈率高，术前栓塞可能有帮助。

2）经动脉行 NBCA 或 Onyx 栓塞：治愈率较高，未能完全治愈者可考虑手术。

3）经静脉栓塞：使用较少。

4）保守治疗：不适用于 Borden 分级较高者。

（5）颅前窝区

1）保守治疗：由于出血风险高，一般不选择。

2）经动脉行 NBCA 或 Onyx 栓塞：在特定病例中治愈率高。

3）经静脉栓塞：仅在特定情况下可能。

4）手术切除：治愈率高，术前栓塞有助于提高手术治愈率。

5）立体定向放射外科手术：可能栓塞不完全者有益。

（6）枕大孔及舌下神经管区

1）如果回流静脉是一条平行于硬脑膜静脉窦且易进入的静脉，经静脉栓塞有效。

2）经舌下动脉栓塞治疗舌下神经管区硬脑膜动静脉瘘。

3）经静脉或经动脉途径行 NBCA 栓塞可能治疗涉及边缘窦的硬脑膜动静脉瘘（图 4-4-25）。

4）岩上静脉窦瘘。

5）岩下窦瘘很少见，但通常对颈静脉栓塞有反应。

8. 注意事项

（1）大多数颅内 DAVF 通过颈外动脉进入。

（2）颅内动脉供血不多见，在 Galen 静脉区常见，包括非常远端的大脑前、中、后动脉供应的软脑膜。

（3）如果供血动脉相对较少，则可以通过动脉途径进行胶栓塞，经由血流导向微导管注射液态栓塞剂。

（4）在 Onyx 栓塞过程中，Scepter 球囊可用于流量控制，以便更好地穿透瘘口到达引流静脉起始。使用过程中必须格外小心以避免球囊过度膨胀，导致血管破裂。Scepter 球囊与 DMSO 兼容，与 NBCA 碘油混合物不相容，如果与胶一起使用会破裂。

（5）更常见的情况是，当软脑膜动脉供应 DAVF 时，它们是多发的，并且不容易通过血管内途径进入。更明智的选择是经静脉栓塞或开放手术切断。

（6）存在软脑膜供血动脉不是出血或神经功能缺失的危险因素；有软脑膜静脉引流是积极治疗的一个更重要因素。

9. 术后管理

（1）在手术后立即进行神经检查或在患者全身麻醉苏醒后立即进行神经功能检查。

（2）进入神经重症监护病房或过渡病房，每小时行生命体征检测、神经检查和腹股沟检查。颅内 DAVF 栓塞术后患者头痛的情况很常见。当头痛严重时应该行 CT 以排除出血，术后 24h 常规复查头颅 CT。大多数栓塞后头痛可能是由于病变处血栓形成引起的刺激和炎症。

（3）有时类固醇疗法有助于缓解不适。

（4）严格的血压控制可以将手术后出血的风险降至最低，并有助于头痛的治疗。

（5）大多数接受简单手术的患者可以在手术后的第 1~3 天出院回家。有时候，术前栓塞的患者应该留在医院观察直到手术完成。对于多次分期栓塞的患者，通常最好在两个阶段之间至少等待 7d。

（6）随访：在术后 6 个月和 18 个月进行 MRI/MRA/DSA 随访，之后每年复查 MRI/MRA。

10. 并发症

（1）与通路有关的并发症包括颅内血管穿孔或破裂，引起蛛网膜下腔、脑实质内或极少出现的硬膜下出血。

（2）血栓栓塞并发症可能由血凝块形成或错误的栓塞材料引起。

（3）如果闭塞颅内引流静脉，存在静脉梗死和相应脑实质出血的风险，可以是急性或延迟性出血。

（4）海绵窦硬脑膜瘘闭塞后可能会加重脑神经麻痹。

（5）微导管可能被粘住和／或导管可能破裂，胶或 Onyx 栓塞颅内动脉。

（6）颅内 DAVF 栓塞术后发生脑脓肿（少见）。

（7）任何颅内手术后都可能导致癫痫发作。

（四）肿瘤术前栓塞技术

1. 适应证和禁忌证

（1）一般适应证为患有高血运肿瘤（如脑膜瘤、血管外皮细胞瘤、血管网状细胞瘤、青少年鼻咽纤维血管瘤、颈动脉体瘤、颈静脉球瘤、转移瘤等）、巨大肿瘤、肿瘤部位很深、手术无法阻断供血动脉，预期不经栓塞会有大量出血的患者。

（2）禁忌证多数是相对的。如：供血动脉供应重要的脑功能区；显著的动脉粥样硬化，血管解剖条件差，难以到位（血管发育异常，血管过度迂曲）；严重的对比剂过敏、肝素过敏、凝血功能障碍；血管内治疗时存在活动期感染。

2. 麻醉方式的选择　目前有局部麻醉加基础麻醉和全身麻醉两种，可根据患者情况进行选择。颅外动脉栓塞手术多选择局部麻醉，以便观察术中有无神经功能受损。如需最大限度地减少患者活动并减少呼吸动度对手术的影响时应采用全身麻醉，如儿童，患者躁动不能配合，气道不稳定（大量鼻出血等），预期手术时间会很长。此外，Onyx 中 DMSO 有局部血管毒性可引起疼痛，清醒患者在注射该栓塞剂时相当痛苦和耐受性差，应考虑全身麻醉。

3. 治疗阶段

（1）栓塞材料的选择：有多种栓塞剂可选，选择的最重要原则是选择术者最得心应手的材料。

1）液体栓塞剂：①α- 氰基丙烯酸正丁酯（NBCA）是一种液体胶粘剂，不透射线，可与离子物质接触快速聚合。与不同量的碘油混合以改变其聚合速率并定制栓塞期间的注射速度和深度，注射必须快速且连续，并及时取出，以实现永久性闭塞血管。如注射超时，微导管与邻近血管黏合在一起的风险增加。②Onyx 是一种沉淀聚合物，其由次乙烯醇异分子聚合物溶解于 DMSO 组成。Onyx 和 NBCA 相比无黏附性，因此，在注射过程中微导管周围可以耐受更大程度的反流，减少导管滞留风险。不同于 NBCA，Onyx 可以缓慢注射，并可中断注射进行血管造影以查看栓塞的进度。尽管有这些优点，但需注意 Onyx 可以引起 DMSO 相关的血管内皮毒性和肺水肿。

2）颗粒栓塞剂：包括缝合丝线明胶海绵、纤维蛋白胶、明胶球、栓塞微粒球、聚乙烯醇（PVA）泡沫，可用于在远端对肿瘤进行渗透。较小的粒子可更深入地穿透，但有更大的风险——意外地栓塞邻近正常的动脉。选择较大的粒子直径，最大限度地提高肿瘤栓塞的效果，同时最大限度地减少意外栓塞邻近血管的风险。目前使用的颗粒栓塞剂的主要缺点是其射线可透过，故必须通过注射对比剂间接确定肿瘤的栓塞程度。此外，如果栓塞在外科手术之前进行得太早，血管可能部分再通。

3）其他：如可脱球囊、弹簧圈、支架等。

（2）栓塞目标：血管内肿瘤栓塞可用于减少外科手术整体失血；以提高手术时的可视性，便于肿瘤的切除；选择性地阻塞肿瘤深部的供血动脉，动脉栓塞一直是实现这些目标的传统方法。靶向栓塞和闭塞深部的供血动脉，特别适用于选择性的高血运肿瘤，其中精细的显微解剖和选择性维护正常的非肿瘤血管系统是病灶的局部和局部解剖所必需的。当存在多支动脉供血时，经动脉阻断只能部分减少肿瘤血供，但对外科手术仍可能有显著效果。对于一些类型的肿瘤可以通过直接穿刺栓塞治疗。

导引导管到位：在路径图导引下，通过导丝将导引导管送入病变供血动脉相对平直的近端，导引导管尽量放在高位以增加其稳定性并能够提高栓塞导管和导丝的操控性。到位后进行造影，检查其头端是否存在血管痉挛及夹层，如诱发血管痉挛影响血流，可将导管头端回撤。事先造影明确肿瘤的血供来源、静脉引流，并确定要保留的重要正常血管。进行肝素化并保持激活凝血时间（ACT）在 200~300s。栓塞前应进行微血管造影，以确定肿瘤血管分布，并确定是否存在与相邻正常血管的任何危险吻合。

（3）栓塞

1）应用液体栓塞治疗时应尽可能接近病灶，以实现栓塞材料在瘤内最大限度地渗透。如前所述，在某些情况下可以使用 18G 动脉穿刺针进行直接肿瘤穿刺，随后用针进行血管造影和栓塞。

2）我们通常使用 NBCA 闭塞远端供血动脉，这种情况不适合使用 Onyx 进行栓塞。如果局部血管解剖结构使得 Onyx 深入肿瘤内渗透造成非目标栓塞到重要相邻血管的风险增加，或者目标血管近端没有足够的安全距离使 Onyx 回流形成一个"塞子"，那么更适合使用 NBCA 对目标血管进行局部闭塞。

3）在流速快的特定肿瘤中，可先放置线圈或弹簧圈以使肿瘤供血动脉流速减慢，然后再使用液体栓塞剂。

4）术前肿瘤栓塞不能进行超选择插管的情况下，适合使用 PVA 颗粒。需要应用稍大的栓塞导管，还需要仔细检查局部血管解剖结构以识别潜在的危险吻合并且选择适当尺寸的颗粒。

4. 术后管理 术后进行全面神经系统查体。全身麻醉患者转入神经重症监护室密切观察，持续监测生命体征，每小时进行神经系统查体和观察动脉穿刺口。栓塞术后，治疗区域经常会有一些疼痛，可给予对症治疗。根据治疗病变不同，决定如何进行随访。多数患者需进行临床随访和选择性影像学检查。

（王 君 吕 斌 张荣举 马玉栋）

四、球囊辅助技术

球囊辅助技术是神经介入技术的重要组成部分，在神经介入治疗发展中扮演重要角色，目前已被广泛应用于各种复杂脑、脊髓血管疾病的栓塞治疗中。如责任血管闭塞（permanent vessel occlusion，PVO）前评估，即球囊闭塞试验（BOT），颅内动脉瘤球囊辅助栓塞，脑、脊髓血管动静脉瘘球囊辅助栓塞，复杂动脉瘤球囊辅助夹闭，缺血性脑血管疾病的血管内治疗等。

（一）球囊闭塞试验

血管内技术的发展已允许治疗大部分复杂的血管病变，支架和弹簧圈等高科技材料已成为血管内技术的核心。然而，在某些血管疾病的治疗中，责任血管闭塞（PVO）仍然是可行的选择。带有可解脱球囊的血管内 PVO 可以追溯到 20 世纪 70 年代初，由 Serbinenko 首次报道，即使到现代，一些颈动脉巨大动脉瘤、颈动脉假性动脉瘤、颈内动脉损伤或破裂和复杂的颈动脉瘘等均可能需要 PVO。颈动脉闭塞是一个相对简单的过程，但如何避免立即或延迟的血流动力学脑缺血仍然是一个挑战，栓塞事件仍是 PVO 的主要并发症。1994 年 Linskey 报道了 254 例 PVO 患者，缺血性并发症高达 26%，死亡率高达 12%，但这组患者均未行 BOT。BOT 是目前公认的最有效评估患者能否耐受 PVO 的方法，BOT 失败者行 PVO 前需进行血运重建。

BOT 技术在取得患者及家属同意后，充分告知试验的目的，术中配合要点，一般情况下在局部麻醉下进行，不使用肌肉松弛药（简称肌松药）。采用改良或常规 Seldinger 法穿刺股动脉，并置入 6F 动脉鞘，适度肝素化，减少导管相关的栓塞并发症。常规超选血管造影，包括双侧颈内、颈外、椎动脉造影。将合适的不可解脱球囊放置在病变血管适度位置，不能过低或过高，避免引起不必要的并发症。对球囊充气，并通过血管造影确认血管完全闭塞。球囊总共充气 30min，每 5min 进行一次神经系统检查，并记录相关数据；若患者的神经系统检查有任何变化，则立即将球囊放气并进行脑血管造影。如果患者在全身麻醉下进行手术，则需神经电生理检查及 TCD 监测协助评估试验效果。同时可行对侧颅内压和椎动脉（VA）的脑血管造影，以评估球囊充气时的侧支循环。手术结束时，对球囊放气并进行血管造影，以确保血管及其远端区域的正常通畅。移除导管和护套。穿刺处的止血可通过手动压缩获得。如果在 BOT 的 30min 内患者的神经系统检查没有变化，则可以闭塞该血管，必要时可以行强化 BOT，将 BOT 时间延迟至 45~60min，或术中控制性降压，进一步评估血管代偿及血流储备情况。出院前，对患者进行 4h 观察，并每 15min 进行一次神经系统检查。

BOT 技术基本原理是评估颅内侧支循环是否建立，并评估侧支代偿循环在暂时行阻塞责任血管供血期间维持责任血管供血区域灌注的功效。目前 BOT 的判断标准有：①脑血管造影及其静脉期显影时相，主要为毛细血管期的灌注和静脉期出现的时相，试验侧与对侧两者时相差 <1.2s 为正常，否则应视为阳性。②临床指征，包括生命体征、肢体活动、语言、感觉、思维等指标，如有异常应视为阳性。③灌注影像评估，包括放射性同位素指标（PET、SPECT）、CT 灌注、氙气 CT 灌注、MR 灌注等，直接或间接判断试验

侧脑供血情况。④诱发性低血压,BOT 期间诱发低血压可以提供更多信息,例如,颅内侧支循环是否会在 PVO 后提供足够的血流量。⑤经颅多普勒超声,平均血流速度和搏动指数降低小于 30% 是临床的良好预测指标,可行 PVO,若降低超过 50% 则表明 BOT 失败。⑥电生理监测,神经电生理监测(neurophysiological monitoring,NPM)如脑电图(EEG),躯体感觉诱发电位(SEP)和脑干诱发电位的使用已被证明是执行血管内手术的重要辅助手段。当无法进行临床评估时,例如在全身麻醉的患者中,NPM 无疑是有价值的。⑦残端压等,在 BOT 期间将残端压力比(初始平均残端压力 / 闭塞前平均动脉压)维持在 60% 或以上是颅内侧支循环充分的有用标志,同时因缺少证明残端压和脑灌注血流量的相关性研究,该技术仍存在很大争议。

(二) 球囊辅助动脉瘤介入栓塞术

1971 年,Serbinenko 首次报道运用可解脱球囊治疗动脉瘤,将球囊释放至动脉瘤瘤体内来栓塞治疗动脉瘤,但因其高的风险性及术后复发率,此技术未得到广泛运用。1980 年后 Tracker 和 Magic 系列微导管出现,1989 年 Guglielmi 设计了电解可脱性弹簧圈(GDC)并于 1991 年运用于临床,使动脉瘤的介入治疗进入快速发展阶段,各种新技术层出不穷。但是对于宽颈的颅内动脉瘤,单纯的弹簧圈栓塞仍有较高的复发率,怎么降低动脉瘤介入术后复发是众多学者研究的重点。1997 年,Moret 描述了球囊辅助瘤颈重塑技术栓塞宽颈颅内动脉瘤,并取得成功。随后大量的研究证实了球囊辅助瘤颈重塑技术的有效性及安全性,有效地降低了动脉瘤的复发率。

患者全身麻醉成功后,采用改良或常规 Seldinger 法穿刺股动脉,并置入 6F 动脉鞘,全身肝素化,减少导管相关的栓塞并发症。guilding 支撑导管到位后,将合适的不可解脱适应性球囊放置在载流动脉内,球囊需完全覆盖动脉瘤颈口。动脉瘤栓塞微导管到位后,选择合适的弹簧圈栓塞动脉瘤,在弹簧圈溢出动脉瘤颈时回收弹簧圈确定弹簧圈位于瘤体内,充气球囊,进一步尽可能致密栓塞动脉瘤。栓塞完成后撤出微导管及球囊,进一步造影证实动脉瘤栓塞的效果及载瘤动脉的通畅性。

球囊辅助动脉瘤栓塞技术不仅运用于栓塞过程中瘤颈成形,还可作为栓塞过程中动脉瘤破裂的抢救,在栓塞过程中动脉瘤破裂,需释放球囊,阻断动脉瘤血流,为处理动脉瘤提供时间保证,减少灾难性后果。同时部分学者报道通过球囊 guilding 辅助栓塞颅内动脉瘤,将 8F 球囊导管在前循环动脉瘤患者近端进行血流控制,并用于在意外破裂过程中暂时减少近端血流。尽管起初具有战略意义并用于紧急情况,但偶然发现使用 8F 球囊导管的其他优点,认为在近端进行血流控制对微导管的可控性有利,并证明球囊血流控制方法作为一种新型辅助技术能提高血管内弹簧圈栓塞的有效性。

随着支架及血流导向装置的问世,球囊辅助动脉瘤栓塞的比例越来越少,但引起术后无须服用抗血小板药物等优点,仍被个别中心所运用,并有双球囊辅助技术的报道,这项技术可用于累及大脑中动脉主干动脉瘤和前交通动脉巨大动脉瘤等血管内治疗。

(三) 球囊辅助脑 / 脊髓动静脉瘘栓塞术

球囊辅助技术在颈内动脉海绵窦(TCCF)及脑 / 脊髓动静脉瘘运用广泛,且效果显著。1971 年,Serbinenko 报道了运用可解脱球囊治疗 TCCF 获得成功,并成功地保住了颈内动脉,显著地降低了并发症,1973 年 Binkley 进一步改良此技术,随后的"金球囊"成为治疗 TCCF 的首选方法。但随着弹簧圈及液体栓塞剂的问世,球囊目前已成为治疗中的辅助手段,只运用于降低高流量动静脉瘘血流量及避免栓塞剂误入正常血管等,以便提高瘘的治愈率及降低并发症的发生率。

球囊辅助动静脉瘘栓塞术,患者全身麻醉成功后,采用改良或常规 Seldinger 法穿刺股动脉,并置入 6F 动脉鞘,全身肝素化,减少导管相关的栓塞并发症。guilding 支撑导管到位后,将球囊放置在瘘口或颈内动脉供血处,将微导管超选至瘘口内,先在瘘口处放置解脱球囊或弹簧圈,再用液体栓塞剂如 Onyx,注射液体栓塞剂时需充气颈内动脉阻塞球囊,在颈内动脉路径图下反复注射,避免栓塞剂反流至正常血管内。球囊阻断时间一般不要超过 5min,必要时重复对球囊充气或放气。满意栓塞后撤出微导管、球囊,再次造影确定各血管通畅性及病变处理情况。

(四) 球囊辅助颅内动脉瘤夹闭术

对于复杂的颅内动脉瘤,单纯介入栓塞很难改善患者临床症状,且具有高的复发率和费用。1990 年

Shucart 首次报道球囊辅助基底动脉瘤夹闭术;1992 年 Bailes 等报道了术中基底动脉球囊导管置入辅助阻断载瘤动脉,但他认为"尽管最终控制了大出血,但患者随后死亡,这一技术有一定的可行性,但相对栓塞风险较高"。1994 年 Mizoi 等进一步改良此技术,并将其运用在前循环及后循环的复杂动脉瘤夹闭,并取得了一定的效果。但因为技术的复杂性及介入技术的发展,此类辅助技术未得到进一步发展。近几年来,随着复合手术室的建设及复合手术技术的发展,一站式复合手术开展迎来再次飞跃。一站式复合手术球囊辅助颅内动脉瘤夹闭开展成为一种常态,球囊辅助下能更好地阻断载瘤动脉,减少患者创伤,并能术后即时造影复查,确定动脉瘤完全闭塞及确保载瘤动脉及各重要分支血管的通畅,大大地降低了手术并发症发生率,为复杂动脉瘤的治疗提供一种新的治疗手段。

（五）球囊辅助血管成形术

脑血管狭窄及闭塞性疾病,约占血管性疾病的 3/4,1974 年 Cruntig 首创了球囊成形术,并用于治疗缺血性脑血管性疾病,随后在此类技术的基础上出现了支架置入术。直至目前,球囊血管成形术仍是处理缺血性脑血管性疾病的主要技术,并广泛运用于慢性颈内动脉狭窄、椎基底动脉狭窄、大脑中动脉狭窄等狭窄性脑血管性疾病的成形;同时也被开展运用于慢性颈内动脉闭塞、大脑中动脉闭塞等闭塞性疾病再通手术治疗,并取得一定的效果。在急性大血管闭塞的急诊动脉取栓中也有一定的运用,Nguyen 等报道指出将 BGC（球囊 guiding）与 Solitaire 支架 - 取栓装置配合使用可带来更高的血运重建效果,减少辅助治疗的使用,缩短手术时间并改善临床效果。

（六）三叉神经半月节球囊压迫术

球囊辅助技术,不仅运用于脑血管性疾病的治疗,在功能性疾病特别是三叉神经痛的治疗中占有一席之地。通过透视下穿刺卵圆孔,确定到位后置入压迫式球囊,充气球囊压迫三叉神经半月节,进而治疗三叉神经痛。但因显微血管减压术（microvascular decompression,MVD）是更有效的根治性方法,球囊压迫技术只能作为显微手术的辅助手段,运用于不愿接受手术,或基础疾病多、高龄等患者的治疗。

（赵文元　张庭保）

五、Wada 试验

（一）历史背景

1941 年 Garder 采用普鲁卡因麻醉一侧大脑半球,以了解左利手患者语言功能的优势半球;1949 年日本的 Wada 医师在对精神分裂人格障碍患者进行治疗时,通过颈内动脉注射异戊巴比妥麻醉一侧大脑半球,用以确定语言优势半球。早期该方法用于癫痫患者术前确定语言与记忆功能优势半球侧别;该方法被命名为 Wada 试验（Wada test,瓦达试验;又称颈动脉内异戊巴比妥钠注射试验）。国内于 20 世纪 90 年代开始采用异戊巴比妥进行 Wada 试验,逐渐成为癫痫患者确定语言和记忆优势半球的"金标准"。目前临床应用不仅仅局限于难治性癫痫术前评估语言、运动及记忆,同时应用于脑及脊髓动静脉畸形等疾病的治疗。

（二）Wada 试验的演变

最初的 Wada 试验为直接颈内动脉注射异戊巴比妥麻醉一侧大脑半球,其后由于异戊巴比妥的短缺,戊巴比妥、美索比妥、丙泊酚及依托咪酯等药物用于 Wada 试验。Wada 试验由最初的直接颈内动脉插管注射药物变为经股动脉穿刺置管超选颈内动脉注射药物。近年来在脑及脊髓动静脉畸形介入栓塞中,微导管超选入拟栓塞供血动脉,微导管内注射药物进行 Wada 试验,预测栓塞该动脉后是否出现并发症,提高动静脉畸形介入栓塞的安全性。早期的 Wada 试验多在局部麻醉下评估患者语言、记忆及运动等功能,需要患者配合;对于部分脑血管畸形患者,介入栓塞需要在全身麻醉下进行,通过与电生理医师合作对全身麻醉患者进行术中电生理监测,通过 SEP 及 MEP 监测联合微导管超选供血动脉行 Wada 试验评估栓塞并发症风险。

（三）Wada 试验的药物选择

自 1949 年第一次使用异戊巴比妥进行 Wada 试验以来,异戊巴比妥的使用已经有 50 余年的历史,积累了丰富的临床经验,同时该药的安全性和有效性已得到证实。由于全球范围内异戊巴比妥的短缺、部分国家及地区法律限制使用,戊巴比妥、美索比妥、丙泊酚及依托咪酯等药物替代异戊巴比妥。对 Wada 试验所用药物简要总结见表 4-4-1。

表 4-4-1　Wada 试验用药

药物	剂量	注释
异戊巴比妥	75~125mg,可追加 25mg	"金标准",作用时间短,毒性低,临床经验丰富
美索比妥	3mg,可追加 2mg	作用时间非常短,需要多次追加剂量;药物浓度波动大,测试结果可靠性不确切;脑电图变化不明显,需要通过语言和运动判断药物代谢情况;增加癫痫发作风险
丙泊酚	10~20mg,可追加 10mg	作用时间短,需要多次追加剂量;注药时有疼痛等不适感;严重不良反应,意识混乱、头眼偏斜、肌阵挛、面部潮红
戊巴比妥	20~24mg,可追加 12~16mg	作用时间很长
司可巴比妥	10~25mg	效果同异戊巴比妥,副作用小,药物获得困难
依托咪酯	2mg 注入后 12mg/h 泵入	效果同异戊巴比妥;给药后需持续泵入药物;最主要的不良反应为寒战

1. 异戊巴比妥　异戊巴比妥钠作为第一个应用于 Wada 试验的药物,自 1949 年 Wada 将其用于难治性癫痫切除手术前评估语言及记忆优势半球以来,至今已有超过 70 年的临床使用经验。该药作用时间短,毒性低。但全球范围内经常出现短缺,同时部分国家及地区法律限制其使用,目前已被多种其他如丙泊酚、依托咪酯等药物替代。我国无法获得该药,目前为止无使用异戊巴比妥进行 Wada 试验的相关研究。

2. 丙泊酚

(1) 丙泊酚是烷基酚类的短效静脉麻醉药,其麻醉效果迅速、半衰期短,副作用少,广泛应用于麻醉科、重症监护室及急诊科,作为全身麻醉的诱导和维持。国内外研究均表明丙泊酚可安全有效地替代异戊巴比妥进行 Wada 试验,其有效率与异戊巴比妥无明显差别。

(2) 丙泊酚进行 Wada 试验时仍有不良反应,Mikuni 等将丙泊酚颈内动脉注射相关的不良反应分为Ⅲ级:Ⅰ级包括眼痛、颤抖、面部扭曲、流泪、发笑和情感淡漠;Ⅱ级包括意识混乱、不随意运动或头眼偏转;Ⅲ级包括肌张力增加,伴有抽搐和节律性运动或强直性姿势;其中Ⅰ和Ⅱ级不良反应也可在异戊巴比妥钠注射液进行 Wada 试验中出现,Ⅲ级不良反应为丙泊酚颈内动脉注射特有的不良反应。

(3) Wada 试验中丙泊酚颈内动脉注射剂量尚无统一标准,单侧注射最小剂量为 3~5mg,最大剂量可达 32mg,少数中心按照患者不同体重制订剂量;国内学者研究对比 7mg 与 10mg 丙泊酚对 40 例难治性癫痫患者进行 Wada 试验,将患者分为 7mg 与 10mg 两组,结果证实 7mg 丙泊酚颈内动脉注射在运动及语言测试上与 10mg 丙泊酚颈内动脉注射无明显差异,在记忆测试中 7mg 组明显优于 10mg 组,同时在 10mg 组中不良反应发生率远高于 7mg 组,同时在 10mg 组中出现了 9 例Ⅲ级不良反应患者;最终研究结果证实 7mg 丙泊酚颈内动脉注射有效性及安全性优于 10mg。

3. 依托咪酯　依托咪酯为咪唑类衍生物,催眠性静脉麻醉药,起效快,作用时间短,安全性高。依托咪酯进行 Wada 试验在一次给药后,需微量泵持续泵入,维持药物浓度完成测试。依托咪酯最常见的不良反应为寒战,症状可自行缓解。首次给药 2mg(1ml),之后以 12mg/h(6ml/h)持续泵入,其中 50% 患者出现寒战,持续几分钟后寒战消失,其有效性及安全性同异戊巴比妥。依托咪酯在癫痫患者术前评估进行 Wada 试验的有效性和安全性同异戊巴比妥。应用依托咪酯颈内动脉注射进行语言与记忆的测试又被称为 eSAM 试验(etomidate speech and memory test)。依托咪酯用法:2mg 初始给药(0.03~0.04mg/kg),再以 0.003~0.004mg/(kg·min)、6ml/h 速度持续泵入。

4. 戊巴比妥　戊巴比妥作为异戊巴比妥替代药物,国外部分中心具有使用戊巴比妥进行 Wada 试验的经验,目前国内无戊巴比妥进行 Wada 试验的相关研究,该药多用于动物实验。2007 年 Jee 等将 60 例癫痫患者分为 28 例异戊巴比妥组与 32 例戊巴比妥组,分别进行颈内动脉注射 Wada 试验,研究结果证实戊巴比妥颈内动脉注射进行 Wada 试验的安全性和有效性与异戊巴比妥无明显差异,其主要不良反应为困倦及意识混乱,可自行恢复。

5. 其他药物　美索比妥、戊巴比妥及司可巴比妥在国内均无法获得,同时也无相关文献报道。国外少数文献报道这些药物的安全性和有效性等同于异戊巴比妥,在此不做详细介绍。国内报道使用氯硝西泮替代异戊巴比妥在癫痫患者术前功能评估进行 Wada 试验,证实了氯硝西泮的安全性和有效性。

（四）Wada 试验适应证

1. 癫痫手术前评估记忆、语言、运动功能;预测切除术后并发症发生风险,用于癫痫切除手术前评估为 Wada 试验最经典的适应证;国内外均有研究报道该方法的安全性及有效性。

2. 大脑半球切除或离断术,术前判断语言、记忆等功能是否转移。

3. 脑及脊髓动静脉畸形介入栓塞,术中超选拟栓塞供血动脉,评估栓塞后并发症发生风险,Wada 试验的适应证不再局限于癫痫术前评估方面,近年来在脑及脊髓动静脉畸形介入栓塞领域得以应用。传统方式进行语言及记忆功能评估需在患者清醒状态下完成,而动静脉畸形栓塞需全身麻醉下进行,无法对语言及记忆进行评估,联合电生理医师进行全身麻醉下 MEP 及 SEP 监测作为评估 Wada 试验的手段。2004 年 Yasunari 等报道了 52 例脊髓动静脉畸形栓塞过程中在 MEP 及 SEP 监测下进行 Wada 试验,其中药物有两种,50mg 异戊巴比妥与 40mg 利多卡因进行超选拟栓塞动脉后注射,结果证实出现 1 例假阳性结果,19 例阳性结果:其中 7 例在脊髓后动脉供血进行注射后 MEP 及 SEP 均消失,11 例在脊髓前动脉供血和 1 例小脑下后动脉供血进行注射后 MEP 消失。2014 年 Faisal 等报道了 2 例丙泊酚在脊髓动静脉畸形栓塞中的应用,证实丙泊酚在脊髓动静脉畸形栓塞术中 Wada 试验的有效性和安全性。2016 年 Makoto 等报道了在 MEP 及 SEP 监测下 1 例脉络膜前动脉供血的脑动静脉畸形介入栓塞术中应用丙泊酚进行栓塞注胶测试,术后患者未出现神经功能障碍,初步探讨了 Wada 试验联合电生理监测在脑动静脉畸形介入栓塞中应用的安全性和有效性。目前 Wada 试验在脑及脊髓动静脉畸形介入栓塞中的应用仍需进一步探索,笔者将在文末介绍本中心 1 例脑动静脉畸形与 1 例脊髓动静脉畸形栓塞中进行 Wada 试验的病例。

（五）Wada 试验禁忌证

1. 无法配合完成 Wada 试验功能评估任务的患者(部分癫痫患者长期发作导致认知功能严重低下,无法配合完成任务)。

2. 高流量动静脉畸形。

3. 前交通动脉开放良好,一侧颈内动脉可通过前交通动脉供应另一侧半球。

4. 丙泊酚及依托咪酯等 Wada 试验药物过敏者。

（六）Wada 试验与 fMRI

近年来随着功能磁共振成像(functional magnetic resonance imaging,fMRI)的发展,fMRI 与 Wada 试验在癫痫患者术前进行言语及运动半球侧别的差异对比研究报道增多。2014 年 Prisca 等的荟萃分析对 22 个中心共 504 例癫痫患者应用 Wada 试验及 fMRI 定位语言优势半球侧别进行对比,结果证实在语言功能区位于一侧半球患者,fMRI 与 Wada 试验无明显差异,对于语言功能区位于双侧半球患者,还需要通过 Wada 试验判定语言优势侧别。fMRI 较 Wada 试验优势为非创伤性检查,方便简单安全;但仅能对语言及运动功能定位优势半球侧别,无法评估记忆功能;对于言语或运动评估过程中双侧脑叶功能区均有激活患者,无法定位优势半球侧别,此时仍需进行 Wada 试验定位功能优势侧。对于 fMRI 能否完全取代 Wada 试验仍需进一步探索。

（七）Wada 试验的流程(评估记忆、言语及运动功能)

参与医师:神经介入医师、电生理医师、麻醉师、介入中心技师及护士。

1. 测试前进行模拟训练(模拟训练内容与测试内容不同),让患者熟悉整个流程并能够顺利配合,同时让患者知情评估过程,消除患者的紧张感。

2. 该试验在介入手术室进行,患者需在监护下接受测试,同时需准备地西泮注射液及静脉抗癫痫药物以备用(测试过程中可能出现癫痫发作甚至癫痫持续状态)。

3. 由神经介入医师进行全脑血管造影,评估血管情况及有无明显前交通动脉开放。

4. 由电生理医师连接头皮脑电,阅读及记录基线脑电图。

5. 导管内给药前,电生理医师记录基线脑电图,测试者进行测试并记录患者各功能的基线水平(具体测试内容由专业的神经心理评估师制订)。

6. 导管内给药后,重复以上测试内容并记录。

7. 如要重复给药再次进行测试,则需脑电图完全恢复至基线水平后再次给药测试。

（八）Wada 试验联合电生理监测流程（脑 / 脊髓动静脉畸形介入栓塞）

对于脑及脊髓血管畸形需介入栓塞患者进行 Wada 试验,主要测试内容为拟栓塞动脉供血区有无功能;由于此类疾病介入手术,需在全身麻醉下进行,所以只能通过 SEP 及 MEP 等电生理监测手段进行评估。对于部分高流量动静脉畸形,经微导管给药后,药物通过血流快速通过畸形团,可能出现假阴性结果。该试验方法对于流量较低的畸形团可信度更高,同时术中可反复给药测试验证结果。基本试验流程如下:

1. 患者全身麻醉诱导成功后,电生理医师安装 MEP 及 SEP 监测。

2. 电生理医师同麻醉师沟通麻醉过程中肌肉松弛药的使用,保证全身麻醉状态下手术前 SEP 及 MEP 测试正常。

3. 神经介入医师常规进行手术操作,微导管到位满意后,微导管内给药进行 Wada 试验。

4. 电生理医师观察 SEP 及 MEP 下降幅度,与神经介入医师沟通后决定是否进行栓塞。

5. 如对测试结果有疑问,可待恢复至基线水平,再次微导管内给药进行测试。

（九）Wada 试验病例

1. 电生理监测下右侧基底节区动静脉畸形部分栓塞及 Wada 试验应用

【病例 5】

患者,女,24 岁,反复右侧脑室出血入院。诊断:右侧基底节区动静脉畸形。头颅 MRI 可见右侧基底节区混杂密度影伴流空影（图 4-4-26）;DSA 可见畸形团主要供血动脉为右侧大脑中动脉分支——粗大的豆纹动脉（图 4-4-27）;3D-DSA 发现畸形团内存在动脉瘤样结构（图 4-4-28）,SM 分级Ⅴ级。

手术策略:电生理监测下栓塞畸形团内动脉瘤样结构,降低出血风险。微导管超选到位后微量造影可见动脉瘤显影（图 4-4-29、图 4-4-30）,经微导管推注 7mg 丙泊酚,观察 MEP（图 4-4-31）及 SEP 变化,经微导管缓慢注胶栓塞动脉瘤样结构（图 4-4-32）;术后无肌力下降。

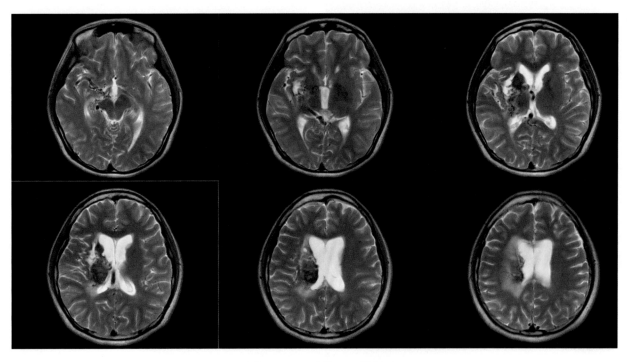

图 4-4-26 头颅 MRI 检查

T_2WI 示右侧基底节区动静脉畸形

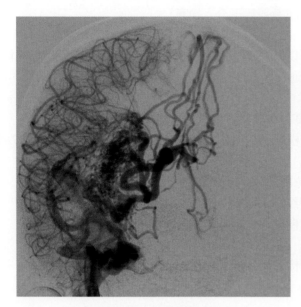

图 4-4-27 右侧颈内动脉 DSA
示右侧基底节区动静脉畸形

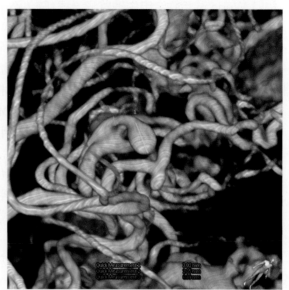

图 4-4-28 右侧颈内动脉 3D-DSA
3D 图像示畸形血管团内可见动脉瘤样结构

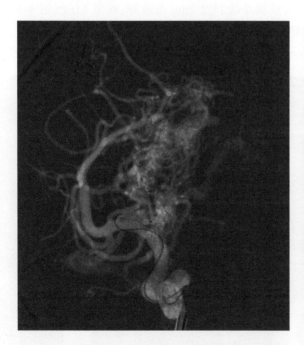

图 4-4-29 右侧颈内动脉"路图"下超选拟栓塞供血动脉

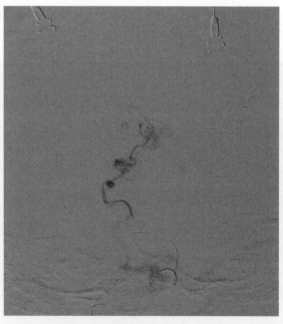

图 4-4-30 超选到位后微导管微量造影
示动脉瘤样结构显影

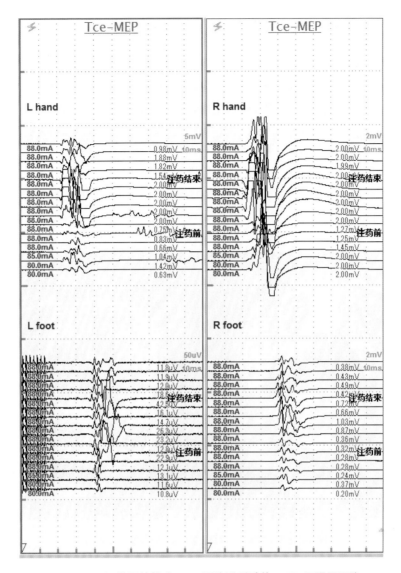

图 4-4-31　经微导管推注 7mg 丙泊酚后肢体 MEP 无明显下降

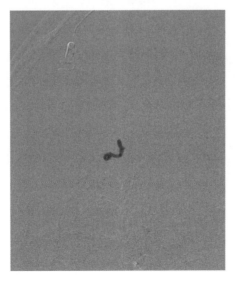

图 4-4-32　经微导管缓慢注胶栓塞动脉瘤样结构

2. 电生理监测下颈段脊髓动静脉畸形介入栓塞联合 Wada 试验

【病例6】

患者,男,27岁,突发双下肢无力入院。颈椎 CT 提示颈髓内高密度影(图 4-4-33);颈椎 MRI T_2WI 上髓内可见条状低信号(图 4-4-34);DSA 发现颈髓动静脉畸形,主要由脊髓前动脉供血,畸形团内发现动脉瘤样结构(图 4-4-35);微导管超选到位后,微量造影可见动脉瘤样结构及畸形团显影(图 4-4-36、图 4-4-37),栓塞前给予经微导管注射丙泊酚 7mg,MEP 及 SEP 无明显下降(图 4-4-38),经微导管缓慢注胶,栓塞后再次造影见畸形团无显影(图 4-4-39),术后患者肌力无明显变化。

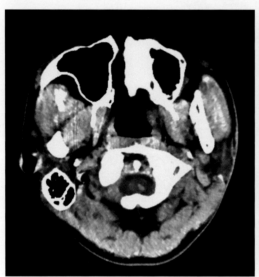
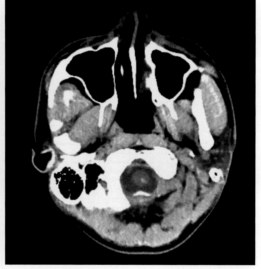

图 4-4-33 颈椎 CT 可见髓内高信号(髓内出血)

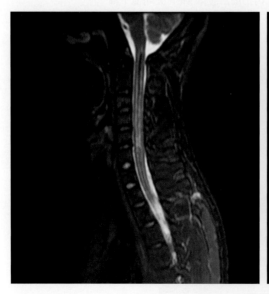
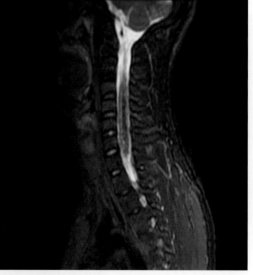

图 4-4-34 颈椎 MRI 检查

T_2WI 示脊髓内底信号,可见血管流空影

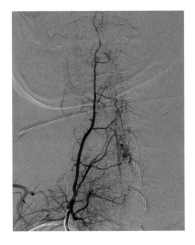

图 4-4-35 左侧锁骨下动脉 DSA
可见甲状颈干分支颈升动脉供血畸形团显影

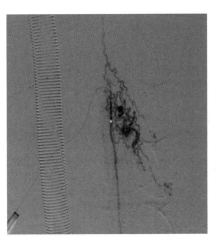

图 4-4-36 微导管微量造影
可见畸形团内伴有动脉瘤样结构

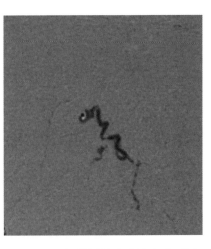

图 4-4-37 经微导管注胶栓塞畸形团，胶弥散满意

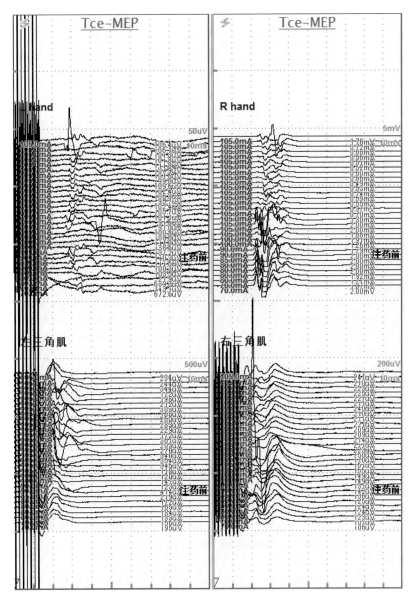

图 4-4-38 术中经微导管注射丙泊酚进行 Wada 试验双侧肢体 MEP 无明显降低

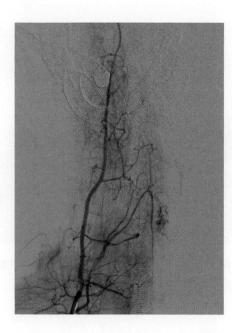

图 4-4-39　栓塞后左侧颈升动脉造影
畸形团栓塞满意,动脉瘤样结构消失

（杜世伟）

参 考 文 献

[1] FIORELLA D,WOO HH,ALBUQUERQUE FC,et al. Definitive reconstruction of circumferential,fusiform intracranial aneurysms with the pipeline embolization device [J]. Neurosurgery,2008,62(5):1115-1121.

[2] BERGE J,BIONDI A,MACHI P,et al. Flow-diverter silk stent for the treatment of intracranial aneurysms:1-year follow- up in a multicenter study [J]. Am J Neuroradiol,2012,33(6):1150-1155.

[3] ZHOU Y,YANG PF,FANG YB,et al. A novel flow-diverting device(Tubridge)for the treatment of 28 large or giant intracranial aneurysms:a single-center experience [J]. AJNR Am J Neuroradiol,2014,35(12):2326-2333.

[4] LV X,YANG H,LIU P,et al. Flow-diverter devices in treatment of intracranial aneurysms:a meta-analysis and systematic review [J]. Neuroradiol J,2016,29(1):66-71.

[5] BRINJIKJI W,MURAD MH,LANZINO G,et al. Endovascular treatment of intracranial aneurysms with flow diverters:a meta analysis [J]. Stroke,2013,44(2):442-447.

[6] LUBICZ B,COLLIGNON L,RAPHAELI G,et al. Flow-diverter stent for the endovascular treatment of intracranial aneurysms:a prospective study in 29 patients with 34 aneurysms [J]. Stroke,2010,41(10):2247-2253.

[7] SAATCI I,YAVUZ K,OZER C,et al. Treatment of intracranial aneurysms using the pipeline flow-diverter embolization device:a single-center experience with longterm follow-up results [J]. AJNR Am J Neuroradiol,2012,33(8):1436-1446.

[8] LIN N,BROUILLARD AM,KRISHNA C,et al. Use of coils in conjunction with the pipeline embolization device for treatment of intracranial aneurysms [J]. Neurosurgery,2015,76(2):142-149.

[9] NOSSEK E,CHALIF DJ,CHAKRABORTY S,et al. Concurrent use of the Pipeline Embolization Device and coils for intracranial aneurysms:technique,safety,and efficacy [J]. J Neurosurg,2015,122(4):904-911.

[10] KALLMES DF,BRINJIKJI W,CEKIRGE S,et al. Safety and efficacy of the pipeline embolization device for treatment of intracranial aneurysms:a pooled analysis of 3 large studies [J]. J Neurosurg,2017,127(4):775780.

[11] LV X,GE H,HE H,et al. A systematic review of pipeline embolization device for giant intracranial aneurysms [J]. Neurology India,2017,65(1):35-38.

[12] CLARENON F,DI MARIA F,BIONDI A,et al. Distant and delayed(＞7 days)hemorrhage after treatment by flow-diverter stents in intracranial aneurysms:a rare but potentially serious complication [J]. Am J Neuroradiol,2013,34(7):E81-E82.

[13] LUBICZ B,MINE B,COLLIGNON L,et al. Web device for endovascular treatment of wide-neck bifurcaton aneurysms [J]. AJNR Am J Neuroradiol,2013,34(6):1209-1214.

[14] KLISCH J,SYCHRA V,STRASILLA C,et al. The Woven EndoBridge cerebral aneurysm embolization device(WEB

Ⅱ）：initial clinical experience［J］．Neuroradiology，2011，53（8）：599-607．

［15］LV X，ZHANG Y，JIANG W．Systematic review of Woven EndoBridge for wide-necked bifurcation aneurysms：complications，adequate occlusion rate，morbidity，and mortality［J］．World Neurosurg，2018，110：20-25．

［16］WANG Y，LIAO X，ZHAO X，et al．Using recombinant tissue plasminogen activator to treat acute ischemic stroke in China：analysis of the results from the Chinese National Stroke Registry（CNSR）［J］．Stroke，2011，42（6）：1658-1664．

［17］FURLAN A，HIGASHIDA R，WECHSLER L，et al．Intra-arterial prourokinase for acute ischemic stroke．The PROACT Ⅱ study：a randomized controlled trial［J］．Prolyse in Acute Cerebral Thromboembolism［J］．JAMA，1999，282（21）：2003-2011．

［18］OGAWA A，MORI E，MINEMATSU K，et al．Randomized trial of intraarterial infusion of urokinase within 6 hours of middle cerebral artery stroke：the middle cerebral artery embolism local fibrinolytic intervention trial（MELT）Japan［J］．Stroke，2007，38（10）：2633-2639．

［19］BERKHEMER OA，FRANSEN PS，BEUMER D，et al．A randomized trial of intraarterial treatment for acute ischemic stroke［J］．N Engl Med，2015，372（1）：11-20．

［20］CAMPBELL BC，MITCHELL PJ，KLEINIG TJ，et al．Endovascular therapy for ischemic stroke with perfusion-imaging selection［J］．N Engl Med，2015，372（11）：1009-1018．

［21］GOYAL M，DEMCHUK AM，MENON BK，et al．Randomized assessment of rapid endovascular treatment of ischemic stroke［J］．N Engl J Med，2015，372（11）：1019-1030．

［22］JOVIN TG，CHAMORRO A，COBO E，et al．Thrombectomy within 8 hours after symptom onset in ischemic stroke［J］．N Engl Med，2015，372（24）：2296-2306．

［23］SAVER JL，GOYAL M，BONAFE A，et al Stent-retriever thrombectomy after intravenous t-PA vs．t-PA alone in stroke［J］．N Engl Med，2015，372（24）：2285-2295．

［24］NOGUEIRA RG，JADHAV AP，HAUSSEN DC，et al．Thrombectomy 6 to 24 hours after stroke with a mismatch between deficit and infarct［J］．N Engl J Med，2018，378（1）：11-21．

［25］ALBERS GW，MARKS MP，KEMP S，et al．Thrombectomy for stroke at 6 to 16 hours with selection by perfusion imaging［J］．N Engl J Med，2018，378（8）：708-718．

［26］SAVER JL，JAHAN R，LEVY EI，et al．Solitaire flow restoration device versus the Merci Retriever in patients with acute ischaemic stroke（SWIFT）：a randomised，parallel-group，non-inferiority trial［J］．Lancet，2012，380（9849）：1241-1249．

［27］NOGUEIRA RG，LUTSEP HL，GUPTA R，et al．Trevo versus Merci retrievers for thrombectomy revascularisation of large vessel occlusions in acute ischaemic stroke（TREVO 2）：a randomised trial［J］．Lancet，2012，380（9849）：1231-1240．

［28］LAPERGUE B，BLANC R，GORY B，et al．ASTER Trial Investigators．Effect of endovascular contact aspiration vs stent retriever on revascularization in patients with acute ischemic stroke and large vessel occlusion：the ASTER randomized clinical trial［J］．JAMA，2017，318（5）：443-452．

［29］TURK AS 3rd，SIDDIQUI A，FIFI JT，et al．Aspiration thrombectomy versus stent retriever thrombectomy as first-line approach for large vessel occlusion（compass）：A multicentre，randomised，open label，blinded outcome，non-inferiority trial［J］．Lancet，2019，393（10175）：998-1008．

［30］邢鹏飞，张永巍，杨鹏飞，等．SOLUMBRA 技术在急性大脑中动脉闭塞机械取栓中的应用［J］．中华神经科杂志，2017，50（3）：184-189．

［31］PIEROT L，BARBE C，SPELLE L，et al．Endovascular treatment of very small unruptured aneurysms：rate of procedural complications，clinical outcome，and anatomical results［J］．Stroke，2010，41（12）：2855-2859．

［32］JINDAL G，MILLER T，IYOHE M，et al．Small Intracranial Aneurysm Treatment Using Target（®）Ultrasoft（™）Coils［J］．J Vasc Interv Neurol，2016，9（1）：46-51．

［33］HWANG G，JUNG C，PARK SQ，et al．Thromboe commbolicplications of elective coil embolization of unruptured aneurysms：the effect of oral antiplatelet preparation on periprocedural thromboembolic complication［J］．Neurosurgery，2010，67（3）：743-748．

［34］KWON BJ，IM SH，PARK JC，et al．Shaping and navigating methods of microcatheters for endovascular treatment of paraclinoid aneurysms［J］．Neurosurgery，2010，67（1）：34-40．

［35］MOLYNEUX AJ，CLARKE A，SNEADE M，et al．Cerecyte coil trial angiographic outcomes of a prospective randomized trial comparing endovascular coiling of cerebral aneurysms with either cerecyte or bare platinum coils［J］．Stroke，2012，43（10）：2544-2550．

［36］赵继宗．血管神经外科学［M］．北京：人民卫生出版社，2013．

［37］MCDOUGALL CG,JOHNSTON SC,GHOLKAR A,et al. Bioactive versus bare platinum coils in the treatment of intracranial aneurysms:the MAPS(Matrix and Platinum Science)trial［J］. AJNR Am J Neuroradiol,2014,35(5): 935-942.

［38］QUASAR GI,MOLYNEUX A,KÜHN AL,et al. Influence of coil geometry on intra-aneurysmal packing density: evaluation of a new primary wind technology［J］. Vasc Endovascular Surg,2010,44(4):289-293.

［39］MARCELIN C,LE BRAS Y,PETITPIERRE F,et al. Safety and efficacy of embolization using Onyx ® of persistent type Ⅱ endoleaks after abdominal endovascular aneurysm repair［J］. Diagn Interv Imaging,2017,98(6):491-497.

［40］PAKBAZ R S,SHAKIBA M,GHANAATI H,et al. 1-Hexyl n-cyanoacrylate compound (Neucrylate™ AN),a new treatment for berry aneurysm. Ⅲ:Initial clinical results［J］. J NeuroInterv Surgery,2012,4(1):58-61.

［41］LAAKSO A,HERNESNIEMI J. Arteriovenous malformations:epidemiology and clinical presentation［J］. Neurosurg Clin N Am,2012,23(1):1-6.

［42］OSBUN JW, REYNOLDS MR, BARROW DL. Arteriovenous malformations:epidemiology, clinical presentation, and diagnostic evaluation［J］. Handb Clin Neurol,2017,143:25-29.

［43］LAAKSO A,DASHTI R,SEPPÄNEN J,et al. Long-term excess mortality in 623 patients with brain arteriovenous malformations［J］. Neurosurgery,2008,63(2):244-253.

［44］YAMADA S,TAKAGI Y,NOZAKI K,et al. Risk factors for subsequent hemorrhage in patients with cerebral arteriovenous malformations［J］. J Neurosurg,2007,107(5):965-972.

［45］CHOI JH,MAST H,SCIACCA RR,et al. Clinical outcome after first and recurrent hemorrhage in patients with untreated brain arteriovenous malformation［J］. Stroke,2006,37(5):1243-1247.

［46］LAAKSO A,DASHTI R,JUVELA S,et al. Risk of hemorrhage in patients with untreated Spetzler-Martin grade Ⅳ and Ⅴ arteriovenous malformations:a long-term follow-up study in 63 patients［J］. Neurosurgery,2011,68(2): 372-377.

［47］IKEDA H,IMAMURA H,AGAWA Y,et al. Onyx extravasation during embolization of a brain arteriovenous malformation［J］. Interv Neuroradiol,2017,23(2):200-205.

［48］HASHIM H,MUDA AS,ABDUL AZIZ A,et al. Onyx in brain arteriovenous malformation embolisation［J］. Malays J Med Sci,2016,23(4):59-64.

［49］HEIT JJ,FAISAL AG,TELISCHAK NA,et al. Headway Duo microcatheter for cerebral arteriovenous malformation embolization with n-BCA［J］. J Neurointerv Surg,2016,8(11):1181-1185.

［50］PARAMASIVAM S,ALTSCHUL D,ORTEGA-GUTIARREZ S,et al. N-butyl cyanoacrylate embolization using a detachable tip microcatheter:initial experience［J］. J Neurointerv Surg,2015,7(6):458-461.

［51］MARK RH,JOHN PD. Handbook of cerebrovascular disease and neurointerventional technique［M］. 2nd ed. New York:Springer,2013.

［52］YU SC,CHAN MS,LAM JM,et al. Complete obliteration of intracranial arteriovenous malformation with endovascular cyanoacrylate embolization:initial success and rate of permanent cure［J］. Am J Neuroradiol,2004, 25(7):1139-1143.

［53］BORDEN JA,WU JK,SHUCART WA. A proposed classification for spinal and cranial dural arteriovenous fistulous malformations and implications for treatment［J］. J Neurosurg,1995,82(2):166-179.

［54］COGNARD C,GOBIN YP,PIEROT L,et al. Cerebralduralarteriovenous fistulas:clinical angiographic correlation with a revised classification of venous drainage［J］. Radiology,1995,194(3):671-680.

［55］ISHIKAWA T,SATO S,SASAKI T,et al. Histologic study of arteriovenous shunts in the normal dura mater adjacent to the transverse sinus［J］. Surg Neurol,2007,68(3):272-276.

［56］AVIV RI,SHAD A,TOMLINSON G,et al. Cervical dural arteriovenous fistulae manifesting as subarachnoid hemorrhage:report of two cases and literature review［J］. AJNR Am J Neuroradiol,2004,25(5):854-858.

［57］ENDO T,SHIMIZU H,SATO K,et al. Cervical perimedullary arteriovenous shunts:a study of 22 consecutive cases with a focus on angioarchitecture and surgical approaches［J］. Neurosurgery,2014,75(3):238-249.

［58］KORKMAZER B,KOCAK B,TURECI E,et al. Endovascular treatment of carotid cavernous sinus fistula:a systematic review［J］. World J Radiol,2013,5(4):143-155.

［59］SRIVATANAKUL K,OSADA T,AOKI R,et al. Transvenous embolization of cavernous sinus dural arteriovenous fistula through a thrombosed inferior petrosal sinus utilizing 3D venography［J］. Interv Neuroradiol,2015,21(3): 362-365.

［60］SPITTAU B,MILLAN DS,EL-SHERIFI S,et al. Dural arteriovenous fistulas of the hypoglossal canal:systematic review on imaging anatomy,clinical findings,and endovascular management［J］. J Neurosurg,2015,122(4):883-903.

［61］ASHOUR R,AZIZ-SULTAN A. Preoperative tumor embolization［J］. Neurosurg Clin N Am,2014,25(3):607-617.

［62］MURUGESAN C,SARAVANAN S,RAJKUMAR J,et al. Severe pulmonary oedema following therapeutic embolization with Onyx for cerebral arteriovenous malformation［J］. Neuroradiology,2008,50(5):439-442.

［63］LADNER TR,HE L,DAVIS BJ,et al. Initial experience with dual-lumen balloon catheter injection for preoperative Onyx embolization of skull base paragangliomas［J］. J Neurosurg,2015,124(6):1813-1819.

［64］PUKENAS BA,SATTI SR,BAILEY R,et al. Onyx pulmonary artery embolization after treatment of a low-flow dural arteriovenous fistula:case report［J］. Neurosurgery,2011,68(5):E1497-E1500.

［65］CHOO DM,SHANKAR JJ. Onyx versus nBCA and coils in the treatment of intracranial dural arteriovenous fistulas ［J］. Interv Neuroradiol,2016,22(2):212-216.

［66］DEIB G,MEKABATY AE,GAILLOUD P,et al. Treatment of hemorrhagic head and neck lesions by direct puncture and nBCA embolization［J］. BMJ Case Rep,2017,2017:bcr-2017-013335.

［67］SERBINENKO,FA. Catheterization and occlusion of major cerebral vessels and prospects for the development of vascular neurosurgery［J］. Vopr Neirokhir,1971,35(5):17-27.

［68］LINSKEY,ME,JUNGREIS CA,YONAS H,et al. Stroke risk after abrupt internal carotid artery sacrifice:accuracy of preoperative assessment with balloon test occlusion and stable xenon-enhanced CT［J］. AJNR Am J Neuroradiol, 1994,15(5):829-843.

［69］ABUD,DG,SPELLE L,PIOTIN M,et al. Venous phase timing during balloon test occlusion as a criterion for permanent internal carotid artery sacrifice［J］. AJNR Am J Neuroradiol,2005,26(10):2602-2609.

［70］TANSAVATDI,K,DUBLIN AB,DONALD PJ,et al. Combined Balloon Test Occlusion and SPECT Analysis for Carotid Sacrifice:Angiographic Predictors for Success or Failure?［J］. J Neurol Surg B Skull Base,2015,76(4): 249-251.

［71］SIMONSON,TM,RYALS TJ,YUH WT,et al. MR imaging and HMPAO scintigraphy in conjunction with balloon test occlusion:value in predicting sequelae after permanent carotid occlusion［J］. AJR Am J Roentgenol,1992,159 (5):1063-1068.

［72］RYU,YH,CHUNG TS,LEE JD,et al. HMPAO SPECT to assess neurologic deficits during balloon test occlusion［J］. J Nucl Med,1996,37(4):551-554.

［73］DARE,AO,CHALOUPKA JC,PUTMAN CM,et al. Failure of the hypotensive provocative test during temporary balloon test occlusion of the internal carotid artery to predict delayed hemodynamic ischemia after therapeutic carotid occlusion［J］. Surg Neurol,1998,50(2):147-155.

［74］STANDARD,SC,AHUJA A,GUTERMAN LR,et al. Balloon test occlusion of the internal carotid artery with hypotensive challenge［J］. AJNR Am J Neuroradiol,1995,16(7):1453-1458.

［75］KELLER,E,RIES F,GRÜNWALD F,et al. Multimodal carotid occlusion test for determining risk of infarct before therapeutic internal carotid artery occlusion［J］. Laryngorhinootologie,1995,74(5):307-311.

［76］SCHNEWEIS S,URBACH H,SOLYMOSI L,et al. Preoperative risk assessment for carotid occlusion by transcranial Doppler ultrasound［J］. J Neurol Neurosurg Psychiatry,1997,62(5):485-489.

［77］LIU,AY,LOPEZ JR,DO HM,et al. Neurophysiological monitoring in the endovascular therapy of aneurysms［J］. AJNR Am J Neuroradiol,2003,24(8):1520-1527.

［78］WEIGANG E,HARTERT M,SIEGENTHALER MP,et al. Neurophysiological monitoring during thoracoabdominal aortic endovascular stent graft implantation［J］. Eur J Cardiothorac Surg,2006,29(3):392-396.

［79］KATO K,TOMURA N,TAKAHASHI S,et al. Balloon occlusion test of the internal carotid artery:correlation with stump pressure and ⁹⁹ᵐTc-HMPAO SPECT［J］. Acta Radiol,2006,47(10):1073-1078.

［80］MERICLE RA,WAKHLOO AK,RODRIGUEZ R,et al. Temporary balloon protection as an adjunct to endosaccular coiling of wide-necked cerebral aneurysms:technical note［J］. Neurosurgery,1997,41(4):975-978.

［81］RICHLING B. History of endovascular surgery:personal accounts of the evolution［J］. Neurosurgery,2006,59(5 Suppl 3):S30-S38.

［82］SERBINENKO FA. Balloon catheterization and occlusion of major cerebral vessels［J］. J Neurosurg,2007,107(3): 684-705.

［83］NARAGUM V,ABDALKADER M,NGUYEN TN,et al. Balloon-assisted cannulation for difficult anterior cerebral artery access［J］. Interv Neurol,2018,7(1/2):48-52.

［84］OHSHIMA T,DASH C,BELAYEV A,et al. 8-F balloon guide catheter for embolization of anterior circulation aneurysms:an institutional experience in 152 patients［J］. Nagoya J Med Sci,2017,79(4):435-441.

［85］OHSHIMA T,MIYACHI S,MATSUO N,et al. Efficacy of the proximal balloon flow control method for endovascular coil embolisation as a novel adjunctive technique:A retrospective analysis［J］. Interv Neuroradiol,2018,24(4):

375-378.

[86] BINKLEY FM,WYLIE EJ. A new technique for obliteration of cerebrovascular arteriovenous fistulae [J]. Arch Surg,1973,106(4):524-527.

[87] SHI ZS,LOH Y,DUCKWILER GR,et al. Balloon-assisted transarterial embolization of intracranial dural arteriovenous fistulas [J]. J Neurosurg,2009,110(5):921-928.

[88] WANG X,WANG Q,CHEN G,et al. Endovascular treatment of congenital brain arteriovenous fistulas with combination of detachable coils and onyx liquid embolic agent [J]. Neuroradiology,2010,52(12):1121-1126.

[89] DENG,JP,ZHANG T,LI J,et al. Treatment of dural arteriovenous fistula by balloon-assisted transarterial embolization with Onyx [J]. Clin Neurol Neurosurg,2013,115(10):1992-1997.

[90] SHI ZS,LOH Y,GONZALEZ N,et al. Flow control techniques for Onyx embolization of intracranial dural arteriovenous fistulae [J]. J Neurointerv Surg,2013,5(4):311-316.

[91] HUO X,LI Y,JIANG C,et al. Balloon-assisted endovascular treatment of intracranial dural arteriovenous fistulas[J]. Turk Neurosurg,2014,24(5):658-663.

[92] LEE B,MEHTA VA,MACK WJ,et al. Balloon-assisted transarterial embolization of type 1 spinal dural arteriovenous fistula [J]. Neurosurg Focus,2014,37(1 Suppl):1.

[93] SHUCART WA,KWAN ES,HEILMAN CB. Temporary balloon occlusion of a proximal vessel as an aid to clipping aneurysms of the basilar and paraclinoid internal carotid arteries:technical note [J]. Neurosurgery,1990,27(1): 116-119.

[94] BAILES JE,DEEB ZL,WILSON JA,et al. Intraoperative angiography and temporary balloon occlusion of the basilar artery as an adjunct to surgical clipping:technical note [J]. Neurosurgery,1992,30(6):949-953.

[95] MIZOI K,YOSHIMOTO T,TAKAHASHI A,et al. Direct clipping of basilar trunk aneurysms using temporary balloon occlusion [J]. J Neurosurg,1994,80(2):230-236.

[96] UEDA T,AKADA T,NOGOSHI S,et al. Long-term outcome of balloon angioplasty without stenting for symptomatic middle cerebral artery stenosis [J]. Stroke Cerebrovasc Dis,2018,27(7):1870-1877.

[97] CARVALHO M,OLIVEIRA A,AZEVEDO E,et al. Intracranial arterial stenosis [J]. Stroke Cerebrovasc Dis, 2014,23(4):599-609.

[98] KAO HL,LIN MS,WANG CS,et al. Feasibility of endovascular recanalization for symptomatic cervical internal carotid artery occlusion [J]. J Am Coll Cardiol,2007,49(7):765-771.

[99] NGUYEN TN,MALISCH T,CASTONGUAY AC,et al. Balloon guide catheter improves revascularization and clinical outcomes with the Solitaire device:analysis of the North American Solitaire Acute Stroke Registry [J]. Stroke,2014,45(1):141-145.

[100] YADAV YR,NISHTHA Y,SONJJAY P,et al. Trigeminal neuralgia [J]. Asian J Neurosurg,2017,12(4):585-597.

[101] GREWAL SS,KEREZOUDIS P,GARCIA O,et al. Results of percutaneous balloon compression in trigeminal pain syndromes [J]. World Neurosurg,2018,114:e892-e899.

[102] JAIN A. Comparative analysis of balloon compression and radiofrequency ablation in idiopathic trigeminal neuralgia:a retrospective study with a 24-month follow-up [J]. Turk J Anaesthesiol Reanim,2019,47(2):146-150.

[103] WADA J,RASMUSSEN T. Intracarotid injection of sodium amytal for the lateralization of cerebral speech dominance.1960 [J]. J Neurosurg,2007,106(6):1117-1133.

[104] BUCHTEL HA,PASSARO EA,SELWA LM,et al. Sodium methohexital(Brevital)as an anesthetic in the WADA test [J]. Epilepsia,2002,43(9):1056-1061.

[105] KIM JH,JOO EY,HAN SJ,et al. Can pentobarbital replace amobarbital in the WADA test? [J]. Epilepsy Behav, 2007,11(3):378-383

[106] MARIAPPAN R,MANNINEN P,MCANDREWS MP,et al. Intracarotid etomidate is a safe alternative to sodium amobarbital for the WADA test [J]. J Neurosurg Anesthesiol,2013,25(4):408-413.

[107] MAGEE JA,PENDER NP,ABRAHAMS S,et al. A comparison of propofol and amobarbital for use in the WADA test[J]. Seizure,2012,21(5):399-401.

[108] FELICIANO CE,DE LEON-BERRA R,HERNANDEZ-GAITAN MS,et al. Provocative test with propofol: experience in patients with cerebral arteriovenous malformations who underwent neuroendovascular procedures[J]. Am J Neuroradiol,2010,31(3):470-475.

[109] ISOZAKI M,SATOW T,MATSUSHIGE T,et al. Superselective provocative test with propofol using motor-evoked potential monitoring for managing cerebral arteriovenous malformations fed by the anterior choroidal artery [J]. J

Stroke Cerebrovasc Dis,2016,25(9):e153-e157.

[110] VAN EMDE BOAS W. Juhn A. WADA and the sodium amytal test the first (and last?) 50 years [J]. J Hist Neurosci,1999,8(3):286-292.

[111] PASSARELLI,VALMIR,PINTO,et al. The intracarotid etomidate WADA test:A 54-patient series [J]. Epilepsy Behav,2014,39:73-77.

[112] MAGEE JA,PENDER NP,ABRAHAMS S,et al. A comparison of propofol and amobarbital for use in the WADA test [J]. Seizure,2012,21(5):399-401.

[113] CUROT J,DENUELLE M,BUSIGNY T,et al. Bilateral WADA test:amobarbital or propofol? [J]. Seizure,2014, 23(2):122-128.

[114] MIKUNI N,TAKAYAMA M,SATOW T,et al. Evaluation of adverse effects in intracarotid propofol injection for WADA test [J]. Neurology,2005,65(11):1813-1816.

[115] 汪建东,王逢朋. 不同剂量丙泊酚颈内动脉注射进行 WADA 试验的效果对比[J]. 临床神经外科杂志, 2015,12(4):279-282.

[116] MARIAPPAN R,MANNINEN P,MCANDREWS MP,et al. Intracarotid etomidate is a safe alternative to sodium amobarbital for the WADA test [J]. J Neurosurg Anesthesiol,2013,25(4):408-413.

[117] JONES-GOTMAN M,SZIKLAS V,DJORDJEVIC J. Etomidate speech and memory test (eSAM):A new drug and improved intracarotid procedure [J]. Neurology,65(11):1723-1729.

[118] HAAG A,KNAKE S,HAMER HM,et al. The WADA test in Austrian,Dutch,German,and Swiss epilepsy centers from 2000 to 2005:a review of 1421 procedures [J]. Epilepsy Behav,2008,13(1):83-89.

[119] 汪林涛,赵平,戢太国,等. 100 例颞叶癫痫手术术前 WADA 试验评估临床分析[J]. 中国临床神经外科杂志,2014,19(8):488-489.

[120] NIIMI Y,SALA F,DELETIS V,et al. Neurophysiologic monitoring and pharmacologic provocative testing for embolization of spinal cord arteriovenous malformations[J]. AJNR american journal of neuroradiology,2004,25(7): 1131-1138.

[121] JAHANGIRI FR,SHERYARM,OKAILI RA. Neurophysiological monitoring of the spinal sensory and motor pathways during embolization of spinal arteriovenous malformations-propofol:A safe alternative [J]. Neurodiagn J, 2014,54(2):125-137.

[122] ISOZAKI M,SATOW T,MATSUSHIGE T,et al. Superselective provocative test with propofol using motor-evoked potential monitoring for managing cerebral arteriovenous malformations fed by the anterior choroidal artery [J]. J Stroke Cerebrovasc Dis,2016,25(9):e153-e157.

[123] BAUER PR,REITSMA JB,HOUWELING BM,et al. Can fMRI safely replace the WADA test for preoperative assessment of language lateralisation? A meta-analysis and systematic review [J]. J Neurol Neurosurg Psychiatry, 2014,85(5):581-588.

第五章 神经影像学及其在复合手术中的应用

第一节 概　　论

神经影像学在近 50 年间得到了长足的发展。计算机体层成像（computed tomography，CT）和磁共振成像（magnetic resonance imaging，MRI）技术自 20 世纪 70 年代应用于人体开始，凭借良好的组织对比和空间分辨率（spatial resolution），加之可以提供生理、病理状态（如灌注、功能、弥散、神经活动等）的全面信息，极大地推进了人类对于神经系统疾病的认识。神经外科复合手术中常见的病种以颅内外血管疾病和富血供占位为主，这类疾病往往病变范围广，周围重要结构多，局部界面和流体情况复杂。如何准确、清晰地刻画病变形态和范围，解析病变内部血流特性及周边的血供关系，追踪细微结构（如纤维束）和高级神经活动与病变的关系，结合这一系列信息预测病变的预后、手术的获益并辅助选择恰当的入路，在手术过程中动态实时地呈现、追踪病变的变化并与术前的高分辨率影像结合，手术结束后低损伤、高精度地评估治疗效果和长期进展，这一系列问题都是神经影像学在复合手术中肩负的任务和面临的挑战。

在复合手术领域，常规无创影像方法主要在术前诊断、术前评估、治疗方式选择、评估治疗效果、术后随访等方面发挥作用，而术中的影像手段则以数字减影血管造影（digital subtraction angiography，DSA）为基石，辅以术中超声（intra-operative ultrasound，IOUS）、术中 CT/MRI 等影像技术，发挥辅助监测的功能。由于术中能够采用的影像技术受限，复合手术中常常需要将多种不同模态的数据进行融合，融合算法的速度制约了影像导航的实时性，而精度则制约了准确性，因此算法的质量与影像导航的效果息息相关。

近年来，随着信息技术的发展，特别是近年来人工智能、深度学习技术的蓬勃发展。在成像技术方面，深度学习方法在提高成像/后重建速度、提高成像质量、减少难以去除的伪迹、减少对比剂用量等方面获得了良好效果，同时在自动定位、自动校准、自动确定扫描方案等方面也得到了成功应用。在诊断方面，深度学习方法实现的计算机辅助诊断也同样具有一定价值。

一、常规 CT 及 MRI 在复合手术中的意义

大部分患者首次就诊时的临床表现并不具有特异性，因此常规影像是筛查、分诊、初步诊断和决定进一步检查方式的必经之路。

对于颅内的血管畸形，较大者一般可以在平扫 CT 中显示，表现为边界较清晰的蛇形稍高密度结构，而较小的血管畸形由于占位效应不显著难以观察。部分血管畸形区域可伴随钙化，在平扫 CT 上容易识别。动静脉畸形常可伴随出血，大部分表现为脑实质内血肿，次常见的是蛛网膜下腔和脑室出血，平扫 CT 对于此类出血性并发症的灵敏度较高。对于较大的动静脉畸形，简单的平扫 CT 可以提供病变大小、位置、是否伴随出血等重要信息，对于术前风险分层具有较大的价值。但对于较小的血管畸形，尤其是不伴有出血和钙化的病变在平扫 CT 上难以显示。此外，CT 类技术的主要缺点在于有高密度物质环绕时产生的线束硬化伪迹，尤其是颅底、脊柱等骨性结构近距离环绕软组织的区域，病变区域的密度分辨能力将

受到显著限制。

常规 MRI 影像可以较特异地显示多种血管畸形。动静脉畸形的瘤巢在 T_2 加权像（T_2 weighted image，T_2WI）上显示为纠集的血管流空影。磁敏感序列如磁敏感加权成像（susceptibility weighted imaging，SWI）、梯度回波序列（gradient echo sequence，GRE）等可敏感地显示含铁血黄素沉积，提示陈旧出血，且低信号范围一般较实际病变范围大［称为"开花（blooming）"效应］。这对于检出较小的血管畸形（尤其是微小海绵状血管畸形）很有价值。另外，SWI 序列可以提供丰富的颅内静脉系统相关的信息，在动静脉畸形中区分供血动脉和引流静脉、区分高动力型和低动力型动静脉瘘、治疗后评估残余分流均有价值。

二、CT 及 MRI 管腔、管壁、血流成像技术在复合手术中的应用

神经外科复合手术中常见的病种与血管系统有着深刻的联系，因此血管相关的影像技术在术前评估和术后随访中占据重要的地位。

（一）CT 血管成像技术

CT 血管成像（CT angiography）是通过增强 CT 进行管腔显影的技术，通过恰当选择扫描时间可以分别实现动脉系统（CTA）和静脉系统（CTV）管腔的显影。此类技术的发展很大程度上替代了诊断目的的传统血管造影，通过 CTA/CTV 可以有效而较为客观地评价脉管系统的管腔，在颅内动脉粥样硬化、动静脉畸形、动脉瘤、烟雾病、静脉窦栓塞等颅内大血管相关疾病中广泛应用，同时，这一技术也用于评估颅内占位与重要血管的关系，在窦旁脑膜瘤、颅底占位等疾病的术前评估中也具有重要价值。现代的 CT 机器大多有 64 排以上的探测器，层间分辨率可低至亚毫米（0.5~1mm）级，这样产生的 CT 原始影像数据可以进行各种后处理，包括多层面重建、最大密度投影、三维容积重现等，这些手段可以协助提高病变检出率，并可更好地观察病变的特性及其与周围结构的关系。

传统 CTA 的一大缺点是单时相成像，不具备时间维度的信息。多层 CT 特别是 64 排以上 CT 出现后，床面无须运动即可完成全脑感兴趣区域的扫描，从而可以实现较高速的连续容积采集，这被称为 4D-CTA。CT 灌注成像（CT perfusion imaging，CTP）数据同样可以用于生成 4D-CTA 影像。4D-CTA 能够产生类似 DSA 的动态影像，对颅内的血流情况进行时域解析，可以提供感兴趣血管的流量、流向等动态血流信息，并可呈现瘤周侧支循环。由于 4D-CTA 扫描次数远多于常规 CTA，累积的辐射剂量显著高于常规 CTA，但依然不及 DSA 的辐射剂量。

双能 CTA（dual-energy CT angiography，DE-CTA）及能谱 CTA 是利用不同物质对不同能量 X 线吸收能力不同的特性区分物质类型的方法。目前市面上部分机型采用了特殊的探测器结构，可以在一次 CT 扫描中获得多个能量的重建图像，从而使得这一技术可以无缝接入临床。DE-CTA 提供的物质组分信息可以用于推断物质类型，建立模型减少颅底、脊柱的硬束伪迹及植入物带来的金属伪迹，同时可以提高碘对比剂的对比度，提高图像信噪比。这一策略已被部分 CT 机型内置，不需专门设置即可自动执行。DE-CTA 也可以不经减影直接重建获得去骨后影像，但一般这类重建图像的噪声相对常规减影法更多。

总的来说，CTA 的优点在于速度快、无创、对管腔的精细显示，并且可获得容积数据，方便后续算法处理；缺点在于受周围高密度物质影响存在硬束伪迹，相比 MR 来说 CT 有电离辐射、组织对比度较低、无法解析管壁，而相比有创的 DSA 来说 CTA 的时间及空间分辨率尚不能与之匹敌。

（二）磁共振血管成像技术

磁共振血管成像（MRA）主要分为不需要对比剂的相位对比法磁共振血管成像（phase contrast MRA，PC-MRA）、时间飞跃法磁共振血管成像（time of flight MRA，TOF-MRA）和需要静脉注射对比剂的对比增强磁共振血管成像（contrast enhanced MRA，CE-MRA）三种。

PC-MRA 是利用静止组织和移动组织在相位上的差异成像，相位差异的高低与流速正相关。目前 PC-MRA 法一般用于无创的磁共振静脉成像（magnetic resonance venography，MRV）。TOF-MRA 是通过血流流入效应显示血管的方法，一般使用 GRE 序列成像。这两类方法的优点在于不需要注射对比剂，但当血液流速缓慢、速度矢量平行于扫描平面或存在湍流时可能出现低信号（伪迹），呈现出假性狭窄。相对于 TOF-MRA，PC-MRA 的后处理流程更复杂、时间和资源要求更多，因此 TOF-MRA 是目前无创、无对比

剂 MRI 动脉管腔成像的主要方法。动静脉畸形的瘤巢和供血动脉在 TOF-MRA 常显示为高信号管状结构,但受限于颅内血管畸形区域的复杂流场,TOF-MRA 和 PC-MRA 对供血动脉和引流静脉的显影灵敏度和特异度并不理想。此外,出血、血栓等病变在 TOF-MRA 上也可呈现高信号,会干扰管腔的观察和判断。

CE-MRA 是通过对比剂显影血管的方法。类似地,MRV 和 CE-MRV 分别是不需要注射对比剂和注射对比剂的静脉系统成像方法。由于目前中国大陆尚无血池 MRI 对比剂上市,临床所有的 CE-MRA 都是利用团注对比剂后的首过 T_1 缩短效应进行扫描的,因此需要准确计算对比剂到达病变部位的时间,才能获得理想的成像效果。相比不需要对比剂的 MRA 成像,CE-MRA 对慢血流、湍流并不敏感,可以更好地显示颅内复杂畸形的血管腔,但由于依靠首过成像,对于扫描时相要求较高,如果扫描时间延迟就可能出现静脉显影或管壁强化,影响判断。

高时间分辨率对比增强磁共振血管成像(time-resolved contrast-enhanced MRA,TR-CE-MRA)类似 4D-CTA,通过动态扫描获得对比剂流过的时序特征及病变的血流动力学特性,这类方法更适合于评估颅内动静脉畸形的复杂流场,尤其适合动静脉瘘,因其可显著抑制其他无关背景信号并可呈现血流的流向。相比 CE-MRA,TR-CE-MRA 对扫描的时相要求并不高。然而 TR-CE-MRA 技术需要在时间和空间分辨率上妥协,提高时间分辨率必然带来空间分辨率的降低和噪声的增加。

MRI 管壁成像技术的基础是磁共振黑血技术(black blood MRI,BB-MRI),通过抑制血管腔内血液的信号提供优良的管壁对比。管壁成像一般应用于颅内动脉粥样硬化斑块性质分析、颅内动脉夹层的诊断与评估及中枢神经系统血管炎的鉴别等。有部分研究认为动脉瘤的管壁特征(如厚度、是否强化)可能对治疗策略的选择具有一定参考意义,但总体看管壁成像技术对复合手术的意义仍然停留在研究阶段。

MRI 血流成像技术 4D FLOW 是一种无创、定量测量血流流场及其他血流动力学参数(如剪应力)的方法。有文献报道这一方法针对动静脉畸形,尤其是多供血动脉的复杂动静脉畸形可以有效显示三维血流模式和局域血流供应模式,并且可以绘制各供血动脉的流线与供血区域。通过这一方法可以个性化地预测栓塞后血流动力学变化情况,并且可以定量比较治疗后随访过程中流场和其他血流动力学参数变化。然而,虽然目前此方法已广泛应用于全身多部位的血流动力学评估,受限于较长的采集时间和冗长繁复的后处理流程,这一手段尚未常规用于临床。

三、弥散张量成像及弥散张量纤维束成像技术在复合手术中的应用

弥散张量成像(diffusion tensor imaging,DTI)是弥散加权成像的一类推广。普通弥散加权成像将水分子的微观扩散过程建模为各向同性的过程。但是,在实际情况中水分子受到周围环境影响,向各方向扩散的能力存在差异。其中最突出的是,在脑白质内走行的长轴突中,由于细胞膜的存在,水分子更容易沿着轴突长轴方向运动,而更难在垂直于轴突方向的平面中运动,这种现象称为弥散的各向异性。水分子弥散的各向异性反映了体素内的微观结构特性。DTI 是定量测量水分子弥散的各向异性的一种方法。DTI 成像一般产生平均扩散率(mean diffusivity,MD)和各向异性分数(fractional anisotropy,FA)两张参数图,MD 与常规 DWI 中的 ADC 一致,表明该体素水分子弥散的能力;而 FA 表明该体素水分子弥散的方向性程度,取值于 0~1,其中 0 代表各向同性弥散(如脑脊液),而 1 代表极限各向异性弥散。一般来说,FA 值下降代表白质完整性(white matter integrity)受损,可能与多种病理状态相关。

在 DTI 数据的基础上可以进行多种后处理加工,以获取更深层次的信息。弥散张量纤维束成像(diffusion tensor tractography,DTT)是利用轴突内水分子弥散方向与轴突走行平行的特性,通过局域的纤维束方向追踪形成完整神经纤维的方法。目前有多种算法可以对感兴趣区域的纤维束进行追踪显示。此类纤维束追踪可以重建纤维束与病变区域关系,辅助术者回避重要纤维走行区。部分单中心回顾性研究发现,在脑干海绵状血管畸形手术中 DTT 对辅助医师制订合理手术入路、避免传导束损伤具有一定积极意义。然而,由于此类纤维示踪成像方法并非对纤维束进行直接成像,而是使用局域的信息对全局进行的推测,其追踪结果受算法、参数和种子点的选取方式影响较大,结果较为主观。此外,由于常规 DTI 中每个体素只存在一个主成分方向,当纤维束在一个体素内存在相交、汇聚等复杂拓扑情况时可能得出不正确的结果,从而影响纤维束追踪的结果。此外,目前主流的 DTI 方法分辨率(包括空间分辨率、角分

辨率等)相比结构像依然较低,特别是在临床场景下受到扫描时间限制,所获取图像的质量较低,纤维束追踪的效果仍有待改善。

(韦人　刘亚欧)

参 考 文 献

[1] CHOI JH,MOHR JP. Brain arteriovenous malformations in adults [J]. Lancet Neurol,2005,4(5):299-308.

[2] TRANVINH E,HEIT JJ,HACEIN-BEY L,et al. Contemporary imaging of cerebral arteriovenous malformations [J]. AJR Am J Roentgenol,2017,208(6):1320-1330.

[3] YUAN C,HATSUKAMI TS,MOSSA-BASHA M. Vessel based imaging techniques:diagnosis,treatment,and prevention [M]. Heidelberg:Springer Nature,2019.

[4] SCHNELL S,WU C,ANSARI SA. Four-dimensional MRI flow examinations in cerebral and extracerebral vessels-ready for clinical routine? [J]. Curr Opin Neurol,2016,29(4):419-428.

[5] 李欢,王亮,李达,等. 弥散张量纤维束成像在脑干海绵状血管畸形手术中的应用价值[J]. 中华神经外科杂志,2017,33(10):1025-1029.

[6] JEURISSEN B,DESCOTEAUX M,MORI S,et al. Diffusion MRI fiber tractography of the brain [J]. NMR Biomed,2019,32(4):e3785.

第二节　数字减影血管造影技术

数字减影血管造影(digital subtraction angiography,DSA)是复合手术中最基本的神经影像检查,通常通过单平板造影系统实现。相关的影像检查以二维 DSA(2D-DSA)或三维 DSA(3D-DSA)为基础,通过配合不同的对比剂注射方式、扫描模式和图像算法,可以给出从简单二维投影到时间分辨 3D 影像的不同可视化结果。在复合手术室的条件下 DSA 成像技术在原有应用场景的基础上,正在突破传统使用环境的局限性,与其他神经影像工具结合发挥着更大的作用。DSA 成像技术不仅服务于复合手术中介入治疗,对于显微手术同样具有重要意义。

一、数字减影血管造影二维影像

二维影像是 DSA 最为直观的结果。DSA 二维影像是三维的血管结构经某一角度点光源照射后在平板上留下的二维投影。整个影像序列记录的是对比剂流经某一血管的动态过程。尽管 DSA 二维影像存一定的局限性,但仍留有有大量有用信息,可用于不同的后处理分析。

(一)传统数字减影血管造影二维影像

传统的 DSA 二维影像是脑血管病诊断的"金标准"。通过进行颈总动脉和椎动脉的正侧位造影(脑缺血性疾病需分别行颈内动脉和颈外动脉造影),并补充其他特定投照体位的影像,基本可以满足脑血管评估的需要。在复合手术中,通常使用标准的正侧位片来进行显微手术前后比对。在显微术中使用的手术器械、纱布、棉条,甚至骨窗本身都会影响目标区域的正确曝光。因此针对脑动静脉畸形等可能存在病灶残留的脑血管病,常在术后复查时增加垂直于骨窗平面的投照位的造影,确保病变全切。在此投照位下,即使发现残留也能更直观地定位切除。而对于颅内动脉瘤夹闭术,通常通过 3D-DSA 选取能够充分暴露瘤颈的工作位进行复查造影。

除传统的血管评估作用外,DSA 二维影像可与神经导航工作站结合,进一步参与手术计划。脑动静脉畸形病灶形态多样,其中弥散型病变即使通过 MRA 原始影像亦难以判断边界。通过 DSA 二维影像可以较好地识别脑动静脉畸形的边界并评价其弥散程度。当前,已有神经导航工作站能够将 DSA 二维影像与磁共振结构像、血管成像匹配,并通过在 DSA 二维影像划定畸形团的范围。

(二)二维影像的强度-时间曲线分析

DSA 二维影像的强度-时间曲线(intensity-time curve)分析是将感兴趣区(region of interest,ROI)范围内在整个造影周期中影像灰度的变化情况进行记录并给出半定量描述。所描绘的曲线可以反映对比剂的达峰时间（time to peak，TTP）、平均通过时间（mean transit time，MTT）。计算曲线下面积（area under the curve，AUC）可以半定量测量流经对比剂流量，可与对侧动脉或自身在相同的对比剂注射参数和相同血管条件下进行对比。工作站软件根据各参数差异对二维影像进行彩色编码，使动脉流量和脑组织灌注情况可视化。复合手术中可通过强度 - 时间曲线分析大致对比手术前后的血流动力学变化，检验介入治疗和显微手术对病变造成的影响。

（三）其他基于二维影像的分析

DSA 二维影像能否获得血流流速信息也是复合手术关注的问题之一，病灶相关血管的血流动力学变化事关显微手术的风险。不同学者提出不同的血流流速测定方案，包括根据时间 - 密度变化图像梯度值计算、根据目标感兴趣区位移计算。当前光流法（optical flow method，OFM）模型，被认为具有一定优势。该方法在动态图像序列中寻找相邻帧之间关联像素点的运动变化情况来计算目标的运动信息。通过该方法可以获得二维影像的流速场和其中感兴趣区（像素矩阵）的位移速度（像素 / 秒）。目前利用 Aneurysm Flow 可以获得目标动脉的流速场信息，但企图进行基于二维影像的流速定量测量仍十分困难。

二、数字减影血管造影三维影像

DSA 三维影像通过旋转 C 臂采集动态影像，并经过影像工作站的后处理产生。其成像原理与 CT 具有一定相似性。但不同于传统 CT 射线源与探测器的点对点信号采集，C 臂的球管 - 平板结构使其三维成像需要更复杂的运算。因此，DSA 的三维重建影像直到 20 世纪末才被正式提出。由于采集模式特殊，DSA 三维扫描用时长于常见的多排螺旋 CT，但具有更高的空间分辨率。

（一）三维数字减影血管造影

三维数字减影血管造影（3D-DSA）通过对整个造影过程的旋转扫描、计算机重建，能够获得造影血管的三维立体结构。3D-DSA 相比于传统的二维 DSA 能够提供更多的血管结构细节。在评估动脉瘤、动静脉畸形等脑血管形态结构和术后复查方面，3D-DSA 具有更高的灵敏度。不同品牌 DSA 系统采集和生成血管三维影像的方式不同，包括：①通过一次旋转 C 臂，同时采集骨窗和血管影像（注射对比剂）。通过骨与对比剂的密度差异，在工作站中进行处理获得血管影像。②通过两次旋转 C 臂扫描获得。第一次采集单纯颅骨影像形成蒙版，第二次采集颅骨和血管影像（注射对比剂）。两次影像相减获得血管影像。当前尚无研究比较两种成像方式的差异。由于 3D-DSA 相比于螺旋 CT 具有更高的空间分辨率，因此在重建高对比度目标（如含对比剂的血管、弹簧圈、支架、栓塞剂）时能够获得更丰富的位置信息。但在处理重建影像时仍需注意选择恰当的窗宽、窗位和对比度，以免遗漏重要的血管构筑信息。在复合手术中，3D-DSA 的 DICOM 文件可经导航工作站处理与导航磁共振相融合，为显微手术术者提供更精确的血管结构信息。

（二）血管造影三维软组织成像技术

不同于 3D-DSA 以高密度目标（颅骨或注射对比剂的血管）为扫描对象，血管造影三维软组织成像技术（DynaCT）旨在获得脑内软组织影像，形成类 CT 的断层影像。由于缺乏鲜明的密度对比，DynaCT 的运算难度更高。因此，该项技术直到 2005 年才被正式推出。

DynaCT 的目标是解决介入术中的软组织显影问题，使患者不必离开导管室接受检查。DynaCT 的探测目标包括肿瘤、血管瘤和血肿等。在复合手术室的条件下，DynaCT 常代替常规多排螺旋 CT 协助脑血管病急诊患者的诊断，缩短术前流程。同时 DynaCT 与 3D-DSA 融合后（见下文）可以明确出血 / 缺血灶与血管关系，对即将开展的急诊手术具有指导意义。而对于择期手术患者，DynaCT 能够在怀疑介入术中意外的情况下及时提供脑软组织的断层影像，以协助决策是否需要显微手术的介入。

（三）双容积重建

双容积重建（dual-volume reconstruction）是基于 3D-DSA 和计算机匹配技术的可视化方案，在脑血管病评估方面具有广泛应用。双容积重建的对象可以是不同循环的 3D-DSA 结果，也可以是同一次 3D-DSA 的不同时期结果，或不同三维序列的融合。

对不同循环的 3D-DSA 结果进行双容积重建可以协助判断病变的血供来源，动静脉畸形是否由多支动脉供血，动脉狭窄 - 闭塞有无旁路代偿血管。对于明确局限于单一血管的病变（如动脉瘤），可以协助判断载瘤动脉交通支位置,避免术中损伤。

同一次 3D-DSA 中不同序列同样可以进行双容积融合。对于接受栓塞剂栓塞、弹簧圈栓塞或支架置入术的患者,其 3D-DSA 的减影结果往往难以同时显示血管结构与栓塞物或置入物。通过调整蒙版序列的窗宽、窗位可以获得置入物影像。随后与减影后的血管三维影像融合,利用 3D-DSA 高空间分辨率的特点可以获得置入物在血管中的确切位置,以供手术效果评估或指导采取进一步治疗。

不同三维序列的双容积重建具有更广阔的应用前景。当前,3D-DSA 血管影像与 DynaCT 融合在脑出血的急诊病例中较为常用。DynaCT 可以清晰显示血肿形态和位置,与血管影像融合后可以判断血肿与动脉的位置关系。对于明确存在动静脉畸形的患者,这一功能在急诊手术术前评估中具有重要意义。双容积重建技术的应用范围不仅于此。在 DSA 系统范围内,强度 - 时间曲线分析彩色编码影像与 3D 血管成像的融合将为介入医师选择适当入路和预估治疗结果提供更多可靠依据;在超越单一系统的水平上,3D 血管成像与磁共振功能成像的融合将使脑动静脉畸形的精准治疗和功能保护成为可能。

(四) 基于数字减影血管造影的全脑灌注成像

基于 DSA 的全脑灌注成像技术是 DynaCT 与强度 - 时间曲线分析技术的结合,当前常见的产品为 Syngo PBV。基于 DSA 的脑灌注成像原理与 CT 灌注成像(CT perfusion imaging,CTP)检查类似,均需经外周静脉或深静脉团注大量对比剂。但 CTP 在动脉期即开始扫描,而 DSA 灌注成像则在毛细血管期末期 - 静脉期初期开始扫描。其记录内容是毛细血管床将对比剂排空的过程。通过三维螺旋扫描可以获得全脑各断层的灌注情况。DSA 全脑灌注成像经静脉给药,使双侧颈总动脉、椎动脉内对比剂浓度更均匀,且避免了导管刺激导致的动脉痉挛对灌注检查的影响。

DSA 全脑灌注成像可在复合手术前后分别进行。对于动脉瘤手术患者可评估载瘤动脉狭窄;对于动静脉畸形患者可以预估术后"盗血"改善情况、神经功能障碍情况或正常灌注压突破的风险,并及时采取措施。

(五) 时间分辨三维数字减影血管造影

时间分辨三维数字减影血管造影(time-resolved 3D-DSA)亦称 4D-DSA,是在 3D-DSA 影像的基础上加入时间信息。该技术于 2013 年被首次应用。由于反映了动脉充盈的过程,因此对于区分脑动静脉畸形等疾病的供血动脉和通路血管具有更重要的意义。与传统的 2D 或 3D-DSA 相比,4D-DSA 在诊断脑血管疾病上更具优势。在相同的造影条件下,双侧颈动脉或椎动脉的 4D-DSA 也可相互对比,比较充盈速度和灌注情况。由于 4D-DSA 所记录的信息与强度 - 时间曲线分析所记录的信息类似,因此将来配合相关软件可以进行更加细致的脑组织灌注评估。由于保留了三维血管结构,因此 4D-DSA 的信息更丰富。当前已有研究团队通过解码 4D-DSA 进行血流速度测量,但尚无商品化工具包可用于基于 4D-DSA 的定量分析。

(王明泽)

参 考 文 献

[1] LAWTON MT,KIM H,MCCULLOCH CE,et al. A supplementary grading scale for selecting patients with brain arteriovenous malformations for surgery [J]. Neurosurgery,2010,66(4):702-713.

[2] ROSEN B,PAFFHAUSEN W. On-line measurement of microvascular diameter and red blood cell velocity by a line-scan CCD image sensor [J]. Microvasc Res,1993,45(2):107-121.

[3] TSUKADA K,MINAMITANI H,SEKIZUKA E,et al. Image correlation method for measuring blood flow velocity in microcirculation:correlation 'window' simulation and in vivo image analysis [J]. Physiol Meas,2000,21(4):459-471.

[4] SHPILFOYGEL SD,CLOSE RA,VALENTINO DJ,et al. X-ray videodensitometric methods for blood flow and velocity measurement:a critical review of literature [J]. Med Phys,2000,27(9):2008-2023.

[5] HEAUTOT JF,CHABERT E,GANDON Y,et al. Analysis of cerebrovascular diseases by a new 3-dimensional computerised X-ray angiography system [J]. Neuroradiology,1998,40(4):203-209.

[6] HOCHMUTH A,SPETZGER U,SCHUMACHER M. Comparison of three-dimensional rotational angiography with

digital subtraction angiography in the assessment of ruptured cerebral aneurysms [J]. AJNR Am J Neuroradiol, 2002,23(7):1199-1205.

[7] DAVIS B,ROYALTY K,KOWARSCHIK M,et al. 4D digital subtraction angiography:implementation and demonstration of feasibility [J]. AJNR Am J Neuroradiol,2013,34(10):1914-1921.

[8] SANDOVAL-GARCIA C,YANG P,SCHUBERT T,et al. Comparison of the diagnostic utility of 4D-DSA with conventional 2D- and 3D-DSA in the diagnosis of cerebrovascular abnormalities [J]. AJNR Am J Neuroradiol,2017, 38(4):729-734.

[9] WU Y,SHAUGHNESSY G,HOFFMAN CA,et al. Quantification of blood velocity with 4D digital subtraction angiography using the shifted least-squares method [J]. AJNR Am J Neuroradiol,2018,39(10):1871-1877.

第三节　功能磁共振

20 世纪 90 年代,Ogawa 等首先报道了血氧水平依赖脑功能成像(blood oxygen level dependent functional magnetic resonance imaging,BOLD-fMRI)原理,此后 fMRI 技术迅速发展。目前,任务态 fMRI 与 DTI 白质纤维束追踪成像技术已经广泛应用于个体化的神经外科手术的计划和实施,用以无创性地显示脑内病灶与功能区、神经纤维束之间的空间距离关系,具有较高的可靠性和稳定性。

一、任务态 fMRI

(一) 原理

任务态 fMRI 是以组织血液中的血红蛋白为内源性对比剂,去氧血红蛋白具有顺磁性,而氧合血红蛋白具有抗磁性。当被试者执行特定任务时,相应大脑皮质神经元激活,局部血流量和血容量增加,导致激活区内的氧合血红蛋白含量增加,去氧血红蛋白减少,引起局部 T_2 弛豫时间延长,MRI 信号增强。将采集到的信号通过后处理技术,最终在 MRI 影像上显示相应的功能激活区,如运动、语言、视觉功能区等。

(二) 临床应用

任务态 fMRI 是神经外科最常用的 fMRI 类型。对于一些神经外科疾病,如肿瘤、动静脉畸形,由于受病灶推挤、破坏等因素的影响,脑功能区的位置可能发生重塑性改变,仅依靠经验难以客观判断,此时 fMRI 可以个体化地显示功能区的实际位置,从而指导手术计划,保护脑功能。通常,术前所需要的 fMRI 检测任务应根据病灶的具体位置及可能受累的功能区进行选择,如中央前回附近的病灶需检测运动任务,优势半球额、颞叶的病灶需检测语言任务,枕叶病灶需检测视觉任务等。任务态 fMRI 的有效性已经得到广泛证实。不少研究在术中使用直接皮质电刺激验证术前 fMRI 运动区定位的准确性,结果表明,两者具有非常高的一致性,fMRI 的灵敏度达 71%~100%,特异度达 68%~100%。fMRI 定位 Broca 区和 Wernicke 区的可靠性也逐渐得到证实。由于 fMRI 的无创性和可操作性,在临床中可以有效减少有创性的诊断操作,例如既往常用于判断语言优势半球的 Wada 试验。Dym 等的荟萃分析研究,比较了 fMRI 和 Wada 试验对语言优势半球的判断结果,分析表明 fMRI 可以作为 Wada 试验的替代方法。但是,任务态 fMRI 目前仍存在不足之处,BOLD-fMRI 的结果常具有一定的变异性,可能会受到多种因素的影响,包括任务完成质量、病灶和周围大血管的干扰、数据后处理方法等。因此,利用 fMRI 定位功能区的准确边界尚存在一定的困难,术中皮质电刺激仍是判断功能区范围的“金标准”。

二、DTI 白质纤维束追踪成像

(一) 原理

弥散张量成像(diffusion tensor imaging,DTI)是 MRI 的特殊形式,其原理是人体组织中,水分子在不同组织结构中沿各个方向的弥散能力不同,在与纤维束走行一致的方向弥散受限小,运动最快,而在与纤维束垂直的方向弥散受限大,运动最慢。DTI 白质纤维束追踪成像就是利用这种水分子运动的各向异性,可无创性地显示活体白质纤维束的走行,通过不同的追踪算法实现对神经纤维束的精细成像。

（二）临床应用

目前，DTI 白质纤维束追踪成像已经广泛应用于神经外科手术前风险评估、手术入路设计、联合神经导航指导术中切除等方面。临床中，较为常用的纤维束包括传导运动功能的皮质脊髓束，与语言功能相关的弓状束、上纵束、下额枕束、下纵束，以及传导视觉信息的视辐射等。既往研究利用术中皮质下电刺激证实了 DTI 纤维束追踪成像定位运动和语言通路的可靠性，一致性达 82%~97%。

目前，fMRI 联合 DTI 纤维成像已广泛应用于神经外科临床，改变了以往仅依靠经验或传统影像粗略定位功能区的局面。研究表明，无论在中脑肿瘤、脑血管病、脑卒中，或是脑外伤方面，应用 fMRI 均具有良好的有效性和可靠性，可以不同程度地改善手术预后。作者团队曾对于幕上脑动静脉畸形（arteriovenous malformation，AVM），利用 fMRI 联合 DTI 纤维束成像辅助手术风险评估，提出了一套不同于经典 Spetzler-Martin 分级（简称 SM 分级）的新的手术风险分级系统。我们将病灶与功能区（或纤维束）的距离作为重要的评分因素，结合形态学及血流因素（如深静脉引流、弥散性、出血史）对 AVM 手术预后进行综合预测评分，结果表明新分级的预测准确性显著优于传统的 SM 分级。

随着神经影像学设备和技术的飞速发展，fMRI 成像的精确性将日臻完善，而随着高级脑认知功能和脑网络研究的深入，任务态 fMRI 为神经外科疾病手术计划提供了新的视角，fMRI 技术必将为神经外科临床提供更综合、客观、准确的信息，不断推动神经外科手术治疗效果的提高。

（李茂桂）

参 考 文 献

［1］焦玉明，曹勇. 功能磁共振在神经外科手术计划中的应用［J］. 中国医疗设备，2017，32（12）：37-42，55.

［2］JIAO YM，LIN FX，WU J，et al. A supplementary grading scale combining lesion-to-eloquence distance for predicting surgical outcomes of patients with brain arteriovenous malformations［J］. J Neurosurgery，2018，128（2）：530-540.

［3］LIN FX，ZHAO B，WU J，et al. Risk factors for worsened muscle strength after the surgical treatment of arteriovenous malformations of the eloquent motor area［J］. J Neurosurgery，2016，125（2）：289-298.

第四节　神 经 导 航

一、概述

神经导航（neuro-navigation）又称无框架立体定向（frameless stereotactic），其以强大的图像处理软件和计算机运算为核心，通过红外线遥感技术获取术中患者头部和手术进程的位置信息，对比 CT、MRI 等高清晰度的图像资料，计算并显示手术的实时进程，明确病变准确位置、操作进程及病变与周围结构的关系，是微创神经外科技术重要组成部分。神经导航系统使神经外科手术定位更准确、最大限度切除病变并避免损伤正常脑组织，广泛应用于脑血管病、脑肿瘤、活检、功能神经外科、脊髓/脊柱病变等手术，已经成为神经外科的常规手术设备。

目前神经导航在神经外科中的用途主要有以下几个方面：

1. 手术前结合多模态影像学资料，应用神经导航工作站，重建病灶与功能区、纤维束等重要结构，评估手术风险。

2. 手术前定位颅脑病灶部位和颅脑重要解剖标志，形成三维模拟图像，设计手术入路，协助准确、安全开颅。

3. 手术中精准定位占位病灶，确定切除路径及切除范围；确定动静脉畸形血管边界、供血动脉及引流静脉；协助判断巨大动脉瘤与载瘤动脉的关系；利用功能磁共振导航确定重要脑功能区及纤维束；确定重要解剖结构位置（如脑干、颈内动脉等），避免损伤。

4. 神经导航与术中影像（如术中 MRI、术中超声）融合，实时了解病灶切除状态。

二、神经导航的组成

以红外导航为例介绍导航系统的组成。

1. **照相机阵列** 红外线发射器与照相机集成在一起,向术野方向发射红外线,可被聚光反射标记反射至照相机。照相机捕捉并量化红外线信号,将数字信息传入计算机工作站,进一步在系统进行处理。

2. **计算机工作站** 是一套功能强大的计算机。以强大的三维图像处理软件为核心,加上 DICOM 编译软件及脑、脊髓、功能神经外科导航软件共同组成。

3. **参考环** 是任何导航系统的必需组成部分,在数据注册后,可通过与框架立体定向相同的技术,使患者与术前扫描相匹配。

4. **导航探针** 导航探针包含激活的 LED 或反应区域,由此发出或将红外光反射到摄像区。使用者可以利用导航探针术前确定肿瘤位置、肿瘤边缘,以及重要的解剖、切口位置和范围。

三、神经导航方法

(一) 术前准备

1. **获得影像资料** 影像学资料扫描应符合导航系统薄层轴位扫描,并将标准 DICOM 格式影像数据资料输入导航系统,对于靠近功能区的病变,同时可行功能磁共振成像(functional magnetic resonance imaging,fMRI)及弥散张量成像(diffusion tensor imaging,DTI)扫描,脑肿瘤患者可行增强扫描。

2. **影像资料处理** 影像资料的处理是将患者的多模态影像资料录入导航系统工作站;分别进行头皮、病变、血管及脑室等结构的三维建模,根据 fMRI 及 DTI 进行功能区及功能纤维束的三维重建,设计手术入路。

3. **应用导航工作站进行术前评估** 随着功能磁共振、脑磁图、DTI 及经颅磁刺激等功能神经影像的进展,无创功能区成像成为脑血管畸形标准术前评估内容。同时脑血流成像可以帮助获得脑血管畸形病灶、供血动脉、引流静脉的位置等信息。功能成像可用于术前评估体感、运动、语言、视觉,了解病灶与功能区的关系,判断优势语言区(图 5-4-1)。因此,这些技术可用于:①通过了解病灶与功能区的位置关系,评估手术预后;②制订手术方案,确定手术入路和手术范围,同时 MRA 可辅助判断脑血管畸形供血动脉和引流静脉的位置;③选择手术中辅助脑功能保护技术,根据病灶与体感、语言和认知功能区的接近程度,决定是否应用术中功能区电生理定位或者唤醒手术。由于刺激任务或计算方法的不同可能使处理结果产生差异,fMRI 的个体化成像并非完全可靠。可结合术中皮质电刺激以明确功能区位置。

(二) 开颅前准备

1. **注册** 患者全麻后安装头架,将头颅参考环安装固定于头架上,确保头部与参考环位置相对固定,且二者距离不可太远(一般小于 30cm)。校对照相机的角度及距离,与参考环及头部之间无屏障。利用面部扫描仪或有线探针对于患者进行扫描注册,扫描应主要利用眶周及鼻部进行注册。

2. **设计手术入路** 手术前在神经导航工作站可以获得头皮、颅骨、病灶、血管、脑功能激活区、脑白质纤维束和脑室结构三维图像,选择最理想的个体化手术切口、手术入路。

实时导航下应用探针在患者头部描出病灶投影设计手术入路。选择入路原则:①避开功能区;②尽可能选择路径短的手术入路;③尽量利用脑自然沟、裂,缩小皮瓣面积或采用微骨孔入路,减少脑

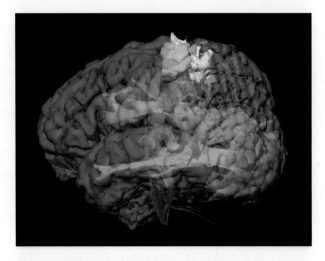

图 5-4-1 应用神经导航术前对 AVM 患者功能区及纤维束进行三维重建

红色:AVM 畸形团;绿色:手运动激活区;黄色:脚运动激活区;蓝色:视觉激活区;紫色:语言激活区;皮层下走行为功能相关脑白质纤维束

组织暴露。

注册成功后拆除术野内有菌设备,包括头颅参考环、探针及定位标记。

(三) 术中导航

1. 头皮常规消毒铺巾,安装消毒的头颅参考环,配备消毒的有线或无线探针。

2. 翻开骨瓣前根据需要可在骨窗四周应用微钻磨四孔作为精确定位点,探针依次注册。如头部、参考环移位,通过对四点再注册给予纠正。

3. 开颅后首先对于肿瘤边界、功能区、纤维束等目标位置进行定位。

4. 实时导航探查病灶位置及毗邻的功能区、纤维束等重要解剖结构位置,力争处理病变时对脑组织损伤最小。

四、神经导航在复合手术中的应用

(一) 脑动静脉畸形

1. 辅助脑功能区动静脉畸形的术前评估　神经导航工作站可辅助复杂脑动静脉畸形(cerebral arteriovenous malformation,cAVM)进行术前评估。目前,应用最广泛的 cAVM 分级系统为 Spetzler-Martin 分级。该分级各指标均基于传统影像,没有纳入皮质下功能性白质纤维束,缺少病灶与功能区关系的量化标准。首都医科大学附属北京天坛医院提出了基于 fMRI 及 DTI 技术的 cAVM 辅助评估分级系统(HDVL 分级)。将患者功能影像学信息融入分级系统,结合病灶的出血史、病灶弥散性及引流方式等血管构筑学特征,对 CAVM 的手术预后进行评估。该分级系统可辅助 Spetzler-Martin 分级共同为 cAVM 的手术预后提供更为精确的评估。

2. 脑动静脉畸形复合手术的术中引导　目前,神经导航设备配备有复合手术专用参考环,可进行复合手术的术中导航。对于位置较深、体积较小、累及功能区的 AVM 导航辅助的作用不可或缺。其意义主要在于:制订准确的开颅计划;融合 MRA、CTA 或 DSA 提供病灶三维影像定位,引导术者准确切除病灶(图 5-4-2);判断供血动脉及引流静脉位置,引导术者精准夹闭供血动脉;结合 fMRI 及 DTI 等明确病灶与功能区的关系,减少术中功能性脑组织的损伤;对于伴有出血的 AVM,神经导航可辅助定位血肿腔的位置,有利于手术的进行。

(二) 动脉瘤

多数动脉瘤的导航手术,术前计划的意义大于术中影像引导。利用导航系统重建的三维图像,将强化后 CT 及 MRI 资料转化为立体血管影像,可直观了解实际手术视野中动脉瘤与周围神经、血管的毗邻关系,分析动脉瘤与载瘤动脉的角度,选择神经介入辅助手术方式,决定手术入路,在最安全的角度显露并夹闭动脉瘤。对位于颈内动脉近段、眼动脉、椎动脉、基底动脉的动脉瘤而言,导航系统辅助下制订详尽的术前计划尤其必要。

一些特殊部位动脉瘤,如大脑前动脉远端、小脑下后动脉(posterior inferior cerebellar artery,PICA)、小脑下前动脉(anterior inferior cerebellar artery,AICA)的动脉瘤,应用导航系统更有价值。可以在导航下经纵裂入路准确地夹闭前动脉远端的动脉瘤,而不必从 A1 段近端开始探查,减少了血管痉挛及损伤前动脉的风险。

(三) 脑肿瘤

多数脑肿瘤都是神经导航的适应证。以复合手术治疗脑膜瘤为例,窦旁及大脑凸面的脑膜瘤导航可以帮助确定手术切口位置及范围;显示受压移位的矢状窦,避免开颅误伤引起大出血;对脑膜瘤的重要供血动脉进行定位,以便于术中阻断肿瘤供血;脑膜瘤包绕重要血管或神经,如蝶骨嵴内侧或小脑脑桥角脑膜瘤,神经导航可时刻提醒手术医师肿瘤与血管、神经及脑干的距离以避免损伤。

(四) 脊髓脊柱

脊髓及脊柱手术神经导航下定位肿瘤位置、椎体节段,脊柱内镜手术引导、颅颈交接手术时螺钉固定等。

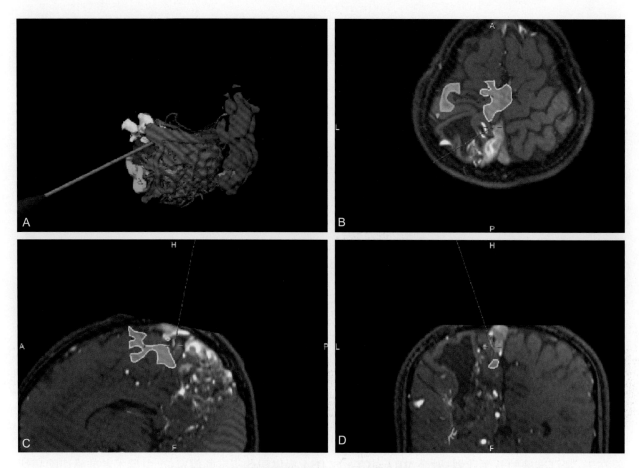

图 5-4-2　应用神经导航进行 AVM 切除术中功能区的判断

应用多模态影像进行术中导航,判断功能区边界。A. 三位重建立体显示畸形团及功能区位置;B~D. 分别为轴位,矢状位和冠状位实时定位。3 红色:AVM 畸形团;绿色:手运动激活区;黄色:脚运动激活区;蓝色:视觉激活区;紫色:语言激活区

五、神经导航漂移的对策

　　术中脑漂移影响导航效果仍是未完全解决的问题,可采用以下方法降低脑漂移的影响:在骨缘进行精确定位点注册,可纠正因钻孔、体位变化、头架移位等造成的漂移;根据手术需要尽量少用或不用脱水剂,缓慢释放脑脊液;避免过早开放脑室;在漂移前先定位或切除功能区病灶,尽量保护正常脑组织。利用鞍结节、嗅神经、视神经、颈内动脉、内听道等作参考标志;可将术中实时影像(如术中 MRI、术中超声)融入神经导航,进行实时影像导航。

(焦玉明)

参 考 文 献

[1] 王嵘,赵继宗. 神经导航系统在神经外科的应用[J]. 北京医学,2007,29(11):687-690.

[2] ZHAO JZ,WANG S,WANG R,et al. Application of frameless stereotaxy in craniotomy procedures:clinical evaluation [J]. Neurosurg Q,2003,13(1):51-55.

[3] JIAO YM,LIN FX,WU J,et al. A supplementary grading scale combining lesion-to-eloquence distance for predicting surgical outcomes of patients with brain arteriovenous malformations [J]. J Neurosurg,2018,128(2):530-540.

[4] LEPSKI G,HONEGGER J,LIEBSCH M,et al. Safe resection of arteriovenous malformations in eloquent motor areas aided by functional imaging and intraoperative monitoring [J]. Neurosurgery,2012,70(2 Suppl Operative):276-289.

第五节　数据融合技术

数据融合技术指的是两种或两种以上影像学技术融合,还包括动态与静态影像学融合,其最终目的是更清晰地显示脑及病变部位的解剖、血管、功能及血流动力学状态等,为临床治疗决策及预后提供影像学支持。让术者及患者更直观地了解疾病,以期望使复杂的临床问题简单化,抽象的临床问题具体化。目前常用的影像学技术主要包括CT、MRI和DSA。因而这些影像学技术的融合可以结合各个技术的优势,提供更多的信息。

一、多种磁共振序列融合

磁共振的不同序列显示不同信息,除了常规的T_1、T_2,还有磁敏感加权成像(susceptibility weighted imaging,SWI),磁共振血管成像(magnetic resonance angiography,MRA)及代表灌注的动脉自旋标记(arterial spin labeling,ASL)。ASL是指在颈部一段血管磁化标记血液内的水分子,使其作为内源性对比剂,进行血管成像或脑灌注成像,其优点具有无须注射对比剂,无电离辐射,完全无创,可重复采集。

1. **解剖 + 灌注融合**　脑动静脉畸形治疗前后进行评估,通过解剖和灌注的融合,可以显示畸形血管团的灌注区域与解剖关系,以便术前评估,以及复合手术栓塞后、手术切除后血流动力学变化对于灌注的影响(图 5-5-1)。

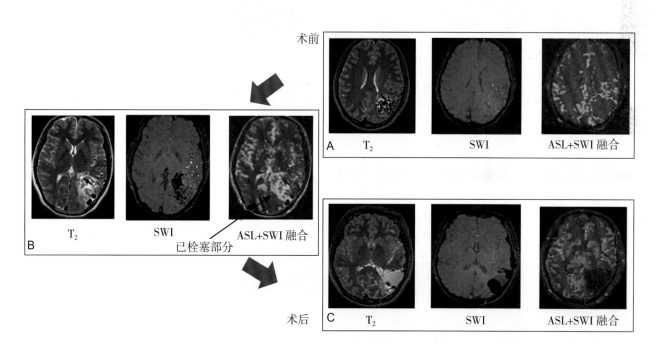

图 5-5-1　脑动静脉畸形 MRI-ASL+SWI 融合
脑动静脉畸形术前进行 T_2+SWI+ASL 融合显示灌注与解剖关系(A),复合手术进行栓塞后,再次融合显示栓塞效果及灌注改变(B),手术完全切除后再次融合显示切除完全,灌注降低(C)

2. **MRA+fMRI 融合**　磁共振血管成像清晰显示脑动静脉畸形的血管构筑,结合 fMRI+DTI,更清晰进行术前风险评估,并且用于术中导航指导手术切除(图 5-5-2)。

二、3D-DSA+ 动脉瘤夹融合

动脉瘤夹闭手术术后进行 3D-DSA 与动脉瘤夹融合,清晰显示动脉瘤夹与血管相对位置,动脉瘤夹闭情况及载瘤动脉通畅程度,结合术中电生理、术中血流,更有利术中进行手术效果评估(图 5-5-3)。

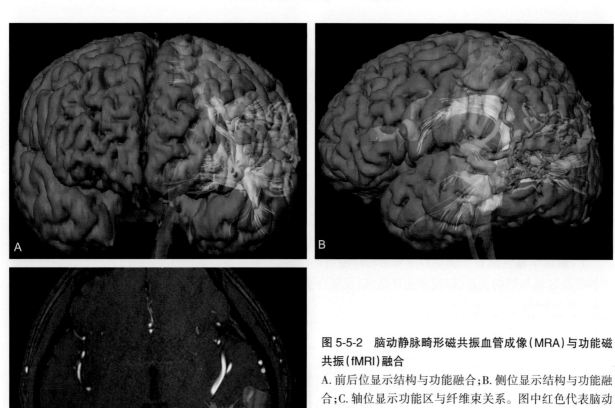

图 5-5-2　脑动静脉畸形磁共振血管成像(MRA)与功能磁共振(fMRI)融合

A. 前后位显示结构与功能融合；B. 侧位显示结构与功能融合；C. 轴位显示功能区与纤维束关系。图中红色代表脑动静脉畸形病变，黄色表示弓状束，紫色表示锥体束；蓝绿色表示视辐射

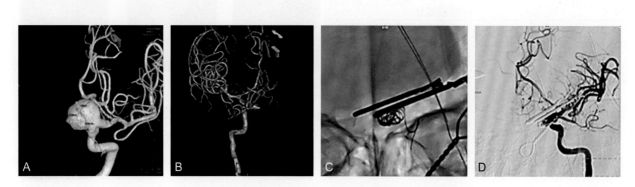

图 5-5-3　动脉瘤夹闭术后 3D-DSA 与动脉瘤夹显影融合

动脉瘤夹闭手术术后进行 3D-DSA 与动脉瘤融合，清晰显示动脉瘤夹与动脉瘤及载瘤动脉相对位置。A. 术前 3D-DSA；B. 术后复查 3D-DSA；C. 动脉瘤夹和弹簧圈显影；D. 造影 - 动脉瘤夹 - 弹簧圈

三、4D-DSA+ 磁共振融合

全脑动脉造影发展从基本的 2D-DSA,进而出现 3D-DSA,近几年发展的 4D-DSA 是在 3D-DSA 基础上加入了时间元素,更能清晰显示血流动态变化。通过影像融合技术,把 4D-DSA 与磁共振的解剖像融合,则达到动静态融合,从而为临床决策提供了解剖和血流动力学信息(图 5-5-4)。

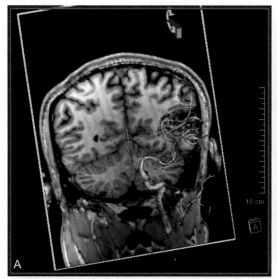
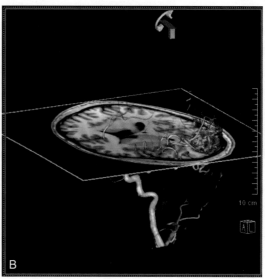
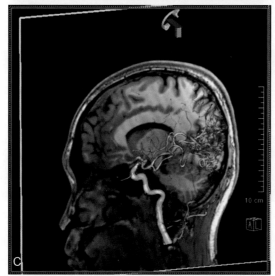

图 5-5-4　脑动静脉畸形术前进行磁共振解剖像与 4D-DSA 融合
分别从冠状位(A)、轴位(B)及矢状位(C)显示 4D-DSA 血管与结构相关系。脑动静脉畸形术前进行 4D-DSA 与磁共振融合,显示解剖与血流动力学关系,为手术切除提供了解剖学和血流动力学信息,有利于术者对于供血动脉切除和引流静脉的判断提供依据

四、双容积融合技术

通过来自不同血管的 3D-DSA 融合,可以显示脑动静脉畸形多成分供血来源,进而为复合手术栓塞策略的制订提供依据,更清晰显示血流动力学与脑动静脉畸形的关系(图 5-5-5)。

五、彩色编码脑血管造影技术

彩色编码脑血管造影技术是对 2D-DSA 通过 iFlow 软件进行处理后出现的彩色编码显影,通过不同颜色从红到蓝,代表不同的血流到达时间,从而把动态的 2D 图像显示在一张画面上,用不同颜色区别(图 5-5-6)。其优点主要是可以直观、定性显示脑动静脉畸形及脑血管病的血流动力学,同时也通过计算血流通过时间定量反映血流动力学特点,然而,由于彩色编码脑血管造影目前不是 3D 图像,难以与其他影像

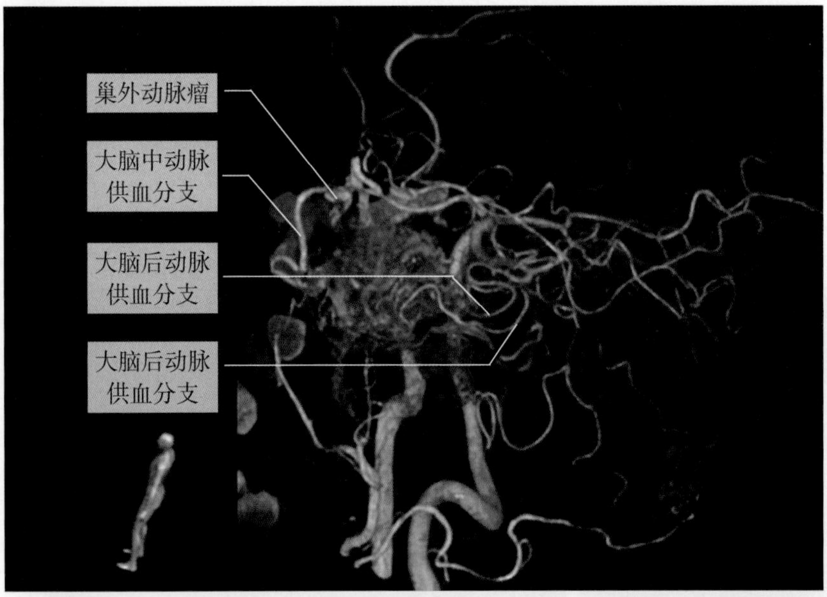

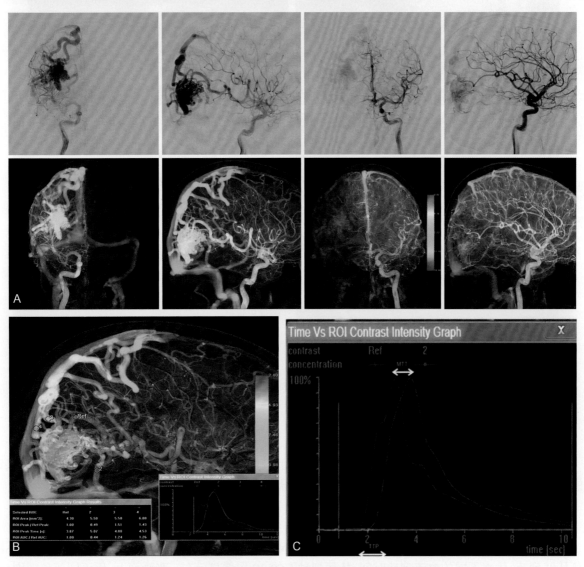

巢外动脉瘤

大脑中动脉
供血分支

大脑后动脉
供血分支

大脑后动脉
供血分支

图 5-5-5　双容积融合显示脑动静脉畸形多成分供血来源
脑动静脉畸形供血分别来自大脑中动脉和大脑后动脉,通过双容积融合技术,不同颜色显示不同供血成分,从而为术前评估和栓塞策略提供依据

图 5-5-6　彩色编码脑血管造影定性定量显示脑动静脉畸形
A.2D 脑血管造影与彩色编码脑血管造影关系;B. 通过不同颜色(红,黄,绿,蓝等)表示不同血流动力学状态;C. 定量显示不同血管之间的血流通过时间(MTT)

进行融合。正在开发的 3D-iFlow 软件有待在将来实现融合功能。

（陈晓霖）

参 考 文 献

［1］GREENBERG MS. 神经外科手册［M］.赵继宗,主译.8 版.南京:江苏凤凰科学技术出版社,2017.

［2］赵继宗.神经外科学［M］.3 版.北京:人民卫生出版社,2017.

［3］马廉亭,杨铭,李俊,等.DSA 与 Dyna-CT、MRI 影像融合新技术在脑脊髓血管病中的应用［J］.中华脑血管病杂志,2012,8(2):30-37.

［4］CHEN X,COOKE DL,SALONER D,et al. Higher flow is present in unruptured arteriovenous malformations with silent intralesional microhemorrhages ［J］. Stroke,2017,48(10):2881-2884.

第六章　辅助设备及其在复合手术中的应用

第一节　概　　论

复合手术作为脑血管疾病的一个重要治疗手段和方式,具有里程碑的意义。首先,对于许多复杂的脑血管疾病,可以介入和手术协同治疗,明显提高治疗效果和疾病治愈率。另外,对于一些手术中可能出现动脉破裂的患者,例如手术切除侵袭海绵窦的垂体瘤和脊索瘤,复合手术具有保驾护航的关键作用,可以大大降低手术风险。

在复合手术室内进行复合手术,无论是针对复杂血管畸形、动脉瘤还是一些累及重要动脉的颅内肿瘤,都可能涉及其他辅助器械和设备的使用。使用这些辅助设备,可以更好地利用现代高科技技术,进一步提高手术的整体效果。例如在巨大深部动静脉畸形切除手术中使用实时超声定位,不但可以帮助明确病变的位置和边界,还有助于避免病变残留。对于一些累及颅底重要神经及位于重要功能区的病变,有效的电生理监测,对于运动功能、语言功能、视觉功能及不同脑神经功能的保护,具有非常重要的意义。

本章将从血流测量仪、超声、电生理监测、神经内镜技术等四个方面,系统阐述辅助设备在复合手术中的应用原理、应用方法和应用意义。

(桂松柏)

第二节　术 中 超 声

术中超声(intra-operative ultrasound,IOUS)作为一项相对较新的术中影像技术,在神经外科手术中得到了广泛应用,术中超声具有实时性、灵活性、无创性、可重复性和无放射性等特点,可以在短时间内获得足够的信息,用来指导手术进程,评价手术疗效,降低手术创伤。尤其对于颅内血管的血流动力学评价具有独特的优势。

一、超声的基本概念及技术

(一)超声波的基本概念

声波是机械波的一种。声波产生的条件,一是需要声源(波源),二是需有能够传播这种机械振动的介质。其振动频率超过人耳听觉上限值(即 20kHz)者为超声波,其中应用于超声诊断的频率一般为1~40MHz。声波在介质中传播的速度称为声速,声速的大小取决于介质的密度和弹性模量。人体软组织的平均声速约为 1 540m/s。

多普勒效应是超声多普勒诊断的物理基础。波源和观察者之间的相对运动会使观察到的波动的频率发生变化,这种现象称为多普勒效应。在超声场中,由于目标的运动或振源的运动,接收信号的频率发生改变,频率移动的大小与运动的速度成正比,这就是超声诊断中应用的多普勒原理,人体内最主要的应用是测量血流速度,红细胞可使散射回波发生频移,通过体外检测频移的大小,从而可知血流的运动速度。

（二）超声波的基本特性

1. 超声波的方向性　对机械波来说,频率越低,其波长越长,波动的特性越显著,但方向性却越差;频率越高,波长越短,波传播的方向性越显著。

2. 人体组织对入射超声的作用　超声波在弹性介质中传播时与光波类似,也有波的叠加、干涉、反射、折射、透射、散射、衍射及吸收、衰减等特性。

3. 超声探头　在各种超声诊断仪器中发出和接收超声波的器件是超声探头。大多数超声诊断仪器中的探头既作发射,又作接收,既向人体内发射超声波,又接收体内反射和散射回来的声波。发射时探头把电能转换成声能,接收时又把声能转换为电能,因此探头又被称为超声换能器。

4. 超声探头的分辨率　超声诊断仪器能够区分的最小距离称为空间分辨率,简称为分辨率。分辨率和方向有关。沿声束方向的分辨率称为轴向分辨率(也称纵向分辨率),沿扫查平面与声束垂直方向的分辨率称为侧向分辨率(也称横向分辨率)。垂直于扫查平面且与声束垂直方向的分辨率称为切面分辨率(也称厚度分辨率)。

5. 超声成像模式　超声探头将回声信号转换为电磁信号后,必须将这些包含了许多信息的射频信号经过解调、滤波、相关运算、模数转换等过程,将所需要的信息分别以不同的模式成像,以供临床医师做出诊断。目前常用或曾经常用的几种超声成像模式有 A 型诊断法,B 型诊断法,M 型诊断法和 D 型诊断法。

6. 检查技术

(1) 仪器:颅脑术中超声常用的探头为小凸阵探头、冰球棍形探头、笔式探头等,频率 5~12MHz。探头的选择根据骨瓣大小、病变深度、手术切口的位置而定。

(2) 探头的无菌处理:严格遵守无菌操作的原则,介入性专用探头可用消毒药水浸泡进行消毒。经甲醛、环氧乙烷或消毒药水消毒的探头可直接使用。在紧急需要术中引导或数台手术同时需要引导的情况下,无菌塑料套则是一种安全又便捷的方法。

(3) 扫查方法:神经外科应用术中超声,一般采用三步扫查法,即切开硬脑膜前、后各扫查一次,病灶切除后再扫查一次。在硬脑膜外扫查,主要是确定病变的边界及病变与周围毗邻关系,探头扫查时在硬脑膜上滑动、侧动、旋转。剪开硬脑膜后,在脑表面直接扫查,主要是为了确定病变与脑表面脑沟回的位置关系,确定最佳手术入路,扫查时动作需轻柔,尽量避免滑动和旋转探头,以防止脑挫伤。术后扫查主要是为了明确病变切除范围,确定有无病变残留,有无脑内血肿等手术损伤。

7. 仪器调节

(1) 灰阶超声的调节:灰阶超声的调节主要包括二维增益,时间增益补偿,深度,动态范围,聚焦数量及位置,图像的左右翻转和上下翻转,一键优化等。

(2) 彩色多普勒的调节:彩色多普勒的调节主要包括彩色多普勒增益,壁滤波,脉冲重复频率,基线,彩色反转,取样框大小及位置,取样框方向等。

(3) 频谱多普勒的调节:频谱多普勒主要包括脉冲多普勒和连续多普勒,血管超声检查主要应用脉冲多普勒。因此,此处仅对脉冲多普勒的调节进行描述。脉冲多普勒的调节主要包括脉冲多普勒增益、壁滤波、脉冲重复频率、频谱反转、基线、多普勒取样线及其方向、取样容积大小和位置、多普勒角度。

二、脑动静脉畸形

术中超声可准确观察脑动静脉畸形的范围、边界、供血动脉、引流静脉,同时可以观察病灶与周围大血管的关系,指导手术入径,并确定术后有无残余。同时减少术中 DSA 的应用次数,从而减少患者的受照射次数及对比剂的注入量。

（一）超声表现

脑动静脉畸形灰阶超声图像表现为回声不均匀的强回声区,边界欠清晰,相邻脑组织回声稍增强。彩色多普勒血流成像(color Doppler flow imaging,CDFI)表现为五彩镶嵌的血管团,形态不规则,边界清晰

（图 6-2-1）。其供血动脉较正常动脉明显增粗，走行弯曲，彩色血流信号明亮，流速增加，血流方向指向畸形血管团，多普勒频谱呈高速低阻型，收缩期与舒张期流速均增高，以舒张期增高明显，频带增宽，不规整，频窗消失，阻力指数较正常血管阻力指数（RI）明显降低；引流静脉粗大，流速增加，血流方向离开畸形血管团，多普勒频谱于收缩期出现类动脉样波峰，波型圆钝。

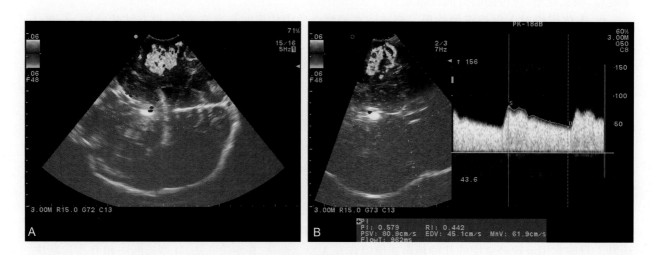

图 6-2-1　术中超声显示脑动静脉畸形

A. CDFI 显示动静脉畸形呈五彩镶嵌的血管团；B. 频谱多普勒显示供血动脉呈低阻改变

　　动静脉畸形内动脉和静脉局部可呈瘤样扩张，灰阶超声显示为圆形或囊袋状无回声区，CDFI 可见瘤体内呈红蓝相间的涡流或湍流。根据动静脉畸形声像图表现可将其分为完全型和部分型，病变完全为彩色镶嵌血管团占据者为完全型；只有病变中心或边缘为彩色镶嵌血管团占据，其余表现为低回声或强回声者考虑有出血或胶质增生，为部分型。

　　（二）术中超声在动静脉畸形复合手术中的价值

　　1. 确定畸形血管团位置、大小，明确边界　　动静脉畸形病灶多位于皮质和皮质下，手术的关键是沿病灶的边界分离，避免误入畸形血管团引起难以控制的大出血。灰阶超声显示病灶与周围组织分界欠清晰，在实际操作中多直接应用彩色多普勒超声定位病灶并明确边界。术中彩色多普勒超声可准确定位残存畸形血管团的大小、位置及其与周围血肿的关系，指导术者完整切除残存畸形血管团，避免再次出血。

　　2. 正确识别动静脉并显示供血动脉、引流静脉的位置和走行　　动静脉畸形手术切除的原则是先阻断供血动脉，再处理引流静脉，然后整体切除畸形血管团。因此术中正确识别动静脉，准确显示供血动脉的位置、走行是手术顺利进行的关键。行术中超声扫查时根据血管走行尽量显示出供血动脉的长轴切面，并注意旋转探头，沿血管长轴追踪至其起源动脉，当彩色多普勒超声高度怀疑为供血动脉时，应使用频谱多普勒超声证实，供血动脉表现为特征性的高速低阻型动脉血流频谱。引流静脉多较粗大，血流方向远离畸形血管团，频谱多普勒超声可探及动脉化血流频谱，与正常静脉易于区别，但因其显示为动脉化血流频谱，有时反而与动脉难以鉴别。

　　普通术中超声在识别供血动脉、引流静脉，区分正常与异常血管方面为手术提供了方便，但在显示位置较深、走行迂曲的供血动脉及引流静脉时仍然存在其局限性，并且常难以显示全部供血动脉及引流静脉。术中超声造影因对比剂微泡为血流示踪剂，可沿动脉、畸形血管团、静脉的顺序充盈，从而直观、全面显示供血动脉与引流静脉，是普通术中超声扫查的重要补充。

　　3. 了解畸形血管团切除情况　　动静脉畸形术后残留是比较严重的手术并发症，残留的畸形血管团可以发生再出血，术中及时发现残留畸形血管，可以提高手术质量，避免患者二次手术，因此，动静脉畸形切除后应常规行术中超声扫查，及时了解病灶切除情况。术后残腔灌注生理盐水，彩色多普勒超声显示彩色镶嵌血管团消失，供血动脉流速降低，RI 明显升高。由于畸形血管团切除后，脑血流重新分布，部分管径较细的供血动脉术后甚至探测不到血流信号,离断的引流静脉内亦不能探及血流信号。如术后残腔周围发现彩色镶嵌血管团或探及低阻力动脉血流频谱则提示有畸形血管残留,应引导术者再次探查。

三、海绵状血管瘤

（一）超声表现

1. 脑实质内均匀强回声,边界清,形态规则。
2. 彩色多普勒一般不能探及其内的血流信号。
3. 如伴有出血,则其周边可见脑组织强回声。
4. 如伴有钙化则后方可见声影（图 6-2-2）。

（二）术中超声在海绵状血管瘤复合手术中的价值

1. 定位瘤体、引导手术入路　对位于大脑皮质下,体积较小、位置深、累及重要功能区的海绵状血管瘤,手术治疗的原则是在保护神经功能的前提下最大程度切除病灶。术中准确定位瘤体是手术成功的关键,术前定位多采用十字交叉定位法,并在术中实时引导、调整造瘘方向,直至准确到达病灶。

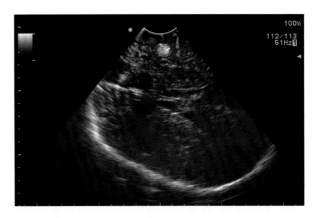

图 6-2-2　术中超声显示颅内海绵状血管瘤

2. 显示肿瘤周围血管　神经外科医师确定手术入路后,常应用彩色多普勒超声探查手术路径上及肿瘤周围有无较粗大血管,并根据超声探查结果及时调整手术计划,可避免术中误伤正常血管。

3. 显示静脉畸形　少数海绵状血管瘤合并小静脉畸形,术中应用彩色多普勒超声可及时发现并在超声引导下完整切除。

4. 评价肿瘤切除情况　病灶切除术后,残腔灌注生理盐水可应用超声评价病变切除情况,如发现瘤腔周围有强回声组织,且其回声强度与病变切除前相似,则高度提示海绵状血管瘤残留。

四、动脉瘤

（一）超声表现

颅内动脉瘤灰阶超声表现为载瘤动脉局限性扩张,呈圆形或囊袋状无回声,病变局部管壁与周围正常管壁连续完整,如瘤腔内有血栓形成时,可见低 - 强回声充填部分或全部管腔;CDFI 表现为瘤体内呈红蓝相间的涡流或湍流,瘤体内血栓形成时,可见彩色血流充盈缺损或消失,彩色血流变细,形态不规则;动脉瘤的频谱形态与瘤体大小密切相关,小的动脉瘤频谱形态接近正常,大的动脉瘤频谱常呈毛刺样改变,血流双向,频带增宽。

（二）术中超声在动脉瘤复合手术中的价值

术中超声可清晰显示动脉瘤内有无血栓及血栓与残余管腔的位置关系（图 6-2-3）。术中超声亦可显示动脉瘤、载瘤动脉与周围大血管的位置关系,并在夹闭动脉瘤后行超声探查,探测有无残余动脉瘤;彩色及频谱多普勒超声可根据有无彩色血流变细,有无异常高速血流判断动脉瘤夹闭后有无载瘤动脉狭窄,从而提示术者及时调整动脉瘤夹的位置。

五、血管网状细胞瘤

（一）超声表现

根据肿瘤实性与囊性部分的比例不同,血管网状细胞瘤（又称血管母细胞瘤）声像图可分为三型:

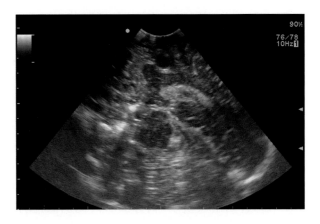

图 6-2-3　术中超声显示颅内动脉瘤

实质型、囊结节型、囊实质型。实质型为肿瘤实质部分,占 95% 以上,声像图表现为强回声实性结节,边界清晰,呈圆形或椭圆形,结节周边及内部可探及异常丰富血流信号,可根据血管走行及位置区分肿瘤内供血动脉、引流静脉。囊结节型为肿瘤实质部分,占 5% 以下,声像图表现为以囊性病变为主,边界清晰,形态规则或不规则,部分囊腔内可见分隔。囊壁上可见等 - 强回声小结节,结节内可探及异常丰富血流信号。囊实质型为肿瘤实质部分,占 5%~95%,声像图表现为边界清晰的囊实混合性病灶,实质内可见一个或多个大小不等的囊性病变,实质部分可探及较丰富血流信号。

（二）术中超声在血管网状细胞瘤复合手术中的价值

术中超声可依据彩色及频谱多普勒超声协助判断供血动脉、引流静脉走行及位置,从而缩短手术时间,降低手术难度,减少对病灶周围脑组织不必要的损伤,提高手术安全性并改善患者预后。

六、胶质瘤

（一）超声表现

低级别胶质瘤（WHO Ⅰ~Ⅱ级）超声表现为片状强回声区,边界不清,形态不规则,不伴囊变时内部回声较为均匀,15%~20% 的病例可以出现钙化,没有或有轻微的瘤周水肿,由于瘤周水肿脑组织超声表现同样为强回声,常难以区分肿瘤组织与水肿组织。部分此级别的星形细胞瘤也可以表现为局灶性、边界较为清晰的强回声结节。

高级别胶质瘤（WHO Ⅲ~Ⅳ级）超声表现为病灶呈不均匀强回声区（其灰阶强度高于低级别胶质瘤）,边界不清,形态不规则,内部回声不均匀,常见囊变及坏死,肿瘤生长活跃区可见较丰富血流信号。此级别星形细胞瘤有较明显的占位效应,肿瘤周围可见指样水肿带,水肿组织回声较肿瘤略偏低,且沿脑回向外伸展表现为"手指样",超声可据灰阶强度及形态鉴别肿瘤组织与水肿组织。此外,接受过放射治疗的星形细胞瘤患者其放射性坏死组织与肿瘤组织均表现为强回声,二维超声上很难鉴别,应用 CDFI 及能量多普勒成像（power Doppler imaging,PDI）可根据血流情况鉴别。

（二）术中超声在胶质瘤复合手术中的价值

术中超声在胶质瘤定位、定性,确定肿瘤边界、引导手术入路,判断残余肿瘤及发现瘤周血肿方面具有重要作用,术后彻底止血,残腔灌注生理盐水及扫查全面是发现残余肿瘤关键。此外,应用颅内重要结构定位,术前 MRI、CT 及术中超声所见肿瘤形态、回声进行比较综合判断可提高术中超声发现残余肿瘤的准确性。

七、脑内血肿

（一）超声表现

硬膜外血肿术中超声表现为靠近颅骨内板边缘的梭形强回声,边界清晰,形态多固定（图 6-2-4）,CDFI 不能探及血流信号。硬膜外血肿与硬膜下血肿因血肿部位不同而形态不同,硬膜外血肿为梭形,硬膜下血肿为弧形或新月形,硬膜下血肿因受脑脊液稀释的影响,可表现为低回声、等回声及强回声,硬膜外血肿则只表现为强回声,依据二者形态及回声特征,超声可准确鉴别。

硬膜下血肿术中超声表现为靠近硬膜下边缘清晰的弧形强回声或不均质回声区,其回声强度与出血量的多少及局部出血被脑脊液稀释程度密切相关,如出血量少,脑脊液所占比例高,则回声偏低;如出血量多,脑脊液所占比例低,则回声强。

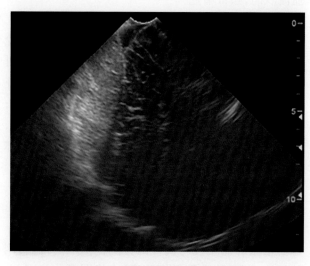

图 6-2-4　术中超声显示硬膜外血肿

（二）术中超声诊断脑内血肿的价值

术中超声可准确显示病灶的部位、大小、深度，确定病灶边界，显示病灶周围及内部有无大血管，判断周围血管受压情况，并可在手术结束后再次扫查，评价手术疗效，同时探查有无新发生的继发性损伤。

如何判断术中急性脑膨出的病因对于神经外科手术的进行具有重要意义，术中超声常可探查到对侧或病变周围新发生的硬膜外血肿（迟发性血肿）等，从而使医师对脑损伤变化的及时判断和重新制订治疗计划至关重要。术中超声因其具有实时性，并且应用简便、快捷，可帮助术者实时动态了解脑损伤的变化情况，从而调整手术方案，使患者获得及时和准确的治疗。

（何　文）

参 考 文 献

［1］MIYAMOTO Y，ITO T，TAKADA E，et al. Efficacy of sonazoid（perflubutane）for contrast-enhanced ultrasound in the differentiation of focal breast lesions：phase 3 multicenter clinical trial［J］. AJR Am J Roentgenol，2014，202：400-407.

［2］CHENG LG，HE W，ZHANG HX，et al. Intraoperative contrast enhanced ultrasound evaluates the grade of glioma［J］. Biomed Res Int，2016：2643862.

［3］PRADA F，VITALE V，DEL BENE M，et al. Contrastenhanced MR imaging versus contrast-enhanced US：a comparison in glioblastoma surgery by using intraoperative fusion imaging［J］. Radiology，2017，285：242-249.

［4］DONG-FANG WU，WEN HE，SONG LIN et al. Using Real-Time Fusion Imaging Constructed from Contrast-Enhanced Ultrasonography and Magnetic Resonance Imaging for High-Grade Glioma in Neurosurgery［J］. World Neurosurg，2019，125：e98-e109.

［5］何文. 颅脑术中超声应用现状及进展［J］. 中华医学超声杂志（电子版），2006，3（4）：200-203.

［6］贺焱，何文，王立淑，等. 术中超声造影在脑动静脉畸形切除术中的应用［J］. 中华医学超声杂志（电子版），2010，7（10）：1628-1632.

［7］张岩，王硕，何文，等. 术中多普勒超声及超声血管造影在脑动静脉畸形手术中的应用［J］. 中华医学杂志，2008，88（35）：2461-2464.

［8］郭志祥，何文，张惠琴，等. 常规超声及超声造影在脑外伤中的应用［J］. 中华超声影像学杂志，2010，19（5）：415-418.

［9］DOHRMANN GJ，RUBIN JM. History of intraoperative ultrasound in neurosurgery［J］. Neurosurg Clin North Am，2001，12：155-166.

［10］MOIYADI AV. Linear intraoperative ultrasound probes and phased-array probes：two sides of the same coin［J］. Acta Neurochir（Wien），2015，157：957-958.

第三节　神经电生理

近年来，随着神经电生理学科的发展，术中神经电生理监测在神经外科手术中已获得了广泛的应用，并成为现代神经外科手术不可或缺的重要安全保障。在神经外科复合手术中，很多关键操作同样存在造成神经系统损伤的风险，这可能导致患者术后出现神经功能障碍，从而极大地影响其生活质量。术中神经电生理监测可以在复合手术过程中实现对神经通路完整性的连续监护，有效避免相关手术操作带来的损伤，降低患者术后神经功能障碍发生率，最终使患者受益。目前，复合手术术中监测可能应用到的神经电生理技术主要包括躯体感觉诱发电位（somatosensory evoked potential，SEP）、运动诱发电位（motor evoked potential，MEP）、脑干听觉诱发电位（brainstem auditory evoked potential，BAEP）及肌电图（electromyogram，EMG）等。本节将围绕以上技术进行重点介绍，以帮助参与复合手术的医师更好地理解术中监测工作。

一、概述

（一）术中神经电生理监测的意义

术中神经电生理监测是指在手术过程中通过神经电生理方法对神经系统功能的完整性进行评估的

医疗技术。其应用意义主要有以下几点：首先，神经电生理医师通过术中神经电生理监测可以及早发现手术操作对神经系统功能造成的不良影响，并向手术医师做出预警，促使其及时改变手术策略，减少术中神经系统损伤；其次，术中神经电生理监测可以增强手术医师对其操作安全性的自信，能够鼓励手术医师敢于选用相对高危的操作，使得某些危重患者从中获益；最重要的是，术中神经电生理监测的应用能够有效降低患者术后并发症发生率，使患者及其家庭最终受益。

（二）术前神经电生理评估

对于手术过程中存在神经系统损伤风险的患者，神经外科医师应在术前根据患者病变的部位、性质及其临床症状学表现，指导患者到专门的神经电生理中心进行术前评估。由神经电生理专业人员选择准确恰当的神经电生理技术对患者的感觉、运动、语言等各方面功能予以全面科学的评价，以此对术中神经电生理监测工作进行科学指导。

（三）监测方案的制订原则

神经电生理医师应根据术前评估结果与手术计划（手术入路/手术方式等），针对术中易损神经及神经传导通路选择合理的监测技术。随后由神经电生理医师、神经外科医师与麻醉医师共同讨论，最终确定术中神经电生理监测的最优方案。

（四）监测结果的科学解释

术中神经电生理监测应取患者本人麻醉后稳定状态下的测量数据为基线，任何对监测指标改变的判断均在与基线对比的基础上产生。在整个监测过程中，特别是在手术的关键步骤，一旦出现神经电生理监测指标的显著变化，应及时报告手术医师；改变的持续存在/进行性加重往往提示神经结构损伤。在解释监测指标的变化时，应综合考虑麻醉因素（静脉麻醉药物、吸入麻醉药物、镇痛药物等）、生理因素（体温、血压、氧含量、血液稀释等）、技术因素（光、电、声音干扰等）和手术因素（手术操作直接造成的神经系统结构性损伤/间接造成的神经系统缺血性损伤）的影响。

二、躯体感觉诱发电位监测

（一）定义

躯体感觉诱发电位（SEP）是对外周神经（一般选取上肢腕部正中神经和下肢踝部胫后神经）的本体感觉神经成分进行电刺激，刺激产生的信号经脊髓后索向上传递，从而在感觉神经传导通路上所记录到的电活动。SEP监测即在术中通过对SEP波幅和潜伏期变化的分析，实现感觉传导通路完整性监测的技术。

（二）临床应用

在感觉神经传导通路中，脊髓、脑干、幕上的传入神经元突触改变均可对SEP产生影响，导致其潜伏期延长、波幅降低或成分丢失。因此，SEP不仅可监测感觉神经传导通路，对远端神经结构的改变也非常敏感。术中SEP监测适用于幕上中央沟附近和纵裂入路手术；中线及脑干附近手术；血管畸形和动脉瘤手术；颈动脉内膜切除术；脊髓手术和神经介入手术等。

（三）预警标准

术中电生理监测指标的所有变化均需在与基线进行对照的基础上得出。通常认为，波幅反映的是轴索同步活动，潜伏期反映的是神经纤维传导速度。SEP的预警标准一般是波幅较基线水平降低50%或潜伏期较基线水平延长10%。

（四）影响因素及注意事项

1. 吸入麻醉药对SEP的影响主要与其使用剂量（浓度）有关，吸入麻醉药达到一定浓度时可造成SEP的潜伏期延长、中枢传导时间延长和波幅降低。

2. 术中辅助用药物，如降压药，可使SEP发生改变。

3. 术中人体生理状态如体温、血压等亦可对SEP的潜伏期和波幅造成较大的影响。

三、运动诱发电位监测

(一) 定义

运动诱发电位(MEP)是通过电、磁刺激脑运动区或其传出通路,在刺激点以下传出路径或靶肌记录到的电反应。根据所用刺激器及记录部位的不同,可分为:经颅电刺激运动诱发电位(transcranial electrical stimulation motor evoked potential,TES-MEP)、经颅磁刺激运动诱发电位(transcranial magnetic stimulation motor evoked potential,TMS-MEP)、脊髓诱发电位(spinal evoked potentials)、下行神经源性诱发电位(descending neurogenic evoked potential,DNEP)等。

(二) 临床应用

在确保相应麻醉条件的情况下,MEP 监测可应用于脊髓脊柱外科手术、累及功能区及其附近的肿瘤、脑血管病手术、脑桥小脑角手术、颅底脑干手术等,可以在患者的脑脊髓功能出现不可逆性损害前及时预警,保证运动神经传导通路及其功能的完整性,从而帮助术者达到病变的最大安全切除,有效降低病残率,提升患者术后生存质量。

(三) 预警标准

目前临床上术中 MEP 监测的预警标准尚未完全统一。主流观点一般认为:术中 MEP 波幅较基线水平下降 20%~30% 时应密切关注后续变化,并尝试排查原因;当波幅较基线水平降低 50% 或潜伏期较基线水平延长 10% 时,监测人员应立即向手术医师提出预警,以便手术医师调整手术操作使 MEP 恢复。

(四) 影响因素及注意事项

1. 肌肉松弛药物和吸入麻醉药物可以影响神经元间突触联系、脊髓前角运动神经元及神经肌肉接头等运动传导通路的各个部分,引起 MEP 波幅降低。

2. 为保证监测顺利进行,必须在手术中保持麻醉药物给药的持续稳定,避免使用静脉推注等单次大剂量给药方式,从而直接影响监测结果。

3. MEP 的引出成功与否还与刺激电极位置、病变部位、手术切口、患者年龄及术前运动功能评价结果密切相关。

四、功能区定位技术

(一) 功能区定位技术概述

随着神经外科的发展,神经外科医师对患者功能保留的重视程度逐渐提升。功能区占位病变的手术理念已经由传统的最大范围切除转变为"最大安全切除",其中的"安全"就是指切除病变要在避免功能区损伤的基础上进行,以充分保证患者术后的生活质量。神经电生理是术中功能区定位的"金标准",相关技术可以有效实现患者运动、感觉、语言等功能区的精确定位,有助于术者判断病变与功能区的位置关系,有针对性地制订手术策略,从而避免手术操作导致的功能区损伤。

(二) 临床应用

1. 位于中央区、辅助运动区、放射冠、内囊区或邻近区域的大脑半球病变术中需行运动、感觉功能定位,避免相应功能区损伤。

2. 在脑深部肿瘤(如胶质瘤等)的手术中,对肿瘤切除部位的边缘、白质区域、内囊及皮质放射行皮质下电刺激,可定位运动传导束的边界,明确肿瘤与运动传导束的关系,确定深部肿瘤的可切除范围。

3. 由于语言皮质定位的个体变异性,累及优势半球额叶中下回后部、侧裂周围区的皮质/皮质下病变,均应采用唤醒麻醉下直接电刺激技术进行语言定位。

(三) 唤醒手术相对禁忌证

1. 对于年龄小于 7 岁的儿童患者,因发育原因,电刺激难以有效激发皮质,可在全麻下选用 SEP 进行中央区定位。

2. 优势半球胶质瘤的儿童患者不能耐受唤醒手术。

3. 对术前即存在理解、阅读、复述、命名等言语障碍的患者,不适合应用唤醒麻醉下直接电刺激技术。

对无理解障碍且能够复述单个词的非流利性失语患者,可以通过测试判断其是否适合采用唤醒麻醉下直接电刺激定位语言区。

(四)躯体感觉诱发电位皮质翻转技术

中央沟起自大脑半球上缘,它位于中央前回和中央后回之间,是划分皮质感觉区和运动区的解剖学界限。对于功能区病变手术来说,中央沟的定位具有尤为重要的意义。

SEP 具有在中央区呈位相倒置的特性,具体是指对外周神经(如正中神经)进行电刺激,在中央后回可以记录到一个双相负 - 正诱发电位,在中央前回则可记录到一个相位完全倒置的双相正 - 负诱发电位。该方法简单易行,成功率高,已被公认为是功能区病变手术中定位中央沟,辨别感觉和运动皮质功能区边界非常可靠、实用的监测技术。

(五)术中直接电刺激技术

在功能区病变的切除过程中,相关功能结构的术中定位对患者的功能保护至关重要。由于解剖与功能间存在的个体差异,以及功能区病变往往伴有的功能区重塑现象,依靠解剖学标志进行功能区定位并不可靠。术中直接电刺激技术能够在功能区病变手术中实现皮质功能区和皮质下通路的全程实时监测,该技术准确、可靠、安全,目前已成为皮质和皮质下功能结构定位的"金标准"。

运动功能区的定位可以在全麻下通过直接皮质或皮质下电刺激运动诱发电位进行,其观察记录方法有两种:一种是直接观察手术部位对侧的面部和肢体活动情况,在刺激达到一定阈值后,可观察到相应部位的肌肉出现快速收缩;另一种方式是通过肌电图记录肌肉收缩情况,相比直接观察要更为敏感、准确和安全。

另一种运动功能区定位的方法就是唤醒麻醉下直接皮质或皮质下电刺激。由于患者处于清醒状态,其自身的活动会对肌电图造成干扰,因此,该方法目前主要通过直接观察手术部位对侧肌肉的活动情况来进行观察记录。但同时,该技术也具有自身独特的优点:首先,患者全程处于清醒状态,能够对自己的感知进行描述,结果的可靠程度可以同时获得医患双方的确证和认可;其次,唤醒状态下可以完成抑制功能的监测(即嘱患者做相应运动,观察刺激是否对患者运动产生抑制)。

至于语言功能区的定位,大脑皮质上的重要语言功能区范围一般较小(小于 $2cm^2$),而且其具体解剖部位往往存在较大的个体差异,相关手术更加需要神经电生理的参与。由于语言对刺激的反应主要表现为抑制作用,同样需要采用唤醒麻醉下直接皮质或皮质下电刺激技术。术前需要对患者进行培训,使其熟悉相应的语言任务,一般最常用的任务为图片命名,但视情况也可选用文句阅读、文句理解、听觉反应命名等其他语言功能任务。

术野范围内的全部皮质都属于需要直接电刺激的范围,如果刺激下患者出现肌肉收缩 / 言语异常,则初步判断刺激处皮质属于相关功能区,并用数字标签标记,继续检查其他区域,直至标记出全部功能区,在明确病变与功能区关系的前提下临时制订手术策略,对病变进行切除。如病变位置较深,可通过皮质下刺激明确病变切除的深部功能边界,其刺激方法和判定同皮质电刺激技术,与切除肿瘤交替进行,直至将未累及功能结构的病变全部切除。

(六)影响因素及注意事项

1. 术中皮质电刺激可以诱发癫痫,大多数为局灶性,通常在 1~2s 内自行停止,且不发生扩散。如术中癫痫未自行停止,可用 4℃冰林格液快速冲洗受刺激的大脑皮质,癫痫症状常可在数秒内得到控制。

2. 相比其他术中监测技术,直接电刺激技术对手术医师、神经电生理医师及麻醉医师的合作要求更高,需要相关人员的密切配合。

五、脑干听觉诱发电位监测

(一)定义

脑干听觉诱发电位(BAEP)是在一定强度的声音刺激听觉感受器时,在脑干听觉传导通路上发生及传导的一系列神经电位活动。BAEP 监测方法简单安全,能够客观敏感地反映耳蜗听神经至脑干的听觉相关结构的功能,现已广泛应用于脑干功能的术中监测。

（二）临床应用

BAEP 可监测包括听神经颅外段、听神经颅内段、耳蜗核、上橄榄核、外侧丘系、下丘脑等在内的整个听觉传导通路的功能状态，是相关手术中反映脑干功能障碍的灵敏指标。涉及脑干及脑桥小脑角区的复合手术都可能因牵拉、暴露等手术操作造成脑干的直接或间接损伤，通过 BAEP 监测，可以间接了解脑干功能状态，有效避免脑干损伤，保障手术的安全进行。

（三）BAEP 的波形特征及预警标准

BAEP 有 I~Ⅶ 七个主波成分，各成分对应的神经发生源不同：I 波神经发生源位于听神经颅外段，Ⅱ波神经发生源位于听神经颅内段和耳蜗核，Ⅲ波神经发生源位于上橄榄核，Ⅳ波神经发生源位于外侧丘系，V波神经发生源位于下丘，Ⅵ波神经发生源位于内侧膝状体，Ⅶ神经发生源位于丘脑听放射。其中 I、Ⅲ、V三个主波成分最易辨认，也是 BAEP 监测的重点。

在 BAEP 的监测全程中，以基线为标准，当出现波幅降低或潜伏期延长改变时，应立即向手术医师提出预警，积极排查原因。一般来说，单侧 BAEP 改变多与手术操作有关，双侧改变则应综合考虑麻醉、技术因素、体位和体温等因素的影响。此外，如果手术医师正在第Ⅷ对脑神经近脑干侧操作，一旦出现同侧反应潜伏期延长达 0.5~1.5ms 的情况，也应立即向手术医师做出预警。

（四）影响因素及注意事项

1. 麻醉药物和镇静药物对 BAEP 的影响相对稳定，在常规剂量下，基本不会引起 BAEP 的明显改变。

2. 体温降低可引起 BAEP 波潜伏期和波间期的明显改变，并呈线性相关。

3. 手术室中电干扰的因素（如单极、双极或超声雾化吸引器、电动手术床等设备的使用）对记录有一定的影响，目前绝大多数的监测仪器已配有相应的抑制系统。

六、术中肌电图监测

（一）定义

术中肌电图（EMG）监测即在手术中应用 EMG 技术监测脑神经及周围运动神经的功能，是术中神经电生理监测技术最重要的进展之一。

（二）临床应用

1. 脑神经监测　术中 EMG 监测可以提示脑神经的位置和走行，为手术避免相应神经损伤提供依据。其中最常用的是术中面神经监测，即给面神经以机械刺激，在眼轮匝肌和口轮匝肌记录 EMG 活动，该技术主要用于脑桥小脑角区病变的手术，可以早期检测到手术操作对患者面神经造成的直接或间接损伤，能够有效提升患者术后面神经功能的保留率。同理，也可以应用类似手段对其他脑神经靶肌进行监测，以保护相应脑神经功能，如动眼神经（下直肌）、滑车神经（上斜肌）、三叉神经（咀嚼肌）、舌咽神经（茎突咽肌）、副神经（斜方肌）和舌下神经（外侧舌肌）等。

2. 脊神经的监测用于脊柱脊髓手术及其他可能造成患者运动功能损伤的手术。

3. 手术中发现患者某些重要神经结构在位置和结构上均发生变异时，可采用微量电刺激通过 EMG对可疑组织进行区分和定性从而辨认神经。

（三）预警标准

EMG 监测是实时和连续的，任何形式的肌电反应都说明神经受到一定程度的激惹或损伤。一般来说，手术中出现的 EMG 反应，可能是手术操作对神经的机械牵拉所致，也可能提示神经严重损伤。

（四）影响因素及注意事项

肌肉松弛药物的使用会使肌肉松弛，影响 EMG 监测的效果。因此，行 EMG 监测期间应禁用肌肉松弛药物，或在严格的成串刺激（train-of-four stimulation，TOF）肌肉松弛监测下应用。

（乔 慧 樊 星）

参 考 文 献

[1] 中国医师协会神经外科分会神经电生理监测专家委员会.中国神经外科术中电生理监测规范(2017版)[J].中华医学杂志,2018,98(17):1283-1293.

[2] 乔慧,张忠,江涛,等.术中直接皮层电刺激判断大脑功能区在胶质瘤切除术中的应用[J].临床神经电生理学杂志,2006,15(6):331-334.

[3] MACDONALD DB,DONG C,QUATRALE R,et al. Recommendations of the International Society of Intraoperative Neurophysiology for intraoperative somatosensory evoked potentials[J]. Clin Neurophysiol,2019,130(1):161-179.

[4] SAITO T,TAMURA M,CHERNOV MF,et al. Neurophysiological monitoring and awake craniotomy for resection of intracranial gliomas[J]. Prog Neurol Surg,2018,30:117-158.

[5] MACDONALD DB. Overview on criteria for MEP monitoring[J]. J Clin Neurophysiol,2017,34(1):4-11.

[6] STAARMANN B,O'NEAL K,MAGNER M,et al. Sensitivity and specificity of intraoperative neuromonitoring for identifying safety and duration of temporary aneurysm clipping based on vascular territory,a multimodal strategy[J]. World Neurosurg,2017,100:522-530.

[7] COFANO F,ZENGA F,MAMMI M,et al. Intraoperative neurophysiological monitoring during spinal surgery:technical review in open and minimally invasive approaches[J]. Neurosurg Rev,2019,42(2):297-307.

第四节　术中血流动力学监测

在神经外科中,评估血流动力学方法很多,对于疾病的诊断、治疗和随访起着重要作用;目前应用于术中的血流监测方法相对较少,但其对于手术方案的选择和手术效果的评估却有着重要的意义。随着技术的进步,更多、更完善的术中血流动力学评估方法被应用于临床。

一、术中超声

(一) 微型探头血管超声

微型探头血管超声(microprobe vascular Doppler,MVD)可以了解目标血管的血流动力学情况。它可以在手术中定量地测量目标血管的血流,可测量直径范围1~3mm的血管。该探头的特点是非侵袭性、可重复性好、价格相对便宜;它的优点在于可以精确定量测量血管内的血流速度和血流方向,而且不受测量角度的影响;它的缺点则是检测值有一定的波动和探头相对较大,需要适度游离目标血管,操作具有一定的难度。在体外和体内试验都证明其能准确测量脑血流,仅有很小的差异性。MVD探头见图6-4-1。该仪器的原理为使用时间飞跃法(time of flight,TOF)测量血管内的血流速度(与血管的速度剖面、湍流和血细胞比容无关),血流速度的单位是ml/min。测量方法为将超声探头置于目标血管上(超声探头包绕目标血管),等待读数相对稳定后,记录血流方向及15s内的血流速度。Sepideh Amin-Hanjani等认为截流指数(cut flow index,CFI)即搭桥血流量、切断血流量可以用来评估吻合口通畅情况,当CFI>0.5时吻合口通畅率92%。切断血流是指在松开阻断夹,使供体血管的血无阻力的情况下流动。

该血管超声可用于搭桥手术和动脉瘤手术中测量局部目标血管的血流情况,但是需仔细游离目标动脉,分离周围组织;但深部血管测量仍存在很大制约。

(二) 微型多普勒超声

微型多普勒超声(micro-Doppler ultrasonography)可以显示多普勒波形、血流方向和最大收缩流速

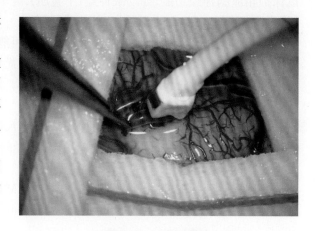

图 6-4-1　MVD 探头

颅内外搭桥术中使用 MVD 探头测量大脑中动脉 M4 段血管的血流

（V~max~），其中心频率为 20MHz。将直径为 1.5mm 的微探头以 45° 角接触血管壁，可测量的 V_{max} 范围为 0~120cm/s。在脑血管手术中，可用于评估直径较大、位置较深血管的血流动力学变化。

（三）经颅多普勒超声

经颅多普勒超声（transcranial Doppler，TCD）已经广泛应用于颅内大动脉狭窄的检查，可以获取大动脉的血流动力学参数，是一项无创、实时的检查方法，其主要以血流速度的高低来评定血流状况。它的优点是一种非侵袭性操作，价格便宜（机器、检查费用），能较敏感地反映脑血管的功能状态；缺点在于只能评估大血管，操作者不能看到颅内血管的走行及血管与超声束之间的角度，降低了血流速度重复测量的准确性，不能准确定量评估局部脑血流的情况。经颅超声灌注成像可通过微气泡对比剂和谐波成像的原理实现微灌注成像，具有无放射性、检查方便准确、能实时动态观察、对比剂代谢快、可重复进行等优点，可以评估各种半定量灌注参数，经过彩色编码参数成像可合成灌注成像图；缺点在于有超声伪影、颅骨导致的超声衰减等。

二、术中吲哚菁绿血管造影

术中吲哚菁绿血管造影（indocyanine green angiography，ICGA）可提供皮质血流的实时信息，具有较高的空间分辨率和出色的图像质量，因为吲哚菁绿（ICG）荧光是近红外荧光，与可见光荧光相比，它在生物组织中具有较高的透射率。2003 年，Raabe 等首次将 ICG 血管造影应用于动脉瘤夹闭手术，并成为术中评估载瘤动脉及分支血管通畅、评价动脉瘤夹闭程度的新方法。术中 ICG 血管造影同样应用于血管搭桥、动静脉畸形、动静脉瘘手术。FLOW800 彩色荧光造影技术在原有传统 ICG 黑白荧光造影基础上进行革新，通过采集术区对比剂荧光强度和通过时间等参数信息，运用整合于手术显微镜上的计算软件进行实时数据分析，并最终将结果以"彩色图像"的形式呈现于显微镜屏幕，便于术者进行更为直观、详尽的形态学和血流动力学评估。术中 ICG 血管造影见图 6-4-2。目前此技术也存在不足：近红外荧光脑组织穿透性能较弱，使其成像结果易受组织遮挡，也易受外部光线干扰。ICG 血管造影已常规应用于神经外科术中血管造影。

三、术中磁共振

术中磁共振采用的成像原理与普通磁共振一致，可以在手术前后即时监测患者血流动力学变化，及时了解患者手术前后脑灌注的变化。磁共振序列众多，根据临床要求选择合适的序列，具备多参数、多方

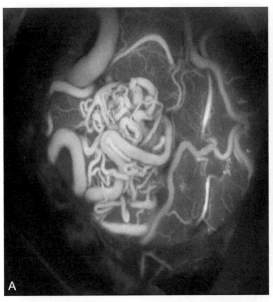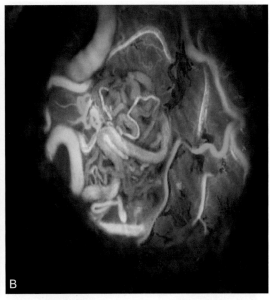

图 6-4-2　动静脉畸形术中吲哚菁绿血管造影

A. 黑白荧光造影；B. 彩色图像造影

位成像能力,对于软组织分辨率高,无辐射等优点;但是体内有铁磁性植入物、心脏起搏器等患者不能进行磁共振检查,其缺点还有容易产生伪影、扫描时间较长等。以下两种序列常用于评估脑血流动力学状况。术中磁共振仪器见图 6-4-3。

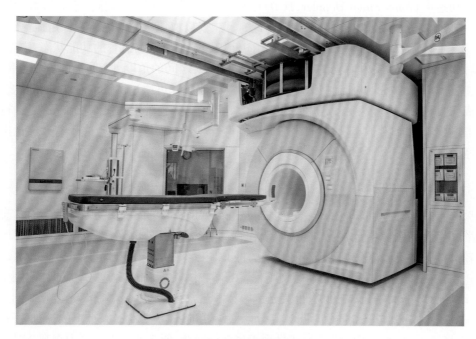

图 6-4-3　术中磁共振仪器

(一) 动脉自旋标记

动脉自旋标记(arterial spin labeling,ASL)是磁共振灌注成像的一种分析方法,其利用反转脉冲标记动脉血中的水分子来获得组织灌注参数,是一种非侵袭性、不需注射对比剂的脑灌注定量检查方法;但是只能获取 CBF 一个参数。ASL 图像可见图 6-4-4。Saida 等发现评估脑灌注 ASL 可以接近 SPECT,并且可以非侵袭性地评估脑血管反应性(cerebrovascular reactivity,CVR)。ASL 与 CTP 之间存在相关性,ASL 能

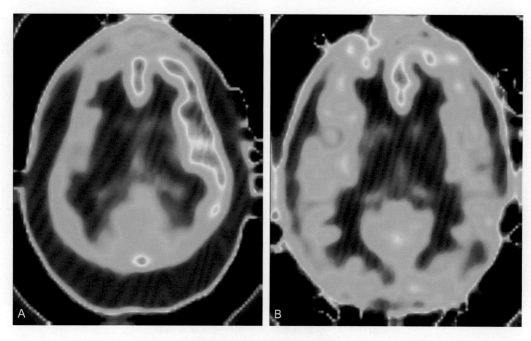

图 6-4-4　磁共振 ASL 图像

提高 CBF 的质量。ASL 还可以观察到搭桥术后脑血流通过吻合口,了解搭桥区域的血流动力学变化情况。其优点在于无放射性,不需要注射对比剂,可重复性高;缺点则是头动对结果影响较大,患者的侧支循环可能会造成脑灌注被低估。

(二) 动态磁敏感对比

动态磁敏感对比(dynamic susceptibility contrast,DSC)是目前应用较为广泛的 MRI 评估脑灌注的技术。它不同于 ASL,而是需要注射含钆对比剂;它可以多层面成像,能提供 CBF、CBV、MTT 和 TPP 等最常见的血流动力学参数。DSC 可以用于儿童患者,结合 DWI 和 MRA 等检查可以评估患者梗死急性期。Vakil 等在缺血性疾病中使用正电子发射体层成像(positron emission tomography,PET)来对比 DSC,发现 DSC 和 PET 在评估脑灌注上结果相似,变异性小,是一种可靠的临床评估脑灌注的检查。

四、数字减影血管造影

数字减影血管造影(digital subtraction angiography,DSA)被认为是诊断多种脑血管疾病的"金标准",DSA 具有对比度分辨率高、检查时间短、对比剂用量少、实时成像等优点,应用选择性或超选择性导管置入,对直径 200μm 以下的小血管及小病变也能显示清楚。术中 DSA 图像见图 6-4-5。对于在复合手术室进行的神经外科手术,可直接了解术中脑血管情况,在各种脑血管疾病中应用广泛。但其属于有创操作,且价格较高,辐射剂量相对较高,孕妇和幼儿慎用。因其能有效评估动脉瘤夹闭程度,评价载瘤动脉和分支血管的血流通畅程度,目前仍是动脉瘤手术中血管检查的"金标准"。目前 3D-DSA 和 4D-DSA 已经在临床应用,较 2D-DSA 可进一步获取空间、时间信息,进一步了解病变的血流动力学。陈晓霖等使用彩色编码血管造影术评估动静脉畸形血流动力学特征,发现高流量是含铁血黄素的未破裂动静脉畸形的重要特征。

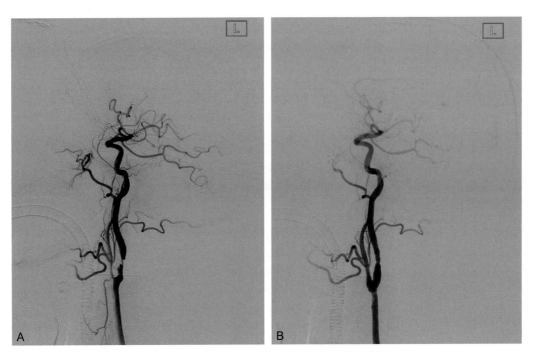

图 6-4-5 左侧颈动脉内膜切除术中 DSA

A. 切除前图像;B. 切除后图像

五、近红外光谱技术

近红外光谱(near-infrared spectroscopy,NIRS)技术利用近红外光穿透组织能力强的特性,连续无创监测局部组织氧饱和度(regional oxygen saturation,rSO$_2$),反映脑氧供需平衡状态;通过定量测量动脉血氧饱和度变化引起的脑氧合血红蛋白和去氧血红蛋白含量的改变,可间接计算脑血流量和脑血容量。它具有无创、实时、灵敏度高、不受温度和血流搏动影响等特性,能够早期发现被测脑组织的血流变化。平均动脉压、体位、药物、血红蛋白、癫痫等因素对其测定结果有影响。Nielsen 等系统回顾了其用于颈动脉内膜切除术的文献,发现局部脑血氧饱和度(rScO$_2$)降低大于 20% 与颈动脉内膜切除术期间局部和整体性脑缺血的指标一致。可用于颈动脉内膜切除术中,能有效预测脑缺血缺氧。

(王 嵘)

参 考 文 献

[1] AMINHANJANI S,DU X,MLINAREVICH N,et al. The cut flow index:an intraoperative predictor of the success of extracranial-intracranial bypass for occlusive cerebrovascular disease [J]. Neurosurgery,2005,56(1 Suppl):75-85.

[2] LUNDELL A,BERGQVIST D,MATTSSON E,et al. Volume blood flow measurements with a transit time flowmeter:an in vivo and in vitro variability and validation study [J]. Clin Physiol,2010,13(5):547-557.

[3] CHARBEL F,HOFFMAN W,MISRA M,et al. Ultrasonic perivascular flow probe:Technique and application in neurosurgery [J]. Neurol Res,1998,20(5):439-442.

[4] MORISAWA H,KAWAMATA T,KAWASHIMA A,et al. Hemodynamics and changes after STA-MCA anastomosis in moyamoya disease and atherosclerotic cerebrovascular disease measured by micro-Doppler ultrasonography [J]. Neurosurg Rev,2013,36(3):411-419.

[5] LABORDE G,HARDERS A,KLIMEK L,et al. Correlation between clinical,angiographic and transcranial Doppler sonographic findings in patients with Moyamoya disease [J]. Neurol Res,1993,15(2):87-96.

[6] VAN LEYEN K,KLOTZSCH,HARRER J. Brain tumor imaging with transcranial sonography:state of the art and review of the literature [J]. Ultraschall Med,2011,32(6):572-581.

[7] 倪秀石.经颅超声灌注成像的研究进展[J].中国脑血管病杂志,2006,3(6):284-287.

[8] 卢志超.经颅超声多普勒在 PICU 的临床应用[J].中国小儿急救医学,2017,24(11):859-863,869.

[9] AWANO T,SAKATANI K,YOKOSE N,et al. Intraoperative EC-IC bypass blood flow assessment with indocyanine green angiography in moyamoya and non-moyamoya ischemic stroke[J]. World Neurosurg,2010,73(6):668-674.

[10] SAKATANI K,KASHIWASAKE-JIBU M,TAKA Y,et al. Noninvasive optical imaging of the subarachnoid space and cerebrospinal fluid pathways based on near-infrared fluorescence [J]. J Neurosurg,1997,87(5):738-745.

[11] PENA-TAPIA PG,KEMMLING A,CZABANKA M,et al. Identification of the optimal cortical target point for extracranial-intracranial bypass surgery in patients with hemodynamic cerebrovascular insufficiency [J]. J Neurosurg,2008,108(4):655-661.

[12] WOITZIK J,HORN P,VAJKOCZY P,et al. Intraoperative control of extracranial—intracranial bypass patency by near-infrared indocyanine green videoangiography [J]. J Neurosurg,2005,102(4):692-698.

[13] 师炜,孙振兴,王劲,等.术中吲哚菁绿荧光造影在神经血管外科手术中的应用进展[J].转化医学电子杂志,2018,5(4):29-33.

[14] NOGUCHI T,KAWASHIMA M,NISHIHARA M,et al. Noninvasive method for mapping CVR in moyamoya disease using ASL-MRI [J]. Eur J Radiol,2015,84(6):1137-1143.

[15] WANG R,YU S,ALGER JR,et al. Multi-delay arterial spin labeling perfusion MRI in moyamoya disease--comparison with CT perfusion imaging [J]. Eur Radiol,2014,24(5):1135-1144.

[16] SAIDA T,MASUMOTO T,NAKAI Y,et al. Moyamoya disease:evaluation of postoperative revascularization using multiphase selective arterial spin labeling MRI [J]. J Comput Assist Tomogr,2012,36(1):143-149.

[17] GOETTI R,O'GORMAN R,KHAN N,et al. Arterial spin labelling MRI for assessment of cerebral perfusion in children with moyamoya disease:comparison with dynamic susceptibility contrast MRI [J]. Neuroradiology,2013,55(5):639-647.

[18] WINTERMARK M,SESAY M,BARBIER E,et al. Comparative overview of brain perfusion imaging techniques [J]. J Neuroradiol,2006,32(5):294-314.

[19] VAKIL P,LEE J,MOUANNES-SROUR J,et al. Cerebrovascular occlusive disease:quantitative cerebral blood flow using dynamic susceptibility contrast MR imaging correlates with quantitative H$_2$[^{15}O]PET [J]. Radiology,2013,266(3):879-886.

[20] CHEN X,COOKE DL,SALONER D,et al. Higher flow is present in unruptured arteriovenous malformations with silent intralesional microhemorrhages [J]. Stroke,2017,48(10):2881-2884.

[21] 黄鑫,任辉,鲜继淑,等.近红外光谱技术在神经外科患者脑氧和血流动力学监测中的应用研究进展[J].现

代生物医学进展,2015,15(10):1943-1946.

［22］孟令超,李萌萌,等.应用近红外光谱技术监测局部脑组织氧饱和度的影响因素及相关研究进展［J］.感染.炎症.修复,2018,19(3):173-176.

［23］NIELSEN HB. Systematic review of near-infrared spectroscopy determined cerebral oxygenation during non-cardiac surgery［J］. Front Physiol,2014,5:93.

第五节　神经内镜技术

海绵窦位于蝶鞍两侧,其内穿行颈内动脉、脑神经等重要结构,周围毗邻蝶鞍、眶尖等关键部位,解剖结构复杂。海绵窦肿瘤是指原发于海绵窦腔内或者由海绵窦腔外向海绵窦侵犯的肿瘤。随着影像学、显微技术等的不断发展,该区域病变的手术治疗效果逐渐提高,特别是近年来神经内镜手术技术的快速进步,为海绵窦病变的微创手术治疗提供了新的方法和思路。

海绵窦区肿瘤分为两类:一类是原发于海绵窦的肿瘤,包括淋巴瘤、海绵状血管瘤、血管外皮细胞瘤、脑膜瘤、脊索瘤等,这类肿瘤较少;另一类是由邻近部位侵犯至海绵窦的肿瘤,如鞍内、斜坡、鼻咽腔等部位的肿瘤侵犯至海绵窦,常见的病理类型包括垂体瘤、脑膜瘤、脊索瘤、神经鞘瘤、软骨瘤、软骨肉瘤、鼻咽血管纤维瘤、鼻咽癌、转移癌等。

使用经鼻内镜手术切除海绵窦内肿瘤,其最大的手术风险就是颈内动脉或其分支的破裂。保障手术安全需要重点注意两个方面:①精细操作,避免颈内动脉破裂;②在复合手术室手术,在血管介入保障下进行手术,进一步增加手术的安全。例如,可以首先用血管介入方法导入球囊,在肿瘤切除过程中,如果发生颈内动脉破裂出血,可以用球囊临时阻断破裂侧颈内动脉,等待压迫止血完毕后,再即刻行覆膜支架置入封闭破裂口。

一、侵犯海绵窦的垂体腺瘤

(一) 病因和病理

垂体腺瘤病因不明。依据分泌激素的不同,分为功能性腺瘤和无功能腺瘤。根据肿瘤大小分为微腺瘤(直径 <1cm)和大腺瘤(直径≥1cm)。具有内分泌功能的腺瘤,根据分泌的激素不同,又可分为泌乳素腺瘤、生长激素腺瘤、促肾上腺皮质激素腺瘤、促甲状腺素腺瘤、促性腺激素腺瘤和多分泌功能腺瘤。侵袭性垂体腺瘤生长范围广泛。肿瘤向外侧侵入海绵窦最为常见,可包裹第Ⅲ、Ⅳ、Ⅴ、Ⅵ对脑神经和颈内动脉。

侵犯海绵窦垂体腺瘤包绕颈内动脉,肿瘤切除需要在颈内动脉周围各个间隙完成,手术有损伤颈内动脉或其海绵窦内分支的可能性(图 6-5-1)。

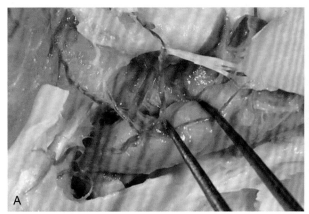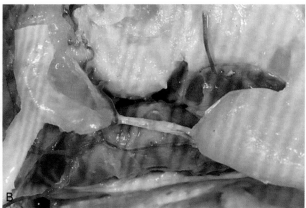

图 6-5-1　海绵窦内颈内动脉及其分支

（二）影像分级

依据影像学资料，根据肿瘤侵犯海绵窦程度分级如表 6-5-1 所示。

表 6-5-1　垂体瘤侵袭性分级——Knosp 分级（2015）

分级	标准
0	肿瘤未侵犯海绵窦，即肿瘤未超过颈内动脉海绵窦内段与上段的内切连线
1	肿瘤超过颈内动脉海绵窦内段与上段的内切连线，但未超过中心连线
2	肿瘤超过颈内动脉海绵窦内段与上段的中心连线，但未超过外切连线
3A	肿瘤超过颈内动脉海绵窦内段与上段的外切连线，侵犯海绵窦分隔上部
3B	肿瘤超过颈内动脉海绵窦内段与上段的外切连线，侵犯海绵窦分隔下部
4	海绵窦段颈内动脉被完全包裹

（三）内镜经鼻切除侵犯海绵窦垂体腺瘤的入路及方法

内镜经鼻切除累及海绵窦垂体腺瘤有三种入路：中线经蝶内镜入路、经筛经翼经蝶内镜入路、经上颌经翼内镜入路。对于位于中线及海绵窦后上区域的肿瘤，中线经蝶内镜入路就能够充分显露。当肿瘤侵犯到海绵窦前下部和外侧部或者侵犯整个海绵窦时，则需要选择经筛经翼经蝶内镜入路。在很少见的情况下，肿瘤会从海绵窦外侧部沿着圆孔侵犯入翼腭窝，此时需要经上颌经翼内镜入路。

以下介绍中线经蝶内镜入路和经筛经翼经蝶内镜入路：

1. 中线经蝶内镜入路　蝶窦前壁的切除应该尽量充分。为方便进入双侧鼻腔，可以磨除或用反向咬钳切除鼻中隔后部。使用磨钻磨除鞍底骨质，骨质去除范围应该足够大，上方显露前海绵间窦，下方显露下海绵间窦，两侧显露到病变侧海绵窦。侵犯海绵窦肿瘤侧的显露应该小心磨除视神经管 - 颈内动脉隐窝骨质及鞍旁和斜坡旁颈内动脉管骨质，侧方需要磨除鞍底旁 1cm 范围内的骨质，充分显露鞍旁颈内动脉的弯曲。骨质的充分磨除有利于术中向外侧轻柔推压前方的海绵窦膜性壁以观察海绵窦内部。当鞍内肿瘤切除后，用小棉片将鞍上蛛网膜向上推开，使用 30° 内镜进入鞍内，可直接观察到海绵窦内侧壁，用刮匙和带角度的吸引器清除肿瘤，沿肿瘤侵犯方向进一步切开海绵窦壁，向海绵窦内切除肿瘤。海绵窦内生长的垂体腺瘤，多压迫颈内动脉前曲向前移位，此时打开海绵窦内侧壁后，先在前曲与后床突之间切除肿瘤，然后切除颈内动脉与视神经之间的外上方肿瘤。操作时如弯头器械（如刮匙、剥离子、吸引器等）套入颈内动脉时，应顺着进入方向退出，切勿强行牵拉，以免造成大出血。术中应注意肿瘤将颈内动脉向外侧推挤，切除时注意保护垂体下动脉。为避免颈内动脉损伤，术中必须精确定位颈内动脉的走行（通过直视、导航和多普勒）。对于海绵窦出血，可用明胶海绵填塞压迫止血。

2. 经筛经翼经蝶内镜入路　该入路暴露很充分，可以显露整个海绵窦，可以同时直接控制海绵窦的所有区域。

该入路也可以分为两个阶段。

阶段Ⅰ：入路阶段。切除病变同侧中鼻甲，可以获得更宽阔的手术野，并增加手术器械操作便利。

使用经筛入路，广泛切除蝶窦前壁和后组筛窦。切除上颌窦的内侧壁（靠近鼻腔的壁）以充分暴露上颌窦后壁和上腭骨的垂直突起。

为显露前方的海绵窦，必须切除部分蝶窦外侧壁的骨质。切除骨质的范围为外侧的一个四边形，内侧缘为视神经 - 颈内动脉管隐窝和斜坡旁颈内动脉管，外侧缘从眶尖到圆孔，下缘为三叉神经上颌支隆起。终止于蝶窦后壁的翼管是指示颈内动脉岩骨内水平段和垂直向上的颈内动脉斜坡旁段结合部（破裂孔）的重要解剖标志，可以指引到达海绵窦内侧壁的下部。

阶段Ⅱ：肿瘤切除阶段。同样首先切开鞍底硬脑膜，切除鞍内肿瘤。然后，选择海绵窦内侧壁无血管区切开海绵窦，再切除海绵窦内肿瘤。切开海绵窦内侧壁前必须精确定位颈内动脉位置，注意避开颈内动脉。该部位颈内动脉受到肿瘤的推挤，可以向内侧移位，也可以向外侧移位，取决于肿瘤主体位于海绵窦内颈内动脉的外侧还是内侧。此时,海绵窦表面硬脑膜切开的位置应该相应选择在颈内动脉的外侧或内侧的安全位置。

（四）经鼻内镜复合手术切除侵犯海绵窦垂体腺瘤

经鼻手术损伤颈内动脉的原因很多。例如,中线定位发生偏移,在切开硬膜时损伤颈内动脉。有时蝶窦间隔与颈内动脉隆起相连,如用力折断蝶窦间隔,会损伤颈内动脉。部分颈内动脉隆起骨质缺损,表面仅为薄层蝶窦黏膜覆盖,撕拽蝶窦黏膜时,可能造成颈内动脉损伤。部分患者,两侧颈内动脉之间距离很小,操作时可能损伤颈内动脉。部分肿瘤向海绵窦内生长,包绕颈内动脉,切除肿瘤时可能会造成颈内动脉损伤。

在复合手术室切除肿瘤,如术中遇到颈内动脉损伤出血,需明确出血的部位和破口大小,用大小合适的棉片压迫于破口处,用吸引器顶住,忌用大棉条大片填塞,因其往往难以准确压迫出血点,压迫时亦不能过度用力,以免动脉闭塞造成梗死。然后用明胶海绵或其他止血材料置于动脉破口处,外面盖以棉片,用吸引器顶住继续压迫,压迫时间一般需数分钟或更长时间。当松开吸引器无活动性出血后,轻轻将棉片移开,局部可用肌肉片覆盖,也可覆盖人工硬膜、止血纱布,然后用少量生物胶固定边缘缝隙。如动脉破口较大,止血困难,则使用血管介入方法置入球囊临时阻断破裂侧颈内动脉,然后经鼻内镜下找到破裂口,压迫止血。最后都需要行血管造影检查,找到破裂口(图 6-5-2)或假性动脉瘤(图 6-5-3),应用覆膜支架从血管内封闭破口,确保不会发生再出血。

二、侵犯海绵窦的脊索瘤

（一）病因和病理

脊索瘤是一种起源于胚胎时期残余脊索组织的呈低度恶性生物学行为的肿瘤,主要发生于颅底和骶椎。多数脊索瘤生长缓慢,但是呈侵袭性生长。脊索瘤早期多无明显症状,肿瘤较大时压迫周围的神经结构可导致明显的神经功能障碍。脊索瘤可以发生于任何年龄,目前文献报道的发病年龄最小 2.5 岁、最大 95 岁。颅底脊索瘤最常起源于斜坡和颈枕交界处,也可起源于鞍区、蝶窦、鼻咽部、上颌、鼻旁窦等,多数主体位于硬膜外,向周围颅底骨质、海绵窦及硬脑膜内侵袭性生长。少数主体位于硬脑膜内。

根据肿瘤病理不同,分为 3 个亚型:普通型,最为常见;肉瘤样型,又称去分化型,恶性度最高,预后最差;软骨样型,发育相对成熟,预后相对较好。

（二）临床表现

最常见的颅底脊索瘤为斜坡脊索瘤,其典型症状是脑神经功能障碍。其症状和肿瘤位置密切相关。起源于三叉神经根以上部分、包括鞍背的斜坡脊索瘤,当其压迫视神经时可导致视力下降、视野缺损,侵犯海绵窦压迫动眼神经可出现动眼神经麻痹的症状,如眼睑下垂、眼球外展、瞳孔散大等;起源于三叉神经根与舌咽神经之间的斜坡脊索瘤,压迫展神经可出现复视等症状;起源于舌咽神经以下的斜坡脊索瘤,累及后组脑神经时,可出现声音嘶哑、饮水呛咳等症状。

（三）影像特点

1. CT 表现　主要表现为颅底中线区软组织肿块伴局部骨质破坏,肿块内常见钙化或残留骨质。骨质破坏区形态不规则,边界不清,无硬化。增强扫描,病变轻度至中度强化。

2. MRI 表现　软组织肿块多表现为长 T_1、长 T_2 信号,内可见短 T_1、短 T_2 信号影,增强扫描,病变不均匀强化,强化程度不一,多呈小蜂窝状。DWI 上,由于脊索瘤细胞密度较低,最小表观弥散系数(ADC)较其他良性颅骨病变较低。

（四）经鼻内镜复合手术切除侵犯海绵窦脊索瘤

斜坡脊索瘤对海绵窦结构的侵犯以推挤压迫为主,少数会包绕甚至侵蚀海绵窦内血管、神经。脊索瘤若质地软,配合成角内镜及成角器械可做到全切除;若质地坚韧或者包裹血管神经,则可考虑做次全切除,以避免血管、神经功能的损伤,残留部分可考虑放疗。

侵犯海绵窦脊索瘤可能侵蚀颈内动脉引起术中出血,肿瘤侵蚀骨质后产生的病理性骨片也可能在肿瘤切除过程中刺破颈内动脉。所以,切除肿瘤时应时刻注意通过直视、导航和多普勒定位颈内动脉的走行,避免损伤颈内动脉。当颈内动脉破裂时,如果破裂口较小,可以使用低功率电凝准确夹闭止血或明胶

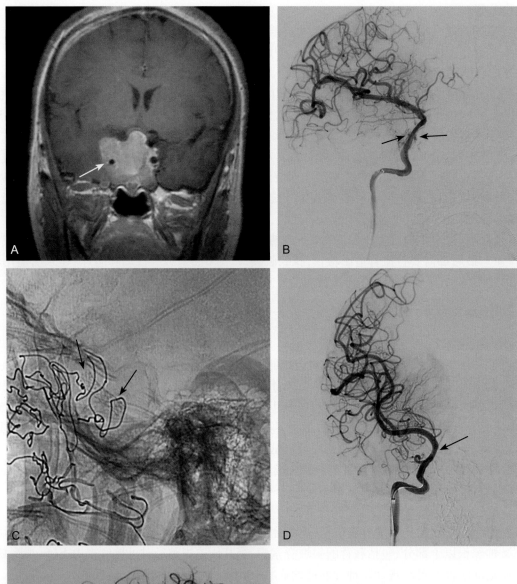

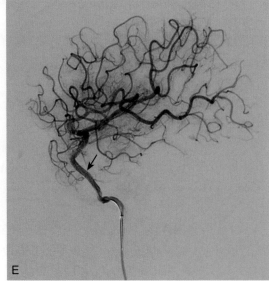

图 6-5-2　侵犯海绵窦垂体腺瘤经鼻内镜术中颈内动脉损伤及复合手术治疗

A. 侵犯海绵窦垂体腺瘤(箭头);B、C. 经鼻手术中损伤右侧颈内动脉,给予棉片压迫止血,复合手术室内即刻行 DSA 示右颈内动脉海绵窦段对比剂渗漏(箭头),置入 4.5mm×16mm Willis 覆膜支架;D、E. 覆膜支架术后示右颈内动脉通畅(箭头),未显示对比剂渗漏

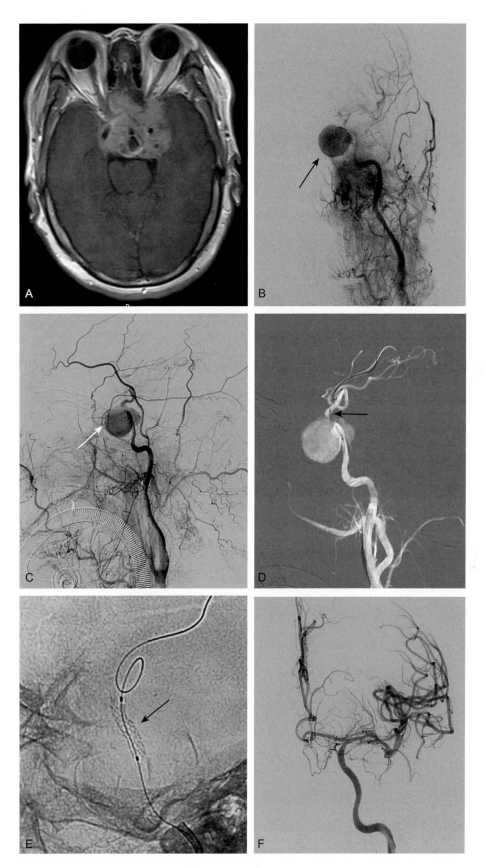

图6-5-3　侵犯海绵窦垂体腺瘤经鼻内镜术中颈内动脉损伤(假性动脉瘤)及复合手术治疗
A. 侵犯海绵窦垂体腺瘤;B、C. 术中出现左颈内动脉破裂,压迫止血,复合手术室内立即
行 DSA 发现左颈内动脉假性动脉瘤(箭头);D、E. 行覆膜支架置入术,置入 3.5mm×16mm
Willis 覆膜支架(箭头);F、G. 术后左颈内动脉假性动脉瘤完全闭塞

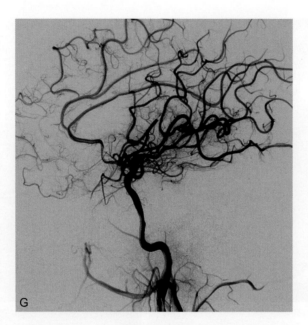

图 6-5-3(续)

海绵压迫止血。如果裂口较大,压迫止血困难,则在复合手术室使用血管介入方法置入球囊临时阻断破裂侧颈内动脉,然后经鼻内镜下用自体肌肉和海绵压迫止血,再使用血管介入方法置入覆膜支架,避免再次出血。

(桂松柏　张亚卓)

第七章　复合手术室条件下急诊脑卒中的一站式诊疗

一、概述

脑卒中是一种急性脑血管病,包括缺血性卒中和出血性卒中,后者有脑出血和蛛网膜下腔出血。脑卒中的发病率高,致死、致残率高。根据全球疾病负担报告的统计,全球目前每年约有 1 000 万例新发卒中,约 650 万例卒中患者死亡。《中国脑卒中防治报告 2018》显示,2005—2016 年期间,中国脑卒中发病人群中年龄 70 岁以下的患者比例持续增加,脑卒中呈现逐渐年轻化的趋势。我国脑卒中 40~74 岁居民首次脑卒中标化发病率平均每年增长 8.3%,40 岁以上脑卒中患者 2018 年高达 1 242 万,每年死于脑血管病的患者约 196 万,平均每 16 秒就有人死于脑卒中,脑卒中是中国居民第一位死因。脑卒中给中国造成的经济负担每年高达 400 亿元,且呈上升趋势。

过去的 20 年里,人类在脑卒中治疗方面取得了革命性的飞跃进步。脑卒中急诊绿色通道和卒中单元中心在全国范围内不断推广和建立,让脑卒中成为可治之病,大大降低了卒中患者的致残、致死率。近年来,神经血管复合手术室的兴起更是为急性脑卒中提供了一体化解决方案,让急性脑卒中一站式诊疗成为可能。

二、急性脑卒中病情评估

(一) 院前脑卒中的识别

院前处理的关键是迅速识别疑似脑卒中患者并尽快送到医院,目的是尽快对适合溶栓的急性缺血性脑卒中患者进行溶栓治疗或血管内取栓治疗。

若患者突然出现以下任一症状时应考虑脑卒中的可能:①一侧肢体(伴或不伴面部)无力或麻木;②一侧面部麻木或口角歪斜;③说话不清或理解困难语言;④双眼向一侧凝视;⑤单眼或双眼视力丧失或模糊;⑥眩晕伴呕吐;⑦既往少见的严重头痛、呕吐;⑧意识障碍或抽搐。

(二) 评估与诊断

脑卒中的评估与诊断包括:病史和体格检查、影像学检查、实验室检查、疾病诊断和病因分型等。

1. **病史采集**　询问症状出现的时间最为重要,若于睡眠中起病,应以最后表现正常的时间作为起病时间。其他包括:神经症状发生及进展特征;血管及心脏病危险因素;用药史、药物滥用、偏头痛、痫性发作、感染、创伤及妊娠史等。

2. **一般体格检查与神经系统检查**　评估气道、呼吸和循环功能后,立即进行一般体格检查和神经系统检查。

3. **用卒中量表评估病情严重程度**　常用量表有:①美国国立卫生研究院卒中量表(National Institutes of Health Stroke Scale,NIHSS)是目前国际上最常用量表;②中国脑卒中患者临床神经功能缺损程度评分量表(1995);③斯堪的纳维亚卒中量表(ScandInavIan Stroke Scale,SSS)。

4. 影像评估

(1) 头颅 CT:头颅 CT 平扫是急性脑卒中患者首选的影像学检查,其可快速区分急性缺血性卒中与急性出血性卒中。对于脑出血和蛛网膜下腔出血,头颅 CT 平扫不仅可以确诊,还能显示出血部位,估计出血量,评估是否破入脑室及周围水肿情况等,有助于指导治疗和初步判定预后。对于急性缺血性卒中,大面积梗死可能会表现为大脑中动脉高密度征、皮质边缘以及豆状核区灰白质分界不清、脑沟消失等改变。但对于急性期患者,头颅 CT 平扫的影像改变相对轻微,尤其是对于急性期小梗死灶并不敏感。

头颅 CT 平扫最大的优点在于扫描快速、使用广泛。对于急性脑卒中患者而言,进行头颅 CT 平扫最重要的目的在于快速区分出血性与缺血性卒中,因为两者的治疗策略完全相反。

复合手术室一般配备有 DynaCT,可以完成基本的头颅 CT 平扫。在复合手术室对患者进行头颅 CT 平扫的优点是可以大大节省患者后续治疗的搬运时间,这对于"时间就是大脑"的急性脑卒中患者而言格外重要。

(2) 头颅 MRI:与头颅 CT 平扫相比,头颅 MRI 对于急性缺血性卒中更有诊断优势。在缺血性卒中发病数分钟,DWI 序列就能显示出梗死病灶。与之相匹配的是 ADC 序列,二者相结合可以准确诊断超早期急性缺血性卒中。两者对于小病灶也很敏感,早期梗死诊断的灵敏度为 88%~100%,特异度 95%~100%。TOF-MRA 可以不需要对比剂增强即完成脑血管成像。SWI 序列可以检测出 CT 无法显示的脑微出血灶。DWI 序列与 FLAIR 序列的不匹配可以用来判断醒后卒中患者的发病时间。总之,MRI 能为我们提供更多的疾病相关信息,但其缺点在于费用高、耗时长,故使用不如 CT 广泛。

目前有些复合手术室已配备简单的磁共振设备,在手术室即可完成 DWI 序列扫描,直接显示病灶的部位、大小等情况,有助于疾病诊断和指导下一步治疗。这种情况下可以更好地进行急性脑卒中的一站式影像评估。

三、急性脑卒中治疗

(一) 缺血性卒中

1. 静脉溶栓治疗 自从 1990 年 NINDS 随机对照试验(randomized controlled trial,RCT)结果表明,急性缺血性卒中发病 3h 内使用 0.9mg/kg 组织型纤溶酶原激活物(tissue-type plasminogen activator,t-PA)可以改善患者 3 个月后的临床结局,t-PA 静脉溶栓治疗已成为急性缺血性卒中治疗的"金标准"。后续的 ECASSⅢ试验又将 t-PA 的治疗时间窗延长到了发病后 3~4.5h,但同时也提示开始静脉溶栓的时间越晚,发生症状性颅内出血的风险越大。

静脉溶栓的适应证:①年龄≥18 岁。②发病 4.5h 以内;后循环动脉闭塞溶栓治疗可根据病情评估适当放宽。③诊断为缺血性卒中,具有明确的神经功能缺损。④头颅 CT 已排除颅内出血。⑤患者或家属签署知情同意书。

静脉溶栓的禁忌证:①既往有颅内出血病史。②症状提示蛛网膜下腔出血。③存在颅内肿瘤、动静脉畸形或动脉瘤。④近 3 个月有严重头颅外伤史或脑梗死病史,但不包括陈旧小腔隙梗死未遗留神经功能症状及体征。⑤近 1 周内有在不易压迫止血部位的动脉穿刺史。⑥近期有颅内或椎管内手术史。⑦严重心、肝、肾功能不全或严重糖尿病患者。⑧伴有活动性出血。⑨急性出血倾向:血小板计数低于正常;已口服抗凝药,且 INR>1.7 或凝血酶原时间 >15s;48h 内接受过肝素治疗(活化部分凝血活酶时间超出正常范围);正在使用直接凝血酶抑制剂或Ⅹa 因子抑制剂,且敏感的实验室指标(如活化部分凝血活酶时间、INR、血小板计数、蛇静脉酶凝结时间、凝血酶时间或恰当的Ⅹa 因子活性测定)异常。⑩血糖 <2.7mmol/L 或 >22.2mmol/L。⑪收缩压≥180mmHg 或舒张压≥100mmHg,或在时间窗内无法安全地将血压控制在要求范围。⑫CT 显示低密度范围大于 1/3 大脑半球。

对于急性脑卒中患者,当头颅 CT 平扫排除颅内出血、头颅 MRI 提示急性缺血性卒中后,在排除静脉溶栓的禁忌证后,应立即启动重组组织型纤溶酶原激活物(rt-PA)静脉溶栓。在复合手术室条件下,急性缺血性卒中患者可以在手术室完成影像评估后立即原地进行静脉溶栓,大大节省了传统情况下从放射科返回急诊室或到神经内科病房进行静脉溶栓所需的路途转运时间,有助于改善患者的预后。

2. 血管内治疗

(1) 机械取栓治疗:约38.7%的急性缺血性卒中为大血管急性闭塞所致,对于这一类缺血性卒中,单纯rt-PA静脉溶栓的血管再通效果并不理想。20世纪90年代,神经介入科医师就开始尝试通过动脉内溶栓治疗急性缺血性卒中,并取得良好的效果。然而,2013年,SYNTHESIS-EXPANSION、MR RESCUE、IMS Ⅲ三项临床RCT结果均未能证实血管内治疗比单纯rt-PA静脉溶栓让急性缺血性卒中患者更为获益。在优化了试验设计、强调了影像选择出大血管闭塞患者与快速诊疗、使用更好的取栓支架等因素之后,2015—2016年共六项多中心RCT(MR CLEAN,ESCAPE,EXTEND-IA,REVASCAT,SWIFT-PRIME,THRACE)结果均明确指出,对于前循环大血管闭塞患者,以机械取栓为代表的血管内治疗可以大大提升患者预后。继静脉溶栓之后,机械取栓也成为前循环大血管闭塞卒中的"金标准"治疗内容。

1) 机械取栓的适应证:①发病前mRS评分0~1分;②颈内动脉或大脑中动脉M1段闭塞所致的急性缺血性卒中;③年龄≥18岁;④NIHSS评分≥6分;⑤ASPECTS评分≥6分;⑥发病6h内进行股动脉穿刺启动治疗;⑦患者或家属签署知情同意书。

对于以下情况,机械取栓治疗获益尚不明确,权衡利弊后采取治疗有可能是合理的:①大脑中动脉M2段、M3段闭塞所致的发病6h内的急性缺血性卒中;②大脑前动脉、椎动脉、基底动脉或大脑后动脉闭塞所致的发病6小时内的急性缺血性卒中;③发病前mRS评分>1分、ASPECTS评分<6分或NIHSS评分<6分的颈内动脉或大脑中动脉M1段闭塞所致的发病6h内急性缺血性卒中。

2) 超时间窗的机械取栓治疗:2018年,DAWN和DEFUSE 3两项多中心大型临床RCT基于高级神经影像学手段(CTP或PWI)选择出发病时间超过传统时间窗,但影像学证据仍提示存在可挽救脑组织的急性缺血性卒中患者进行机械取栓治疗,发现仍能让患者明确获益。DAWN和DEFUSE 3是目前唯一的两个证实了发病时间>6h的患者也能从机械取栓中获益的RCT,但这一结论是严格基于两者对患者的入选标准的。DAWN试验的时间窗为:最后一次正常的时间到接受血管内治疗的时间在发病6~24h之内;其特殊的患者入选标准在于临床(NIHSS评分)与影像学检查(CTP或DWI)的不匹配:①年龄≥80岁者,NIHSS评分≥10分且梗死核心<21ml;②年龄<80岁者,NIHSS评分≥10分且梗死核心<31ml;③年龄<80岁者,NIHSS评分≥20分且梗死核心<51ml。DEFUSE 3试验的时间窗为:最后一次正常的时间到接受血管内治疗的时间在发病6~16h之内;其特殊的患者入选标准为基于灌注与梗死核心的不匹配,即梗死核心体积<70ml,不匹配比例>1.8,且不匹配体积>15ml。因此,对于发病时间在6~24h之内的前循环大血管闭塞卒中患者,符合DAWN或DEFUSE 3标准的可以进行机械取栓治疗。

3) 其他相关要求包括器械选择、麻醉方式和血压控制等方面。①器械选择:目前,取栓支架仍然是机械取栓的一线选择,其他器械用于血管内治疗尚在研究中。②麻醉方式:机械取栓的麻醉方式目前尚无定论,建议根据患者的危险因素、临床特征及操作相关情况综合评估选择,未来需要这方面的RCT研究提供决策数据支持。③血压控制:关于术中及术后24h内血压的理想控制水平,目前亦无定论,实际临床中需要根据术中再通情况、患者基础血压、危险因素、发病时间等因素综合评估,但一般建议不高于180/105mmHg。在此范围内,血压控制过低不利于维持侧支循环灌注,血压过高则存在再灌注损伤风险,需要个体化衡量评估。

4) 复合手术室条件下机械取栓治疗的优势:与2013年得出阴性结果的三项临床RCT相比,2015—2016年的六项RCT之所以能获得成功,最重要原因有三点,即基于影像学严格选择出最能从机械取栓中获益的患者(即急性前循环大血管闭塞患者)、快速的治疗流程与时间、高血管再通率(主要得益于新型机械取栓支架)。这上述三点中,前两点都可以在复合手术室条件下顺利达成。一名疑似急性脑卒中发病患者到院之后,可以直接在神经血管复合手术室完成头颅CT平扫,在未见到明显颅内出血后,立即进行DWI序列扫描,如果DWI出现高信号提示早期缺血灶,TOF又提示存在大血管闭塞,可以立即在复合手术室对患者进行股动脉穿刺启动机械取栓治疗。机械取栓的技术目标在于尽快获得再通再灌注,即改良脑梗死溶栓血流灌注评分(thrombolysis in cerebral infarction,TICI)达到2b/3级,这样才能最大概率地获得临床功能结局。与静脉溶栓一样,从患者发病到机械取栓再通的时间与患者的临床结局高度相关。这个时间越短,患者预后越好。因此,为了保证机械取栓的获益,一定要在治疗时间窗内尽早获得 mTICI 2b/3 级别的再通。复合手术室为尽早启动患者血管内治疗提供了极为友好的硬件平台。

(2) 其他血管内治疗:取栓支架进行机械取栓仍然是目前急性大血管闭塞缺血性卒中治疗的一线选择,其他血管内治疗一般只作为补救或辅助选择方案。

1) 动脉内溶栓治疗:对于机械取栓无法达到 mTICI 2b/3 级再通程度的患者,从技术层面出发可以考虑用动脉内溶栓治疗作为辅助的补救措施,但地位低于机械取栓。另外,对于没有条件开展机械取栓、而患者又在急性大血管闭塞发病 6h 内,可尽早给予动脉内溶栓治疗。目前动脉内溶栓的用药选择、最佳剂量与给药方法并不确定,国内一般采用 rt-PA 1mg/min,总剂量不超过 40mg,或尿激酶 10~30kU/min,总剂量不超过 1 000kU。静脉溶栓后的桥接治疗患者,动脉内溶栓 rt-PA 不超过 30mg,尿激酶不超过 400kU。

2) 支架置入术:亚洲人群颅内血管动脉粥样硬化性狭窄发病率较欧美人群普遍高发,单纯机械取栓再通效果不佳,必要时可根据患者基础大血管动脉粥样硬化狭窄情况行支架置入术,但相关获益尚需大型 RCT 进一步支持。

(3) 大面积脑梗死去骨瓣减压术:约 10% 急性缺血性卒中患者因大面积脑梗死后出现恶性脑肿胀,需要行去骨瓣减压术。对于恶性大脑中动脉闭塞梗死,早期去骨瓣减压可以明显降低患者的死亡率,但与保守治疗相比,患者出现重度残疾(mRS 评分 >4 分)的比率略高。这种降低死亡率、提高残疾率的获益与风险衡量对不同年龄的患者而言是不同的。目前,去骨瓣减压术的最佳患者人群、手术时机、可接受的术后患者残疾程度尚无定论。一般建议在患者出现中线移位或出血转化前进行手术。复合手术室条件下,在发现患者为大面积恶性脑梗死后,神经血管医师可以及时考虑是否行早期去骨瓣减压术,并为医师与患者家属争取到更多的时间,讨论出最合适的治疗方案。从人文角度来讲,这点对于患者家属尤为重要。

(二) 脑出血

1. **一般治疗** 脑出血患者发病后,通常处于神经系统甚至全身系统均不稳定的状态,建议进行全面监护,可有效降低患者的死亡率。尽量让患者保持安静,避免情绪激动,必要时可给予镇静镇痛治疗。避免过多搬动,保持呼吸道通畅,昏迷患者可将头歪向一侧,必要时可适当给予止呕治疗。

(1) 血压管理:脑出血急性期多伴有血压升高,过高的收缩压与发病后血肿扩大、神经系统功能恶化、致死致残率等因素均相关,但目前对于急性期降压的控制目标与时机尚存争议。2015 年美国心脏协会 / 美国卒中协会(AHA/ASA)自发性脑出血诊疗指南认为,对于收缩压在 150~220mmHg 的患者,如果没有急性期降压的禁忌证,收缩压降至 140mmHg 是安全的,对于提高患者神经系统功能结局可以是有效的。对于收缩压高于 220mmHg 的患者,在密切血压监测的条件下采用连续静脉输注的方式给予积极降压可能是合理的。

(2) 颅内压监测与处理:脑出血患者颅内压增高的程度与处理的相关研究很有限。一般而言,脑出血后颅内压增高主要是脑室内出血后脑积水形成或血肿的占位效应所致。小血肿及有限的脑室内出血一般不需要降颅压治疗。颅内压增高在年轻患者、幕上出血患者中更常见。脑出血后颅内压监测与治疗的适应证尚不明确,主要处理原则和方法多借鉴于颅脑损伤,目前建议对于格拉斯哥昏迷评分(Glasgow coma score,GCS)≤8 分、血肿占位效应明显、存在小脑幕裂孔疝的临床表现、有明显脑室内出血或脑积水形成的患者进行颅内压监测,维持脑灌注压 50~70mmHg 是合理的,同时需结合患者的脑血流自身调节情况。

颅内压增高处理的一般方法包括床头抬高 30°、适度镇静、避免颈静脉回流受限等。可以用甘露醇或高张盐溶液治疗急性颅内压增高,后者相对更有效。脑脊液流出道梗阻伴意识障碍加重的患者建议行脑脊液引流。血肿清除和去骨瓣减压术是处理颅内压增高的手术治疗方法(见后文)。深度镇静或适当低温治疗可以作为高颅内压的补救性治疗措施,但不建议使用皮质类固醇,因其无效且可导致并发症。

2. **手术治疗**

(1) 脑室外引流:脑室外引流是脑室内出血的重要手术治疗方法。脑室内出血约占自发性脑出血的 45%,是不良预后的独立危险因素。脑室内出血可以是原发性的,但更多见于继发性,比如基底节或丘脑高血压性脑出血破入脑室。

1）适应证：脑室内出血伴脑积水形成且神经系统功能缺损的患者，可以行单侧脑室外引流术；出血堵塞 Monro 孔时，可以行双侧脑室外引流。

2）方法：在复合手术室内，基础加局部麻醉下，选择血肿量多的一侧进行侧脑室前角穿刺，置入硅橡胶管行侧脑室外引流，接脑室外引流装置。

3）脑室内溶栓治疗：理论上，单纯留置脑室外引流管即可引流脑室内的血与脑脊液，但实际情况中，脑室内血液流动缓慢，且很难保持引流管的通畅。因此，常经脑室内引流管给予溶栓药物辅助治疗，常用的药物包括尿激酶、rt-PA 等。目前脑室内溶栓治疗的药物选择、用药剂量、时间等都没有统一的标准，且至今为止，其有效性和安全性均未被充分证明。

（2）开颅血肿清除术：对于大多数自发性脑出血患者，开颅血肿清除术的作用仍受争议。手术目的在于预防脑疝形成，降低颅内压，减少血肿占位效应及出血对周围组织产生的细胞毒性作用。不同部位出血的手术适应证与治疗效果不同。

1）颅后窝出血：小脑出血患者，伴随神经系统功能进行性下降、出血压迫脑干、梗阻性脑积水形成者，应尽早行外科血肿清除术。这是因为颅后窝空间小，一旦小脑出血很容易发生梗阻性脑积水或压迫脑干，病情进展快。研究发现，直径 >3cm 的小脑出血经血肿清除术后，患者预后改善明显。不建议首选血肿钻孔引流术，无获益甚至可能有害。对于脑干出血，血肿清除术的治疗获益尚不明确。

2）幕上出血：血肿清除术效果尚存争议，部分患者可能获益，但手术适应证并无定论，需结合患者自身情况进行个体化决策。一般建议幕上脑出血伴致命性占位效应且出血部位较浅者行血肿清除术。浅中度昏迷患者、出血量大伴中线移位、积极内科治疗下仍存在高颅压者，行开颅血肿清除术可能降低患者死亡率，但未经大型 RCT 证实。不建议在发病 96h 内对幕上脑出血患者常规行开颅血肿清除术。完全清醒或重度昏迷患者、高龄患者、合并症多、出血部位较深、优势半球出血者，不建议行血肿清除术。

（3）去骨瓣减压术：最被广泛用于幕上脑出血患者，但对患者预后的改善并未被充分证实。STICH 与 STICH Ⅱ是最大的两项涉及去骨瓣减压术与内科保守治疗对比的临床试验，但两者均未得出手术获益的证据。一般认为，昏迷、出血量大伴明显中线移位、内科治疗下仍存在顽固性高颅压的幕上出血患者，去骨瓣减压术可能降低其死亡率。

（4）微创血肿清除术：相较于开颅血肿清除术，微创血肿清除的优势在于降低了血肿清除时对脑实质造成的损伤，特别是对于深部脑出血而言。微创血肿清除技术包括内镜下血肿抽吸、CT 引导下立体定位抽吸等。早期的研究表明微创血肿清除术是安全的，且能提高患者功能结局，然而最新的 RCT 研究 MISTIE Ⅲ并未证实微创血肿清除术的明确益处。MISTIE Ⅲ将幕上出血量 >30ml 的患者随机分为传统内科治疗组与微创手术组（导管血管清除 + 阿替普酶溶栓治疗），两组患者 1 年后 mRS≤3 分的比例相近。

（5）手术时机的选择：自发性脑出血的外科手术时机目前仍存在争议。现有的前瞻性 RCT 研究给出的时间窗从发病后 4h 至 96h 不等。STICH Ⅱ研究亚组分析表明，发病后前 21h 内手术预后更好。一项大型荟萃分析显示，出血后 8h 内手术可改善患者结局。也有研究表明，超早期（发病 4h 内）行去骨瓣减压术与增加再出血风险有关。

总之，对于自发性脑出血患者而言，未来尚需更多的研究以明确哪些患者适合接受手术治疗、何时进行何种手术类型对于降低致死致残率最有效。

（三）蛛网膜下腔出血

主要是针对已破裂颅内动脉瘤的处理，避免动脉瘤再次破裂出血，并预防因出血引发的一系列并发症。

（1）动脉瘤夹闭术：对于颅内动脉瘤，外科手术的主要方式为开颅夹闭术。随着显微外科技术的不断发展，有经验的神经外科医师施行动脉瘤夹闭术越来越有效、安全。一般暴露动脉瘤后，用钛夹经动脉瘤瘤颈夹闭，物理隔绝瘤体，保留了周围正常血管的血流。

(2)神经介入治疗：包括单纯或支架辅助下弹簧圈栓塞、血流导向术等方法。相较于显微手术动脉瘤夹闭，介入治疗不需要开颅，而是经股动脉穿刺入路，通过微导管在瘤腔内释放弹簧圈予以填塞，并诱导瘤腔内血栓形成，从而达到避免动脉瘤再破裂的治疗效果。上述操作可以单独完成，也可以在支架辅助下进行。除弹簧圈栓塞外，也可以用血流导向装置治疗动脉瘤，包括覆膜支架和密网支架。

对于破裂颅内动脉瘤，目前已有 ISAT、BRAT 两项 RCT 研究比较外科与介入治疗的优劣。尽管开颅夹闭对动脉瘤的治疗更彻底、更持久，但两项研究结果均表明介入治疗患者在 1 年时的神经系统功能结局更佳。考虑到血管内治疗的微创特点，越来越多的患者倾向于选择介入治疗。无论哪种治疗方法，一旦发现破裂动脉瘤，均应尽早手术，并完全闭塞动脉瘤。一般，对于大脑中动脉瘤，或伴随 >50ml 血肿形成的患者，推荐行显微外科夹闭手术。对于年龄 >70 岁、基底动脉尖动脉瘤、动脉瘤性蛛网膜下腔出血（aSAH）世界神经外科联盟（World Federation of Neurological Society，WFNS）分级Ⅳ/Ⅴ级的患者，推荐行神经介入治疗。对于技术上既可以行开颅夹闭又可以行介入治疗的颅内动脉瘤，优先考虑给予介入治疗。

(3)复合手术治疗：实际情况下，在一部分颅内动脉瘤显微外科手术的过程中，往往需要辅助以血管内造影或者其他介入技术以达到最佳手术效果，即复合手术治疗。例如，在钛夹夹闭瘤颈后通过脑血管造影评估动脉瘤夹闭效果，根据造影情况调整外科手术操作，最终达到动脉瘤完全夹闭；也可以在复合手术室条件下，在动脉瘤夹闭术前行球囊闭塞试验评估动脉闭塞后脑组织的耐受性，根据试验结果指导随后的外科手术方案等。总之，在神经血管外科复合手术室内，显微外科与神经介入治疗可以无缝衔接，充分结合各自的优势共同完成治疗。

复合手术室条件下 aSAH 一站式诊疗见图 7-0-1。

四、复合手术室一站式诊疗与急性脑卒中救治体系

对于急性脑卒中，快速启动全方位治疗与良好预后紧密相关，前者必须以高效全面的脑卒中救治体系为基础。传统的脑卒中救治体系不仅人员构成覆盖数个科室，而且治疗空间多并分散，从急诊室到放射科，从导管室到外科手术室再到病房，空间上的零散分割必然导致时间流程上的低效冗余。某种程度上，依托于神经血管复合手术室的急性脑卒中一站式诊疗很好地解决了上述问题。无论是急性缺血性卒中，还是出血性卒中，复合手术室内的临床与影像评估、治疗决策制订、实施等环节几乎可以并行开展，而非必须顺位依次进行。可以说，物理空间层面上的高效合并是复合手术室一站式诊疗促成最优急性脑卒中救治体系的重要因素之一。

另一方面，急性脑卒中的诊疗救治越来越多地被认为不是某个单一学科的技术能涵盖的。譬如急性缺血性卒中，就需要神经影像、神经内科、神经介入、神经外科等多学科的诊疗技术。传统情景下，不同学科的医师多以会诊的形式评估救治患者，然而实际情况下，这种诊疗模式下的各学科技术很难无缝衔接、充分融合，最终会影响治疗效果。神经血管复合手术室条件下，多学科医师可以共处一室，充分基于自身专业知识与患者的个体化情况综合评估、制订诊疗决策，真正地做到多学科诊疗。这种复合手术室一站式诊疗模式下的多学科救治体系，会让患者的最终预后明显优于传统模式。

最后，从技术操作层面的角度，复合手术室完美地汇合了神经外科与神经介入科两类操作的优势。例如，在大脑中动脉瘤破裂后蛛网膜下腔出血的救治中，首先脑血管造影对动脉瘤进行准确全面的评估，然后显微神经外科对动脉瘤进行夹闭，术后可立即再行脑血管造影评估动脉瘤夹的位置角度并随时调整，最终达到令人满意的明确的完全夹闭状态。如术中发现显微外科手术无法达到手术目的时，可改行介入治疗，防止手术失败。反之在介入手术中如术中发生意外，可借助显微外科技术及时补救，保证患者生命安全后再尽量通过显微外科技术进行治疗，防止手术失败。整个过程均在复合手术室内一站式完成，在保证救治高质量的同时，时间上也做到了最大程度地节省。

总之，相比于传统的急性脑卒中救治体系，基于神经血管复合手术室构建的一站式诊疗体系更高效、全面、快速，可明显提升患者的预后。

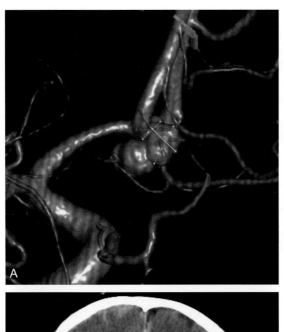
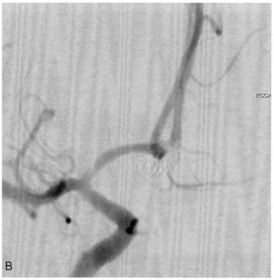
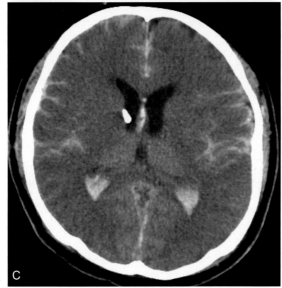

图 7-0-1　复合手术室条件下 aSAH 一站式诊疗

患者,女,23 岁,主因"突发剧烈头痛 5h"入院,介入治疗后序贯外科手术。A. 前交通动脉不规则动脉瘤;B. 实施球囊辅助动脉瘤栓塞术顺利;C. 术后即刻行脑室外引流术,术后复查头颅 CT,可见引流管位置理想(箭头)

（张轶群　莫少华）

参 考 文 献

［1］吴江,贾建平. 神经病学［M］.北京:人民卫生出版社,2013.

［2］周良辅. 现代神经外科学［M］.上海:复旦大学出版社,2015.

［3］王陇德,刘建民,杨弋,等. 我国脑卒中防治仍面临巨大挑战——《中国脑卒中防治报告 2018》概要［J］.中国循环杂志,2019,34(2):6-20.

［4］ELKIN K,KHAN U,HUSSAIN M,et al. Developments in hybrid operating room,neurointensive care unit,and ward composition and organization for stroke management［J］. Brain Circ,2019,5(2):84-89.

［5］HANKEY GJ. Stroke［J］.Lancet,2017,389(10069):641-654.

［6］POWERS WJ,RABINSTEIN AA,ACKERSON T,et al. 2018 guidelines for the early management of patients with acute ischemic stroke:a guideline for healthcare professionals from the American Heart Association/American Stroke Association［J］. Stroke,2018,49(3):e46-e110.

［7］ZERNA C,THOMALLA G,CAMPBELL BCV,et al. Current practice and future directions in the diagnosis and acute treatment of ischaemic stroke［J］. Lancet,2018,392(10154):1247-1256.

［8］CORDONNIER C,DEMCHUK A,ZIAI W,et al. Intracerebral haemorrhage:current approaches to acute management

［J］. Lancet,2018,392(10154):1257-1268.

［9］ HEMPHILL JC 3RD,GREENBERG SM,ANDERSON CS,et al. Guidelines for the management of spontaneous intracerebral hemorrhage:a guideline for healthcare professionals from the American Heart Association/American Stroke Association［J］. Stroke,2015,46(7):2032-2060.

［10］ LAWTON MT,VATES GE. Subarachnoid hemorrhage［J］. N Engl J Med,2017,377(3):257-266.

［11］ CONNOLLY ES JR,RABINSTEIN AA,CARHUAPOMA JR,et al. Guidelines for the management of aneurysmal subarachnoid hemorrhage:a guideline for healthcare professionals from the American Heart Association/American Stroke Association［J］. Stroke,2012,43(6):1711-1737.

第八章　复合手术术中及围手术期管理

第一节　麻　醉

　　复合手术的实施涉及包括复合手术医师、麻醉医师、介入手术室护士、放射科技术员等多学科人员，团队间良好的沟通、配合是高质量完成手术的保障。此外，复合手术治疗患者常为急诊、多合并症，病情危重且时间紧迫，对麻醉管理提出了更高的要求。麻醉医师应全面掌握复合手术治疗的步骤及特点、相关疾病的病理生理机制、围手术期麻醉管理的要点和难点，同时细心观察、高效沟通、迅速判断、果断处理，才能满足复合手术的要求，高治疗地完成麻醉管理。

一、复合手术的特点及麻醉医师的职责

　　由于复合手术的麻醉具备手术室环境特殊、患者病情危重、多学科交叉等特点，麻醉医师必须严格遵循规章制度、认真履行自己的职责，才能最大程度地保障手术及患者的安全。

　　(一) 复合手术室的特点

　　复合手术室按照功能可分为检查室、控制室、设备室及辅助房间。手术进行神经介入检查与治疗过程中如没有急需处理的情况，麻醉医师一般停留在控制室，远离患者，只能通过监护仪并透过控制室的玻璃隔板远距离观察。手术室环境的特殊性使得麻醉管理的安全系数大大降低。

　　复合手术室应具备的设备及条件包括氧源(中心氧、氧气瓶、呼吸囊)、麻醉机、钠石灰、监护仪(应包括呼气末二氧化碳分压、有创动脉压)、吸引器、输液泵、插管器材、困难气道处理设备及器材、心肺复苏设备和必要的抢救药物应随时备好待用。此外应考虑到术中 C 臂的活动范围，为了避免造影过程中的交缠，应适当延长呼吸回路、输液管路及监护仪线路的长度。

　　(二) 麻醉医师的职责

　　复合手术治疗过程中，麻醉医师在围手术期安全管理方面发挥着非常重要的作用，其职责包括：①手术前全面、认真地评估，综合分析患者的全身状况、疾病病理生理和手术要求，制订最适宜的麻醉方案；②手术中合理监测，提供适合手术的生理状态，同时注意避免体动；③熟练掌握对全身及局部循环的控制、对围手术期凝血功能的管理、在防止血栓栓子形成的同时避免出血并发症的发生，并能处理手术中各种紧急事件；④手术后保证快速而平稳的麻醉恢复，以利于及时进行神经功能评估；⑤在行紧急影像学检查及手术后转运过程中，负责监护和管理患者，以策安全；⑥救治危重患者，尤其是面临死亡的患者。

　　(三) 复合手术室的规章制度

　　复合手术治疗室的环境具有特殊性，制订并执行严格的操作规章制度对于保障患者安全、保护麻醉医师自身安全至关重要。工作常规应包括：①定期检查相关药物，确保其种类齐全(包括麻醉药物、血管活性药物、抗过敏药物、抗凝药物、止血药物和抢救药物等)并且均在有效期内；②定期检查、保养设备(包括麻醉机、监护仪和输液泵等)，以确保使用安全；③确保气道管理物品、复苏设备和各种抢救药品随时可

用;④确保手术室内的通信设备畅通,保证紧急情况下与外界取得联系和帮助。

二、术前评估

适宜的麻醉管理方案有赖于细致准确的术前评估。对于接受复合手术的患者,术前评估除了常规的询问病史、体检、查看术前化验及辅助检查外,还应根据不同疾病的特点,有针对性地详细评估患者的全身状况、心肺功能储备、易患的合并症,掌握围手术期的危险因素。此外,应评估并记录神经系统功能,以便在术中和术后进行神经系统功能评估时对比。

(一) 一般情况的评估

预计行复合手术的患者,术前往往存在一些共性问题,麻醉医师在术前评估中应予以关注:①对于所有患者,术前认真评估基础血压及心血管贮备具有重要意义,术中不但需要控制血压,还要预测到引起血压波动的任何情况。②对于既往合并高血压、糖尿病、冠心病的患者,由于血管弹性差,术中循环易波动且难以控制,应仔细评估心血管系统的功能贮备、优化循环系统的功能状况,术中备好血管活性药物,减少术中血压波动。③术前并存肺部疾病且预计手术时间长的患者,如果时间允许,应用药物调整至最佳状态,术中应加强气道管理。④基于对比剂的肾毒性作用,术前都应评估患者的肾功能,对于已存在肾功能不全的患者,应选择对肾功能损伤小的对比剂,同时谨慎用药,采取相应的预防措施,避免进一步的肾功能损害。⑤对于有慢性基础疾病的患者应维持平素用药方式。择期手术术前应将患者的器官功能调至日常的最佳状态。急诊手术利用有限的时间积极准备,同时做好术前评估、麻醉计划,后者的重点在于围手术期器官功能恶化的预防及处理措施。⑥患者日常服用的药物,包括降压药物(除利血平需要停药 2 周、血管紧张素受体阻滞药及血管紧张素转化酶抑制剂需在手术当日停药)、抗心律失常药物、硝酸酯类药物、降脂药等均应持续应用至术前。⑦术前认真评估凝血功能及抗凝史、凝血功能障碍史有助于围手术期凝血及抗凝治疗的管理。如血小板低于 $80 \times 10^9/L$ 的,即使凝血指标正常,也不建议溶栓。⑧应详细询问患者的既往过敏史,特别是对比剂反应史和鱼精蛋白过敏史(相关内容包括精蛋白胰岛素的应用、鱼类过敏及是否曾进行输精管结扎)、碘及贝壳类动物过敏史。⑨对于重症患者或病情特殊的患者,在时间允许的情况下,应在手术前提出科内讨论,以制订最佳的麻醉处理方案。⑩急诊患者全身情况常复杂且不稳定,可能存在高血压、心肌缺血、心律失常、电解质紊乱、肺水肿、神经功能损害、饱胃及气道保护性反射削弱等,需要充分做好术前评估和相应的准备,并在适当监测和管理下转运至手术室,以确保患者的生命安全。

(二) 不同疾病的术前评估

1. 颅内动脉瘤患者的术前评估　颅内动脉瘤患者常常合并高血压、冠心病、糖尿病、高血脂、肥胖等,未能规律服药的,可能存在血压、血糖控制不满意或不稳定型心绞痛,增加了围手术期麻醉管理的风险。蛛网膜下腔出血(subarachnoid hemorrhage,SAH)的患者情况更加复杂,SAH 可导致广泛的交感神经兴奋,对心肌的影响从心电图改变(包括窦性心动过速、窦性心动过缓、T 波倒置、ST 段降低、病理性 U 波、Q-T 间期延长、室性心律失常等)、肌钙蛋白增高,到室壁运动异常。对于既往有冠脉疾病的患者,SAH 作为强烈的应激源可诱发心肌缺血。但多数出现心功能异常表现的患者本身并无冠脉疾患,心肌改变是继发于 SAH 的神经源性心肌病的表现,待中枢疾病解决后,心功能可逐渐改善、恢复正常。此外,SAH 患者可能存在颅内压(intracranial pressure,ICP)增高,因脱水及持续处于应激状态常伴有血容量不足和电解质紊乱(如低钠血症、低钾血症及低钙血症)。其中低钠血症的发生率接近 30%,这与 SAH 后化学性刺激、机械压迫等引起下丘脑或神经垂体受损或功能紊乱有关,后者导致抗利尿激素分泌失调综合征(syndrome of inappropriate secretion of antidiuretic hormone,SIADH)或脑性盐耗综合征(cerebral salt-wasting syndrome,CSW)。意识不清的患者,因咽喉部保护性反射减弱,可出现吸入性肺炎。严重的病例,还可能并发神经源性肺水肿,出现明显的氧合障碍及呼吸功能异常,如不积极处理,死亡率极高。更加令麻醉医师感到棘手的是,为避免动脉瘤二次出血的风险,目前多倡导超早期(0~3d)手术,常常来不及完善术前检查及术前准备,进一步增加了围手术期风险。

对于重症、急诊患者,需进行全面细致的术前评估,并在此基础上制订个体化的麻醉方案及紧急事件处理预案,这是降低患者围手术期风险的重要环节。术前评估应特别重视病史及体检,详细地询问病史和全面而有所重点的体格检查能为麻醉医师提供很多有用的信息。对于心脏功能异常的患者,应在询问病史及体检的基础上结合已有的辅助检查对心功能做出评估,高度怀疑心肌损害的,如果病情允许,术前应检查超声心动图。此外,心肌肌钙蛋白Ⅰ(cardiac troponin Ⅰ,cTnI)能较好地预测 SAH 患者心肌受损的程度,应监测。需要注意的是,应与介入医师共同评估,权衡术前检查、术前准备的收益与延误手术的风险,不能因追求辅助检查而一味拖延手术,造成严重后果。对于病情危重的急诊手术,应在评估的同时利用有限的时间积极准备、改善患者状态。对于未破裂的颅内动脉瘤术前还要了解患者是否存在颅内动脉瘤破裂的危险因素,如 SAH 病史,颅内动脉瘤直径大小及颅内位置等。评估后应合理制订麻醉计划,包括制订个体化的容量及循环管理目标、加强监测、避免应激、维持心肌氧供需平衡,处理合并症,避免加重器官功能受损。

2. 动静脉畸形(AVM)患者的术前评估 AVM 患者大多较年轻、身体状况较好。需要注意的是,脑组织代谢旺盛,脑血供占到左心输出量的 15%~20%,AVM 患者的全脑血流量(CBF)可能大大增加,使心脏负荷加重,久而久之可导致心脏扩大。因此,术前应评价心功能、稳定内环境,以确保手术的安全。疾病方面应关注患者的颅内状态(如出血、血管痉挛所致的脑缺血或脑梗死、脑积水、扩大的脑内血肿、癫痫),以及 AVM 的 Spetzler-Martin 分级评分(评估畸形血管的大小,是否邻近功能区脑组织及引流静脉的类型)。术前也可通过测量脑 AVM 的供血动脉和引流静脉压力评估破裂出血的风险性。此外,应做好术中循环管理计划,避免正常灌注压突破、脑出血等严重并发症。

3. 颈动脉海绵窦瘘患者的术前评估 颈动脉海绵窦瘘血管内治疗本身可使血流向危险静脉通路急性改道,而这有导致脑出血和 SAH 的风险,围手术期应准备好应对措施。对于复杂病变,预计不能完全闭塞瘘口的,术前应常规行患侧颈内动脉闭塞试验,为术中一旦栓塞失败,需要闭塞颈内动脉做好准备。

4. 颈部或颅内段动脉狭窄患者的术前评估 颈动脉狭窄患者多为高龄且常伴有高血压、糖尿病、冠心病等合并症,麻醉风险较大,全面细致的评估、积极的术前准备是提高围手术期安全性、降低并发症的关键环节。

合并心肌缺血患者应警惕颈动脉支架置入术(carotid artery stenting,CAS)后发生心脏事件。对此类患者,术前应详细评估其心脏功能,包括了解既往心肌梗死、心绞痛、运动耐量、充血性心力衰竭、心律失常等病史,常规进行心电图和胸片检查,必要时进行心脏彩超、心脏应激试验和心电 Holter 检查。围手术期脑卒中是 CAS 手术的主要并发症之一,增加其发生率的危险因素包括术前活动性神经病变、未经控制的高血压、高脂血症、年龄 >75 岁、糖尿病、肾脏病变、吸烟等。对于上述患者,在积极术前准备的同时,术中应加强循环、脑血流、脑氧耗方面的监测,严格循环管理,预防围手术期脑卒中。

为详细评估 CAS 患者的病变情况和神经功能,术前应了解患者既往脑梗死面积、时间,并通过双侧颈动脉超声、CTA、脑血管造影,掌握颈动脉狭窄的部位、程度,对侧颈动脉病变情况,评估 Willis 环是否完整及侧支循环的情况。

由于颈动脉狭窄支架置入术的术中操作会频繁刺激颈动脉窦,因此术前应评估患者心率,对于符合以下安装起搏器适应证的,术前务必安装起搏器,适应证包括:①停搏期 >3s 或基本节律 <40 次 /min;②Ⅱ~Ⅲ度房室传导阻滞;③左束支传导阻滞,同时有Ⅰ度房室传导阻滞;④左束支传导阻滞伴有左后分支阻滞;⑤房室结功能不全,心动过缓已引起临床症状;⑥有症状的双束支传导阻滞。对于存在窦性心动过缓,但未达到安装起搏器适应证的,术前应做阿托品试验,结果阳性的,考虑到手术的特殊性,应适当放宽起搏器安装适应证,术前安装临时起搏器。

(三) 神经功能评估

术前应通过全面的神经功能评估,包括意识状态、语言功能、运动功能、瞳孔变化、GCS 等了解患者神经功能状况、ICP 状况及已有的神经功能缺损,以便指导后续治疗并与术中、术后神经功能进行比对。

球囊闭塞试验是一种安全、有效的评估动脉闭塞后侧支循环代偿的方法。对于术中可能需要闭塞供血动脉协助完成手术的(如:位于颈内动脉海绵窦段较大的梭形动脉瘤,难以夹闭或栓塞的颅内巨大动脉瘤,包绕颈内动脉的侵袭性生长的头颅基底部肿瘤),术前应进行球囊闭塞试验以评估脑血管的贮备功能、侧支代偿情况及患者对血管永久闭塞的耐受程度。如果患者在试验过程中出现任何神经功能障碍,球囊闭塞试验失败,不能永久闭塞血管,要考虑进行血管搭桥手术。此外,试验过程中麻醉医师应随时做好处理患者躁动、昏迷及突发意识丧失的准备。

三、术前准备

(一) 消除复合手术室的安全隐患

复合手术麻醉医师术中远离患者的特殊性,使麻醉本身就具有一定的安全隐患,值得警惕:①患者头部的透视设备、不断旋转的 C 臂加之手术室内昏暗的光线,使术中必要的近距离观察患者、气道及给药都变得困难,麻醉医师必须保证在紧急情况下(如镇静患者气道梗阻、全身麻醉患者术中意外脱管)能立即接近并控制气道;②缺乏快速反应的抢救团队,术中遭遇紧急情况(如心搏骤停)时抢救团队的救助往往会延迟;③大部分医院麻醉医师常常是在需要时被临时派到复合手术室,这种偶尔的、间断的工作使得大部分麻醉医师对介入手术室的环境并不熟悉;④还可能存在的安全隐患包括麻醉设备缺乏保养、药品贮备不足、因缺乏技术人员支持而降低麻醉相关仪器的可用性等。麻醉医师必须始终意识到这些安全隐患的存在,并在术前对这些隐患进行有针对性的准备,将其对术中安全的威胁降至最低。

(二) 麻醉相关器材及药品准备

术前准备与常规手术相同,应准备好麻醉机、监护仪、微量泵、吸引器、气管插管及困难气道设备,监护仪应放置在麻醉医师视野可及处。介入治疗过程中麻醉医师及监测设备均远离患者头部,并且手术台会被频繁移动,术前一定要仔细检查仪器设施,确保通气环路各接口牢固并妥善固定以防意外脱落。各种监测导线、静脉输液管和通气环路应足够松弛,以确保安全。麻醉机的位置应不影响成像设备在患者头部的自由转动。

药品方面除了常规的麻醉药品和抢救药品外,应根据手术、疾病特点有针对性地准备好各种血管活性药(包括降压药物、升压药物、减慢心率、提高心率)和处理并发症的相关药物。

(三) 术中造影相关的物品及药品准备

术前应常规准备肝素、鱼精蛋白、罂粟碱、对比剂及抢救药品,准备合适的穿刺针、动脉鞘、造影导管、导引导管、导丝及微导管,同时根据病变情况准备合适的栓塞材料(微粒、微弹簧圈、球囊、液体栓塞剂)、支架、机械血栓取出装置等。

(四) 患者的体位

对于颈部过伸运动时出现神经症状的颈动脉狭窄患者,麻醉诱导、气管插管动作应轻柔,术中须小心安置体位。对于采取监测麻醉的患者,体位尤其重要,应尽量保证患者舒适。

(五) 静脉通路

术前应建立可靠的静脉通路,并妥善固定,谨防脱落。输液延长管可增加液体通路的长度,能够在造影过程中远距离给予药物和液体。此外,最好建立两条静脉通路,分别用于抗凝药物静脉注射及液体管理和麻醉药物输注。应从输液导管的最前端注射麻醉药物和抗凝药物,以尽量减少无效腔。

(六) 导尿

因术中需要大量应用对比剂和冲洗液,并且前者具有利尿作用,术前一般需要放置尿管,在保证患者舒适的同时便于液体管理。

(七) 保温

局部麻醉的患者,尤其是小儿,术中易出现寒战,不仅影响成像的质量,而且增加机体耗氧量,对患者可产生不良影响,术中应注意采取保温措施,例如使用空调或加热毯等。

(八) 射线防护的准备

麻醉医师除了做好上述准备,还应备好铅衣、铅帽和铅围脖,为术中紧急情况下直接进入造影手术间做好准备。此外,麻醉医师应了解辐射安全的基本知识。在工作中应始终意识到放射线的存在并采取自我防护措施。在复合手术室,有三种放射线的来源:直接来源于放射线导管、泄漏(通过瞄准仪保护屏)、散射辐射(从患者及躯体中成像的相关区域反射而来)。放射保护包括使用铅衣、甲状腺护罩及射线暴露标识。应定期检查铅衣有无裂缝,防止造成意外的射线暴露。复合手术医师与麻醉医师的良好沟通对于减少放射线暴露也很重要。

四、麻醉实施

麻醉医师应综合分析患者、疾病和手术三方面的因素,权衡利弊并适时地与介入医师沟通,制订适宜的个体化麻醉管理方案。

(一) 麻醉方式

1. 监护麻醉与全身麻醉　麻醉方式的选择有赖于患者的全身状况、手术需要、麻醉医师的习惯等因素。一般说来,对于诊断性血管造影的患者,只要其合作并且造影过程可以保持不动,我们一般选择监护麻醉(monitored anesthesia care,MAC);对于术中要求绝对制动的治疗性介入手术(尤其是动脉瘤、大的AVM、颅内段血管狭窄支架置入术),患者不能配合且气道高风险给予镇静后不能保障安全的情况下采取全身麻醉;介于两者之间的,则需要麻醉医师对手术要求、患者一般状况、气道条件等全面评估后做出决定。

(1) 监护麻醉:由于复合手术具有微创、疼痛刺激较轻、术中需要间断评估神经功能等特点,监护麻醉一度被广泛使用。对于清醒合作的患者、手术刺激轻微且术中对制动要求不高的,可在轻、中度镇静或镇痛下完成手术,但最终是否选择监护麻醉的方式取决于麻醉医师术前对患者的个体化评估。

监护麻醉的优点包括:①手术中可全面、有效地监测患者的神经功能状态;②对生命体征影响小,避免了麻醉诱导、气管插管和拔管所致的循环功能波动,尤其适用于伴有严重全身疾病而不能承受全身麻醉的患者;③使患者处于轻度镇静状态,减少紧张、焦虑,减轻应激反应;④对于急诊手术,能缩短治疗开始的时间。

监护麻醉的缺点包括:①缺乏气道保护,不恰当使用有发生手术中误吸、缺氧、高碳酸血症,甚至窒息的潜在危险;②长时间手术可使患者紧张不适;③患者配合差、无法避免突然的体动,具有穿破血管的风险,一般不适用于小儿和丧失合作能力的患者;④因体动所致的反复做路径图可能导致治疗的延时;⑤可延迟手术中紧急情况的处理;⑥如果给予镇静药物,那么应该牢记所有的静脉镇静方法都有引起潜在上呼吸道梗阻的风险。

因此,对于应用监护麻醉的患者应注意:①监护麻醉的术中监测要求等同于全身麻醉;②对于手术中可能发生脑血管破裂、血栓形成、血管阻塞和心律失常(包括房性或室性期前收缩、室性心动过速甚至心室颤动等)等紧急情况的患者,应随时做好建立人工气道和循环功能支持的准备;③采用监护麻醉前应考虑到为保证成像术中头位固定对气道的影响,术前务必做好气道方面的评估;④对于不能确保气道安全的患者,必须常规评估紧急情况时放置喉镜的难易程度及能否及时控制气道;⑤手术中合理应用口咽或鼻咽通气道,密切观察,防止呼吸抑制或呼吸道梗阻;⑥股动脉穿刺置管可引起一定程度的疼痛,对比剂注入颅内动脉时会有不适感(灼热),对血管的牵拉或扩张会引起患者头痛;⑦应常规导尿,以防止膀胱充盈而影响镇静效果;⑧应用棉垫保护受压处,帮助患者找到舒适的体位,便于耐受术中长时间保持不动的平卧体位,减少对镇静、抗焦虑和镇痛的需求。

采用监护麻醉时,可给予少量短效麻醉药物,例如芬太尼、瑞芬太尼、咪达唑仑和丙泊酚,使患者镇静且麻醉深度易于掌控,有利于手术中评估患者的神经功能状况。这些药物可单独应用或联合应用,单次静脉注射或持续静脉输注。手术中保持婴儿和小儿较长时间不动十分困难,对于健康小儿可给予口服水合氯醛(4 个月以下婴儿应用 25~50mg/kg,4 个月及以上应用 50mg/kg)镇静。

右美托咪定是高选择性 α_2 肾上腺素受体激动剂,具有镇静、抗焦虑、顺行性遗忘和镇痛的同时不抑制呼吸的特点,特别适合作为复合手术监护麻醉的镇静药物。但以下两点值得注意,一方面右美托咪定和其他镇静药物一样有引起上呼吸道梗阻的风险;另一方面右美托咪定有降低血压的倾向,对于脑灌注高度依赖血压及充足侧支循环的患者,用药过程中应特别关注血压并提前做好处理血压下降的准备。

(2) 全身麻醉:对于患者术前神志不清、不能配合手术的,预计手术困难或术中刺激较大的,术中严格要求制动但气道条件不适合采取术中单纯镇静的,均应该选择全身麻醉并控制气道。

全身麻醉优点在于:①手术中可保证气道安全和进行控制通气,因而能够加强对动脉血二氧化碳分压（$PaCO_2$）和 ICP 的控制，并改善氧合，提高患者的安全；②在全身麻醉状态下有利于对患者进行循环控制（控制性降压、控制性升高血压）和脑保护；③发生严重并发症时，已建立的安全气道能为抢救患者和及时处理赢得更多主动，因而提高治疗效果；④肌肉松弛药的使用能够保证术中患者无体动，提高了重要操作步骤的安全性；⑤特别适用于时间长、操作困难的复合手术治疗手术，以及小儿和不能合作的患者；⑥在影像学检查时，为了避免颌面骨的干扰，复合手术医师有时要求患者处于下颌固定位置并保证不动，有时则需要控制运动甚至暂时停止呼吸。全身麻醉和控制呼吸能够满足这些要求，为获得更优质的图像资料创造条件。鉴于上述众多优点，一段时间以来，使用肌肉松弛药的全身麻醉受到推崇，在复合手术治疗中逐渐占据主导地位。

全身麻醉气管插管也存在缺点。气管插管、拔管过程中易出现循环剧烈波动，高血压、呛咳、屏气等可升高 ICP，并随之带来一系列不良影响。在颅内动脉瘤患者，跨壁压骤增可直接导致颅内动脉瘤破裂。对于合并冠心病的患者，心率增快可导致心肌耗氧量增加、氧供需失衡、发生心肌缺氧的风险增加。此外，全身麻醉过程中，复合手术医师无法对患者的神经功能状态进行评估。

2. 气管插管与喉罩　如上所述气管插管、拔管可引起明显的应激反应，表现为血压及心率的剧烈波动，对患者造成不利影响。相较之下，喉罩放置于咽喉部上方，无须喉镜显露声门，避免了喉镜对会厌感受器、舌根颈部肌肉深部感受器及气管导管对气管黏膜的机械刺激。这就明显降低了应激并减少了诱导及术中维持所需的药物剂量，不但易于术中保持血流动力学平衡，还特别适合复合手术本身刺激小的特点，利于术后早期行神经功能评估。

但选择喉罩通气时应注意以下问题：①重度肥胖及睡眠呼吸暂停患者应避免选择喉罩通气；②喉罩通气道不能防止呼吸道误吸，对饱食患者应禁用；③慢性阻塞性肺疾病患者因气道压较高和气道管理困难，应谨慎选择喉罩通气；④术后预计不能拔管的患者，包括术前神经功能评分、疾病分级差的，术前并发严重肺部疾病、氧合差的，术中对颅内血流动力学改变巨大的，应避免喉罩通气，选择气管插管；⑤使用喉罩通气道时可出现密封效果不好、间歇正压通气时胃胀气和口腔分泌物增加、通气时出现食管反流等问题，应予以注意。

（二）术前用药

对于实施复合手术治疗的患者，手术前用药目前尚无明确规定。一般来讲，对于紧张、焦虑的患者可应用适量的镇静、抗焦虑药物；对于意识状态发生改变的患者，则应尽量避免镇静药物；对于既往有过敏史的患者，应预防性应用糖皮质激素和抗组胺药；对于动脉瘤 SAH、肥胖和胃食管反流的患者，应给予 H_2 受体拮抗剂（例如雷尼替丁）或甲氧氯普胺，以减少气道误吸的风险。

（三）麻醉诱导及维持

麻醉诱导应力求循环平稳，如果选择气管插管，既要保证足够的镇痛深度以避免强烈的插管反应，进而血压骤增造成动脉瘤破裂，又要避免不恰当的用药剂量及给药方式所致的循环过度抑制。给药时要考虑到术前脱水、应激等因素导致的容量不足。对于老年患者或体质较差者可以选择依托咪酯，可预先静脉注射小剂量咪达唑仑防止肌阵挛。选择丙泊酚诱导应注意缓慢给药。对于选择喉罩的情况，考虑到手术刺激较小，喉罩置入刺激亦相对轻微，应酌情减少诱导给药的剂量，以避免诱导后出现持续的低血压，可以在置入喉罩前给予少量短效的艾司洛尔、瑞芬太尼协助控制血压平稳。

药物选择时应首先考虑患者的心血管和脑血管状况，同时应选择起效快、麻醉诱导迅速、半衰期短、无残余作用、停药后能快速苏醒、无兴奋和手术后神经症状、不增加 ICP 和脑代谢、无神经毒性作用、不影响血 - 脑屏障功能、不影响 CBF 及其对 CO_2 反应的药物。具体来讲，全凭静脉麻醉和吸入麻醉均可用于复合手术。吸入麻醉药物浓度较高时会增加脑血流，使 ICP 增高的患者颅内情况恶化，因此使用吸入麻醉时，应将药物浓度控制在 1 MAC［最低肺泡有效浓度（minimal alveolar concentration）］以下。氧化亚氮可使注射对比剂和冲洗液体时的微小气泡增大，并在脑循环中形成空气栓子，所以应避免使用。

由于复合手术具有创伤小、手术后恢复快、疼痛轻、无须术后镇痛等特点，特别适合应用丙泊酚复合瑞芬太尼静脉全身麻醉。丙泊酚和瑞芬太尼均为短效静脉麻醉药物、起效快、可控性强，术中可根据手术需要及患者的生命体征随时调整麻醉深度，手术结束后患者苏醒迅速彻底，无迟发性呼吸抑制。丙泊酚同时具有降低脑血流量、脑氧代谢率及 ICP 的作用。可采用持续静脉输注或靶控输注的方式,后者的优势在于能将药物的血浆、效应室浓度维持在恒定水平,同时起效快、药物浓度维持稳定、可控性好,有利于麻醉深度的稳定,可进一步改善麻醉质量。

因手术时程及结束时间常不可控,术中操作总体刺激较小、某些步骤刺激较大(如打胶),肌松药的使用应兼顾上述特点,确保在重要操作步骤患者绝对制动的同时尽量减少术后的肌松残余。如果追加肌松药后不久手术顺利结束,应酌情给予肌松拮抗剂,同时离室前一定要再次评价有无肌松残余,有条件可以进行肌松监测。

(四)麻醉苏醒

根据对术前、术中情况的综合评估,对于不需要保留气管插管的患者,术后应做到尽快苏醒、早期拔管,但不主张拮抗和催醒。苏醒过程中应避免各种应激、躁动、呛咳和恶心动作,以防止 ICP 增加带来的不良影响。

五、术中管理

麻醉医师应做到明确复合手术的目标、了解术中需要解决的问题、预测可能出现的紧急情况,并依此制订出详细的围手术期管理方案。

(一)术中监测

介入手术过程中,麻醉医师无法直接监测患者,只能在远离患者的控制室通过观察监护仪和麻醉机来了解患者情况。因此术中合理的个体化监测、密切的观察是围手术期安全的保障。复合手术术中的基本监测应等同于中心手术室,包括血压、心率、心电图、血氧饱和度、体温、尿量、呼吸频率、呼气末二氧化碳分压。除此之外,根据不同手术要求及患者状况,有时会需要进行更有针对性的监测。

1. **脑电双频指数(bispectral index,BIS)监测** 如果有条件,BIS 监测有助于术中维持合适的麻醉深度,避免麻醉过深或术中知晓的发生。BIS 监测对于全静脉麻醉更加有意义。

2. **直接动脉压监测** 对于术前基础状况不佳、血管条件差、预计术中有较大循环波动或术中需要严格管理血压或需要实施控制性低血压、控制性升高血压的患者,应监测直接动脉压。如果动脉穿刺困难,可从股动脉导管鞘的侧腔监测有创动脉压。但是,对于术后阶段需要持续监测有创动脉压的患者,则应实施桡动脉穿刺置管。

3. **中心静脉压监测** 容量方面应在综合考虑患者术前容量状况、心肺功能及术中要求的基础上进行个体化的容量管理,而个体化的容量管理有赖于合理的容量监测。对于严重容量不足、心功能不全的患者,可监测中心静脉压(central venous pressure,CVP)来指导容量管理,但应注意 CVP 受多种因素的影响,因此连续监测 CVP 的变化趋势比起单次数值对于指导容量更有意义。

4. **电解质监测** 行复合手术的患者可能存在术前低容量状态、围手术期应用甘露醇降 ICP、应用利尿剂脱水等情况,加之术中往往应用大量对比剂,因此患者可出现容量及电解质紊乱。围手术期应关注电解质监测,出现紊乱及时纠正,避免加重病情。

5. **神经生理监测** 脑组织缺血时,脑电图(electroencephalography,EEG)会表现为患侧脑电频率减慢、波幅降低甚至消失。术中行躯体感觉诱发电位(somatosensory evoked potential,SEP)和运动诱发电位(motor evoked potential,MEP)监测可用于颅内动脉瘤暂时或永久栓塞、颅内 AVM 栓塞、颈动脉支架置入术(carotid artery stenting,CAS),能监测皮质功能、识别运动区和毗邻脑组织的灌注不足,从而保护神经功能、改善预后。在排除了干扰因素后,SEP 的波幅降低 $\geq 50\%$,潜伏期延长 $\geq 10\%$ 是需要采取措施保护神经功能的预警信号;MEP 与运动功能的预后有更好的相关性,并有较高的灵敏度和特异度。

6. **脑血流监测** 经颅多普勒超声(transcranial Doppler,TCD)是测量脑血流的常用手段,一般选择大脑中动脉,通过测量脑血流速度协助判断术中(如动脉瘤夹闭、颈动脉支架置入)是否出现了脑缺血、脑血流过度灌注。

7. **脑组织氧饱和度监测** 脑组织氧饱和度(cerebral tissue oxygen saturation,SctO$_2$)监测是一种无创监测。它通过近红外光谱(near-infrared spectroscopy,NIRS)技术连续探测前额部脑组织混合血的血红蛋白氧饱和度,能较好地反映脑组织灌注及氧供给状况。行 CEA 或 CAS 手术的颈动脉狭窄患者,病变侧颈内动脉血供中断引起脑组织灌注下降时,$SctO_2$ 下降,且其下降程度与 EEG 变化、TCD 变化相关,并能预测术后神经功能缺损。需要注意的是,$SctO_2$ 只能反映以前额部为主的脑缺血,对其他部位的损害则不敏感。

8. 凝血功能监测 行介入治疗的患者术中需要全身肝素化,术前应检测激活凝血时间(activated clotting time,ACT)的基础值,术中及术后间断检测 ACT 有助于指导术中肝素的合理使用,维持术中适合的肝素化状态,并能指导术后逆转肝素化时鱼精蛋白的用量。支架置入术前需要抗血小板治疗,加之急诊手术及因术前合并症而长期口服抗血小板的患者越来越多,都使得围手术期凝血功能管理变得愈发重要和复杂。对于术中突发出血等紧急情况,血栓弹力图(thromboelastography,TEG)监测有助于准确判断凝血各个环节(包括凝血酶原、血小板及纤维蛋白原)的功能状态,从而指导有针对性地成分输血,有效管理出凝血。

(二) 气道管理及呼吸管理

复合手术过程中应持续监测氧合状态,保证脉搏血氧饱和度(SpO_2)>92%、动脉血氧分压(PaO_2)>60mmHg,避免呼吸抑制。对于昏迷、低氧血症、高碳酸血症、呼吸道梗阻、脑干受损、治疗前恶心呕吐的患者应采用气管内插管或喉罩控制气道。对于病理性肥胖(BMI>30kg/m^2)、睡眠呼吸暂停等气道高风险的患者,如果同时高度焦虑、不能配合,术前评估认为术中需要给予镇静的,建议全身麻醉控制气道。对于需要在监测下镇静麻醉的患者,应保证术中能随时观察呼吸情况、及时发现气道危险,并做好改为全身麻醉的准备。

术中应调节呼吸参数,保持正常的动脉血二氧化碳分压($PaCO_2$)。应避免高 $PaCO_2$,因其不但会引起脑内盗血,加重原本缺血区域脑组织的灌注不足,还会增加交感神经活性、增加心律失常的发生率,导致心肌氧供需失衡,诱发冠心病患者心肌缺血。对于 ICP 增高的患者,轻度的过度通气($PaCO_2$ 30~35mmHg)有助于降低 ICP,然而 $PaCO_2$ 过低不但会加重脑组织缺血,而且有诱发脑血管痉挛的风险,应避免。对于行颅内 AVM 栓塞或行颈动脉海绵窦栓塞的患者,轻度降低 $PaCO_2$ 可收缩正常的脑血管并相应减少其 CBF,而畸形静脉团中的血流量则随之增多,后者有利于栓塞材料的滞留。

对于重症患者、合并肺部并发症的患者(如卧床、意识障碍、呛咳反射不佳等导致的肺部感染、肺不张),全身麻醉插管后推荐采取小潮气量加呼气末正压通气(positive end expiratory pressure,PEEP)的肺保护性通气管理策略。

对于长期吸烟、慢性阻塞性肺疾病、近期上呼吸道感染等气道高敏感性的患者,使用全身麻醉喉罩时应注意维持合适的麻醉深度、术前要合理使用干燥剂、及时清理呼吸道,避免因麻醉过浅、呼吸道分泌物增加导致的喉痉挛。

有的急诊 SAH 出血的患者入室时可表现为明显的氧合异常及呼吸功能障碍,应警惕是否发生了神经源性肺水肿(neurogenic pulmonary edema,NPE)。NPE 是动脉瘤 SAH 患者的严重并发症,其发生率可达 2%~29%。它的发病机制尚有争议,目前被广泛认可的是 SAH 发生后,患者处于高度应激状态,导致交感神经兴奋,血中儿茶酚胺含量显著增高,出现所谓的"儿茶酚胺风暴"。这可引起全身血流动力学改变,使动脉血管收缩,体循环压力增高,血液进入相对低阻的肺循环,肺毛细血管床有效滤过压增高,体液渗出至肺组织间隙,形成肺水肿。一旦出现 NPE,后果严重,可导致肺内氧弥散功能障碍,引起组织缺氧,进而给患者带来严重的二次缺血缺氧性脑损伤,临床病死率高达 60% 以上。早期识别 NPE 将有助于提高 SAH 患者的生存率。近来有研究指出以心率变异性总功率及低频数值降低为代表的心率变异性的消失,以及自主神经系统调节功能的抑制可能预示着 SAH 患者的病程早期会出现 NPE。也有研究指出在 SAH 后出现了 NPE 的患者往往病情较重,心肌受损程度亦较重,心脏生物标记物随之显著升高,后者在预测 SAH 患者 NPE 的发生上似乎起着积极的作用。NPE 治疗应遵循以下几点:①合理治疗原发病;②减少应激;③避免输液过量致容量超负荷;④气管插管,改善氧合状况;⑤合理设定呼吸参数,适宜的 PEEP 可以防止肺泡萎缩,利于肺水肿消退,应同时避免过高的 PEEP 带来的回心血量减少、加重脑水肿的不利影响;⑥给予激素减轻肺水肿。

（三）循环管理

总体上说,复合手术的循环管理应根据疾病特点、患者既往有无高血压病史及其基础血压情况、手术步骤和病情需要制订个体化的循环管理方案。具体来讲,不同的手术对围手术期循环管理又提出不同的要求。

1. 不同复合手术的术中循环管理

（1）颅内动脉瘤血管内治疗的循环管理:对于颅内动脉瘤介入手术,导致其死亡的最主要并发症是动脉瘤再次破裂出血或脑血管痉挛。应牢记循环管理是动脉瘤介入手术围手术期管理的重中之重,其首要任务是避免血压升高所致动脉瘤破裂(尤其在麻醉诱导及动脉瘤栓塞过程中)。一般推荐将收缩压控制在 120mmHg 以下,可以给予少量短效的 β 受体阻滞剂[如:艾司洛尔 10~20mg 或 0.05~0.30mg/(kg·h)持续输注]、钙通道阻滞剂[如:尼卡地平负荷剂量 0.1~0.2mg,0.5~6.0μg/(kg·h)持续输注]。需要强调的是,应避免快速、盲目、大幅度地降低血压,降压后平均动脉压(mean arterial pressure,MAP)应不低于 60mmHg以保证脑灌注压不低于 50mmHg,对于慢性高血压患者或已存在 ICP 增高的,应维持更高的 MAP。这是因为,一方面 SAH 患者易发生脑血管痉挛,而低血压又是脑血管痉挛的诱发因素之一;另一方面颅内动脉瘤破裂出血所致的 ICP 增高会引起反射性血压增高,此时大幅度降低血压会造成脑组织低灌注、脑缺血甚至脑梗死,应避免。为了更好地进行血压管理,术中应监测有创动脉压。

动脉瘤 SAH 合并神经源性心肌病的患者术前可能存在不同类型心电图异常、心肌缺血表现、心律失常,甚至心功能不全。此时应结合患者既往史、颅内状况、辅助检查对心功能做出评估,并依次制订个体化的血流动力学管理目标。术中尽量避免应激,保证氧供需平衡,加强监测,维持循环平稳。待中枢疾病解决后,心功能多可逐渐改善、恢复正常。

（2）脑 AVM 血管内治疗的循环管理:脑 AVM 血管内治疗过程中应维持循环平稳。注射生物胶前可采取控制性降压,以减缓供血动脉的血流,防止栓塞物质被冲走、发生异位栓塞。一般建议将收缩压控制在 100mmHg 以下,或将 MAP 控制在低于术前基线水平 20%,但应保证 MAP 至少高于 50mmHg。

对于大的 AVM,无论患者术前有无高血压,畸形血管团栓塞后都必须严格控制血压,密切监测,预防正常灌注压突破综合征。一般来说,对于术前有高血压的,建议将血压控制在低于基础血压 20%~30%。有人提出更严格的血压控制措施,将术后 MAP 控制在 ≤70mmHg,可通过微量泵持续输注降压药物,如尼莫地平、硝酸甘油等。术前血压正常的患者,术后也应适当地降低血压。

（3）颈动脉海绵窦瘘(carotid-cavernous fistula,CCF)及硬脑膜动静脉瘘(dural arteriovenous fistula,DAVF)血管内治疗的循环管理:CCF 或 DAVF 栓塞后,尤其是术中造影可见瘘口大、血流速度过快的,术后应适当地控制血压,预防患侧大脑半球因瘘口栓塞、颈内动脉通畅、血流骤然增加导致的过度灌注甚至颅内出血。栓塞后血压控制的原则与脑 AVM 栓塞术后相似。

在 DAVF 栓塞术打胶过程中有时会出现心率大幅度减低,即三叉神经心脏反射(trigemino-cardiac reflex,TCR)。TCR 是指三叉神经的感觉支分布区域受到刺激后,引起三叉神经 - 迷走神经反射,导致突发的心动过缓、血压骤降甚至心搏骤停。硬脑膜分布有三叉神经的感觉支,栓塞过程中生物胶直接刺激硬脑膜,传入刺激传至第四脑室三叉神经感觉核,联合核上皮质的神经纤维将刺激传至迷走神经核,再沿迷走神经传出至心脏,引起上述心脏负性心率、传导及心肌收缩力的改变。有研究指出,缓慢注射生物胶或可减少这一反射的发生。为预防术中 TCR 导致严重后果,应在介入医师打胶操作时密切进行心电监护,准备好阿托品,出现情况立即处理,同时提醒介入医师停止操作,避免发生心脏恶性事件。

（4）颈动脉狭窄血管内治疗的循环管理:在复合手术治疗过程中,特别是颈内动脉分叉处的操作,可直接刺激颈动脉窦,加之支架对血管壁的机械牵张产生减压反射,患者可出现心率减慢和血压明显降低、烦躁、出汗、胸闷等症状,甚至出现严重心动过缓或心搏停止,危及生命。术中需要密切关注外科医师在这个区域的操作步骤,及时提醒减轻或终止相关操作,如果操作刺激不能避免,需要给予相关心血管药物进行相应处理。对于频繁进行球囊扩张且基础心率较慢的,可预防性给予 0.5~1.0mg 阿托品,但对于冠脉综合征的患者应谨慎,因心率过快可导致心肌耗氧量增加和氧供需失衡。

颈动脉狭窄患者的缺血区脑血管已丧失自动调节功能,脑组织的灌注完全依赖于灌注压力。因此,颈动脉狭窄解除前控制和维持适宜的血压、预防低血压极为重要。关于血压维持的具体数值目前没有明确的规定,有研究推荐,将血压控制在不低于基础值、高于基础值 20% 或将收缩压维持在 140~180mmHg、舒张压 <105mmHg;对于双侧颈动脉狭窄≥70% 的患者,收缩压不宜低于 160mmHg。原则上应将患者血压控制在术前可耐受水平,术中可借助脑血氧饱和度、TCD、神经功能等监测来了解血压及脑灌注能否满足脑组织需求。一旦发生低血压,应首先停止手术刺激、减浅麻醉和补充液体,如无效通常首选 α 肾上腺素受体激动剂升高血压,如给予负荷剂量的去氧肾上腺素(1μg/kg),以 0.5~5.0μg/(kg·min)持续输注并根据血压调节用药量。对于心率较慢的患者,亦可选择多巴胺、去甲肾上腺素持续静脉输注。

狭窄一旦解除,应立即控制性降压,预防过度灌注综合征。应与复合手术医师沟通,确定适合的血压控制范围。对于高龄或合并冠脉综合征的患者,过低的血压可能引起心肌灌注不足,导致围手术期心肌损伤,应注意。

2. **控制性血压管理**　为了给血管内治疗提供适宜的条件,并降低介入手术过程中出血、缺血并发症的发生率,术中经常需要及时、准确地调控患者的血压,使颅内血流动力学达到最优化,以利于介入手术操作。

(1) 控制性降压:在复合手术治疗中,控制性低血压可用于以下情况:①较大的颅内 AVM 栓塞术,降压可有效减缓供血动脉的血流,使微粒栓塞的位置更准确;②颅内动脉瘤栓塞过程中降低血压可减少动脉瘤破裂的发生概率;③此外,控制性低血压亦可用于大动脉闭塞性试验,以检测脑血管的储备能力,为永久性球囊栓塞做准备。

控制性降压可遵循以下原则:①既往无严重器官合并症的健康患者,MAP 安全低限可低至 50~55mmHg;②对于手术前合并动脉粥样硬化、心脑血管疾病的患者,控制性低血压的范围应考虑到患者的承受能力,详细评估患者术前的基础血压状况;③慢性高血压患者,保持脑血管自身调节所需的脑灌注压(cerebral perfusion pressure,CPP)更高,因此老年患者、高血压患者、血管硬化患者血压降低不应超过原水平的 30%;④在满足手术要求的前提下尽可能维持较高的 MAP 水平和较短的降压时间;⑤麻醉状况下机体对降压药敏感,实施降压时,应防止降压速度过快,要给机体一个调节适应的过程;⑥在清醒患者,血压的突然降低可使患者感觉不适、恶心、呕吐,甚至被迫中断手术。因此,清醒患者的控制性低血压过程应缓慢,在采取控制性低血压前,应确保患者充分氧合。

药物选择上,直接血管扩张药(硝普钠、硝酸甘油)、钙通道阻滞剂(尼莫地平、尼卡地平)、α_1 肾上腺素受体拮抗药(酚妥拉明、乌拉地尔)、β 肾上腺素受体拮抗药(艾司洛尔)、α 及 β 肾上腺素受体联合拮抗药(拉贝洛尔)都可用于控制性降压。尼莫地平是具有脑血管选择性的钙通道阻滞剂,能在控制性降压的同时有效防止脑血管痉挛,特别适用于复合手术的控制性降压。艾司洛尔作为短效的单纯 β 肾上腺素受体拮抗药,降压作用时间短、效果可控,降压的同时减少心肌耗氧量,亦是控制性降压不错的选择。

(2) 控制性高血压:大脑具有高代谢、低储备的特点。在慢性脑缺血患者,侧支循环可逐步建立,并改善脑血流灌注,但是当发生脑动脉急性阻塞(如:导管或栓塞材料意外阻塞供血动脉)或脑血管痉挛时,升高血压以增加伴行血管的血流量是唯一有效且可行的方法。对于出现脑缺血症状的患者,亦可尝试人为升高血压的方法改善血流。血压升高的幅度取决于患者的自身状况和病变情况,理想状态是将血压提升至确保缺血区域组织、器官获取足以维持其氧供需平衡并将代谢产物带走的血流量,同时又避免血压过高带来的不利影响。一般来讲,可将血压提升至基础血压的 130%~140%,或尝试将血压升高至脑缺血症状缓解或消除。对于全身麻醉患者,首先可通过减浅麻醉升高血压,此外可应用升压药物。通常首选去氧肾上腺素,首次剂量为 1μg/kg,然后缓慢静脉滴注,并根据血压调节药物用量。对于心率较慢的患者,亦可选择多巴胺持续静脉输注。关于血压维持的具体方法、时间,目前因缺乏高质量的 RCT 研究支持。建议在实施控制性升压过程中借助能准确反映脑灌注、脑氧合的监测指标,实时了解脑血流的真实情况并据此制订个体化的目标血压。

控制性升高血压前还应权衡其改善缺血区灌注的收益及其导致缺血区出血的风险。对于大多数急性脑缺血患者,控制性升压具有保护性作用,但升高血压也有致动脉瘤或脑 AVM 破裂的风险。此外,升高血压的同时必须严密监测心电图及 ST 段的改变,以及早发现心肌缺血的征象,特别是合并缺血性心脏病的患者,更要警惕心肌缺血的发生。

（四）液体管理

总体上讲,复合手术治疗患者的围手术期液体管理原则等同于神经外科手术。容量补充时应兼顾到患者术前状态（如是否使用大量甘露醇脱水）、疾病特点、不同手术的要求及术中大量对比剂的输注。围手术期甘露醇、利尿剂的应用,加之术中大量应用对比剂,使围手术期患者的容量及电解质状态变得复杂。因此,应关注电解质的变化、密切监测循环、记录出入量,合理补充容量,避免出现容量不足或负荷过重,纠正电解质紊乱。液体的选择上以晶体为主,推荐等渗液体,应避免低渗液,血糖正常的情况下避免含糖液。

动脉瘤 SAH 的患者应保证容量充足或维持轻微的高容量,以预防脑血管痉挛。此外 30% 以上的 SAH 患者存在低钠血症,其主要原因是 CSW 或 SIADH。值得注意的是二者的治疗策略迥异。并发 SIADH 的患者容量状态正常或偏高,治疗原则为限水;而并发 CSW 的患者容量状态偏低,治疗原则为补充血容量、持续输入钠盐,使患者处于钠平衡。因此,术前辨别病因和清晰地把握患者的容量及电解质状态对于术中管理至关重要。

围麻醉期应该重视 ICP 管理,ICP 增高的,可给予甘露醇 0.25~0.50g/kg,根据临床表现,4~8h 可重复给予,肾功能不全患者谨慎应用。呋塞米可与甘露醇同时应用,但应密切监测血容量、电解质、酸碱度及血浆渗透压。

六、术后管理

（一）术后转运

手术后应由麻醉医师和训练有素的神经科护士将患者运送至麻醉恢复室或观察室,需要呼吸支持或生命体征不稳定的患者,应送重症监护室。由于麻醉恢复室距离可能遥远,应在患者清醒且平稳后转运。未清醒且带有气管导管的患者,在护送途中应有氧气及适当的监测和复苏设备。应注意,转运过程中应按术后管理的要求控制血压（包括控制性降压和控制性升压）。

（二）术后监护及神经功能评估

手术后监测等同于神经外科手术,应包括血压、心率、心电图及血氧饱和度。复合手术后的患者,还应常规监测凝血功能、电解质、肾功能。对于术后可能会出现脑灌注异常的高危患者,可采取床旁 TCD 监测。对于每一个患者,术后应定期进行神经功能评估,以早期识别和发现并发症。一旦出现神经功能缺损,应行 CT 或相关的影像学检查。

（三）其他管理

1. **血压管理**　术后血压维持的原则取决于手术的种类。CAS 或 AVM 栓塞术后应维持血压偏低以减少发生过度灌注综合征或正常灌注压突破的风险,颅内动脉瘤 SAH 栓塞术后应适当提升血压以避免发生脑血管痉挛。

2. **液体管理**　由于手术中应用的高渗性对比剂具有明显的利尿作用,所以术后维持输液监测并补充容量非常重要。

3. **穿刺点处理**　需要密切观察穿刺点,及时发现血肿并给予相应处理。

4. **抗恶心、呕吐**　术后恶心、呕吐可能与术中应用的对比剂及麻醉药物有关,可以静脉给予昂丹司琼等处理。

5. **抗血小板药物**　机械取栓术后应常规给予抗血小板药物治疗。急诊行支架置入术的患者,术前应服用负荷剂量抗血小板药物（阿司匹林 300mg 及氯吡格雷 300mg）;术后应每天联合服用阿司匹林 100mg 及氯吡格雷 75mg,维持至少 1 个月;此后长期服用阿司匹林。

6. **术后疼痛**　术后疼痛患者,应警惕是否出现了并发症,在排除并发症的前提下可给予适当的药物治疗。

（刘晓媛　韩如泉）

参 考 文 献

［1］赵继宗.神经外科学［M］.北京:人民卫生出版社,2014.

［2］韩如泉,王保国,王国林.神经外科麻醉［M］.北京:人民卫生出版社,2018.

［3］PESCHILLO S,CAPORLINGUA A,CAPORLINGUA F,et al. Historical landmarks in the management of aneurysms and arteriovenous malformations of the central nervous system［J］. World Neurosurg,2016,88:661-671.

［4］MAITI TK,BIR SC,BOLLAM P,et al. Alfred J Luessenhop and the dawn of a new superspecialty:endovascular neurosurgery［J］. J Neurointerv Surg,2016,8(2):216-220.

［5］LV X,CHEN X,GE H,et al. Adjunct to embolize the high-flow fistula part of AVM using double lumen balloon catheter［J］. World Neurosurg,2016,96:370-374.

［6］MOHR JP,PARIDES MK,STAPF C,et al. Medical management with or without interventional therapy for unruptured brain arteriovenous malformations (ARUBA):A multicenter,non-blinded,randomized trial［J］. Lancet,2014,383 (9917):614-621.

［7］BROTT TG,HOWARD G,ROUBIN GS,et al. Long-term results of stenting versus endarterectomy for carotid-artery stenosis［J］. N Engl J Med,2016,374(11):1021-1031.

［8］JOUNG KW,YANG KH,SHIN WJ,et al. Anesthetic consideration for neurointerventional procedures［J］. Neurointervention,2014,9(2):72-77.

［9］Hurst RW,Rosenwasser RH. Neurointerventional management diagnosis and treatment［M］. 2nd ed. London: Informa Healthcare,2012:601-619.

［10］MIERZEWSKA-SCHMIDT M,GAWECKA A. Neurogenic stunned myocardium-do we consider this diagnosis in patients with acute central nervous system injury and acute heart failure?［J］. Anaesthesiol Intensive Ther,2015, 47(2):175-180.

［11］PAREKH,N.,Venkatesh B,Cross D,et al. Cardiac troponin I predicts myocardial dysfunction in aneurysmal subarachnoid hemorrhage［J］. J Am Coll Cardiol,2000,36(4):1328-1235.

［12］CHEN WL,CHANG SH,CHEN JH,et al. Heart rate variability predicts neurogenic pulmonary edema in patients with subarachnoid hemorrhage［J］. Neurocrit Care. 2016 ,25(1):71-78.

［13］NASTASOVIC T,MILAKOVIC B,MARINKOVIC JE,et al. Could cardiac biomarkers predict neurogenic pulmonary edema in aneurysmal subarachnoid hemorrhage?［J］. Acta Neurochir(Wien),2017,159(4):705-712.

［14］SARACEN A,KOTWICA Z,WOŹNIAK-KOSEK A,et al. Neurogenic pulmonary edema in aneurysmal subarachnoid hemorrhage［J］. Adv Exp Med Biol,2016,952:35-39.

［15］LV X,LI Y,JIANG C,et al. The incidence of trigemino-cardiac reflex inendovascular treatment of dural arteriovenous fistula with onyx［J］. Interv Neuroradiol,2010,16(1):59-63.

［16］LI J,SHALABI A,JI F,et al. Monitoring cerebral ischemia during carotidendarterectomy and stenting［J］. J Biomed Res,2017,31(1):11-16.

［17］OOI YC,GONZALEZ NR. Management of extracranial carotid artery disease［J］. Cardiol Clin,2015,33(1):1-35.

［18］AU TH,BRUCKNER A,MOHIUDDIN SM,et al. The prevention of contrast-induced nephropathy［J］. Ann Pharmacother,2014,48(10):1332-1342.

［19］OGASAWARA K,SAKAI N,KUROIWA T,et al. Intracranial hemorrhage associated with cerebral hyperperfusion syndrome following carotid endarterectomy and carotid artery stenting:retrospective review of 4494 patients［J］. J Neurosurg,2007,107(6):1130-1136.

［20］VAN MOOK WN,RENNENBERG RJ,SCHURINK GW,et al. Cerebral hyperperfusion syndrome［J］. Lancet Neurol,2005,4(12):877-888.

［21］ABOU-CHEBL A,REGINELLI J,BAJZER CT,et al. Intensive treatment of hypertension decreases the risk of hyperperfusion and intracerebral hemorrhage following carotid artery stenting［J］. Catheter Cardiovasc Interv, 2007,69(5):690-696.

［22］LEDEZMA CJ,HOH BL,CARTER BS,et al. Complications of cerebral arteriovenous malformation embolization: multivariate analysis of predictive factors［J］. Neurosurgery,2006,58(4):602-611.

［23］KYUNG EJ,RYU JH,KIM EY. Evaluation of adverse reactions to contrast media in the hospital［J］. Brit J Radiol, 2013,86(1032):418-435.

第二节　止血与血栓管理

颅脑手术的关键是术中可以控制出血并且实现足够的止血。与其他学科手术相比,因为即使轻微出血也可能导致严重不良的临床结局,所以为避免术后出血和血栓并发症,对患者围手术期止血与凝血的管理和监测也要求更高。由于尚无手术因素对出血的定义,颅脑术后的血小板减少症、止血性疾病经常与术后出血有关,出血和血栓使神经外科患者的围手术期管理复杂化。围手术期出血性疾病,尤其是与血小板功能障碍相关的出血性疾病,尚无解决方案。临床对术中或术后对出血患者的管理通常是凭经验进行的,缺乏科学依据。

目前,尚无神经外科患者围手术期止血与凝血的高质量数据、指南和专家共识,可供参考的指南和专家共识多来自心脏外科等领域的数据。不同医师和医疗机构对于患者管理也存在较大个体差异,差异的主要原因是基于共识、指南建议的宽泛性及刊载论文入组病例的异质性。本章侧重介绍有关血小板、凝血因子、纤维蛋白原等血液制剂和止血药剂的患者围手术期管理。

一、生理性止血

止血是为阻止血液外溢,封闭血管系统的损伤,将血液成分与周围组织隔离,血液保留在受损血管内,进而防止出血、血液丢失。预防血管损伤后的大量出血取决于正常的止血,这种止血依赖于血管壁、血小板、凝血因子、纤维蛋白原等凝血系统与纤维蛋白系统之间的平衡。血管损伤后,通过触发血管收缩、血小板聚集及纤维蛋白形成和其他介质来实现止血,这些事件的有序协调是损伤愈合的生理功能的一个自然过程。

在正常情况下,小血管受损后引起的出血,在几分钟内自行停止,将这种现象称为生理性止血(physiological hemostasis)。生理性止血过程主要包括血管收缩、血小板血栓形成和血液凝固三个过程。①血管收缩:首先表现为受损血管局部和毗邻小血管收缩,使局部血流减少,有利于减轻或阻止出血。②血小板止血栓形成:血管损伤后,内皮下胶原暴露,血小板在 1~2s 内黏附于内皮下的胶原上,形成止血栓的第一步。黏附的血小板被激活,并且释放信号,募集血液中更多血小板,使其激活并且相互黏附,形成不可逆聚集;局部受损红细胞释放腺苷二磷酸(adenosine diphosphate,ADP)和局部凝血过程中产生的凝血酶均可使流经伤口附近的血小板不断地黏附聚集在已经黏附固定于内皮下胶原的血小板上,形成血小板止血栓,堵塞伤口,达到初步止血,这个过程称为一期止血(primary hemostasis)。③血液凝固:血管受损也启动凝血系统,使血浆中的可溶性纤维蛋白原变成不溶性纤维蛋白,加固止血栓,这个过程称为二期止血(secondary hemostasis)。因此,正常止血是一期止血和二期止血的有序效应的共同结果。一期止血涉及血小板黏附、聚集,形成血小板血栓;二期止血涉及凝血酶产生、纤维蛋白网形成,强化血小板血栓。一旦止血成功,纤维蛋白溶解系统启动,恢复血管通畅。任何一个环节出现缺陷或者顺序颠倒,如一期止血的血小板数量减少、功能障碍,二期止血的凝血因子和纤维蛋白浓度降低,或者纤维溶解机制过度激活都可能导致出血控制不佳。临床上治疗服用抗血小板药物的紧急逆转强调在给予异体血小板治疗的前提是先保证有足够的凝血因子、纤维蛋白原。

(一) 血管收缩

血管内皮受损后,正常止血过程启动。每当血管受到伤害或损坏时,在自主神经系统介导下发生即刻反射性收缩,这种收缩也可能与血管壁平滑肌的直接激惹有关;随之,内皮细胞粘连,暴露的内皮下组织召集血小板,黏附于受损局部,形成白色栓子,机械堵塞暂时止血;血小板释放肾上腺素、5- 羟色胺、ADP 及血栓素 A_2(thromboxane A_2,TXA_2)等血管活性物质,促进血管收缩及血小板聚集,从而封闭受伤部位。最终可能会使血液停止流出。

血管收缩是一期止血的特点,是血流停止的初始阶段。触发血管收缩、发生血管痉挛的反应可在 30min 内响应,并局限于损伤区域。血管收缩在止血机制中具有重要性,小动脉的血管收缩尤为关键。

(二) 血小板止血栓形成

神经外科强调血小板在实现止血及凝血中的重要作用,尤其近年服用抗血小板药物的患者急症处理增多。当血小板数量减少或出现功能降低时,出血风险增高。血小板是血液中循环必不可少的介质,当遇到任何血管损伤时都会触发凝血级联的机械通路。血小板通过三个主要过程促进一期止血:激活、黏附和聚集。血管内皮的完整性被打断时,血管内皮下的各种大分子元素就会暴露出来,激活血小板。血小板黏附机制通常由膜受体与血浆蛋白之间的特定相互作用来完成。血小板膜受体富含嵌入磷脂双分子层的膜糖蛋白(glycoprotein,Gp)受体,包括酪氨酸激酶、整联蛋白、富含亮氨酸的受体。Gp 偶联跨膜受体、选择素和免疫球蛋白受体,通过这些介导细胞 - 血小板和血小板 - 底物之间相互作用的蛋白质来促进止血。止血发生的初始事件表现为血小板滚动、黏附于暴露的内皮下。血小板膜 GpⅠb- Ⅸ结合血管性血友病因子(von Willebrand factor,vWF)介导血小板黏附于血管损伤处。vWF 也可与其他蛋白质结合,尤其是受损部位的因子Ⅷ,具有稳定因子Ⅷ的作用。黏附的血小板进行脱粒、释放含有 5- 羟色胺、血小板活化因子和 ADP 的细胞质颗粒。血小板黏附受损部位后,变形、伸出伪足,这激活血小板膜上的胶原受体,即血小板膜 GpⅡb/Ⅲa受体,发生释放反应,通过钙依赖的 GpⅡb 和 GpⅢa 的结合形成 GpⅡb/Ⅲa 复合物。同时,血小板倾向于合成并释放 TXA2,TXA2 有助于血管收缩和血小板聚集。此外,GpⅡb/Ⅲa 整合素和 P- 选择素从 α 颗粒膜移动到血小板膜以支持血小板聚集。一旦血小板被激活,血小板聚集便开始,从而触发附着于 vWF 或纤维蛋白原 GpⅡb/Ⅲa 受体(50~100/ 血小板)。血小板 P2Y12 受体持续刺激血小板形状变化和血小板聚集。P2Y12 的显著增加反映 ADP 完成聚集过程,血小板聚集促进初级血小板血栓形成,通过网络纤维蛋白来稳定血小板血栓。

在正常生理情况下(血管没有损伤),血管内的血液流动防止血小板活化和凝血。但是,一旦血管损伤时,暴露了含有胶原纤维的内皮下层,诱导 vWF 与血小板结合,GPⅠb、GPⅡb/Ⅲa 参与血小板活化、聚集。因此,一期止血功能缺陷导致的出血,包括血管性血友病(von Willebrand disease)、血小板膜 GPⅠb 或者 GPⅡb/Ⅲa 缺乏、血小板减少或者血小板功能障碍。

临床抗血小板药物,如阿司匹林不可逆地抑制血小板的环氧化酶,间接抑制血小板合成 TXA2;氯吡格雷与血小板膜表面 ADP 受体结合,使纤维蛋白原无法与 GPⅡb/Ⅲa 受体结合,抑制血小板相互聚集,都是作用在一期止血。在一期止血阶段,血小板不能或弱化血小板功能,不能形成初始血小板血栓,出现延迟出血。因此,逆转抗血小板药物的有效止血作用需要激活或恢复已被抑制的血小板功能,或异体血小板输注,加固一期止血的初始血小板血栓。

(三) 血液凝固

大约有 50 种重要物质影响凝血机制。二期止血的凝血级联主要包括两个途径:①内源性凝血途径(接触激活途径);②外源性凝血途径(组织因子途径)。血液凝固过程可分为以下三个重要步骤:①复杂的级联反应触发由凝血因子介导的化学反应,形成凝血酶原酶复合物;②凝血酶原转化为凝血酶;③纤维蛋白原转化为纤维蛋白。最终,血小板、血浆和血细胞凝聚,形成稳固的血凝块。

二期止血涉及凝血酶的产生和纤维蛋白形成,巩固和加强一期止血的血小板血栓。通常,当血管损伤开始就已经启动血液凝血机制。血管外组织因子(tissue factor,TF)暴露于血液中,通过外源性凝血途径和内源性凝血途径,最终导致凝血酶原转化为凝血酶;凝血酶将可溶性纤维蛋白原转化为不溶性纤维蛋白凝块(图 8-2-1)。二期止血的缺陷可能导致的出血,包括凝血酶缺乏、抗凝血酶抗体存在、纤维蛋白原缺乏或降低、因子 Ⅴ(factor Ⅴ,FⅤ)、因子Ⅶ(factor Ⅶ,FⅦ)、因子Ⅷ(factor Ⅷ,FⅧ)、因子Ⅸ(factor Ⅸ,FⅨ)、因子Ⅹ(factor Ⅹ,FⅩ)、因子Ⅺ(factor Ⅺ,FⅪ)及因子ⅩⅢ(factor ⅩⅢ,F ⅩⅢ)缺乏或降低。与这些物质相对应的临床凝血筛查试验有活化部分凝血活酶时间(activated partial thromboplastin time,APTT)、凝血酶原时间(prothrombin time,PT)、纤维蛋白原、D- 二聚体、纤维蛋白(原)降解产物(fibrin/fibrinogen degradation products,FDP)等,试验都是判断凝血因子、纤维蛋白原及纤维溶解系统是否能够完成足够止血的标志物(图 8-2-1)。临床使用的预防栓塞药物,如利伐沙班抑制 FⅩa,直接凝血酶抑制剂(来匹卢定、地西卢定、比伐卢定和阿加曲班),达比加群酯抑制凝血酶,这些药物都是抑制二期止血,从而起到抗凝、抗血栓作用。

(四) 纤维蛋白溶解

在正常生理情况下,一旦血栓形成发挥止血作用,血管就开始修复,即纤维蛋白凝块开始溶解,以保障血管的畅通,也有利于受损组织的再生和修复。若纤维蛋白溶解系统(简称纤溶系统)功能亢进,止血

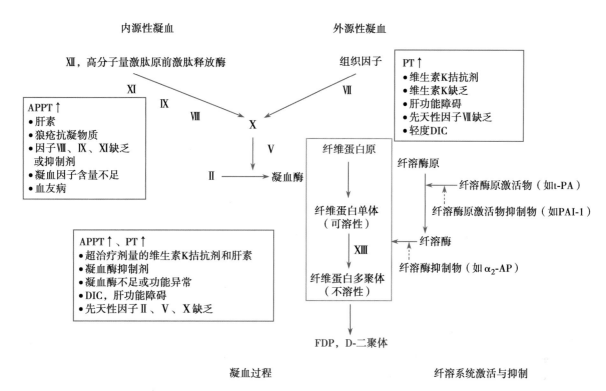

图 8-2-1 凝血过程和纤维蛋白溶解系统示意图

红色字体为传统实验室凝血功能试验。蓝色方框内容为该检测项目异常时常见的原因,绿色方框内容为纤溶过程。蓝色实箭头表示促进,蓝色虚箭头表示抑制。APTT:活化部分凝血活酶时间;PT:凝血酶原时间;DIC:弥散性血管内凝血;t-PA:组织型纤溶酶原激活物;α_2-AP:α_2-抗纤溶酶;FDP:纤维蛋白降解产物;PAI-1:纤溶酶原激活物抑制物 -1

栓提前溶解则重新出血;反之,若纤溶系统功能低下,则不利于血管的再通,加重血栓栓塞。因此,生理情况下,止血栓与纤溶系统严格遵守协调,才能保证正常的生理状态。

血管内皮合成组织型纤溶酶原激活物(tissue plasminogen activator,t-PA),t-PA 激活纤溶酶原产生纤溶酶,纤溶酶溶解纤维蛋白和纤维蛋白原,产生纤维蛋白降解产物(图 8-2-1),纤维蛋白降解产物通常不再发生凝固,其中部分小肽还具有抗凝血作用。纤溶酶是血浆中活性最强的蛋白酶,但是其特异度较低,表现为对 FⅡ、FV、FⅧ、FX、FⅫ等凝血因子也有一定的降解作用。当纤溶亢进时,由于凝血因子大量分解、纤维蛋白降解产物的抗凝作用而存在出血倾向。同时,纤维蛋白溶解受 t-PA 和纤溶酶抑制物(如 α_2- 抗纤溶酶)调节。纤维蛋白溶解缺陷可能导致血栓,包括 t-PA 分泌过多、纤溶酶原激活物抑制剂(如纤溶酶原激活物抑制物 -1)和 α_2- 抗纤溶酶缺乏。

二、围手术期止血评估

有效的病史采集和身体检查是术前评估的基础,术前检查有助于发现患者所特有的问题,发现术中可能存在出血风险的潜在隐患。系统或标准化病史采集方法有助于避免一些问题的遗漏,除询问患者就诊症状外,还应该询问有无输血治疗相关的障碍,如贫血、凝血障碍、围手术期贫血耐受情况。出血史评估是识别凝血障碍和围手术期出血风险最有效方法。

凝血酶原时间(PT)用于筛查有出血史的凝血病患者,是评估手术患者出血风险的量度。尽管越来越多的证据建立了 PT 参考范围,但是 PT 升高与术后出血并发症并不相关。Schramm 等回顾了 1 211 例神经外科病例,记录术前 APTT、PT 和血小板计数,17% 的检测结果高于或低于实验室指标的参考范围;如果将实验室指标重新定义为检验结果提示潜在出血倾向(如血小板计数低、APTT 和 / 或 PT 延长),则只有 7.2% 的检验结果可能被认为是异常的。笔者认为,神经外科患者术前行凝血功能常规筛查是不必要的。Stephan 等研究了 4 310 例择期手术,仅发现 5 例术前 PT 升高,在这 5 例 PT 升高的患者中没有一例发生术后出血并发症。笔者认为合理的做法是,除已知的凝血病、肝病(包括酒精中毒)或转移性癌外,对于无出血病史的神经外科择期手术患者避免常规检测 PT。但是,如果行 PT 试验,显示凝血功能异常,则应进行凝血因子检测以排除单个或多个凝血因子缺乏或降低,并应纠正 PT,以减少围手术期出血的风险。在常规外科手术病例中,除创伤和 ICU 的神经外科患者外,术前常规行 PT 检测是没有必要的,支持了 PT 值不能预测出血并发症发生的观点;但是,强调手术本身可能启动凝血级联反应、消耗凝血因子及出血并发症,提出术后应该严格纠正 PT 异常的重要性,因为手术是消耗凝血因子的主要原因。从组织受损时间(即手术开始)起,凝血系统就被激活,凝血因子消耗、浓度下降。根据术式、术野情况及持续时间等,凝血因子水平可能会下降至继发性凝血也受累的程度,应该在术中随时监测凝血情况,评估术前正常的凝血系统是否因手术而受到干扰。相应的做法是,对于没有凝血病史且体格检查正常的择期开颅手术患者,术前不需要常规凝血筛查,术后需要监测凝血试验。

在日常诊疗过程中,普遍的做法是术前凝血筛查。术前行凝血功能检测基于这样的观念:在颅骨手术中,即使是术中小出血,甚至术后小出血,都可能对患者的康复和结局产生有害影响,因此,对计划择期颅脑手术的患者常规行术前凝血评估。通过详细的病史和体格检查可以排除大多数成年患者的凝血病,常规凝血检测可能存在检查过度医疗。Seicean 等指出,在美国大约 58% 成人神经外科手术患者接受了 3 种术前凝血筛查试验。这一普遍开展的临床行为的有效性和成本效益在我国尚未进行验证。

通过详细的病史、体格检查可以排除大多数成年患者的凝血病,常规的凝血功能检查的实用性不确定及考虑成本较高。术中和术后出血与多种因素相关。在没有已知存在凝血病的患者中,尚未证实术前凝血功能作为预测术中或术后出血并发症的预测指标之间存在关联,即术前 APTT、INR 在预测术中和术后出血的实用性尚未确定。多数成年患者,如果没有凝血病史且体格检查正常的择期手术,不需要术前常规行凝血功能筛查。

美国麻醉医师协会(American Society of Anesthesiologists,ASA)在麻醉前评估的实践咨询中不鼓励常规使用术前凝血模式筛查,并建议根据临床特征以考虑患者接受选择性凝血筛查。这些患者包括具有先天性凝血病、后天性凝血病(例如华法林,阿司匹林,氯吡格雷和其他抗凝剂),或体检提示凝血病。此外,建议可以使用已经完成的检查来评估出血的风险。同样,英国国家卫生与临床优化研究所(NICE)在术前评估指南中也强调应根据完整的病史和体格检查量身定制术前检查,而不是依靠常规的筛查试验。尽管指南给出中肯的建议,然而止血和凝血的筛查试验仍然被世界各地的神经外科作为常规筛查试验以检测凝血功能障碍的无症状患者,甚至被视为标准做法。PT 不能预测术中和术后出血,筛查试验没有获益,相反,增加了患者的医疗费用。

（一）基于临床资料的止血评估

病史能够提供有关出血类型的有用信息,如既往出血时间、家族史、自发性还是创伤来源的出血等。根据血小板计数和功能、体格检查等,可以初步判断出血类型(表 8-2-1)。手术前访视患者和标准化问卷调查,该问卷内容包括出血史、临床和家族出血史、服用药物史。对于择期手术患者,欧洲麻醉学会围手术期严重出血管理指南(2016 年第一次更新)建议标准化问卷调查优于传统凝血筛查试验(如 APTT、INR、血小板计数),建议等级为 1C(强推荐,低质量证据)。

表 8-2-1　血小板型出血和凝血型出血的临床特征

	部位	损害	瘀斑	小伤口出血	家族史/疾病史	性别	出血
血小板型出血	皮肤、黏膜	瘀点、瘀斑	瘀斑较小、较浅	轻微割伤后出血	显性遗传家族史	女性居多	早期出血(渗出),相对轻度至中度 手术后:即可出血,轻度出血
凝血型出血	大范围、软组织瘀斑(肌肉、关节)	关节积血、血肿	瘀斑较大、可扪及	小伤口后出血不常见	X 连锁阴性疾病史	男性居多	迟发性出血,相对中度至重度 手术后:延迟出血,严重出血

（二）基于实验数据的止血评估

出血需要止血，血栓需要抗凝，出血与止血、血栓与抗凝是互为制约的处于动态平衡的一种生理状态。一旦平衡失调，如凝血作用增强，易形成血栓；反之，抗凝作用增加，易导致出血。一个正常止血过程，依赖于完整的血管壁、正常的血小板功能、足够的凝血因子和适度的纤维蛋白溶解活性之间相互协调完成。查明止血过程的哪一个环节出现异常，采取针对性的血液制剂或者药物进行补充或者抑制其功能，进而止血。除血管壁外，其他参与因素可以根据一些实验室数据做出初步评估和判断，如血小板计数和功能、PT、INR、APTT、纤维蛋白、D- 二聚体、FDP、纤溶系统等（表 8-2-2）。

表 8-2-2　止血与凝血的实验室检查适应证及临床意义

检查	适应证	止血或凝血的临床意义
血小板计数	不明原因出血、排除出血性疾病、监测患者的放疗和化疗过程、疑似骨髓疾病、疑似血小板破坏增加、血小板消化过多或反应性血小板增多症	术后血小板减少症主要见于心血管手术、动脉瘤修补术或外周血管置换术、整形外科手术，如髋关节置换术；轻度至中度血小板减少症见于大量输血后的血液稀释性血小板减少；术后血小板 $<60 \times 10^9/L$，即使没有发热、DIC、肝素相关血小板减少症，也应该考虑败血症的可能
血小板功能检查	疑似血小板功能异常、服用抗血小板药物的监测	几乎所有血小板功能试验缺乏统一标准
凝血酶原时间	止血异常疾病、术前筛选出血风险、监测维生素 K 缺乏及肝脏疾病	PT 是评价外源性凝血系统的方法。PT 延长提示维生素 K 依赖因子Ⅱ、Ⅶ、Ⅹ、Ⅴ减少
活化部分凝血活酶时间	止血异常疾病、术前筛选出血风险、疑诊血友病或血管性血友病（von Willebrand disease）、监测肝素治疗、监测狼疮抗凝物等抑制物	APTT 是评价内源性凝血系统因子，大约 95% 的先天性出血性疾病均有 APTT 延长；APTT 延长见于因子Ⅷ、Ⅸ、Ⅺ和Ⅻ缺乏或降低，高分子量激肽原和激肽释放酶减少
凝血酶时间	监测溶栓治疗、肝素治疗，纤溶亢进诊断，出血倾向分类	纤维蛋白原形成缺乏；如果血小板计数正常，出血时间、PT、APTT 正常或轻度升高，TT 延长，提示血浆中存在肝素或纤维蛋白降解产物，多见于 DIC
凝血因子	先天性或获得性单个或数个凝血因子缺乏，明确 PT、APTT、TT 异常的原因，凝血因子制剂治疗的监测	最常见的先天性凝血因子缺乏是血友病 A、血友病 B 及血管性血友病（von Willebrand disease）；获得性凝血因子缺乏也常见，且常常数个凝血因子缺乏
纤维蛋白原	明确先天性或获得性纤维蛋白原的缺乏，溶栓治疗监测，降纤酶治疗监测	先天性或获得性纤维蛋白原降低，DIC 发生原因，降纤酶蝮蛇抗栓酶治疗（有效治疗的纤维蛋白原维持在 0.8~2.0g/L）
凝血因子ⅩⅢ	明确出血原因，消耗性凝血病，明确伤口愈合机制	凝血因子ⅩⅢ缺乏的临床表现为组织损伤后，如外伤、手术，出血时间延长、自发性出血及伤口愈合延迟
抗凝血酶	疑似先天性或获得性抗凝血酶缺乏，尤其血栓形成疾病者，疑似 DIC，疑有肝素抵抗者	抗凝血酶活性 50%~70% 表示抑制物缺乏，血栓形成危险性增加
蛋白 C，蛋白 S	明确复发血栓与深静脉血栓的病因，止血功能缺陷鉴别诊断	蛋白 C、蛋白 S 合成缺乏或功能缺陷引起抗凝作用降低，有血栓形成倾向，使静脉血栓栓塞风险增加
纤溶酶原	疑似纤维蛋白溶解亢进，疑似 DIC 或脓毒症，溶栓治疗监测，疑似纤溶酶原缺乏，不明原因血栓形成倾向	纤溶酶原缺乏形成血栓；纤溶酶原浓度增加一旦激活，可引起出血风险
纤维蛋白降解产物	高纤溶活性的参考指标，包括外科手术、体外循环或旁路手术	不伴有凝血活动的原发性高纤溶状态

续表

检查	适应证	止血或凝血的临床意义
D-二聚体	伴随血管内凝血活化及继发性纤维蛋白溶解的状态。DIC 及消耗性凝血病,下肢静脉血栓形成和肺栓塞(排除诊断),肾脏疾病并发症及肾移植,溶栓治疗	因凝血块形成而引起继发性或反应性纤溶状态
狼疮抗凝物	凝血因子浓度正常但是 APTT 延长,同时出血或血栓形成危险性高	因子抑制物,抗心磷脂抗体综合征

值得一提的是血小板在颅脑手术的重要性。已知的血小板固有因子有十余种。其中,与血液凝固相关因子有:①血小板第 1 因子(platelet factor 1,PF1)加速凝血酶原转变为凝血酶,具有凝血因子V作用;②血小板第 2 因子(platelet factor 2,PF2)即纤维蛋白原激活因子,加速纤维蛋白原转变为纤维蛋白;③血小板第 3 因子(platelet factor 3,PF3)即凝血活酶因子,来自血小板膜层的蛋白质,含多种磷脂蛋白,主要参与血浆凝血因子X的激活,促进凝血酶原转变为凝血酶;④血小板第 10 因子(platelet factor 10,PF10)即 5-羟色胺(血清素),收缩血管、降低毛细血管渗透性、抗凝血酶、抗肝素、激活纤溶酶原和促进组织蛋白溶解等作用;⑤血小板第 11 因子(platelet factor 11,PF11)即腺苷二磷酸,在钙离子、镁离子和凝血因子参与下,促进血小板凝聚,增强血小板黏附性和 PF3 活性等作用。

血小板计数已经作为常规临床开展项目,对于血小板计数低于参考范围的患者,应该进行血小板涂片复检,排除因血小板聚集引起的血小板计数降低,核实血小板计数结果的准确性。

(三)黏弹性止血测定

血液黏弹性止血测定(viscoelastic hemostatic assays,VHA)的快速兴起给外科手术患者的凝血管理带来时效性、可操作性及实用性。由于神经系统的生理结构特殊性,凝血系统疾病严重影响神经外科患者的手术结局,出血及其并发症可能导致临床治疗效果的降低,例如颅内压增高或脑内血肿扩大,神经外科需要一些快速、方便的检测和监测方法。

黏弹性止血测定是根据血块形成的物理和动力学特性对凝血进行的全面评估。模拟"细胞模型",鉴定从最初的纤维蛋白形成到血块溶解的止血的所有阶段,并提供从最初的凝血因子瀑布级联反应、凝血酶产生至纤维蛋白溶解的血凝块形成动力学和血凝块稳定性的信息。通过测量止血的细胞、体液和纤维溶解成分,VHA 动态记录血液的低凝状态和高凝状态,以图形方式显示血凝块的黏弹性变化,反映全血止血动力学。与传统凝血试验相比,VHA 更完整地评估血凝块的形成和稳定性,更全面地评估止血功能,这种方法的优点是阐明了血小板功能、凝血因子、纤维蛋白和纤溶系统的总和。因为 VHA 提供快速、实时的床旁检测,所以缩短报告周转时间(turn around time,TAT),可以在 5~10min 提供第一项凝血因子数据,临床可以尽早开始干预治疗患者。VHA 有血栓弹力图(thromboelastography,TEG)和旋转式血栓弹力计(rotational thromboelastometry,ROTEM)、Sonoclot 等。

TEG 和 ROTEM 都是通过添加由高岭土、磷脂和缓冲稳定剂组成的活化缓冲液来启动血液凝固,测量血凝块形成和血块溶解过程中的血液黏弹性质,通过监测探针平移扭力,输出扭矩产生的血块形成和溶解的图形。尽管命名法不一致,但二者监测描图参数基本相同:①凝血时间(clotting time),是直到血块硬度达到 2mm 振幅为止的时间。抗凝剂会延长 CT,高凝状态会缩短 CT。②血凝块动力学(clot kinetics,CK)检测振幅从 2mm 增至 20mm 所需要的时间。纤维蛋白原缺乏血症时此参数增高。在 VHA 监测工作原理中,α 角是同源的,代表凝血时间和凝血动力学之间的斜率。血纤维蛋白原减少或血小板功能障碍时,α 角减小。凝块强度用振幅表示,最大凝块强度是描图的最大幅度,表示为血凝块最大振幅(maximum amplitude,MA)或血凝块最大硬度(maximal clot firmness,MCF),并且在血小板功能障碍或血纤维蛋白原减少时 MA 或 MCF 降低。③纤维蛋白溶解评估血凝块溶解,分别是 30 分钟溶解(lysis at 30 minutes,LY30)和估算溶解百分比(estimate percent lysis,EPL),分别代表 MA 后 30 分钟振幅的降低百分比和 MA 后振幅的估算变化率。ROTEM 还提供了有关凝血级联反应各个方面的其他信息,包括 EXTEM 评估(外源性凝血途径评估)类似于凝血酶原时间的外在途径,INTEM 评估(内源性凝血途径评估)类似于部分凝血活酶时间的内在途径,FIBTEM 评估(纤维蛋白原评估)纤维蛋白原对血凝块形成作用,HEPTEM 评估(残留肝素活性评估)肝素作用及 APTEM 评估(纤维蛋白溶解评估)胰蛋白酶抑制剂作用。这些参数组合使用可以排除干扰,提供更准确的诊断或者分析出血或凝血的原因,例如组合 HEPTEM 和 INTEM 提示肝素引起的凝血病。除 VHA 标准分析外,TEG 系统也提供有关止血的其他信息,例如在肝素酶杯中进行的 TEG 与普通杯中进行的 TEG 之间的反应时间差异表明肝素相关的抗凝作用。功能性纤维蛋白原(functional fibrinogen,FF)参数可量化纤维蛋白原对血凝块形成的贡献,这点与 FIBTEM 相似。TEG 还提供了花生四烯酸(arachidonic acid,AA)和 ADP 受体位点对血小板抑制作用的估算值及凝血酶生成的估算值。血小板抑制作用的估算值称为血小板图,代表纤维蛋白凝块的最强点并与血小板功能相关。血小板图用于评估抗血小板药物疗效,例如阿司匹林、氯吡格雷等。两者的主要区别在于试剂杯的运动。具体而言,使用 TEG,探针自由悬挂在试剂杯中,杯子旋转,而使用 ROTEM,这些动力学则相反。此外,ROTEM 增加抗振动和机械冲击的功能。尽管 TEG 和 ROTEM 的工作机械原理相似,但是硬件和试剂的可变性导致不同的输出值和参考范围,因此,两者生成的数据不能互换使用。临床也常见 VHA 的另一种黏弹性检测,即 Sonoclot 的凝血功能和血小板功能动态监测,该分析仪提供激活凝血时间(activated clotting time,ACT)、凝血速率(clot rate,CR)、血小板功能(platelet function,PF)的定性和定量信息。

近年,随着 VHA 临床广泛开展,VHA 研究报道也相应增多。一项涉及 776 例有大量输血风险患者的 9 项试验(8 项心脏手术,1 项肝移植)的荟萃分析,通过 TEG 或者 ROTEM 指导术中输血需求,虽然对红细胞输血、死亡率和其他重要变量无统计学意义,但是患者失血量、血浆和血小板的需求显著减少。另一项 47 例颅缝早闭症手术的儿童研究证明,对 11 例患者进行围手术期患者血液管理(patient blood management,PBM),术中使用 ROTEM 指导用血,不仅显著减少了血浆使用,减少了血小板的需求,而且降低了医疗费用,每例患者平均成本降低 17.1%(PBM 前 1 017.1 欧元,PBM 后 888.93 欧元)。VHA 在术中指导输血、减少失血的作用是肯定的。在欧洲麻醉学会发布的围手术期严重出血管理指南(2016 年第一次更新)中,建议应用 VHA 监测围手术期止血,建议等级为 1C(强推荐,低质量证据),在围手术期出血的情况下指导个体化止血干预。虽然 VHA 用于诊断和指导包括出血在内的活动性出血高危患者的止血使用,但是尚未明确措施和参数设定的治疗阈值,需要未来大样本研究。

VHA 被认为更接近体内止血的生理过程,例如止血、凝血因子和血小板相互作用,对于紧急神经外科干预,尤其服用抗凝药或抗血小板药物颅脑损伤(traumatic brain injury,TBI)早期干预治疗尤为重要,可以预测外伤性血肿扩大风险和及早给予干预方案。有一些成功报道案例,在当结果提示纤维蛋白溶解时采用氨甲环酸治疗。最近一项荟萃分析,Wikkelsø 等报道 17 个试验 1 493 例患者,提示这项技术可以降低死亡率和输血率,但是证据质量低。基于建立的阈值,指导血小板、凝血酶原复合物、血浆、纤维蛋白和氨甲环酸。欧洲麻醉学会围手术期严重出血管理指南(2016 年第一次更新)推荐 VHA 监测神经外科围手术期止血,证据等级 2C(弱推荐,低质量证据)。

相比之下,传统实验室试验(conventional laboratory test,CLT)或者标准实验室试验(standard laboratory test,SLT)的凝血功能试验需要 30~90min,延迟了患者的治疗时机。CLT 试验方法使用血浆和添加缓冲试剂,限制了其与全血中血块形成总体动力学的相关性,也不能识别增加的出血风险。这些试验包括 PT 和 APTT,由于在贫血小板血浆内操作,通过凝血"级联"模型反映体外凝血,所以无法提供有关凝血因子和血小板相互作用的信息,而凝血因子和血小板相互作用是建立稳定血凝块的最后一步。基于"细胞"模型的 VHA 解释了携带组织因子的细胞、血小板和其他细胞成分在凝血过程中的作用,忽略了凝血因子启动瀑布级联。与传统级联模型相比,细胞模型更确切地反映体内凝血状态。由于 CLT 延长的处理时间,进一步限制了其在急诊和术中对患者干预或个体化治疗。尽管有这些限制,但是通过 CLT 进行评估已成为评估围手术期患者止血和出血风险的标准方法。在神经外科中,至关重要的是要了解每个患者的出血倾向,以防止出血,并通过输血引导生理复苏。CLT 无法充分指导血液成分的输注,因此可能会使患者暴露于不必要的不良事件中。

随着患者群体的老龄化,以及随之而来的诸如心房颤动、脑梗死之类疾病的增加,服用抗血栓药的患者就诊神经外科已经成为常态。对于需要紧急处置的情况,如需要快速逆转抗凝且无法获得确切病史的颅内出血,尤其需要立即手术;使用抗血小板药物是手术的常见危险因素之一,需要确保足够数量的功能性血小板来改善止血。VHA 可以快速评估患者的血流动力学状态,争取抢救时间。就首都医科大学附属北京天坛医院开展的 TEG、Sonoclot 两种测定应用来看,VHA 和 CLT 之间存在相关性,尤其 CLT 的纤维蛋白原数据与 TEG 的纤维蛋白原数据的相关性较好,VHA 提供血小板功能的信息指导止血获益较好。VHA 用于快速诊断出血原因,并且在术中最有价值。对于所有手术患者无差别术前行 VHA 检测不太可能具有成本效益,但是对于出血性疾病,如血管性血友病、F XIII 缺乏、血友病 A 及纤维蛋白原缺乏血症,与 CLT 联合使用可能是必要的。

对于 CLT 异常结果需要仔细辨认是否有出血风险,如 F XII 缺乏可能会显著延长 APTT,这与出血无关;而狼疮抗凝物可能会延长 PT 和 / 或 APTT,从而增加了血栓形成而非增加出血风险。这些 CLT 的异常与侵入性手术过程中的出血严重程度无关。止血的组织特异性调节取决于内皮细胞在整个脉管系统中不同部位的促凝血因子和抗凝血因子的差异表达。特别是大脑,表现出独特的止血调节机制,有利于增加 FVIIa/TF 途径的活性,这导致大脑对出血的高度保护,但潜在增加血栓形成风险。由于脑部特殊结构,对于临床开展的有关凝血方面测定方法需要综合判断分析。

心血管麻醉医师协会(Society of Cardiovascular Anesthesiologists,SCA)认为,VHA 在指导心血管外科手术患者的输血治疗方面优于传统凝血试验。在没有 VHA 时,建议使用传统凝血试验。值得注意的是,在 VHA 算法中,参考阈值使用设备推荐已知"杯和针"技术的阈值,不同设备阈值可能不同,并且有待进一步验证。目前,VHA 大多数证据来自其他医学专业,没有足够的证据推荐神经外科开展 VHA 监测。但是,在急症情况下,如创伤性脑损伤引起的凝血病,监测凝血活性及血小板功能似乎可以预测出血风险,VHA 可能对这部分患者获益。心脏外科和创伤患者凝血监测的相关研究报道,VHA 比传统实验室试验节省成本,更具效益。

三、围手术期止血与凝血的研究进展

神经外科围手术期止血管理的主旨是避免进一步的颅内出血和术后出血。围手术期出血可能与许多因素有关,如先天的凝血状态、后天抗凝药物的使用,其中不乏与颅内疾病的位置和特征有关。虽然医学研究、诊疗技术、人工智能、大数据和区块链等科技发展突飞猛进,但是术中或术后凝血管理或者避免术后发生止血性疾病的管理仍然是一个棘手问题,仍需要确定最佳策略以最大程度地降低患者的出血风险。

(一) 脑部特殊凝血机制

脑部特殊凝血机制得益于重型颅脑损伤(severe traumatic brain injury,sTBI)研究。sTBI 后的凝血病通常归因于组织因子从受损脑实质中的局部释放和随之的全身释放,导致外源性凝血途径的失控激活,最终发展为类似 DIC 样的微血管血栓形成、凝血因子耗尽和出血的消耗性凝血病。尽管可能从早期血凝块形成发展到最终形成消耗性凝血病失控的血栓形成,导致血栓形成和出血的各个阶段之间可能存在重叠且不易辨别。在脑损伤的文献中,TBI 早期凝血病病因争议的焦点是关于损伤后凝血机制紊乱。大量证据表明 TBI 后同时存在高凝和低凝状态。有观点认为 TBI 主要是由凝血级联的消耗和功能障碍引起的医源性事件,这种凝血病在创伤后早期(1h 内)出现,与损伤严重程度无关,但是与预后不良相关。而 Cohen 等认为早期凝血病仅发生在组织灌注不足的患者,激活蛋白 C 通路,随之产生凝血异常,活化蛋白 C 灭活 FVIIa 和 FVIII a,形成凝血病。激活蛋白 C 还消耗纤溶酶原激活物抑制物 -1,导致 t-PA 抑制作用丧失,t-PA 活性增强和纤维蛋白溶解,这就解释了临床所见脑损伤和灌注不足的患者 t-PA 升高、D- 二聚体产生(纤维蛋白溶解)的现象。

在没有损伤的情况下,皮肤血管周围的大多数或全部组织因子(TF)也已结合 FVIIa。因此,由于 TF 已经被内源性 FVIIa 饱和,所以不会期望 TF 依赖于外源性 FVIIa 增强止血作用。但是,中枢神经系统的情况可能有所不同。血浆中外源性给予的 FVIIa 可能会结合因外伤或解剖而受损部位的"游离"TF。大脑中"游离"TF(未与 FVII 结合的 TF)水平很高,并且 TF 对 FVIIa 的亲和力很高。如果 FVIIa 在中枢神经系统

出血部位以 TF 依赖性方式起作用,则最佳止血所需的 FⅦa 浓度可能比在活化血小板表面以依赖 TF 止血起作用的 FⅦa 浓度低得多。该研究建议对脑出血的 FⅦa 最佳剂量大大低于血友病性出血的最佳剂量(120~270μg/kg),甚至是非中枢神经系统部位的手术或与创伤相关出血的最佳剂量。两项研究也证实了给药后(40μg/kg、20μg/kg)血肿扩展降低。但是,动脉血栓形成风险随着剂量增加而增大,提出选择以最小的血栓形成的 FⅦa 剂量提供最大止血获益的给药方案。

(二)弥散性血管内凝血

弥散性血管内凝血(disseminated intravascular coagulation,DIC)是一种临床病理状况,其中存在凝血系统和血管内激活。这种活化导致可溶性纤维蛋白单体的产生,其沉积在微脉管系统中并引起器官损伤。同时,存在血小板和凝血因子的消耗,导致出血。DIC 止血变化的原因尚不完全清楚,但可能包括受损脑中 TF 的释放,该 TF 与 FⅦa 广泛结合,触发外源性凝血途径,从而导致凝血酶生成。血小板是通过几种机制激活的,首先是局部组织或血管损伤(例如,暴露的内皮下基质);其次是系统激活的内皮细胞释放的细胞因子和 TF(例如与休克有关),可能的血小板过度活跃及随之的血小板消耗,以及继发性血小板减少和功能障碍。另外,脑损伤可通过释放组织型和尿激酶型纤溶酶原激活物来促进血块溶解。国际血栓和止血学会建议使用 DIC 评分系统,该评分系统由简单测试组成,包括血小板计数、PT、APTT、D-二聚体、FDP 和纤维蛋白原(表 8-2-3)。DIC 诊断包括临床和实验室参数的组合,没有单一试验可以验证或排除诊断,需要进行连续的临床评估和试验监测。

表 8-2-3　DIC 评分系统

参数	结果	评分
血小板计数	>100×10⁹/L	0
	(50~100)×10⁹/L	1
	<50×10⁹/L	2
PT 及 APTT 延长	PT延长<3s且APTT延长<10s	0
	PT延长≥3s且APTT延长≥10s	1
	PT延长≥6s	2
纤维蛋白标志物(D-二聚体,纤维蛋白降解产物)	无变化	0
	中度升高(<10倍参考范围)	2
	显著升高	3
纤维蛋白原	≥1g/L	0
	<1g/L	1

5 分或 5 分以上提示 DIC,需每日进行评估;5 分以下提示无 DIC,1~2d 进行评估

没有诊断 DIC 的"金标准",也没有单独能够准确诊断 DIC 的试验。综合 DIC 3 个指南,即英国血液学标准委员会(British Committee for Standards in Haematology,BCSH)、日本血栓与止血学会(Japanese Society on Thrombosis and Hemostasis,JSTH)和意大利血栓与止血学会(Italian Society for Thrombosis and Hemostasis,SISET)给出的 DIC 诊断建议是:①建议使用评分系统(中质量)。②已知 DIC 标准的评分系统与关键的临床观察和结果相关(中质量)。③关键是根据实验室结果和临床观察结果,重复检测以监测动态变化(中质量)。

DIC 治疗核心是治疗潜在疾病(中质量)。DIC 治疗核心要点是通过输血治疗来纠正血小板和凝血因子的消耗。有关治疗 DIC 使用血液制剂(血浆、新鲜冰冻血浆、凝血因子和血小板)的建议如下:

1. 对于活动性出血且血小板计数 <50×10⁹/L 的 DIC 患者,或出血风险高且血小板计数 <20×10⁹/L 的患者,建议输注血小板(低质量)。

2. 对于 PT/APTT 延长(>1.5 倍参考范围)或纤维蛋白原减少(<1.5g/L)的活动性出血患者,输注血浆可能有效。对于需要侵入性手术且轻度实验室异常的 DIC 患者,应考虑使用血浆(低质量)。

3. 对于持续重度纤维蛋白原缺乏血症(<1.5g/L)的严重出血患者,建议使用纤维蛋白原或冷沉淀,替代新鲜冰冻血浆(fresh frozen plasma,FFP)(低质量)。

4. 对于活动性出血患者,如果不能获得FFP,则可考虑使用凝血酶原复合物(prothrombin complex concentrate,PCC)。

血小板输注阈值取决于患者的临床状态。一般而言,对活动性出血且血小板计数 $<50 \times 10^9/L$ 患者建议血小板输注。根据化疗后血小板减少症患者的随机对照试验,非出血患者采用较低血小板输注阈值 $(10\sim20) \times 10^9/L$。根据其他临床和实验室特征,对于高出血风险患者,血小板输注阈值也相应提高。

可能需要使用大量FFP来纠正延长的APTT或PT或降低的纤维蛋白原所引起的凝血障碍。尽管有证据表明FFP 30ml/kg剂量能更完全地校正凝血因子水平,但建议初始剂量 15ml/kg,且需要考虑容量负荷。使用成分制剂治疗,如PCC、纤维蛋白原、冷沉淀,需要反复监测血小板计数和凝血试验。重组活化人凝血因子Ⅶa(activated recombinant human coagulation factor Ⅶ,rFⅦa)在治疗DIC中威胁生命出血的疗效和安全性尚不清楚,应谨慎使用或作为临床试验的一部分。实体肿瘤患者的DIC治疗没有明确指导意见。尽管三项指南之间存在血浆治疗的分歧或证据不足的情况,需要强调的是,这种方法并不适合所有患者,个别患者需要根据具体临床情况选择其他有效方法。

(三)凝血病

尽管凝血病(coagulopathy)与较差的预后相关,但尚无明确证据表明紧急扭转急性凝血病可带来临床益处。虽然尚未在大型随机对照试验中对该领域进行广泛研究,但是现有指南也强调快速纠正凝血病可挽救患者。因华法林引起的凝血病,INR大于1.4的校正方法包括FFP、维生素K、PCC或rFⅦa。缓慢静脉注射维生素K 5~10mg,其具有长效作用,适合所有具有适应证的患者;但是,这不足以快速校正INR。PCC给药速度比FFP更快,校正INR更快,所需输液量也更少。不建议将rFⅦa用作华法林逆转的药物,原因是这可以纠正INR值,但不能完全纠正凝血病病因。此外,非凝血病的脑出血患者的rFⅦa使用研究,显示rFⅦa 20μg/kg和80μg/kg均能在24h降低血肿扩大率,但是不良结局发生的概率没有显著差异。尽管所有治疗组的严重血栓栓塞事件均相同,但与安慰剂相比,接受rFⅦa 80μg/kg治疗患者的动脉血栓更高。因此,不建议将rFⅦa用于任何类型的颅内出血患者。

新型口服抗凝剂的最佳凝血病逆转作用尚不清楚。达比加群酯可能会被PCC、rFⅦa及血液透析部分逆转。利伐沙班和阿哌沙班可能被PCC部分逆转。迄今为止,尽管服用氯吡格雷和阿司匹林的患者有血肿扩大和院内死亡的风险,但凭经验或靶向血小板功能检测,使用异体血小板或去氨加压素的临床获益在有限的研究中尚未明确。有效逆转抗凝需要根据患者的出血情况、出血耐受、服用的药物及患者个体的生理和病理情况进行个体化评估。

(四)术中评估血流动力学和凝血状态

术中评估血流动力学和凝血状态的临床观察,包括术野失血程度、常规的止血操作是否存在异常止血(例如电灼、局部止血剂)、患者生命体征;失血的生理指标(例如尿量减少、心动过速、脉压变窄、低血压、低氧血症)提示可能需要早期试验评估。术中评估凝血状态可将术中实验数据(例如血常规、PT、INR、APTT)与患者术前基线进行比较分析,术前其他实验指标(如纤维蛋白原、FDP和D-二聚体)可能为患者术中凝血状态提供有价值的参考建议。

纤维蛋白原是止血的最终靶标。在手术中由于纤维蛋白凝块形成而不断消耗,较低的水平提示补充冷沉淀、纤维蛋白原或血浆。纤维蛋白原水平的动态监测可能有助于发现消耗性凝血病,例如DIC。DIC是一种消耗性凝血性疾病,其特征在于广泛性、全身性激活初级和次级止血的异常。这种激活可能导致多个器官系统的微血管中大量血栓形成,从而导致功能障碍。如果纤维蛋白降解产物、D-二聚体异常升高,提示可能DIC进程。DIC很好解释了术中监测血流动力学和凝血状态的重要性,DIC是外科手术特别是脑神经外科手术的潜在灾难性血液学并发症。

在手术进程中,凝血级联的持续激活消耗血浆中的抗凝剂,如抗凝血酶、蛋白C和组织因子途径抑制物(tissue factor pathway inhibitor,TFPI),进而使患者更易于过度激活凝血级联效应;因为术中脑组织的操作而导致TF的全身释放可能进一步助长了继发性止血的TF通路的过度激活。手术期间DIC临床表现有所不同,具体取决于凝血酶和纤溶酶水平之间的平衡,其范围可能从广泛的血栓形成到手术领域内的持续性异常出血。因此,强调连续监测以评估凝血状态,密切观察和解释试验数据趋势(例如 PT、APTT、血小板计数及功能、纤维蛋白原、纤维蛋白降解产物、D-二聚体)对于识别 DIC 至关重要。术中血流动力学监测促进了 VHA 的开发和应用,这类检测已经被用于术中凝血状态监测,其指导的输血算法已经显示可减少多个外科专科的围手术期的血浆输血需求,如肝外科、心脏外科、神经外科,术中可以识别高风险患者的出血,并能够减少术中输血需求。VHA 试验比 CLT 试验操作更方便、报告时间也更快,干预控制术中的出血和纤溶之间的平衡更及时。在某些情况下(如血小板功能)被证明优于 CLT 试验。来自神经外科原发性脑肿瘤的开颅手术的小儿患者研究报道,TEG 报告低凝可能预测小儿患者术后血肿风险增加。

术中纠正血流动力学紊乱、维持稳定状态多使用血液制剂或替代物。血小板对于正常一期止血和局部止血剂的功能至关重要,血小板输注目标靶值来自回顾性研究。在整个手术进程中、术后 48~72h 维持血小板 $100 \times 10^9/L$ 以上可能会控制或减少出血。对于服用阿司匹林、氯吡格雷等抗血小板药物治疗患者,术中输注血小板可能有助于止血。血浆纠正凝血因子缺乏,不仅有助于形成纤维蛋白凝块,也有助于任何非凝血酶浸透的局部止血药。国外新鲜血浆采用"单位(U)",由全血捐献制成的每单位血浆约为 200~250ml,含有 2~4mg/ml 的纤维蛋白原和约 1IU/ml 的所有凝血因子(冷冻血浆中的因子 Ⅷ 除外)。因为新鲜血浆 INR 为 0.9~1.2,所以输注新鲜血浆会纠正患者 INR 为 1.2~1.3。常见的做法是对于异常出血,输注血浆将 PT、APTT、INR 控制在参考范围 1.5 倍以下。PCC 用于快速纠正治疗华法林引起的颅内出血。PCC 具有与新鲜血浆相同的输注适应证,但又有不同于血浆的优点:①PCC 不需要解冻,使用前不需要进行相容性试验,可以快速给药;②PCC 有较高凝血因子浓度,可以快速纠正 PT、INR,没有容量负荷风险;③降低输血传播性疾病风险。PCC 副作用与血栓形成的高发生率相关,包括深静脉血栓、肺栓塞、心肌梗死和脑血管事件。虽然这种血栓形成的原因不确定,但是可能与 PCC 中高含量 FⅦ相关,其他血栓并发症的风险因素与肝病、抗凝血酶缺乏症、大剂量重复给药相关。考虑 PCC 给药时,权衡 PCC 的利与弊。

(五) 手术中的血液和凝血因子替代物

在围手术期死亡率的众多驱动因素中,术中大量失血是最重要的一项。在外科手术过程中,经常有必要输血以维持组织氧合作用,促进止血并抵消消耗性凝血病。此外,还可使用多种非血液物质,例如去氨加压素、抗纤维蛋白溶解药和蛋白酶抑制剂来促进或抑制血液成分的功能。对于快速或大量失血,血液制剂的及时给予是唯一有效的抢救措施。截至目前,红细胞和血小板还没有可替代的人工商品。

1. 红细胞　红细胞有助于保持血液的携氧能力,提供临床的红细胞血液成分制剂有悬浮红细胞、去白细胞红细胞、洗涤红细胞及解冻红细胞,临床上使用的红细胞以悬浮红细胞(packed red blood cell,pRBC)为主。美国血库提供 pRBC 提高血红蛋白的数据是 1U pRBC 固有血细胞比容为 0.55~0.80,总容量为 225~250ml。对于体重在正常范围内的成年患者,1 单位红细胞可使血红蛋白增加约 10g/L,血细胞比容增加 0.03。我国血液中心提供的红细胞 1 单位容量约 130ml,血红蛋白增加约 5g/L。

除同种异体基因输血带来的急性溶血、感染及输注无效的风险外,一项心脏手术的回顾性研究(8 598 例患者)报道术中给予 pRBC 可能会增加肺炎、败血症、术后缺血性事件、住院时间、早期和晚期死亡率及住院费用,甚至术中 pRBC 输血与术后 1 年死亡率呈现剂量依赖性增加。该研究发现输血与复合感染(呼吸道感染、伤口或败血症)存在强烈的剂量反应关系,没有发现任何证据表明白细胞去除可以降低输血的有害作用;输血与缺血性结局(心肌梗死、脑卒中、肾功能不全或肾衰竭)存在剂量效应关系;术后 30d 死亡率,输血组是未输血组 6 倍,在术后的第一年和之后,输血患者的死亡危险继续增加。通常红细胞输血主要用于维持或恢复组织氧合,对于失血性休克,输血可以挽救生命,例如伴有严重出血的心脏手术队列研究的大多数患者都进行了输血。值得讨论的是红细胞输血对复合性缺血结局的影响,输血与复合性缺血结局的增加可能相关。没有证明输血与缺血之间存在因果关系,不排除红细胞输血可能导致组织缺血和器官功能障碍。根据血细胞比容、年龄或合并症很难确定心脏外科真正需要输血的患者,这项研究强调了心脏外科手术限制性输血和客观临床指标的前瞻性评估的需求。

心脏手术研究已经证明,围手术期的限制性红细胞输血策略(血红蛋白阈值小于 75g/L)与开放性输血策略(手术室血红蛋白阈值小于95g/L,ICU血红蛋白阈值小于85g/L)在患者的主要结局上没有统计学差异。这些研究还发现,限制性输血阈值因减少患者接受同种异体基因的血液,从而降低输血不良事件的风险。尽管限制性输血策略可能适合大多数患者和手术,但也有证据表明,在某些患者人群中,较宽松的输注阈值可能更好。例如,在危重患者中进行的贫血和输血研究表明,血红蛋白低于90g/L是增加死亡率和住院时间的独立预测因素。其他心脏外科手术研究也有类似结果,术中血红蛋白从术前基线下降超过50%与较差预后相关,即使绝对血红蛋白仍大于70g/L。因此,在神经外科手术中输注pRBC是多因素的,包括术式、人口统计资料、既往史、血压、血氧饱和度、术前和术中血红蛋白,以及观察到的失血量和失血效率,红细胞输血应该执行个体化精准输血。

红细胞输血是神经外科常见的临床实践,尚无神经外科手术随机对照试验来指导神经外科患者的输血触发值(transfusion trigger),输血实践主要依赖于临床经验和专家意见。在考虑公认的输血风险急性肺损伤、循环超负荷、输血相关的免疫调节、血栓形成事件等情况下,如何量化神经外科手术患者的输血与临床结局、费用的关联? 在缺乏质量证据的情况下,神经外科患者的输血实践基于对贫血和凝血病相关的复杂病理生理知识的了解及评估输血相关风险与利益的平衡。对于颅脑术中血液制剂的使用,与成人相比,儿童输血比率更高,主要原因是基于每单位体重的相对失血量更大及发生稀释性凝血病的可能性更高。在缺乏神经外科患者最佳或者个体化输血触发值的循证证据和共识的情况下,神经外科手术的输血决策不宜量化,输血需依靠个人经验和主观判断,需要谨慎评估患者的获益与风险。

2. **血小板**　外科患者常规血小板输注触发值为50×10^9/L,但是美国血库协会(American Association of Blood Banks,AABB)指南强调触发值不适用于神经外科患者。在神经外科患者中,公认的血小板输注触发值为100×10^9/L,该触发值由美国病理学家学会(College of American Pathologists,CAP)于1994年推荐,后经BCSH认可,因为血小板计数低于100×10^9/L与术后颅内出血之间存在相关性。

血小板输注与1年死亡率的相关性呈剂量依赖性增加,其他潜在的并发症包括过敏反应、发热性非溶血性输血反应和传染性疾病。我国提供机采血小板1个治疗量含血小板2.5×10^{11}/袋。由于血小板计数不能准确反映血小板功能,因此血小板功能检测逐渐获得与出血相关的手术和治疗的青睐。对于血小板功能障碍的患者不考虑其血小板数值多少,而是采取输注有效血小板进行治疗。

有报道TBI或颅内出血等急性疾病可能改变血小板活性。为了逆转抗血小板作用,通常采用血小板输注,截至目前的研究数据不能证实血小板输注可以获益。一项探讨院前服用抗血小板药物与颅内出血的风险增加及颅内初次出血后继发出血量增加的相关性研究,提出逆转服用抗血小板药物患者的急性ICH方案:①对于颅内出血服用阿司匹林的患者,给予血小板5个浓缩单位;②对于急性出血、小出血和能够接受神经系统检查随访,服用氯吡格雷的患者,初始给予血小板10个浓缩单位;③对于严重急性颅内出血服用氯吡格雷的患者,初始给予血小板10个浓缩单位,去氨加压素0.3μg/kg,随后48h内,每12h输注一次血小板。血小板输注可以恢复血小板功能,从而限制出血进程。在非创伤性出血患者中,输注血小板会增加体内血小板活性。在美国,1单位单一供体单采血小板或6份从多个供体全血分离的血小板给予成年人,输注1h后,血小板计数增加约30×10^9/L,血小板活性几乎立即可见。但是,体外测试氯吡格雷作用于血小板凝集试验发现,血小板输注后有40%~60%血小板仍处于功能抑制状态,可能需要输注血小板12.5个浓缩单位才能逆转血小板功能的完全正常化。同时,尚不清楚是否需要完全恢复血小板功能才能实现临床出血控制的显著改善。因为患者对抗血小板药物的反应、血小板功能试验可能存在个体差异,所以如何有效评估这种异质性,没有明确可行方案。与仅中等抗血小板抑制作用的患者相比,对血小板活性具有强烈抑制作用的患者可能血小板输注获益。对45例自发性颅内出血且服用抗血小板药物或血小板活性降低患者的研究支持了这一假设,异体血小板输注改善了患者的血小板活性,在症状发作12h内输注血小板与最终出血量的减少可能有关,提出血小板输注或另一种激活血小板方法可能控制急性颅内出血。

一项3个国家60家医院的多中心PATCH(platelet transfusion in cerebral haemorrhage)试验,研究了血小板输注治疗服用抗血小板药物后活动性脑出血引起脑卒中的有效性,接受标准护理或采用血小板输注的标准护理,干预接受抗血小板治疗的急性自发性脑出血后,结论是血小板治疗似乎不如标准护理,输注的血小板没有显示任何有益的作用,临床实践不推荐输注血小板治疗服用抗血小板药物的脑出血患者。血小板输注无效的可能原因不排除病变扩大导致血栓形成的风险增加,或血管通透性增强并引起水肿形成的促炎作用。自 PATCH 试验发布后,血小板输注的输血实践变得不太清楚。

截至目前,没有足够的证据来支持在创伤性 ICH 和创伤前服用抗血小板药物的患者中常规使用血小板。前瞻性证据可能提示,TBI 的血小板输注更可能改善阿司匹林诱导的血小板功能障碍,但不能改善创伤诱导的血小板功能障碍。尽管通常做法是对服用抗血小板药物治疗的 TBI 患者进行血小板输注,但有关其对血小板功能影响的最新数据仍是令人困惑和不确定的。

3. **血浆**　输注新鲜冷冻血浆可以纠正凝血因子缺乏症。凝血因子缺乏可能是多因素的,包括失血、血友病、华法林治疗或 DIC。FFP 与 pRBC、血小板、晶体或胶体按比例使用,治疗大量出血患者,避免过度稀释内源性凝血因子。FFP 200~250ml 包含每种凝血因子 1U/ml 和纤维蛋白原 2mg/ml。FFP 固有 INR 为 0.9~1.2,因此,FFP 输注仅能将患者 INR 校正为 1.2~1.3。鉴于止血相关因子(因子Ⅶ)的半衰期约为 5h,FFP 使用需要考虑输入量及频率。

纤维蛋白原缺乏血症可能是神经外科最常见的稀释性凝血病。冷沉淀最常见用于纠正因持续凝血或输注血液制剂而引起的稀释性纤维蛋白原缺乏血症。

神经外科围手术期患者的血浆使用依赖于实验室凝血试验数据,术中的血浆使用基于术中出血量。近年血浆使用的研究多集中于是否实验室凝血检测能够指导血浆使用的这一观点。一项 4 310 例神经外科患者的回顾性研究表明,术前 PT 水平升高与围手术期出血并发症风险增加无关;预防性血浆输注以纠正轻度延长的 INR 对患者的血流动力学稳定具有潜在危害;一项 40 例神经外科小儿患者的队列研究发现,术中和术后凝血检查均正常的 8 例患者术后出血,该研究提出使用 INR 凝血试验指导神经外科患者的血浆输注价值有限。当前推荐的血浆输注阈值没有特定针对神经外科患者。对于外科手术患者,美国麻醉医师协会(American Society of Anesthesiologists,ASA)推荐血浆输注阈值是 PT 大于参考范围 1.5 倍,INR 大于 2.0,APTT 大于参考范围 2 倍。对于大出血患者,BCSH 指南推荐血浆输注阈值为 PT、APTT 大于参考范围 1.5 倍。由于缺乏高质量证据,美国血库协会(American Association of Blood Banks,AABB)指出对于接受手术的患者,在没有大量输血的情况下,不推荐或者反对血浆输注。欧洲麻醉学会(European Society of Anaesthesiology,ESA)指南不推荐将血浆输注用于 INR 轻度至中度升高的术前校正(推荐等级 1C);对于凝血因子缺乏症应尽早治疗(推荐等级 1B)。总之,在成人和小儿的神经外科患者中,缺乏针对血浆输注阈值的质量证据和共识,当前血浆临床实践使用阈值主要基于临床经验。

4. **重组因子Ⅶa**　重组因子Ⅶa 可用于伴有 FⅧ或 FIX 抑制剂的血友病 A 在严重出血或手术期间使用,也用于产生获得性抗凝血 FⅧ抗体、先天性凝血 FⅦ缺乏、出血不受控制、血小板减少和功能性血小板缺陷的非血友病患者。尽管认为 FⅦa 与 TF 结合,激活内皮损伤部位的外源性凝血途径,但 FⅦa 的作用机制仍存在争议,争议焦点主要在于是否存在其他通路。当组织损伤,凝血系统启动,凝血酶生成速率的提高是通过血小板表面因子 X 的直接活化而实现的,其不依赖于 FⅧ或 FIX。基于细胞止血模型研究提供了替代通路理论,该理论认为,高剂量 rFⅦa 通过以低亲和力与激活血小板结合,并独立于 TF 激活因子 X,来增强止血作用。因此,在损伤位点,rFⅦa 具有 2 个潜在的作用位点:①与暴露的 TF 结合以启动凝血过程;②在血小板表面上不依赖于 TF 而产生凝血酶。高剂量 rFⅦa 会加速凝血酶产生,形成更强的血凝块,这条连锁反应可能存在剂量效应,对血纤维蛋白溶解也具有更强的抵抗力。对于因纤维蛋白原、血小板和凝血因子的消耗和稀释而引起的出血控制不佳的患者,FⅦa 的潜在效力会随时间延长而降低。给予 rFⅦa 的前提是需要有一定数量的凝血因子和血小板。此外,在严重酸中毒(pH<7.1)的患者中,90%rFⅦa 被灭活。

rFⅦa 可能有助于逆转抗凝药和抗血小板药的作用。rFⅦa 用于围手术期治疗与华法林有关的中枢神经系统的出血,所有患者均在给药后 2h 内,INR 恢复正常。rFⅦa 对于创伤性硬膜外或硬膜下血肿、蛛网膜下腔出血、颅内出血、肿瘤切除等也有效。Mayer 等报道 399 例脑出血患者,在基线扫描后 1h 内,随机接受安慰剂或 rFⅦa 40μg/kg、80μg/kg 或 160μg/kg,检测 24h 脑出血量的百分比变化。与安慰剂组相比,发现仅在给予 160μg/kg 组出血量的平均增加百分比较低。当在症状发作后 3h 内给予治疗时,rFⅦa 止血作用更加明显。但是，严重的血栓不良事件发生率较高(rFⅦa组为7%，而安慰剂组为2%)。使用rFⅦa强调早期、重复给药(因为rFⅦa半衰期短，降解快。成人半衰期2.4~3.2h，儿童1.3h)，剂量因患者群体、疾病、创伤类型而不同，40~120μg/kg是经验性建议，直到出血得到控制或治疗无效为止，给药后止血效果即刻发生，在10min内可观察到临床可见的止血。rFⅦa也已成功用于儿科脑肿瘤手术中，以控制微血管出血，该药物对血浆、血小板和纤溶抑制物治疗失败的术中止血有显著疗效。

虽然个别案例经验令人鼓舞，但是，尚未有任何Ⅰ类证据来证明在创伤患者中使用rFⅦa的临床或经济获益。一个可能的原因是，在普通患者中，只有在常规止血剂(如FFP)失败后，患者才会接受rFⅦa治疗，也许此时给药为时已晚，因为患者可能发生DIC。当大量血液成分替代治疗时，对于rFⅦa给药前评估凝血状态，VHA指导及时给药非常有用。普通和军事创伤患者均可能出现稀释性和低温性凝血病，来自前沿外科环境下的考虑使用rFⅦa的患者条件：①失血导致血压降低；②碱缺失>6mEq/L；③体温过低(温度<35.6℃)；④凝血病(INR>1.5)；⑤需要控制严重腹部出血；⑥需要新鲜全血；⑦预期和实际输注红细胞4单位以上。

rFⅦa相对禁忌证包括患有已知动脉粥样硬化疾病的患者。rFⅦa可能会导致严重的血栓形成风险，因为创伤患者同时消耗天然抗凝剂(例如抗凝血酶和蛋白C)会导致患者进一步形成血块。其他潜在副作用包括促炎细胞因子释放。

尽管目前对rFⅦa的这种使用(超说明书使用)尚无定论，但是其可能成为神经外科干预止血的重要补充方案。当前的证据还不支持将rFⅦa用作手术治疗标准，除华法林相关的脑出血及常规治疗难以控制的严重围手术期或创伤性大出血外。

5. 纤维蛋白原 纤维蛋白原缺乏血症是围手术期出血的危险因素，尚未确定神经外科患者有效控制出血的纤维蛋白原阈值，也尚无提高纤维蛋白原是否有效改善患者预后的报道。通过使用纤维蛋白原药物来预防性维持较高的纤维蛋白原浓度，是否会减少红细胞输血量？接受颅缝早闭和脊柱侧弯手术的单中心随机研究显示，纤维蛋白原药物治疗对红细胞输血需求的影响。在颅缝早闭手术期间，维持高纤维蛋白原浓度，减少了失血量和输血量，一定浓度的纤维蛋白原对维持有效止血起着重要作用，术前纤维蛋白原浓度可预测围手术期平均失血量。当前欧洲术中出血管理指南建议在纤维蛋白原1.5~2.0g/L，或ROTEM FIBTEM血凝块最大硬度(maximal clot firmness，MCF)≤7mm时，启动纤维蛋白原替代治疗，但是基于儿童研究证据很少。一项颅缝早闭手术(craniosynostosis surgery)的儿科患者研究中，基于ROTEM测定，与MCF<8mm相比，MCF<13mm与输血减少相关。MCF 8mm和13mm分别对应血浆纤维蛋白原1.5g/L和2.0g/L。虽然个别案例给了中肯的结论，但是关于小儿神经外科患者的MCF数值和纤维蛋白原水平的触发阈值尚未达成共识。ESA指南建议仅在不能获取纤维蛋白原药物时才使用冷沉淀替代治疗。BCSH建议对纤维蛋白原水平低于1g/L且有大量出血，关键解剖部位出血或者大量出血风险的儿科患者预防性使用冷沉淀。

心脏外科越来越多使用止血管理手段来指导手术，VHA能在较短时间(15~30min)内提供评估血液凝固过程的三个参与因素(凝血因子、纤维蛋白原、血小板)。根据文献和临床应用的评价，以黏弹性检测指导临床输血可能有益，尽管在心脏外科手术的证据质量较差，主要问题是这些检测与传统止血检测项目结果不相一致。但是，连续检测VHA以监测患者血液动力学变化，判断凝血状态以评估止血，VHA在神经外科患者止血治疗中的指导尚待验证。

先天性或者后天性的生理紊乱导致止血功能障碍，止血功能障碍最严重的后果是大出血及不能控制的出血，血流动力学不稳定等由此产生输血需求，对于神经外科患者而言后果是伴有颅内出血的凝血病，缺乏凝血病管理的高质量证据。神经外科患者使用的输血阈值基于临床经验和其他学科患者的证据。红细胞输血应基于生理学而不是试验数据。尚无理想凝血试验指导血浆输注。血小板功能测定可以指导血小板输注，但是需要验证其有效性。纤维蛋白原输注阈值在神经外科仍需要大量研究。在不能获得纤维蛋白原药物时，可使用冷沉淀替代方案。黏弹性检测指导临床输血实践需要建立个体化参考值。

6. 氨甲环酸 氨甲环酸(tranexamic acid，TXA)扮演着内源性纤溶酶和纤溶酶原的竞争性抑制剂作用。虽然TXA不是常规术中血液和凝血因子替代药物，但是多项随机对照试验证明TXA可减少术中和术后失血。越来越多的神经外科术中使用TXA用于预防失血过多，减少输血需求。TXA使用剂量差异较大，神经外科小儿患者使用 10~30mg/kg，随后持续输注 ≤1mg/(kg·h)；对于成人患者，尤其接受复杂脊柱手术者，通常剂量较高，为 10~25mg/kg，随后连续输注 5~10mg/(kg·h)。虽然神经外科文献中尚未发现 TXA 与血栓栓塞并发症相关，但是心脏手术的患者提示 TXA 与癫痫发作、持续心房颤动和肾衰竭风险增加相关。

《欧洲创伤后大出血与凝血功能障碍管理指南（第 5 版）》给予建议，对于出血或有大量出血风险的创伤患者，应尽快在其受伤后 3h 内给予 TXA 1g 负荷剂量（在 10min 内输注），随后，在 8h 内静脉给药 1g（证据等级 1A）。总体而言，神经外科患者使用 TXA 的具体建议尚待制订，需要基于对许多变量的谨慎考虑，包括手术类型、预期失血及增加血栓栓塞风险的情况。

7. 去氨加压素　去氨加压素（1- 脱氨基 -8-D- 精氨酸加压素，1-deamino-8-D-arginine vasopressin，DDAVP）主要用于治疗先天性出血疾病，如血友病 A、血管性血友病，通过增加血浆血管性血友病因子、Ⅷ因子和细胞内血小板钙 / 钠离子浓度，以及通过增加促凝血小板的形成和血小板在流动下对胶原的黏附来发挥作用。在许多指南中，也建议使用 DDAVP 治疗血小板功能障碍的患者或使用抗血小板药物的出血管理，但尚无系统评价 DDAVP 在患者体内的作用和风险的大小。

在逆转阿司匹林的 ICH 研究中，Kapapa 等报道在给予 DDAVP 30min 后，血小板功能恢复正常（与阿司匹林药物代谢相符），但是 3h 后血小板功能降低，强调 DDAVP 给药频率。常规剂量 0.3μg/kg。同理，DDAVP 也被认为能够部分逆转氯吡格雷抑制的血小板功能。一项抗血小板药物与颅内出血相关性的研究显示，对服用抗血小板药物的自发性颅内出血患者，在出血发生（24±12）h 内随访 CT，根据脑影像学观察颅内出血控制情况。在脑出血后 60min 内静脉注射 DDAVP（0.4μg/kg）+PT（2U）进行治疗。该研究未能证明 DDAVP+PT 在 AP-ICH 患者中具有优越的疗效，提示 DDAVP+PT 方法没有减少脑内血肿扩大（hematoma expansion，HE），早期血小板输注对脑出血没有止血效果，DDAVP 对限制血肿扩大或改善结局没有益处。该研究也认为不能排除因为回顾性方法学限制而低估了 DDAVP+PT 实用性。

《欧洲创伤后大出血与凝血功能障碍管理指南》（第 5 版），给予建议如下：

如果持续出血的抗血小板药物（antiplatelet agents，APA）患者存在血小板功能障碍，建议使用浓缩血小板治疗（推荐等级 2C）。

建议即将接受手术 APA 治疗的 ICH 患者给予血小板治疗（推荐等级 2B）。

不建议对已经接受 APA 治疗且不会进行手术干预的 ICH 患者进行血小板治疗（推荐等级 2B）。

建议给予服用抗血小板药者或血管性血友病患者使用去氨加压素（0.3μg/kg）（推荐等级 2C）。

（六）不接受血液制品输注的患者

不接受血液制品输注的患者在术中输血和凝血因子给药需要个性化管理。一般采取的方法是术前使用铁、维生素 B_{12} 和叶酸等营养补品优化血流动力学和凝血状态，术中减少失血量以避免急性贫血或凝血病。在急性贫血的情况下，促红细胞生成素可以恢复血红蛋白。由于新的红细胞生成需要几周的时间，因此这些药剂并不是真正的输血替代品。总体而言，根据术前和术中的血流动力学状况，谨慎地对待这类患者群体，进行个性化管理。

四、围手术期出血管理

围手术期出血的管理涉及多种评估和策略，给予患者适度护理，以确保手术顺利完成。对于围手术期出血风险增加的患者，纠正术前贫血，稳定大循环和微循环以优化患者对出血的耐受性，采取针对性干预措施以减少术中和术后出血，从而降低术后并发症和死亡率。

在过去十年，凝血功能即时监测和促凝药物的使用减少了血液制剂的使用，部分疾病仅促凝药物就可以获得足够的止血，如华法林的逆转建议用凝血酶原复合物。美国和英国的心脏外科手术 10%~15% 需要红细胞输血，心脏外科手术的患者约 10% 为大量失血，约 5% 需要紧急探查原因以纠正止血。首都医科大学附属北京天坛医院神经外科手术在备血手术中，约 10% 需要输血。截至目前，有关围手术期出血和止血的患者血液管理主要参考心脏手术患者血液管理的指南和共识，但是在临床实践中，对这些指南的依从性很差，各医疗机构仍存在很大的差异。体外循环（cardiopulmonary bypass，CPB）常规建议，包括血小板功能评估、术中止血监测、输血和药物管理。推荐逐步升级的止血算法，首先使用鱼精蛋白逆转肝素;如果肝素逆转后,仍存在过多微血管出血,应评估凝血因子、血小板功能和纤维蛋白。由于 CPB 与大量纤维蛋白溶解相关,手术之后仍持续抗纤维蛋白给药,必要时患者可能需要输血才能足够止血。每轮治疗后,需要评估血红蛋白、凝血系统以避免不必要的过度输血。纠正可能导致凝血病的一般异常生理状况,如低体温、酸中毒。荟萃研究报告基于床旁检测(point-of-care testing,POCT)来管理输血,黏弹性检测优于传统凝血试验,可以减少输血、提高预后。值得注意的是各单位需要建立本机构的黏弹性检测参考值。由于抗血小板药物作为主要抗血栓治疗用来管理心血管疾病,接受双抗治疗在心脏手术后增加围手术期出血风险,因此,许多机构已将 POCT 血小板功能纳入术前评估项目以优化手术时机。工作组建议,对于服用 P2Y12 受体抑制剂治疗患者,应考虑术前行血小板功能检测,评估药物疗效,推迟手术,直到药物作用消失为止。如有凝血因子缺乏的实验室结果,FFP 可能有效治疗 CPB 后的凝血病性出血。但是,若无凝血因子缺乏证据,不推荐预防性 FFP 输注,因为 FFP 不能有效减少 CPB 术后的出血。多项研究报道凝血酶原复合物比血浆更有效,主要是因为其止血作用更迅速。因为增加血栓风险,不推荐使用 4F-PCC 后再使用 rFⅦa。心血管术后的出血,血小板功能可能低下,因此需要输注血小板以提高血小板功能。当存在血小板功能障碍或疑似 vWF 缺乏时,考虑给予去氨加压素,但是没有证据显示在出血或者输血需求时有效。对于没有血小板功能障碍的证据,不建议常规预防性使用去氨加压素。术前或术后 CPB 期间,低纤维蛋白原与出血和输血需求相关。若 CPB 后,纤维蛋白原低于 1.5g/L 考虑补充冷沉淀、纤维蛋白原药物。一项 597 例荟萃分析中,与安慰剂相比,给予纤维蛋白原浓缩物可使 CPB 术后失血量明显减少,但死亡率或其他术后并发症无差异。因此,不推荐预防性纤维蛋白原给药以减少术后出血和输血风险。但是,低纤维蛋白原(小于 1.5g/L)和 CPB 后持续出血的患者,应考虑冷沉淀补充纤维蛋白原,以减少出血和输血。抗纤溶药物通常在 CPB 手术过程中使用,以减少术后出血和输血。使用 rFⅦa 可减少术后出血和输血需求,但是也可能导致动脉血栓形成、心肌梗死,尤其老年患者。工作组提示医师应尽可能使用较低剂量 rFⅦa(24~40mg/kg),以降低血栓并发症风险。与传统实验室检测数据或经验性输血相比,工作组推荐 POCT 指导算法行个体化治疗,可改善患者预后,为临床医师提供一个简单的工具,以帮助管理出血的心血管外科手术患者。借鉴以上心脏手术的经验,建立神经外科的患者围手术期个体化管理。

　　PT/APTT/INR 不能预测出血风险。PT/APTT 延长伴有出血或者出血风险的患者应输 FFP(初始剂量为 15ml/kg)。如果考虑患者可能循环超负荷,则使用凝血酶原复合物。需要注意的是,如果输注剂量大于 15ml/kg,效果较差,因为凝血因子稀释。纤维蛋白原 <1g/L 需输注冷沉淀,以提高纤维蛋白原水平至 1.5~2.0g/L。PCC 用于紧急逆转维生素 K 拮抗剂(vitamin K antagonist,VKA)诱导的抗凝治疗急性出血患者(颅内出血、创伤或急诊手术前),来自回顾性病例报告及前瞻性临床试验表明,PCC 可以快速有效地降低 INR 并实现适当止血。为紧急逆转 VKA 和围手术期大量出血患者,美国麻醉医师协会和欧洲麻醉学会都建议使用 PCC(推荐等级 1B)。对于大量出血、与 VKA 使用无关的 INR 升高,在使用其他药物都无效时,使用 PCC 可能是一种合理的治疗方法。对于使用抗凝剂、ICH、华法林治疗患者通常使用维生素 K、FFP(大剂量)或 PCC,不推荐常规使用 rFⅦa。欧洲麻醉学会推荐使用 TXA 预防大手术期间的出血和 / 或治疗(至少疑似)纤溶亢进引起的出血(例如,剂量为 20~25mg/kg)(推荐等级 1B)。

　　神经重症监护学会(Neurocritical Care Society)建议对服用阿司匹林或氯吡格雷的 ICH 患者使用单剂量 DDAVP(0.4mg/kg)逆转血小板功能。在神经外科手术中,充分止血是预后良好的关键因素。即使最大优化患者的术前准备也避免不了非预期严重出血。确定出血原因进行针对性止血治疗是关键,治疗的主流仍是输血(如血小板、血浆、红细胞和冷沉淀),必要时,使用大量输血方案,结合药物治疗(如 PCC)。目前神经外科建议是从 ICH、非神经外科手术数据推算出来的,手术前未使用 TXA 或 DDAVP 的患者可在适当时机给药。对所有措施都无反应的患者可能从 rFⅦa 获益,当下和未来的临床试验集中在神经外科亚组疾病的最优治疗方法。

　　欧洲麻醉学会(European Society of Anaesthesiology,ESA)定期提供最新的证据和建议,以帮助指导临床医师采取更安全、更有效策略减少围手术期的严重出血。提出"准备、计划和行动"(prepare,plan and take action)的理念,即术前评估来准备任何潜在的出血风险,尤其是贫血检测并预留时间进行纠正。通过预先定义输血靶值的输血算法来计划任何可能的术中出血,了解传统凝血试验的局限性,并相应采用POCT及其他方法。如果已经预知潜在的出血风险并相应地制订治疗计划,则可以根据需要启动必要的行动。严重围手术期出血指南适用于所有临床情况。任何治疗干预的指导意见都始终基于严重出血的前提,但是在没有出血的情况下,不建议校正实验室结果提示的可能的病理性凝血。

围手术期出血的管理包括:首先,需要确定增加围手术期出血的风险因素;其次,应采取策略纠正术前贫血,稳定大循环和微循环,以优化患者对出血的耐受性;再次,应用干预措施以减少术中和术后出血。ESA推荐一套循证指南,帮助指导医师寻求更安全、更具成本效益的策略,以最大程度减少围手术期的大量出血。

在神经外科的围手术期止血管理中,不能忽视贫血。因为贫血与出血时间延长有关,可能是由于红细胞对血管内侧血小板边缘的流体力学效应,最终影响了血小板与内皮的相互作用,因此影响了一期止血作用。所以,在进行止血管理前,先保证患者一定数量的红细胞,然后再评估参与止血的其他血液成分。

(曹　勇　张亚南)

参 考 文 献

［1］ RODGERS GM. Evaluation of coagulation in the neurosurgery patient［J］. Neurosurg Clin N Am,2018,29(4):485-492.

［2］ GERLACH R,RAABE A,SCHARRER I,et al. Post-operative hematoma after surgery for intracranial meningiomas:causes,avoidable risk factors and clinical outcome［J］. Neurol Res,2004,26(1):61-66.

［3］ 浦权. 实用血液病学［M］.2版. 北京:科学出版社,2005.

［4］ SCHRAMM B,LESLIE K,MYLES PS,et al. Coagulation studies in preoperative neurosurgical patients［J］. Anaesth Intensive Care,2001,29(4):388-392.

［5］ DÜTZMANN S,GESSLER F,MARGUARDT G,et al. On the value of routine prothrombin time screening in elective neurosurgical procedures［J］. Neurosurg Focus,2012,35(5):E9.

［6］ SEICEAN A,SCHILTZ MK,CEICEAN S,et al. Use and utility of preoperative hemostatic screening and patient history in adult neurosurgical patients:clinical article［J］. J Neurosurg,2012,116(5):1097-1105.

［7］ AKHUNZADA NZ,TARIG MB,KHAN SA,et al. Value of routine preoperative tests for coagulation before elective cranial surgery. Results of an institutional audit and a nationwide survey of neurosurgical centers in Pakistan［J］. World Neurosurg,2018,116:e252-e257.

［8］ Committee on Standards and Practice Parameters,APFELBAUM JL,CONNIS RT,et al. Practice advisory for preanesthesia evaluation:an updated report by the American Society of Anesthesiologist Task Force on Preanesthesia Evaluation［J］. Anesthesiology,2012,116(3):522-538.

［9］ KVINT S,SCHUSTER J,KUMAR MA. Neurosurgical applications of viscoelastic hemostatic assays［J］. Neurosurg Focus,2017,43(5):E9.

［10］ WIKKELSOE AJ,AFSHARI A,WETTERSLEV J,et al. Monitoring patients at risk of massive transfusion with thrombelastography or thromboelastometry:a systematic review［J］. Acta Anaesthesiol Scand,2011,55(10):1174-1189.

［11］ HAAS T,GOOBIE S,SPIELMANN N,et al. Improvements in patient blood management for pediatric craniosynostosis surgery using a ROTEM(®)-assisted strategy-feasibility and costs［J］. Paediatr Anaesth,2014,24(7):774-780.

［12］ KOZEK-LANGENECKER SA,AHMED AB,AFSHARI A,et al. Management of severe perioperative bleeding:guidelines from the European Society of Anaesthesiology:First update 2016［J］. Eur J Anaesthesiol,2017,34(6):332-395.

［13］ MAEGELE M,SCHöCHL H,MENOVSKY T,et al. Coagulopathy and haemorrhagic progression in traumatic brain injury:advances in mechanisms,diagnosis,and management［J］. Lancet Neurol,2017,16(8):630-647.

［14］ WIKKELSø A,WETTERSLEV J,MøLLER AM,et al. Thromboelastography (TEG) or rotational thromboelastometry (ROTEM) to monitor haemostatic treatment in bleeding patients:a systematic review with meta-analysis and trial sequential analysis［J］. Anaesthesia,2017,72(4):519-531.

［15］FAGER AM,HOFFMAN M. Biology of coagulation and coagulopathy in neurologic surgery［J］. Neurosurg Clin N Am,2018,29(4):475-483.

［16］ROBBA C,BERTUETTI R,RASULO F,et al. Coagulation management in patients undergoing neurosurgical procedures［J］. Curr Opin Anaesthesiol,2017,30(5):527-533.

［17］COHEN MJ,BROHI K,GANTER MT,et al. Early coagulopathy after traumatic brain injury:the role of hypoperfusion and the protein C pathway［J］. J Trauma,2007,63(6):1254-1261.

［18］HOFFMAN M,MONROE DM. Tissue factor in brain is not saturated with factor VIIa:implications for factor VIIa dosing in intracerebral hemorrhage［J］. Stroke,2009,40(8):2882-2884.

［19］WADA H,THACHIL J,DI NISIO M,et al. Guidance for diagnosis and treatment of DIC from harmonization of the recommendations from three guidelines［J］. J Thromb Haemost,2013,4(11):761-767.

［20］CHAN S,HEMPHILL JC 3rd. Critical care management of intracerebral hemorrhage［J］. Crit Care Clin,2014,30(4):699-717.

［21］BOLLIGER D,SZLAM F,MOLINARO RJ,et al. Finding the optimal concentration range for fibrinogen replacement after severe haemodulution:an in vitro model［J］. Br J Anaesth,2009,102(6):793-799.

［22］EI KADY N,KHEDR H,YOSRY M,et al. Perioperative assessment of coagulation in paediatric neurosurgical patients using thromboelastography［J］. Eur J Anaesthesiol,2009,26(4):293-297.

［23］ZHOU JJ,CHEN T,NAKAJI P. Intraoperative blood and coagulation factor replacement during neurosurgery［J］. Neurosurg Clin N Am,2018,29(4):547-555.

［24］MURPHY GJ,REEVES BC,ROGERS CA,et al. Increased mortality,postoperative morbidity,and cost after red blood cell transfusion in patients having cardiac surgery［J］. Circulation,2007,116(2):2544-2552.

［25］MAZER CD,WHITLOCK RP,FERGUSSON DA,et al. Restrictive or liberal red-cell transfusion for cardiac surgery［J］. N Engl J Med,2017,377(22):2133-2144.

［26］HAJJAR LA,VINCENT JL,GALAS FR,et al. Transfusion requirements after cardiac surgery:the TRACS randomized controlled trial［J］. JAMA,2010,304(4):1559-1567.

［27］HOGERVORST E,ROSSEEL P,VAN DER BOM J,et al. Tolerance of intraoperative hemoglobin decrease during cardiac surgery［J］. Transfusion,2014,54(10 Pt 2):2696-2704.

［28］KAUFMAN RM,DJULBEGOVIC B,GERNSHEIMERT,et al. Platelet transfusion:a clinical practice guideline from the AABB［J］. Ann Intern Med,2015,162(3):205-213.

［29］ESTCOURT LJ,BIRCHALL J,ALLARD S,et al. Guidelines for the use of platelet transfusion［J］. Br J Haematol,2017,176(3):365-394.

［30］ROSSAINT R,BOUILLON B,CERNY V,et al. The European guideline on management of major bleeding and coagulopathy following trauma:fourth edition［J］. Crit Care,2016,20:100.

［31］KIM SH,LEE JH,JOO W,et al. Analysis of the risk factors for development of post-operative extradural hematoma after intracranial surgery［J］. Br J Neurosurg,2015,29(2):243-248.

［32］CAMPBELL PG,SEN A,YADLA S,et al. Emergency reversal of antiplatelet agents in patients presenting with an intracranial hemorrhage:a clinical review［J］. World Neurosurg,2010,74(2/3):279-285.

［33］BAHAROGLU MI,CORDONNIER C,AL-SHAHI SALMAN R,et al. Platelet transfusion versus standard care after acute stroke due to spontaneous cerebral haemorrhage associated with antiplatelet therapy(PATCH):a randomised,open-label,phase 3 trial［J］. Lancet,2016,387(10038):2605-2613.

［34］HUNT BJ,ALLARD S,KEELING D,et al. A practical guideline for the haematological management of major haemorrhage［J］. Br J Haematol,2015,170(6):788-803.

［35］HAAS T,FRIES D,TANAKA KA,et al. Usefulness of standard plasma coagulation tests in the management of perioperatvie coagulopathic bleeding:is there any evidence?［J］. Br J Anaesth,2015,114(2):217-224.

［36］GROUNDS M. Recombinant factor VIIa(rFVIIa)and its use in severe bleeding in surgery and trauma:a review［J］. Blood Rev,2003,17 Suppl 1:S11-S21.

［37］GERALD AG. Update on hemostasis:neurosurgery［J］. Surgery,2007,142(4 Suppl):S55-S60.

［38］HAAS T,SPIELLMANN N,RESTIN T,et al. Higher fibrinogen concentrations for reduction of transfusion requirements during major paediatric surgery:a prospective randomized controlled trial［J］. Br J Anaesth,2015,115(2):234-243.

［39］BOLLIGER D,TANAKA KA. Haemostatic efficacy of fibrinogen concentrate:is it threshold or the timing of therapy?［J］. Br J Anaesth,2015,115(2):158-161.

［40］NEW HV,BERRYMAN J,BOLTON-MAGGS PH,et al. Guidelines on transfusion for fetuses,neonates and older children［J］. Br J Haematol, 2016, 175 (5): 784-828.

［41］FENG H, CHARCHAFLIEH JG, WANG T, et al. Transfusion in adults and children undergoing neurosurgery: the outcome evidence［J］. Curr Opin Anaesthesiol, 2019, 32 (5): 574-579.

［42］SPAHN DR, BOUILLON B, VLADIMIR CERNY V, et al. The European guideline on management of major bleeding and coagulopathy following trauma: fifth edition［J］. Crit Care, 2019, 23 (1): 98.

［43］American Society of Anesthesiologists Task Force on Perioperative Blood Management. Practice guidelines for perioperative blood management: an updated report by the American Society of Anesthesiologists Task Force on Perioperative Blood Management［J］. Anesthesiology, 2015, 122 (2): 241-275.

［44］DESBOROUGH MJ, OAKLAND KA, LANDONI G, et al. Desmopressin for treatment of platelet dysfunction and reversal of antiplatelet agents: A systematic review and meta-analysis of randomized controlled trials［J］. J Thromb Haemost, 2017, 15 (2): 263-272.

［45］KAPAPA T, RÖHRER S, STRUVE S, et al. Desmopressin acetate in intracranial haemorrhage［J］. Neurol Res Int, 2014, 2014: 298767.

［46］NAIDECH AM, MAAS MB, LEVASSEUR-FRANKLIN KE, et al. Desmopressin improves platelet activity in acute intracerebral hemorrhage［J］. Stroke, 2014, 45 (8): 2451-2453.

［47］MENGEL A, STEFANOU MI, HADASCHIK KA, et al. Early administration of desmopressin and platelet transfusion reducing hematoma expansion in patients with acute antiplatelet therapy associated intracerebral hemorrhage［J］. Crit Care Med, 2020, 48 (7): 1009-1017.

［48］DOWLATSHAHI D, DEMCHUK AM, FLAHERTY ML, et al. Defining hematoma expansion in intracerebral hemorrhage: relationship with patient outcomes［J］. Neurology, 2011, 76 (14): 1238-1244.

［49］LI JY, GONG J, ZHU F, et al. Fibrinogen concentrate in cardiovascular surgery: a meta-analysis of randomized controlled trials［J］. Anesth Analg, 2018, 127 (3): 612-621.

［50］PAPHAEL J, MAZER CD, SUBRAMANI S, et al. Society of Cardiovascular Anesthesiologists clinical practice improvement advisory for management of perioperative bleeding and hemostasis in cardiac surgery patients［J］. J Cardiothorac Vasc Anesth, 2019, 33 (11): 2887-2899.

［51］BAR-NATAN M, HYMES KB. Management of intraoperative coagulopathy［J］. Neurosurg Clin N Am, 2018, 29 (4): 557-565.

第三节　危重患者监护及管理

随着危重病医学的理念、技术及设备的进步,维持患者呼吸、循环等基本生命体征的手段越来越多,但对于神经外科危重患者,仅仅监测患者的血压、心率、呼吸、血气分析及尿量等反映生命器官功能是不够的,因此对于脑功能整体状态的监测非常必要。

本节介绍的脑功能监测主要指在患者床旁就可以进行持续监测,包括颅内压力及灌注压监测、脑电生理监测、脑血流代谢监测,综合起来称多模态监测。电生理监测包括脑电图和诱发电位;脑血流代谢监测包括经颅多普勒超声、激光多普勒脑血流监测、热弥散脑血流监测、颈内静脉血氧饱和度、脑组织氧分压、近红外光谱脑血氧饱和度及脑细胞代谢的监测。

所有脑监测手段都有不同监测重点,本节将简要介绍监测的特点、临床应用适应证及各种监测指标的临床意义、进展及争议。

一、颅内压及脑灌注压监测

颅腔内容纳着脑组织、血液和脑脊液,由于颅腔是没有弹性的骨性结构,其中任何一种成分的容量变化都会引起颅内压力的改变,当颅内压力持续在 200mmH$_2$O(1mmH$_2$O=9.8Pa)以上,会引起包括脑疝等一系列的综合征,如不及时处理,会导致死亡,因此颅内压的监测及颅内压增高的治疗十分重要。

任何颅内成分体积异常增加超过代偿范围都会造成颅内压上升,原因主要包括脑组织体积增加、脑血容量增加、脑脊液增加和颅内占位等,临床上的主要表现为脑水肿、血压增高、静脉回流障碍、脑脊液循环障碍引起的脑积水,因此颅内高压的治疗也是针对减轻脑水肿、减少脑脊液、清除占位及去除骨瓣降低颅内压(ICP)。

（一）ICP 监测适应证

针对增高的 ICP 治疗的基础就是要及时准确地监测 ICP。不同颅内疾病颅内压监测的适应证也有不同，在创伤性颅脑损伤患者有明确的指南推荐意见，2007 年美国脑创伤基金会发布的《重型颅脑创伤诊疗指南》（第 3 版）建议，创伤性颅脑损伤患者 ICP 监测的适应证为：

1. 所有可抢救的严重创伤性颅脑损伤患者均应监测 ICP（创伤性颅脑损伤：复苏后 GCS 3~8 分，CT 异常；CT 异常包括血肿、挫伤、水肿、脑疝和基底池受压）。

2. 严重创伤性颅脑损伤伴 CT 异常有如下两项或以上者应进行 ICP 监测：年龄 >40 岁，单侧或双侧运动障碍，收缩压 <90mmHg。

其他颅内疾病的 ICP 监测适应证，一般为患者 GCS 8 分以下，影像学检查有中线移位、脑积水或基底池受压的表现。

（二）ICP 监测方法

ICP 监测的位置可以是脑室内、脑实质内、硬脑膜下、蛛网膜下腔及硬脑膜外，应用最多的是脑室内和脑实质内，经脑室穿刺置引流管外接换能器的方法是最准确可靠的监测方法，目前临床应用较多的是用光纤换能器在脑室或脑实质测压。

脑室测压不但可以进行 ICP 监测，而且可以通过引流脑脊液达到治疗增高的 ICP 作用，但在脑严重肿胀时脑室穿刺困难，因此要结合病情选择监测位置。

（三）ICP 监测的并发症

ICP 监测的并发症主要是出血及感染，出血是急性并发症，发生率 <5%，脑实质内监测发生率低于脑室内监测；感染也是 ICP 监测的严重并发症，但目前临床用的露骨钻孔、皮下隧道潜行置管的方法使感染发生率降低到 1% 以下。

ICP 增高（>20mmHg）与病死率紧密相关。然而，ICP 监测仅反应颅内压增高后灌注压的下降，之后采取的治疗措施才是决定病死率的关键。而且由于颅腔内容物并不是均匀理想的球体，各部位的压力并不完全相同，因此可以出现监测正常但脑组织发生脑疝的状况，临床实践中 ICP 监测要与其他指标相结合得出判断。

与 ICP 紧密相关的是脑灌注压（cerebral perfusion pressure，CPP）监测，CPP= 平均动脉压（mean arterial pressure，MAP）- ICP，CPP 反映的是脑血管床的血流压力梯度，足够的脑灌注压是脑血流的基本保证，也是维持脑血流自动调节功能、保证脑血流的关键因素。正常生理状况下，通过脑自动调节功能 CPP 保持在 70~85mmHg，但在病理状态下，脑血流自动调节能力受损甚至丧失，其最佳 CPP 的确定要结合 ICP 的情况。创伤性颅脑损伤患者的 CPP 在 60mmHg 以上，如果可以保持 CPP>70mmHg，可以改善预后。因此在处理增高的 ICP 时要同时注意避免血压的剧烈波动，过低会导致 CPP 过低，过高保证了 CPP，但心肺负担加重，出现全身并发症，要在控制增高的 ICP 同时，注意保持 CPP>60mmHg。

无论是 ICP 监测还是 CPP 监测，其最大目标都是尽量避免脑灌注减少及脑缺血，但是否控制了增高的 ICP、将 CPP 保持在目标范围就可以避免脑缺血依然存在争议，因为有 ICP 正常但由于颅内有压力梯度存在，依然出现脑疝及 CPP 低至 50mmHg 脑组织没有缺氧的情况存在，因此需要更多的其他指标来指导避免出现脑缺血缺氧。

（四）激光多普勒血流测定法

自 1975 年 Stern 首次报道应用激光多普勒血流仪（laser Doppler flowmeter，LDF）监测微循环血流量以来，现已广泛应用于各种组织。20 世纪 90 年代起 LDF 局部脑血流量（rCBF）监测的实验和临床应用研究逐步开展，认为这是一种连续、实时、微创和敏感的微循环血流监测技术，适用于神经外科术中 rCBF 监测。

LDF 的工作原理是利用激光多普勒效应，激光通过探头照射到脑组织内快速运动的红细胞表面，使其波长发生改变，产生多普勒频移（Doppler shift）。波长改变的程度及幅度与红细胞的数量和运动速度有关。通过记录波长改变的幅度和强度，从而可以推测局部脑组织血流。LDF 的测量范围较小，在探头周围 1mm，适合检测大脑皮质的血流量，尤其适用于比较血流的相对变化。血流灌注量（perfusion Unit，PU）

为 LDF 的基本测量指标,即流动的红细胞产生多普勒位移值,是一个表示测量深度 rCBF 大小的相对单位,PU 的变化反映了 rCBF 的改变。

LDF 与氢清除法(hydrogen clearance method)等精确的 rCBF 测量方法比较,二者之间有极好的相关性。LDF 在 rCBF 监测领域的应用主要有脑动静脉畸形(AVM)、颅内动脉瘤等对脑血流影响较大的脑血管疾病的脑血流监测。LDF 应用于 AVM 手术中,在 AVM 切除前后用 LDF 连续监测畸形血管团周边脑组织 rCBF 的动态变化,LDF 可以灵敏地记录脑过度灌注。用 LDF 监测巨大脑 AVM 切除后的脑血流,可以记录到 AVM 切除后的持续高 CBF 与引起术后出血及严重水肿有关,反映正常灌注压突破综合征的存在。颅内动脉瘤手术中有时需暂时阻断颈总动脉或载瘤动脉,此时以 LDF 连续监测被阻断动脉供血区的 rCBF,能准确地反映该区域脑血流的下降程度,则有助于决定动脉阻断时间,减少脑组织不可逆的缺血性损伤的可能。动脉瘤夹闭术中 LDF 连续监测邻近脑组织 rCBF 的实时变化,以免造成夹闭血管狭窄以致出现供血区缺血,减少手术并发症的发生。

LDF 监测不但可以在手术中应用,也可用于其他疾病如脑蛛网膜下腔出血(SAH)及重症颅脑外伤等的脑血流检查。LDF 持续监测脑皮质血流量对发现 SAH 造成的缺血性障碍比 TCD 或血管造影更迅速及时,而且可以与脑水肿、充血等鉴别以指导临床采取不同的治疗方案。LDF 持续监测重型颅脑损伤脑皮质 rCBF,可了解皮质血液灌注及脑血管自动调节功能,有助于指导治疗和判断预后。Huang 的研究还说明动物实验中 LDF 可以作为疗效观察的指标。

LDF 是有创检查,可以直接监测局部脑组织的血流变化,测量范围小,精确,缺点是不能以数值形式反映脑血流,主要评估的是脑血流的变化情况。

(五) 热弥散法

局部脑血流变化对于判断神经外科患者的病情变化及预后有着非常重要的意义。近来以热弥散法(thermal diffusion)为原理的微创脑血流监测仪已应用于临床。热弥散法的原理是利用温度梯度作为示踪剂,测量通过探头上两点间的温度变化,从而计算出脑血流量。热弥散流量仪是目前唯一以绝对数量方式持续监测局部脑血流的方法。

1. **原理** 早在 1933 年 Gibbs 第一个提出脑血流可以应用热耦合方法检测。后总结出测量脑组织两点间血流量的数学公式每 100g 脑组织脑血流量(cerebral blood flow per 100g tissue,CBFp)= K(1/V–1/V_0),其中 CBFp 为 100g 脑组织每分钟皮质血流量,K 为常数,V 是两个温度探头间以伏特差计量的温度差,V_0 是两探头在零血流时以伏特差计量的温度差。据此计算两个温度探头间的血流量。尽管各家公司生产的流量仪不同,但其探头结构大致相同,为一耦合两个温度探测器的探头,两探头间保持一定距离,一只温度探测器在一定范围内对脑组织加温,最高温度为脑组织可以耐受并且不引起不良反应的温度,而另一只保持温度不变。记录两探头初始测量温度及加温过程中另一只探头的温度变化,计算出脑血流量。使用时将探头放置在暴露的皮质表面。随着技术的发展,探头的体积愈来愈小,直径在 1mm 左右,比脑室外引流管还要细,对脑组织的损伤很小。其测得正常值为 50~70ml/(100g·min),当脑血流低于 40ml/(kg·min)时必须注意血管痉挛的可能及与脑缺血相关的问题。

与 [133]Xenon 弥散法等进行比较,热弥散法与 TCD 所示的脑血流的相关性更佳,其相关系数达 0.92。

2. **临床应用**

(1) 颅内动脉瘤:颅内动脉瘤手术的并发症有可能是由于夹闭动脉过多造成术后脑缺血,一部分巨大动脉瘤在夹闭前要临时阻断载瘤动脉,在阻断过程中的脑血流监测成为决定阻断时间的重要手段。另外,热弥散监测脑血流还可以作为脑血管活性药物的疗效判断指标。手术中,在开颅后使用此探头,放置于载瘤动脉供血的脑组织皮质,监测动脉瘤夹闭过程中的脑血流变化,一旦出现明显下降,可以调整动脉瘤夹位置或改变手术方式,减少可能出现的供血区域脑组织的缺血并发症。颅内动脉瘤患者的动脉临时阻断时间,在阻断 10~20min 范围内相邻组织血流降至 15ml/(100g·min),脑组织则出现一过性症状,若超出 20min 则出现不可逆缺陷。用热弥散法就可以监测动脉瘤夹闭过程中相应脑皮质血流变化,以此作为指导夹闭时间的指标。还可以应用热弥散法测量血管痉挛患者动脉注射某些作用于血管的药物对局部脑血流的影响,说明其对脑血管痉挛的作用。

（2）脑动静脉畸形：脑动静脉畸形手术后主要并发症为术后血肿、缺血和正常灌注压突破综合征。一旦出现术后血肿则局部脑血流由于 ICP 升高表现为下降，相反若局部脑血流明显增加则需注意出现正常灌注压突破综合征。脑血流在 90ml/（100g·min）以内还可以接受，再高就要做出相应处置。正常灌注压突破综合征一般在术后 24h 内发生，术后血肿最常出现在术后 2~3d。因此对脑血流的监测应该至少进行 2d。正常灌注压突破综合征主要是由于切除前畸形周围的低血流和动脉的低压力，在切除后皮质对于转为正常血流和压力不适应造成的，所以术后维持低循环压力同时监测脑血流对减少正常灌注压突破综合征的发生是必要的。

（3）颅脑创伤：对严重颅脑损伤患者的脑血流监测是热弥散法应用的另一重要领域，而且可以对多种治疗手段的疗效提供良好的判断依据。脑外伤中应用热稀释法监测脑血流，在最初脑血流可以呈现多种改变，一些患者表现为低血流而同时另外一部分患者为高血流，在这些患者中减少的血流逐步增加及高血流逐渐下降至正常的患者预后均较好，而持续为低血流和原来是高血流后转为低血流的患者预后均较差。

热弥散法可用于多种脑损伤（创伤、卒中等）的血流监测，是目前唯一可以在床旁直接测量脑血流并用数值表示的监测方法，但这种方法是有创检查，需要在颅骨钻孔然后进行穿刺放置探头，使得它的应用范围受到一定限制。

（六）经颅多普勒超声

经颅多普勒超声（transcranial Doppler，TCD）是 20 世纪 80 年代发展起来的一种无创持续监测脑血流技术。它可以通过多普勒的深度聚焦功能检测不同深度血管的血流变化。由于颅骨的屏蔽作用，多普勒检测的部位相对固定，全部是颅骨最薄的地方，通过颞窗可以探测大脑中动脉（middle cerebral artery，MCA）、大脑前动脉（anterior cerebral artery，ACA）、大脑后动脉（posterior cerebral artery，PCA）和颈内动脉终末段（terminal internal carotid artery，TICA）等；通过眼窗探测颈内动脉颅内段和眼动脉（ophthalmic artery，OA）；通过枕窗检测椎动脉（vertebral artery，VA）颅内段和基底动脉（basilar artery，BA），这样就可以了解 Willis 环动脉的血流状况。其中最常用到的是检测 MCA 的血流。TCD 可以探测到血管内血流的方向，朝着探头方向的血流规定为正向，背着血流的方向为负向，当出现血流方向异常时常提示血管病变。TCD 检测的指标是血流速度，由于存在解剖差异，无法精确反映脑血流，但它可以检测脑血流的变化情况从而协助诊断。

应用 TCD 技术在颅内动脉瘤手术中监测载瘤动脉在动脉瘤夹闭前后血流速度变化情况，当在手术中发现载瘤动脉血流明显增快时，可以及时调整动脉瘤夹位置避免造成远端血管缺血，对动脉瘤的手术有一定辅助作用。TCD 可以检查动脉瘤破裂引起的蛛网膜下腔出血患者是否存在血管痉挛，血流速度增加与脑血管痉挛及其后出现的神经功能缺陷有关。不仅在脑血管外科，TCD 还可以间接检测颅脑损伤患者脑灌注压。

TCD 监测的优点是无创检查，但受检查者个体差异较大的影响，不同的检查者可以得到完全不同的结论，给临床判断带来困难。

（七）颈内静脉血氧饱和度

颈内静脉血氧饱和度（jugular bulb oxygen saturation，SjO_2）监测技术是 20 世纪 80 年代中期以后兴起的，它通过测量脑静脉血的血氧饱和度，反映脑氧供及氧需求之间的关系，间接提示脑血流状况。通过颈内静脉逆行置管，测量颈静脉球部以上血红蛋白的氧饱和度，在置管过程中要注意颈内静脉插管的深度必须在颈内静脉球以上，否则会由于混入颅外血管的血液引起结果出现偏差。监测的方法有两种，一种是间断抽血行血气分析得到氧饱和度，另一种是将光纤探头插入颈内静脉直接测定。SjO_2 的正常值是 55%~71%，其变化与脑的氧摄取呈负相关。脑氧摄取增加，SjO_2 下降，$SjO_2 < 50\%$ 提示脑缺血缺氧。在脑严重充血、脑氧代谢率下降及脑死亡等患者中，SjO_2 异常升高，原因与脑氧代谢下降及动静脉分流有关。另外，SjO_2 反映的是全脑的混合静脉血的氧饱和度，是全脑组织氧代谢的情况而不是局部损伤脑组织的状况，因此在临床上要综合判断 SjO_2 对患者预后的指导意义。

由 SjO_2 的监测引申出两个指标，动脉动混合静脉血氧含量差（arterio-mixed venous oxygen content difference，Ca-CvO$_2$，简称动静脉血氧含量差）和脑氧摄取率（cerebral oxygen extraction rate，CEO$_2$）。Ca-CvO$_2$ 是动脉血氧含量与颈内静脉血氧含量的差值，其正常值为 8ml/dl；CEO$_2$ 是动脉血氧饱和度与颈内静脉血氧饱和度之差，正常值为 24%~42%。二者均反映脑氧消耗的状况，其中 Ca-CvO$_2$ 受血红蛋白浓度的影响而 CEO$_2$ 与血红蛋白浓度无关。Ca-CvO$_2$ 增加提示脑缺血，Ca-CvO$_2$ 减少表示脑充血。Stochettid 监测了颅脑外伤患者的 Ca-CvO$_2$，结果大部分患者 Ca-CvO$_2$ 表现为减低，与其临床昏迷症状相符，且在进行此项操作过程中患者出现并发症的概率不大。CEO$_2$ 直接反映脑氧耗的多少，由于其不受血红蛋白浓度影响，Cruz 认为在脑氧耗与脑血流的平衡之间 CEO$_2$ 提供了准确的信息。

SjO$_2$ 的监测对脑组织没有损伤，操作容易，风险小，缺点是反映整个半球脑组织的代谢，体积过大，将病变区域和正常区域混杂在一起，数据的灵敏度较低。

（八）近红外光谱技术

近红外光谱（near-infrared spectroscopy，NIRS）技术是 20 世纪 80 年代应用于临床的无创脑功能监测技术。波长为 650~1 100nm 的近红外光对人体组织有良好的穿透性，它能够穿透头皮、颅骨到达颅内数厘米的深度。在穿透过程中近红外光只被几种特定分子吸收，其中包括氧合血红蛋白、去氧血红蛋白及细胞色素。因此通过测定入射光和反射光强度之差，用 Beer-Lamber 定律计算近红外光在此过程中的衰减程度可以反映脑氧供需平衡的指标：局部脑血氧饱和度（rScO$_2$）。局部脑血氧饱和度是局部脑组织混合血氧饱和度，它的 70%~80% 成分来自静脉血，所以它主要反映大脑静脉血氧饱和度。目前认为 rScO$_2$ 的正常值为（64.0% ± 3.4%）。rScO$_2$<55% 提示异常，rScO$_2$<35% 时出现严重脑组织缺氧性损害。影响 rScO$_2$ 的因素主要有缺氧、ICP 升高、CPP 下降。rScO$_2$ 对于脑缺氧非常敏感，当大脑缺氧或脑血流发生轻度改变时，rScO$_2$ 就可以探测到。rScO$_2$ 对缺氧的灵敏度高于 EEG，这是由于 rScO$_2$ 直接监测脑组织的氧含量，而 EEG 探测到的是脑组织发生缺氧以后出现的结果。

NIRS 也是无创监测，主要说明的是脑静脉血氧的变化，缺点是监测结果既有静脉成分又有动脉成分，造成结果分析出现混淆，灵敏度和特异度降低。

（九）脑组织氧分压

脑组织氧分压（partial pressure of brain tissue oxygen，PbtO$_2$）是直接反映脑组织氧合状态的指标，它通过放置在脑局部的探头直接测量脑组织的氧分压，PbtO$_2$ 的正常范围是 16~40mmHg，10~15mmHg 提示轻度脑缺氧，<10mmHg 则为重度缺氧。脑组织 pH 值正常范围为 7.01~7.20。当 pH 下降，CO$_2$ 蓄积时，出现明显代谢障碍。目前大多数学者或研究者的工作以监测 PbtO$_2$ 的变化为主，pH 和 CO$_2$ 的意义有待进一步研究。

目前监测 PbtO$_2$ 使用的设备有 LICOX 和 Neurotrend-7 监测仪，方法都是需要将一根细探头直接插入脑组织，LICOX 的探头直径 <1mm，Neurotrend-7 的探头直径 <0.5mm，不会对整个脑组织造成严重影响。LICOX 监测仪可以监测 PbtO$_2$ 和脑温（brain temperature，BT）；Neurotrend-7 可以同时监测 PbtO$_2$、脑组织 pH 值、PbtCO$_2$ 和 BT。PbtO$_2$ 的监测较多地应用于颅脑损伤严重程度及治疗效果的判断方面。患者死亡概率增加与 PbtO$_2$ 低于 15mmHg 的持续时间及 PbtO$_2$ 低至 6mmHg 有关。

PbtO$_2$ 监测脑氧代谢的变化不但应用于颅脑损伤患者，而且可以用来监测其他疾病的患者。脑动静脉畸形患者手术切除前后监测畸形附近脑组织 PbtO$_2$ 的变化，证明在脑动静脉畸形切除过程中正常灌注压突破现象的存在，说明 PbtO$_2$ 监测可以为术后治疗提供指导，避免严重并发症的出现。

PbtO$_2$ 直接监测局部脑组织的血氧分压变化，灵敏度和特异度高，但是为有创检查，对所测定的局部会产生损伤和压迫，造成探头周围缺氧，使得结果出现偏差，因此在进行结果判定时应该注意结合临床。

二、微透析技术监测

微透析（microdialysis）技术是一种将灌流取样和透析技术结合起来实现从活体生物组织内进行微量生化取样的技术。它可以具有活体取样、实时观察、组织损伤小等特点。

微透析技术是将微透析探头直接插入活体生物体内，用乳酸钠林格液进行灌流，待检测物质沿浓度梯度扩散进入透析管内，并被透析探头内流动的灌流液不断带出，从而达到获取组织间细胞外液及待检测分子的目的。

微透析可以检测脑组织 pH 值和乳酸、丙酮酸、葡萄糖、甘油、谷氨酰胺等物质。乳酸浓度、乳酸和丙酮酸比值及谷氨酰胺浓度的变化可以提示脑缺血,目前认为乳酸/丙酮酸比值超过 25 是微透析各项生化指标中最有意义的指标。

微透析技术的优点是可以在体内正常代谢过程的情况下进行在体(in vivo)、实时(real time)取样,适用于研究细胞组织代谢过程的动态变化,可以对体内神经递质的释放量进行动态监测,是研究细胞组织实时代谢的有效手段。微透析技术可以有效监测脑细胞的代谢过程,尤其是葡萄糖的代谢,可以反映脑细胞损伤的程度,结合前述其他脑氧指标的监测可以完善监测脑细胞代谢的整个过程。

由于微透析监测对神经外科患者还是有创监测,另外探头放置是在健侧还是患侧意义更大还没有统一标准,有待进一步的研究。

如此多的监测指标,在临床工作中如何应用,这需要医师根据不同的患者采取不同的监测手段,脑血管病更关注脑血流的变化,而重型颅脑损伤患者在关注血流的同时更关注颅内压力变化;同样不同的指标反映不同的监测水准,以脑电和诱发电位为代表的功能监测是最高目标,因为保持功能是所有监测和治疗的终极目标;功能出现异常是代谢原因所导致,无论是氧的代谢还是葡萄糖的代谢异常都会造成功能的障碍;代谢异常通常由脑血流障碍引起,TCD、LDF 及经颅彩色多普勒超声检测技术(transcranial color-coded duplex sonography,TCCD)的监测会带给我们相应的信息;以上异常导致颅内的结构位置变化或压力变化时,表现为 ICP 和 CPP 变化,因此虽然 ICP 和 CPP 监测是目前神经危重者应用最多的监测手段,但已经有研究证明其对脑组织出现异常变化的灵敏度和特异度较其他指标为差(如在颅脑损伤患者中与局部脑组织氧分压相比)。只有了解各种监测指标的特点和其在脑功能监测中的位置,才能在临床上选择最合适的手段。

另外,目前脑监测手段虽多,但监测本身并不改变患者的结局,只有充分理解监测指标的意义,才能采取正确的、更积极的治疗,改善患者的预后。

三、肺部感染管理

肺部感染是神经危重患者常见的院内感染部位,目前普遍将其分为医院获得性肺炎(hospital acquired pneumonia,HAP)和呼吸机相关性肺炎(ventilator-associated pneumonia,VAP),HAP 是指患者入院时没有,也不处于潜伏期,入院 48h 后新发生的肺炎;VAP 是指气管插管或气管切开患者接受机械通气 48h 以上及拔管后 48h 内出现的肺炎,是 HAP 的特殊类型。

神经危重患者 HAP/VAP 的发病率可以达到 30% 以上,HAP/VAP 导致住院及治疗时间明显延长,住ICU 时间、机械通气时间明显延长,住院费用明显增加。

神经危重患者发生 HAP/VAP 的危险因素主要与手术影响、患者基础及医源性因素有关。主要包括:①意识障碍,气道保护能力受损,误吸,胸部损伤等;②患者高龄,长期吸烟,肥胖,慢性肺部疾病,糖尿病,基础免疫功能受损等;③平卧位,长期使用呼吸机,质子泵抑制剂的应用,糖皮质激素使用,低温治疗等。

HAP/VAP 的诊断主要依据临床表现、影像学改变、感染标志物及病原学结果综合判断,胸部 X 线或CT 显示新出现或进展性的浸润影、实变影或磨玻璃影,加上下列 3 种临床症候中的 2 种或以上,可建立临床诊断:①发热,体温 >38℃;②气道脓性分泌物;③外周血白细胞计数 $>10 \times 10^9/L$ 或 $<4 \times 10^9/L$。

感染的血清生物学标记物检查日益受到临床重视,主要包括 C 反应蛋白(C reactive protein,CRP)和降钙素原(procalcitonin,PCT),是目前临床上最常用的鉴别感染并可以监测抗感染治疗效果的生化指标。CRP 在机体发生细菌感染时升高,可以作为 HAP/VAP 辅助诊断指标,但特异度不高,不能很好地鉴别CRP 增高是否由于肺部感染导致,在 2016 年美国感染病学会 HAP/VAP 诊治指南没有推荐 CRP 指标作为是否使用抗菌药物的参考指标。PCT 是降钙素的前体蛋白,主要由甲状腺 C 细胞产生,PCT 作为一种细菌感染标志物,正常人群中 PCT 血清水平很低,在细菌感染或发生脓毒症时 PCT 水平显著升高,在无菌性炎症及病毒感染时升高不明显,其对细菌性感染诊断的特异度比 CRP 高,PCT 血清浓度与疾病的严重程度密切相关,升高的程度可以反映细菌感染的严重程度,在临床 HAP/VAP 的治疗过程中 PCT 的变化可以反映抗感染治疗的效果,指导抗生素的使用疗程。

急性期并发 HAP/VAP 的病原学和流行病学应该监测本地区、本单位、本科室的细菌流行病学,为经验性抗 HAP/VAP 治疗提供依据。针对某一个体怀疑 HAP/VAP 患者,应积极及早进行病原学检查,HAP/VAP 的病原学检查主要包括非侵入性标本和侵入性标本,非侵入性标本通过咳痰、咽拭子和气管导管内吸引获得,侵入性标本主要指通过气管镜取得下呼吸道标本和经皮穿刺肺组织标本等,目前推荐非侵入性方法进行半定量培养。长期机械通气患者的气道和 / 或人工气道易有各种院内感染菌定植,如鲍曼不动杆菌、铜绿假单胞菌等,培养到这些病原菌时需鉴别是否为致病菌。鉴别主要从患者基础疾病是否稳定、目前临床体征是否明显恶化等,抗生素使用后感染症状是否明显改善等方面综合考虑是否为定植菌。

应用高通量测序(high-throughput sequencing)为代表的分子生物学技术进行快速微生物 DNA 或 RNA 测定,从而确定标本中的微生物基于测序技术,明显提高病原菌检测的灵敏度,缩短检测时间,但检测结果解读需结合临床评估是否为致病菌,但这些分子生物学技术由于受到标本中非致病微生物的干扰,在特异性病原学确定方面仍有待于将来技术的改进。

HAP/VAP 的治疗主要分为抗菌药物治疗和其他治疗,其中最主要的抗菌药物治疗又分为经验性治疗和目标性治疗。治疗首要原则是在已经诊断 HAP/VAP 并进行病原学标本留取基础上,尽早开始经验性抗生素治疗,避免延迟治疗造成病死率增加。

经验性抗菌药物选择应根据本单位细菌流行病学特征、患者是否存在多重耐药菌感染的危险因素(表 8-3-1)、患者的临床表现、药物的中枢神经系统副作用等因素选择抗菌药物(表 8-3-2)。

表 8-3-1　多重耐药细菌(MRSA/MDRPA 等)感染的危险因素

感染类型	危险因素
VAP	90d 内静脉应用抗生素
VAP 合并感染中毒性休克	合并 ARDS
	住院 5d 以上
	合并急性肾功能损伤并使用肾脏替代治疗
HAP	90d 内静脉应用抗生素

MRSA:耐甲氧西林金黄色葡萄球菌;MDRPA:多重耐药铜绿假单胞菌;VAP:呼吸机相关性肺炎;HAP:医院获得性肺炎;ARDS:急性呼吸窘迫综合征

表 8-3-2　HAP/VAP 经验性抗感染治疗方案

	MDR 感染低风险	MDR 感染高风险
HAP 治疗	一般采取单药治疗方式: β 内酰胺酶抑制剂合剂、第三代头孢菌素、第四代头孢菌素或氧头孢烯类抗生素	可采取单药或联合治疗方式: 抗铜绿假单胞菌 β 内酰胺酶抑制剂合剂、抗铜绿假单胞菌头孢菌素类、抗铜绿假单胞菌碳青霉烯类,或分别联合氨基糖苷类; 有 MRSA 风险时联合糖肽类或利奈唑胺
VAP 治疗	一般采取单药治疗方式: 抗铜绿假单胞菌的第三代头孢菌素、第四代头孢菌素、β 内酰胺酶抑制剂合剂、碳青霉烯类、氨基糖苷类	可采取单药或联合治疗方式: 抗铜绿假单胞菌的 β 内酰胺酶抑制剂合剂、第三代头孢菌素、第四代头孢菌素、氨曲南、碳青霉烯类或氨基糖苷类; 有 XDR 阴性菌风险时联合多黏菌素或替加环素; 有 MRSA 风险时联合糖肽类或利奈唑胺

MDR:多重耐药;HAP:医院获得性肺炎;VAP:呼吸机相关性肺炎;XDR:广泛耐药

HAP/VAP 目标治疗指已知感染病原菌,根据体外药敏试验,结合抗菌药物 PK/PD 特点调整药物使用剂量、方式和频率等以期达到最佳抗菌效果。HAP/VAP 常见耐药菌目标性抗感染治疗推荐见表 8-3-3。

表 8-3-3　HAP/VAP 目标性抗感染方案

病原菌	推荐方案	备注
MRSA	糖肽类或利奈唑胺	推荐检测万古霉素血药浓度,谷浓度为 15~20μg/ml
产 ESBL 肠杆菌科	碳青霉烯类,可以联合氨基糖苷类、β 内酰胺酶抑制剂合剂	应该结合药敏试验结果选择抗菌药物
CRE	多黏菌素联合碳青霉烯类、替加环素或替加环素联合氨基糖苷加磷霉素	宜早期足量联合
铜绿假单胞菌	MDR:抗铜绿假单胞菌 β- 内酰胺类 + 氨基糖苷类、磷霉素,或多黏菌素 +β 内酰胺类、磷霉素; XDR:多黏菌素 +β 内酰胺类 + 磷霉素; 对碳青霉烯类耐药的铜绿假单胞菌:多黏菌素 +β 内酰胺类或磷霉素	严重感染时,可增加剂量、延长滴注时间或持续静脉滴注
鲍曼不动杆菌	XDR 或 PDR,采用联合方案:舒巴坦及其合剂 + 多黏菌素,或替加环素,或多西环素,或碳青霉烯类;多黏菌素 + 碳青霉烯类;替加环素 + 碳青霉烯类或多黏菌素。 对碳青霉烯类耐药的鲍曼不动杆菌:多黏菌素、替加环素。 常用联合方案:多黏菌素 + 舒巴坦,或碳青霉烯类,或利福平,或氨基糖苷类	对于 MDR 感染,舒巴坦剂量可增至 6~8g/d
嗜麦芽窄食单胞菌	联合治疗方案: 磺胺甲噁唑 - 甲氧苄啶 + 替卡西林,或克拉维酸,或四环素类,或多黏菌素	对碳青霉烯类天然耐药

ESBL:超广谱 β- 内酰胺酶;CRE:碳青霉烯类耐药肠杆菌科细菌;XDR:广泛耐药;PDR:多重耐药

　　HAP/VAP 治疗后应该及时进行疗效评估。经验性治疗 48~72h 应进行疗效评估,结合患者的临床症状、体征、影像学改变、感染标志物等检查综合判断。如获得明确的病原学结果后,应尽早转为目标治疗,抗感染疗程一般 7d 以上,如果病情重、多重耐药感染等可适当延长。

　　在应用抗菌药物治疗 HAP/VAP 的同时应该注意院内感染控制,包括呼吸道管理、床头抬高30°~45°、手卫生、早期气管切开、翻身拍背等痰液引流措施、误吸高风险患者给予鼻肠管喂养代替鼻胃管及加强营养支持等措施配合抗菌药物治疗改善 HAP/VAP 患者的预后。

(石广志)

 参 考 文 献

［1］Brain Trauma Foundation,American Association of Neurological Surgeons,Congress of Neurological Surgeons,et al. Guidelines for the management of severe traumatic brain injury. X. Brain oxygen monitoring and thresholds［J］. J Neurotrauma,2007,24 Suppl 1:S65-S70.

［2］STEIN SC,GEORGOFF P,MEGHAN S,et al. Relationship of aggressive monitoring and treatment to improved outcomes in severe traumatic brain injury［J］. J Neurosurg,2010,112(5):1105-1112.

［3］FRIEDMAN D,CLAASSEN J,HIRSCH LJ. Continuous electroencephalogram monitoring in the intensive care unit［J］. Anesth Analg,2009,109(2):506-523.

［4］HEBB MO,MCARTHUR DL,ALGER J,et al. Impaired percent alpha variability on continuous electroencephalography is associated with thalamic injury and predicts poor long-term outcome after human traumatic brain injury［J］. J Neurotrauma,2007,24(4):579-590.

［5］STERN MD. In vivo evaluation of microcirculation by coherent light scatting［J］. Nature,1975,254(5495):56-58.

［6］CARTER LP,ERSPAMER R,BRO WJ. Cortical blood flow:Thermal diffusion versus isotope clearance［J］. Stoke,1981,12(4):513-518.

［7］中华医学会呼吸病学分会感染学组 . 中国成人医院获得性肺炎与呼吸机相关性肺炎诊断和治疗指南(2018年版)［J］. 中华结核和呼吸杂志,2018,41(4):255-280.

第四节 术后并发症及预防

复合手术不同于常规开颅手术,其综合了介入手术及开颅手术两种术式,因此复合手术术后并发症(postoperative complications)的发生、预防及处理与这两种手术相比存在着相同点和差异。

开颅术后并发症直接影响患者预后。微创神经外科理念、术前周密准备及精细的操作等是减少术后并发症的关键。术后严密观察病情变化和及时准确治疗,是弥补术后并发症不良后果的重要环节。

神经外科自进入微创手术时代以来术后并发症逐渐降低。但任何手术都会有创伤。患者手术后能否顺利康复,不仅与医师手术技巧有关,还与麻醉、能否及时发现和准确治疗术后并发症,以及患者体质密切相关。

神经外科手术并发症多发生在手术后 7d 内,手术结束至 48h 为早期并发症(表 8-4-1);48h 以后为晚期并发症(表 8-4-2)。有些术后并发症较轻,可治愈;而有些并发症严重,甚至可造成患者死亡。神经外科术后并发症包括颅内压增高、颅内出血、感染、脑积水、脑脊液漏、脑缺血、凝血功能障碍和代谢紊乱等。

表 8-4-1　神经外科复合手术术后早期并发症

并发症	处理
蛛网膜下腔/脑室内出血	蛛网膜下腔脑脊液引流
蛛网膜下腔出血后血管痉挛	维持血容量和脑灌注压
手术部位脑脊液漏	检查手术切口,补充缝合;脑脊液引流;恰当的体位
呼吸功能不全	严重时气管内插管辅助呼吸
癫痫发作	(除外出血刺激皮质后)给予抗癫痫治疗
低血压	检查血红蛋白后补充液体或输血

表 8-4-2　神经外科复合手术术后晚期并发症

并发症	原因
晚期感染	脑脊液分流,颅骨修补术感染
切口愈合不良	切口感染;缝合欠佳;头皮血运不佳
脑脊液漏	手术后脑膜损伤
晚期脑积水	蛛网膜下腔出血,颅后窝手术
深静脉血栓形成	长期卧床,血液呈高凝状态
垂体功能不全	甲状腺功能,性腺功能和类固醇激素不足
晚期癫痫发作	瘢痕或其他刺激出现癫痫病灶

术后并发症可能发生在病房、手术室、麻醉恢复室、ICU 等不同环境。神经外科医师需要在不同环境中,与相关科室医师协同处理患者手术后并发症。

一、术后颅内压增高

神经外科复合手术术后颅内压(intracranial pressure,ICP)增高可使脑灌注压降低,严重时影响脑代谢,一旦发生脑疝,将危及患者生命,因此需及时发现和处理术后颅内压增高。

(一) 术后颅内压增高原因

原因及处理详见表 8-4-3。

表 8-4-3　神经外科复合手术术后颅内压增高原因及处理

颅内压增高原因	处理
二氧化碳潴留	过度换气;监测血气;必要时应用脱水剂和糖皮质激素
开颅术后血肿	严重时手术清除
静脉回流受阻	术前和术中给予预防措施并及时发现
发热	降低体温
脑积水	明确病因后进行治疗
脑水肿	给予脱水和糖皮质激素治疗,严重时去骨瓣减压
脑血管自动调节功能障碍	明确病因后治疗

1. 二氧化碳潴留　在气管插管、气管切开或使用性能良好呼吸机的情况下,很少发生通气不良和二氧化碳潴留。但拔除气管插管后,由于麻醉药、麻醉性镇痛药和肌松药等可能抑制中枢性或外周性呼吸功能,同时自主呼吸或辅助呼吸不够,可能发生通气不足,导致血二氧化碳浓度升高,引起脑血管扩张、颅内压增高。患者表现为意识淡漠、反应迟钝。纠正方法是立即进行过度换气。当血二氧化碳分压低于 20mmHg 时,脑血管收缩后颅内压降低。因此拔除气管插管后,如果患者术前呼吸功能差,或合并肺部感染应监测血气指标,需及时纠正。过度换气降低颅内压的效果,取决于脑血管对二氧化碳浓度的反应。脑损伤和脑血管病变,血管反应性降低,此时单纯过度换气并不能降低颅内压,需同时应用脱水剂和糖皮质激素。

2. 开颅术后血肿　开颅术后血肿(postoperative hematoma)是术后颅内压增高的常见原因,出血多发生在术后几小时到几天。因出血量或出血部位不同出现不同临床表现,包括意识障碍、瘫痪、瞳孔变化等。手术后病情变化应及时行头部 CT 扫描。脑内血肿较大或已经造成颅内压过高应及时手术清除。

3. 静脉回流受阻　静脉回流受阻也会引起颅内压增高,如阻断 Labbe 静脉后颞叶脑组织肿胀,甚至发生淤血性脑梗死,严重时可形成小脑幕裂孔疝。术中或术后患者头位不当或颈静脉局部压迫,也会因脑静脉回流不畅而产生颅内压增高。心肺功能不良或充血性心力衰竭使静脉回流不畅,也可发生脑水肿。中心静脉压监测或放置 Swan-Ganz 导管,有助于及时发现静脉回流障碍,防止脑水肿的发生。

4. 发热　患者发热时脑血流和脑代谢都会增加,颅内压亦会随之增高。如颅内同时存在积气,升高的体温使积气体积膨胀,会加剧颅内压增高。因此,如术后早期患者高热,应及时明确发热原因,采取积极措施降低体温。

5. 脑积水　术后局部脑室扩大和交通性脑积水(hydrocephalus)都会使颅内压增高。头部 CT 和 MRI 检查可明确诊断脑积水原因,为治疗提供依据。

6. 脑水肿　脑水肿与手术中脑组织暴露时间长、牵拉脑组织、损伤脑动脉、静脉回流不畅等有关。脑水肿多发生于术后 2~3d,一般要持续 1 周。年轻患者手术后脑水肿发生较早,术后当天即可出现。单纯局限性脑水肿经脱水和糖皮质激素治疗可好转。广泛脑水肿或合并脑出血、患者意识恶化、保守治疗无效时应去骨瓣减压。

7. 脑血管自动调节功能障碍　由于脑血管自动调节功能异常,不能依血压的变化自动收缩和扩张。脑血管处于麻痹状态,随血压的升高而被动扩张,颅内血容量增多,颅内压增高。这种异常多见于脑外伤、巨大动静脉畸形(arteriovenous malformation,AVM)及血二氧化碳蓄积。颈动脉内膜切除术暂时阻断颈动脉血流,当血流恢复后,脑组织可能发生反应性充血出现脑过度灌注综合征,引起脑肿胀甚至脑出血。此外,许多麻醉药物能增加脑血流,从而使颅内压增高。降血压药物如硝酸甘油(nitroglycerin)也可引起颅内压增高。

(二) 颅内压监测

开颅术后颅内压增高的临床表现与一般颅内压高无差异,但由于患者术后短时间内仍受麻醉药物的影响,临床判断术后早期颅内压增高有一定困难。颅内压监测(intracranial pressure monitoring)可客观反映出颅内压变化,有助于及时发现颅内压增高。

颅内压监测有三种途径,最简单的是硬脑膜下压力监测,方法是在硬脑膜下腔置一根软管,管的另一端与液压式传感器相连接。脑脊液压力变化以曲线方式记录。此种传感器测压范围较小(40mmHg)。

二是利用导管内置光导纤维,头端带有压力传感器插入脑实质内,另一端连接监测装置,以压力曲线连续记录脑脊液压力变化。

三是将压力监测器放在脑室内,不仅能监测脑脊液压力,颅压高时还可以放出脑脊液降低颅内压。

压力传感器应放置在外耳道水平,使颅内压不受头部位置变化影响。导管可以留置数日,但需应用抗生素预防感染。

以上三种方法有助于连续监测颅内压,当患者术后出现颅内压增高时能得到及时处理。

二、术后血肿

神经外科复合手术术后血肿(postoperative hematoma)是颅脑手术后严重并发症,颅内可代偿空间有限,20~30ml 血肿即可造成病情恶化,发现或处理不及时对患者术后康复极为不利,甚至危及患者生命。复合手术介入手术操作后穿刺部位血肿也是常见的术后出血性并发症之一。

(一) 发生原因

1. 术中止血不彻底　术中止血不彻底是发生术后脑内血肿最常见的原因。神经外科手术止血比较困难,病灶切除后止血不彻底、肿瘤部分切除残面出血、动静脉畸形有残存等,都会造成硬脑膜下或脑内血肿。慢性硬膜下血肿穿刺引流和颅内压监测装置也会引发脑内血肿。

2. 脑静脉血回流受阻　术中过度牵拉脑组织,损伤主要静脉,如颞下入路损伤 Labbe 静脉,术后脑组织发生淤血性坏死,这种血肿多发生于脑内,同时伴有脑挫伤。

3. 头皮颞肌止血不彻底或颅骨板障渗血　关颅过程中血液流入骨瓣下、硬脑膜悬吊不充分、硬脑膜剥离等都可能造成术后硬脑膜外血肿。因此,在开关颅过程中应严格止血、妥当悬吊硬脑膜、注意防止硬脑膜的过度剥离,板障渗血处用骨蜡封堵。

4. 皮质引流静脉断裂　多发生于术前伴有颅压增高患者,如切除颅后窝肿瘤后脑脊液梗阻解除、颅压骤然下降,幕上脑组织塌陷,皮质引流静脉断裂,出现远隔手术区部位血肿。为防止此类情况发生,术中注意放脑脊液时不宜过快,量不宜过多。

5. 凝血功能异常　凝血功能异常、脑动脉硬化、糖尿病均可使术中止血困难,易发生术后血肿。患者术前肝功能异常、手术前长期服用阿司匹林等抗凝血药物等、刚接受完化疗的患者、免疫功能和骨髓功能受到抑制,都可能影响患者的凝血功能,容易发生术后血肿。

患者术中发生弥散性血管内凝血(disseminated intravascular coagulation,DIC)可导致脑内多发性出血,止血困难。血生化检查示血纤维蛋白原减少、纤维蛋白降解产物增多。手术中大量输血发生溶血反应,也可以导致凝血功能障碍。患者合并高血压和动脉硬化,也是术中止血困难的重要原因。对于各种可能影响凝血功能的合并症,术前应给予适当治疗。

6. 手术中止血方法不当　如过分依赖止血药物、关颅时患者血压过低、手术结束不久患者突然癫痫大发作,都可能造成手术后血肿。

7. 血管内治疗导致的血管损伤　血管内治疗术中的血管损伤多为技术性并发症,此外也和疾病本身病程发生发展相关。如血管再通后过度灌注或再灌注损伤导致的迟发性出血。

(二) 临床表现

复合手术术后脑内血肿可以发生在头皮帽状腱膜下、硬脑膜外、硬脑膜下和脑内。

复合手术开颅手术后血肿多发生在手术后 3d 内。个别病例可发生在手术后 1 周,如颅内大动脉(颈内动脉)破裂应用生物胶修补。早期术后幕上血肿表现为手术结束后,患者迟迟不醒;或术后患者已清醒,继之意识逐渐变差;肢体运动障碍,病理征阳性。颅后窝术后血肿病情变化快,患者可能突然呼吸停止。血管内治疗术中颅内出血会继发于手术操作造成的血管破裂或者血流动力学变化导致血管应力增加诱发血管破裂,血管造影可显示对比剂泄漏到蛛网膜下腔,临床上会出现脑缺血反应。

上述临床表现也可见于手术后脑水肿、原发脑损伤和脑积水等手术后并发症,CT 扫描可供鉴别。

(三) 不同部位术后血肿处理

不同部位术后血肿处理见表 8-4-4。

表 8-4-4　不同部位术后血肿的处理

不同部位的术后血肿	处理
帽状腱膜下血肿	术中仔细止血;如少量可自行吸收,如较多可穿刺抽吸后加压包扎
硬脑膜外血肿	术中多种措施预防;如术后发生,必要时可行开颅清除
硬脑膜下 / 脑内血肿	如少量可保守观察;如幕上血肿 30ml,幕下血肿 10ml,且占位效应明显,应行开颅血肿清除
脑室内血肿	术中严密止血,术后可放置引流管
穿刺部位血肿	持续加压压迫并平卧;血管外科手术治疗
血管内治疗术中出血	栓塞出血点,或使用球囊或栓塞材料闭塞出血血管

1. **帽状腱膜下血肿**　复合手术术后单纯帽状腱膜下血肿(subgaleal hematoma)不会危及患者生命,但影响伤口愈合,增加感染机会。帽状腱膜下出血还会流入硬脑膜外造成硬脑膜外出血。术中仔细止血,帽状腱膜下血肿多可以预防。肌肉血管和头皮主要动脉如眶上、颞浅、枕动脉出血是帽状腱膜下出血的主要来源。为彻底止血,头皮应双层缝合,帽状腱膜缝合针距为 1cm,头皮或皮下缝合可防止皮缘渗血。手术后如敷料无渗血,24h 内可不更换敷料,以保证头皮止血效果,避免伤口污染。

少量出血帽状腱膜下血肿可吸收,出血量较多时可穿刺抽出积血然后加压包扎。

2. **硬脑膜外血肿**　开颅手术后硬脑膜外会有少量血液积聚,一般不会对硬脑膜造成压迫。开颅时骨瓣边缘应用骨蜡止血,沿骨窗四周悬吊硬脑膜是防止发生硬脑膜外血肿(epidural hematoma,EDH)的可靠措施,这一步骤应在开颅时进行。如果开颅时不及时悬吊硬脑膜,手术过程中出血会流入硬脑膜外形成血肿。

在骨瓣中央钻孔,悬吊硬脑膜能使硬脑膜与颅骨内面紧贴,可有效地减少硬脑膜外积血。

硬脑膜外不应放置过多明胶海绵和其他止血材料,因为这些止血材料本身有占位效应,放置过多,术后复查 CT 时出现硬脑膜受压现象。切开硬脑膜前其表面出血可使用电凝止血。为避免过多电凝硬脑膜影响硬脑膜缝合,剪开硬脑膜时其边缘出血可以先用银夹暂时夹闭,待缝合硬脑膜时再电凝出血点。

应用头架固定头部时,若头钉穿破颅骨,板障出血可渗入骨板下方或因头钉刺破硬脑膜造成硬脑膜外出血,出血多时造成硬脑膜与颅骨内板剥离形成血肿。预防办法是按要求装置头架,头钉的固定点应避开颞肌,防止头钉穿破颅骨。尤其对婴幼儿开颅时更应警惕,需使用儿童专用的头架。

对伴有梗阻性脑积水的颅后窝肿瘤,手术切除肿瘤后流失大量脑脊液,有时会引起硬脑膜剥离,造成远隔部位硬脑膜外血肿,手术中出现急性颅内压增高。为防止上述意外发生,切除颅后窝肿瘤前可先行脑室 - 腹腔分流术,既可缓解颅内压增高,又能防止手术中脑脊液迅速流失造成脑内血肿。

3. **硬脑膜下血肿 / 脑内血肿**　发生术后硬脑膜下血肿(subdural hematoma,SDH)/ 脑内血肿(intracerebral hematoma,ICH)有三种原因。第一,肿瘤切除后关闭硬脑膜前止血不彻底,血肿位于硬脑膜下和脑内肿瘤残腔。第二,术中主要静脉损伤或牵拉脑组织过重,脑组织挫伤较重,血肿多在硬脑膜下和 / 或脑内。第三,脑积水患者经脑室 - 腹腔分流术后,或伴脑积水的颅后窝肿瘤切除后,脑脊液引流过度,脑组织塌陷移位致大脑皮质桥静脉断裂,可在远隔部位发生硬脑膜下血肿,表现为术中脑急性膨出,需立即探查术野,如未见异常,迅速关颅后行 CT 检查。

术后脑内血肿量较大(幕上血肿 30ml,幕下血肿 10ml),占位效应明显,需立即手术清除血肿。再次开颅手术会增加伤口感染机会,术后应给予抗生素。术后少量硬脑膜下血肿,患者无临床症状,可严密观察,血肿可自行吸收,但少数病例可发展为慢性硬脑膜下血肿。

4. **脑室内血肿(intraventricular hematoma,IVH)**　脑室内手术止血较脑表面止血困难,切除脑室内肿瘤或血管畸形时术野必须仔细止血。脑室内止血尽量采用电凝和止血纱布,明胶海绵会被脑室内脑脊液漂浮,失去压迫止血作用。脑室内手术操作过程中,需随时以棉片阻塞室间孔和导水管开口,以防血液继续流向脑室系统。

术中脑室一旦开放,应及时用棉条将脑室破口封闭以防血液流入脑室。脑室内手术术后可放置引流管。脑室内出血会造成脑脊液循环受阻或脑脊液吸收障碍形成术后脑积水。

5. 穿刺部位血肿 为常见的术后并发症,术后压迫股动脉穿刺点至少 10min,而不是压迫皮肤穿刺点。如果术前出血、凝血时间延长,术后压迫股动脉止血时间要相对延长。穿刺动脉的操作切忌粗暴,避免反复穿刺,加压包扎穿刺部位要切实可靠。穿刺侧下肢制动,平卧时间为 12~24h。如果经 B 超证实出现穿刺部位假性动脉瘤(false aneurysm)时,治疗方法一:对于较小者采用挤压动脉瘤,使之缩小或消失后,再次加压包扎、平卧 24h。绝大多数可凭此方法治愈。治疗方法二:上述方法失败,可行血管外科手术。

6. 血管内治疗术中出血 如果发现对比剂外漏,不要撤出微导管和微导丝,这时微导管和微导丝可以堵住破口,防止大量出血。在治疗某些动脉瘤时如出现破裂出血,可以应用球囊阻断血流,或注射 NBCA 胶堵塞破口,或应用微弹簧圈栓塞动脉瘤或载瘤动脉。

(四)预防

1. 手术前检查患者心血管功能和凝血功能,术前评价时应详细询问病史,血小板计数、凝血酶原时间(prothrombin time,PT)和活化部分凝血活酶时间(partial thromboplastin time,PTT)正常。如患者凝血功能异常应及时纠正。

2. 针对不同组织采用正确止血方法,每一步手术操作都应彻底止血后再继续进行下一步操作。

3. 严格执行开、关颅技术操作规范,正确应用止血材料。

4. 病灶切除后仔细止血,使用生理盐水冲洗术野,对任何微小的出血(形如"冒烟")都应寻找来源、认真处理,直到冲洗生理盐水清澈。

5. 关闭硬脑膜前应用生理盐水将硬脑膜下间隙充满,置换出颅内积气。

6. 血压控制,关颅时应将患者血压恢复至接近患者术前血压水平。而对于术后出现过度灌注损伤风险较高的患者,应当进行更加严格的围手术期血压控制。

7. 注意放出脑脊液速度,施行脑脊液分流术或伴脑积水颅后窝肿瘤切除术,不要快速放出脑脊液。脑室 - 腹腔分流术采用压力适当分流管,颅后窝开颅术后严格缝合硬脑膜,防止脑脊液外溢。

8. 术后运送患者时应小心搬动患者头部,避免强烈震动头部。

三、术后气颅

神经外科复合手术开颅打开硬脑膜和蛛网膜后空气进入颅腔,关闭硬脑膜后蛛网膜下腔和硬脑膜下腔积聚一定量气体,称为气颅(pneumocephalus)。

术后气颅可见于幕上和幕下开颅手术,患者采用坐位手术时更多见。缝合硬脑膜时术野中气体置换不充分;术中额窦、乳突气房开放和术后脑脊液漏,都可能出现颅内积气。

通常开颅手术后 CT 检查会显示颅内少量积气,很少造成脑移位,几天后气体可自行吸收,一般不会加重病情。但术后颅内积气过多,患者术后发热或合并脑水肿,会促进颅内压增高。颅内积气达到一定量时可引起占位效应,患者出现临床症状,称为张力性气颅(tension pneumocephalus),患者表现为淡漠和麻醉苏醒缓慢。CT 表现为术野低密度区,可合并少量出血,脑中线移位或脑室受压。

出现张力性气颅可钻孔穿刺将气体释放出来。穿刺释放颅内积气无效时应开颅放出积气,重新缝合硬脑膜,并修补开放的额窦和乳突气房。为减少术后颅内积气,缝合硬脑膜时应由低位到高位,缝合硬脑膜前最后一针打结时,用生理盐水填满硬脑膜下腔充分置换出积气。

四、术后感染

神经外科复合手术术后感染分为直接感染和间接感染。直接与手术相关的感染有头皮切口感染、脑膜炎、脑脓肿等神经系统感染。另外,开颅手术后还可继发呼吸系统、泌尿系统感染。开颅术后感染以神经系统感染最严重,可能发生在术后 30d 内;体内有植入物如分流管、人工颅骨,甚至术后 1 年内仍可发生感染。

（一）与开颅手术相关的感染

开颅术后切口感染率为 2%~5%。开颅术后感染原因包括头皮消毒不彻底、术前上呼吸道感染未愈、慢性肺部疾病和泌尿系统感染等(表 8-4-5)。术前检查发现患者患有感染性疾病,应待治愈后再行手术。体内置入异物,如分流管和颅骨修补材料,可使用生理盐水反复冲洗。

表 8-4-5　神经外科复合手术开颅手术中的相关感染及处理

与开颅手术相关的感染	处理
切口感染	术中及术后预防,抗感染治疗,如转为慢性感染且存在骨髓炎,需行去骨瓣手术
细菌性脑膜炎	药物抗感染治疗,必要时行脑脊液置换
硬脑膜外积脓	药物抗感染治疗,必要时行清创术
开颅术后脑脓肿	药物抗感染治疗,待脓肿局限后行手术切除
无菌性脑膜炎	激素治疗

1. 切口感染　发生于头皮和帽状腱膜。帽状腱膜缝合不良、皮下缝线残端过长、遗留头皮缝线未拆等,是造成伤口感染最常见的原因。手术后去骨瓣减压、硬脑膜缝合不严(经岩骨入路)、手术后脑脊液外溢,是造成伤口感染的重要诱因。枕下中线入路,特别在儿童枕骨粗隆处头皮较薄,如帽状腱膜缝合不良也易发生伤口感染。

伤口感染早期症状多不明显,数日后头皮红肿,患者发热,周围血常规白细胞增高。可做伤口分泌物细菌培养,选用适当抗生素。

头皮感染转为慢性,伤口经久不愈,拍头部平片或 CT 骨窗扫描,确定是否存在颅骨骨髓炎。对于骨髓炎应及时去除骨瓣,伤口会很快愈合。骨瓣去除后影响患者外貌,颅骨修补术应在感染控制后 6~12 个月施行。

2. 细菌性脑膜炎　开颅术后细菌性脑膜炎(bacterial meningitis)与手术室环境、无菌手术技术紧密相关。病原菌可来自皮肤、手术器械、置入异物如脑室分流管或手术区引流管。开颅时鼻窦和乳突气房开放,潜伏细菌可能成为感染源。

术后化脓性脑膜炎多发生在术后 3d,患者突然高热、颈强直、精神淡漠,脑脊液白细胞数增多,氯化物、糖定量降低,蛋白量增高。脑脊液应行细菌培养,针对细菌对抗生素敏感程度,选用透过血 - 脑屏障能力较强的抗生素控制颅内感染。

定时腰椎穿刺放出炎性脑脊液,脑室炎可行脑室外引流,引流出感染脑脊液。颅内存在异物(分流管)时,化脓性脑膜炎治疗极为困难,必要时应去除。

急性化脓性脑膜炎治疗不及时或细菌对抗生素耐药,慢性脑膜炎治疗困难。因此预防化脓性脑膜炎发生尤为重要,方法是:

（1）改进手术室无菌环境:现代化手术室应有层流净化空气系统,使术野区域几乎无尘埃,减少手术间空气中细菌,可有效减少颅内感染。

（2）严格无菌手术操作。

（3）为预防术后化脓性脑膜炎,无菌手术可采用通过血 - 脑屏障好的抗生素,如头孢曲松类,手术前半小时快速静脉滴注,整个手术过程保证高血药浓度。手术超过 6h,可再补充一次剂量。患者术后不再使用抗生素。

（4）术中尽量减少暴露范围,提倡锁孔入路(keyhole approach)。手术时间与感染率成正比。

（5）关颅前用生理盐水反复冲洗术野。

（6）尽量不放置引流管（条）。如放置引流管，术后也应尽早拔除。

（7）严密缝合硬脑膜、帽状腱膜，防止脑脊液漏。

3. 硬脑膜外积脓 硬脑膜外积脓（epidural empyema）局限于硬脑膜外腔，多伴游离骨瓣骨髓炎。如硬脑膜缝合不严，感染可能向硬脑膜下扩散。患者表现为局部炎症和体温升高。开颅手术后切口长期不愈合者，需拍头部 X 线片，以除外颅骨骨髓炎。CT 检查可见硬脑膜外有占位征象。硬脑膜外积脓妨碍骨瓣愈合，除应用抗生素治疗外，必要时需去除骨瓣，清除硬脑膜外积脓，刮除炎性肉芽组织，彻底清创。

4. 开颅术后脑脓肿 开颅术后脑脓肿罕见，多与脑室引流管和硬脑膜下引流的放置时间较长有关。开颅术后患者发热、癫痫，怀疑脑脓肿（brain abscess）时应及时行 CT 或 MRI 检查。确诊为脑脓肿可抗感染治疗，待脓肿局限后，对伴有颅内压增高者手术切除脓肿。

5. 无菌性脑膜炎 无菌性脑膜炎（aseptic meningitis）在各种开颅术后均可发生，占儿童颅后窝手术患者的 30%。头痛、颈抵抗、恶心和呕吐及精神状态改变等与细菌性脑膜炎无区别。但伴脑脊液漏者多为细菌性脑膜炎。无菌性脑膜炎脑脊液白细胞计数较低。血和脑脊液培养出现细菌可排除无菌性脑膜炎。另外，术后 3~4d 血和脑脊液 C 反应蛋白浓度水平较高者提示细菌感染可能。基因扩增技术（PCR）也有参考价值。

无菌性脑膜炎机制尚不清楚。多数人认为，由于非细菌性物质（如血液或肿瘤内容物）对脑膜刺激，无菌性脑膜炎康复过程差异很大，有些患者需很长时间，抗生素对缩短病程帮助不大，采用激素治疗后病情可以得到缓解。

（二）肺部感染

肺炎（pneumonia）是开颅术后常见的严重并发症。麻醉诱导时患者误吸、术后患者意识不清、后组脑神经麻痹、长期卧床等都是造成肺炎的重要诱因。术前伴有慢性阻塞性肺疾病的患者术后更易发生肺部感染。术后肺炎影响患者气体交换，造成缺氧，继而加重脑水肿。

为降低术后肺炎的发生应注意以下几点：术后拔管时应彻底吸除口腔和气管内分泌物，防止误吸；伴有后组脑神经损伤、咳嗽反射差、吞咽发呛者应注意吸痰；患者意识差应及早气管切开；术后病情允许让患者采取半卧位；鼓励患者早日下床活动。

发生肺炎后应进行痰培养，使用敏感抗生素。定时雾化吸入和翻身叩背是治疗肺炎的重要辅助措施。

（三）泌尿系感染

慢性泌尿系感染是术后泌尿系感染的主要诱因，术前应彻底控制。发生泌尿系感染后，除全身应用抗生素外还可进行膀胱冲洗。

（四）败血症

上述各部位感染均可导致败血症（septicemia），静脉和动脉插管维持时间过长亦可发生败血症。长期保留在患者体内的静脉通道（周围性或中心性），必须定期更换导管。一旦出现不明原因发热应考虑拔除导管。拔除导管顶端行细菌培养对判断感染原因有帮助。

五、术后脑脊液漏

（一）原因

神经外科复合手术术后脑脊液漏（cerebrospinal fluid leakage，CSFL）是指脑脊液通过硬脑膜漏口流入筋膜下间隙，容易发生切口和脑膜感染。脑脊液丢失过多，患者可出现低颅压头痛。严密缝合硬脑膜是预防脑脊液漏的关键。颅后窝开颅止血时硬脑膜被烧灼后回缩，严密地缝合硬脑膜有时很困难，可以用人工硬脑膜，保证硬脑膜严密缝合。

开颅时额窦开放未能用骨蜡封闭好、硬脑膜缝合不严密可发生脑脊液鼻漏。脑桥小脑角手术时乳突气房开放，脑脊液可沿耳咽管流至鼻腔出现脑脊液鼻漏。脑脊液耳漏发生率较低，因为鼓膜将中耳和外部隔开，只有鼓膜破裂时脑脊液才会从外耳道流出。预防脑脊液漏的方法是以骨蜡封闭乳突气房和额窦，严密修补硬脑膜。术中硬脑膜缺损需用筋膜或人工硬脑膜材料修补。

开颅去骨瓣减压术后脑压仍高会出现脑脊液自伤口外漏，此时单纯补缝头皮漏口处或应用静脉脱水剂是不够的,可腰椎穿刺置管持续脑脊液引流,有利于切口愈合。

（二）诊断

鼻孔流出的脑脊液糖定量检查在 1.9mmol/L（35mg/dl）以上者有助于脑脊液鼻漏的诊断。高分辨率三维 CT 成像技术行颅底重建可以辅助明确漏口部位。CT 脑池造影可发现脑脊液的漏口。

（三）治疗

腰椎穿刺置管持续脑脊液引流,保持头高位,可有效减少脑脊液渗漏,促进漏口愈合。术后脑脊液漏合并脑膜炎时应给予抗感染治疗。伤口渗出脑脊液,则需重新严密缝合伤口。缝合伤口时应慎用局麻药,避免局麻药进入脑脊液导致患者脊髓休克、呼吸衰竭或脑神经麻痹。

脑脊液丢失过多会引起低颅压,应注意补充液体。如反复引流数日渗漏未减轻,则需手术修补漏口。漏口修补办法:原切口开颅探查,用骨蜡重新封闭乳突气房或额窦,严格修补并缝合硬脑膜。

六、术后脑梗死

神经外科复合手术术后脑梗死（postoperative cerebral infarction）并不少见,可分为全脑梗死和局灶性脑梗死。

（一）易患因素

1. 高龄。老年人脑动脉硬化、脑侧支循环功能较差,动脉硬化血管内栓子脱落,引发术后缺血性脑梗死。

2. 术前 1 个月内短暂性脑缺血发作（transient ischemic attack，TIA）2 次以上者,提示患者血流动力学状态不稳定。术前低血压（血压 < 最高血压的 85%）、高碳酸血症（$PaCO_2$>45mmHg）、低碳酸血症（$PaCO_2$<35mmHg）、血细胞比容降低、贫血等,都是诱发缺血性脑梗死危险因素。

3. 控制性低血压,脑血流降低也会发生术后脑梗死。

4. 术中脑压板应用不当会造成局灶性脑梗死。牵拉脑组织时间过长,受压脑动脉闭塞,降低局部脑血流量（cerebral blood flow，CBF）,从而引发脑缺血。CT 检查可见脑组织点片状出血和脑水肿。

5. 术中损伤主要脑动脉及其穿支,肿瘤分离和切除过程中,损伤肿瘤周围动脉穿通支或止血不当,伤及主要脑动脉,如大脑中动脉分支,是造成术后脑梗死的重要原因。颅后窝手术损伤椎基底动脉的终末支,导致小脑或脑干梗死,术后出现严重脑干梗死综合征。小脑梗死后脑水肿压迫脑干,术后病情会急性恶化,多见于听神经瘤手术。及时行脑室穿刺脑脊液引流,必要时开颅切除坏死液化脑组织,可能挽救部分患者生命。

手术切除额、颞叶胶质瘤时,大脑中动脉可能被肿瘤包裹,造成大脑中动脉或分支被误伤,手术后基底核或内囊脑梗死。切除蝶骨嵴或鞍区脑膜瘤,肿瘤与颈内动脉、大脑前动脉、大脑中动脉相邻,操作不注意会伤及。

颅内压明显升高,脑灌注压不能随之升高使脑灌注不足,发生广泛性脑梗死,CT 显示大面积低密度病变,药物治疗无效时应去骨瓣减压。大脑前动脉和大脑中动脉及其分支受损后会出现相应部位脑梗死。

6. 术中损伤重要静脉。重要脑静脉损伤可由其他侧支静脉代偿,侧支静脉代偿不足时,可因血细胞渗出引起脑水肿和脑内出血,最终出现出血性梗死。出血性脑梗死部位和程度与引流静脉引流范围及侧支静脉多少有关。

术中短时间内大量脑脊液流失,脑组织移位使引流静脉扭曲,也可造成出血性脑梗死。影响侧裂静脉,如经翼点入路夹闭动脉瘤、额颞部胶质瘤切除术等手术,手术后会发生脑水肿,患者出现偏瘫、失语,甚至意识障碍。颞下入路抬起颞叶损伤 Labbe 静脉,术后会发生颞叶出血性梗死。幕上脑膜瘤切除手术时损伤中央静脉,手术后也会发生严重脑水肿。

颅后窝静脉系统侧支循环较丰富,因静脉移位梗阻引起脑梗死发生率较低。通畅的横窦被阻断,术中可出现小脑肿胀和小脑膨出,应立即切除小脑外 1/3,避免脑干急性受压造成严重后果。

7. 血管内治疗过程中栓塞剂或血栓脱落可导致分支动脉、过路动脉或穿支动脉阻塞,术后 CT 可出现颅内新发低密度病灶。

8. 其他。术中患者颈静脉被压,静脉回流不畅;患者心功能不全;女性患者口服避孕药和产褥期血液高凝状态,都是造成开颅术后脑梗死的原因。

（二）诊断

术后脑梗死多发生在术后 2~3d。患者意识恍惚,严重者可昏迷,出现肢体运动障碍,伴有颅内压增高时甚至可能发生脑疝。头部 CT 检查与术前相比,出现新的低密度病灶。

（三）预防

1. 麻醉　术中维持正常血压,输入适当的液体,维持正常血气,纠正贫血都是预防脑梗死发生的重要措施。

2. 手术操作应注意事项

（1）体位:摆放患者体位时应稍抬高头部,防止颈静脉受压,保证脑静脉回流通畅。

（2）正确使用脑压板:间断运用脑压板可以预防发生术后局部脑梗死。术者要随时注意脑压板位置,尽量减小脑压板压迫。应用腰椎穿刺持续引流,放出蛛网膜下腔脑脊液,使脑充分回缩,得到尽可能大的手术操作空间,避免过度牵拉脑组织。

（3）血管保护:有边界的肿瘤,如脑膜瘤和神经纤维瘤,肿瘤与正常血管、神经之间有一层蛛网膜相隔,切除肿瘤时尽量保护蛛网膜的完整,可使神经、血管得以保护。尤其在切除鞍区、蝶骨嵴肿瘤时,更需小心保护颈内动脉及其分支。切除边界不清胶质瘤时需注意肿瘤包裹重要动脉,注意避免伤及大脑中动脉、大脑前动脉。

（4）超声外科吸引器(cavitron ultrasonic surgical aspirator,CUSA)的使用:应保持在肿瘤内切除肿瘤,穿破肿瘤壁有损伤肿瘤周围血管、神经的可能。

（5）术后处理:开颅术后可采用晶体液和胶体液,维持较高血容量、增加脑血流,使脑血管处于扩张状态。同时与升压措施相结合,可以解除潜在血管痉挛。升压和扩容治疗时,用漂浮导管(Swan-Ganz 导管)监测心输出量,根据 Frank-Starling 曲线评价患者心肌收缩能力。脑梗死发生后再应用预防药物疗效多不明显。

（四）治疗

1. 药物治疗　经确诊为术后脑梗死,应立即给予脱水、溶栓、保护脑细胞治疗。

（1）脱水治疗:CT 见有大面积脑水肿时,可静脉滴注甘露醇(0.5~1.0g/kg)和糖皮质激素减轻脑水肿。

（2）溶栓治疗:主要脑动脉及其主要分支引起的轻度到中度缺血性脑梗死,在急性期可进行溶栓治疗。动脉内注溶栓剂如尿激酶可使血管再通,但有导致脑出血的可能。

（3）脑保护剂:巴比妥类药物对预防和治疗脑缺血发作有一定作用。常规应用苯巴比妥和硫喷妥钠。

2. 手术治疗　术后出现急性大血管栓塞可行机械血栓切除。如出现大脑半球缺血性梗死,占位效应明显,或经保守治疗颅内压增高无法控制,可以去骨瓣减压术。小脑梗死后恶性水肿可行枕下去骨瓣减压。如有出血性脑梗死,需清除血肿和液化坏死脑组织。

七、术后脑积水

神经外科复合手术术后早期发生脑积水提示脑室系统梗阻未得到解决或出血阻塞脑室系统。患者表现为头痛、呕吐、精神淡漠、反应迟钝或尿失禁。以上症状多为隐匿性缓慢加重。

术后晚期脑积水多因脑室系统肿瘤复发或继发性蛛网膜炎至脑脊液吸收障碍引起。头部 CT 或 MRI 可明确诊断。

（一）交通性脑积水

开颅术后交通性脑积水(communicating hydrocephalus)多因手术时血液流入蛛网膜下腔或脑室内,影响蛛网膜颗粒对脑脊液的吸收所致。自发性蛛网膜下腔出血和术后脑膜炎也可能导致脑积水。患者表现为淡漠、反应迟钝、大小便失禁等症状。CT 检查可见脑室系统均匀扩大。

应用脑室外引流系统检测颅内压。根据颅内压调节引流阈值,脑室内压高于此值时脑脊液引流。脑脊液引流量较少时可以间断闭管,最后拔除脑室引流。如脑室引流放置一周仍无法拔除,应考虑行分流手术,尽早行分流手术可减少感染机会。

（二）局限性脑积水

局限性脑积水（focal hydrocephalus）多因室间孔及其邻近部位手术时造成室间孔或导水管阻塞所致。患者表现为颅内压增高症状。CT 或 MRI 可见一侧或双侧侧脑室扩大。治疗方法：患侧脑室穿刺引流，引流可保留一周。如拔除引流后颅压增高症状未缓解,应行脑室-腹腔分流术。

（三）假性脑膜膨出

开颅手术时硬脑膜未严密缝合或行去骨瓣减压术,脑脊液溢出至骨瓣下、骨瓣外或帽状腱膜下间隙,可造成头皮下积液。如未及时处理,硬脑膜内外长期交通,部分患者出现假性脑膜膨出（pseudomeningocele）。患者表现为术后颅内压未缓解,脑组织"疝"出等。CT 检查可见皮下囊肿,经头皮穿刺抽出脑脊液,蛋白含量通常较高。伴有脑积水时应先予以解决,待颅内压力正常后再行硬脑膜修补术。修补硬脑膜后需监测颅内压以防发生脑积水。上述情况与儿童脊髓脊膜膨出修补术后继发脑积水相类似。

（四）硬脑膜下积液

手术后脑组织与硬脑膜之间可聚积脑脊液,称为硬脑膜下积液（subdural effusion）,CT 扫描可确诊。手术后硬脑膜下积液常见于脑室极度扩大,分流手术时采用的分流管不适合。有时手术中脑室开放,脑脊液蓄积在硬脑膜下形成硬脑膜下积液。

如积液尚未引起脑中线结构移位,可不予特殊处理,CT 随访待其自行吸收。如脑中线结构发生移位、患者出现神经系统症状应行穿刺引流。

八、开颅术后癫痫

神经外科复合手术术后患者可出现癫痫发作,称为术后癫痫（postoperative seizures）。在大脑半球脑膜瘤、胶质瘤、鞍区肿瘤、颅后窝髓母细胞瘤等患者中,患者术前虽未发生过癫痫,术后癫痫的发生率也较高,称为潜在癫痫。发生癫痫与手术操作有关,如未缝合硬脑膜、应用明胶海绵等止血材料。术中行脑室引流或脑室-腹腔分流术后,术后癫痫发生率也较高。另外,术后早期酸中毒和低钠血症也可诱发癫痫。术后几个月发生迟发癫痫则与幕上脑出血、脑膜炎和脑积水有关。

术后早期发生癫痫不利于患者康复。癫痫大发作会引起脑缺氧、术后血肿等并发症,因此应积极、有效地预防术后癫痫。

术前有癫痫病史患者,术后应继续抗癫痫药物治疗。麻醉药物可抑制癫痫发生,但因手术当日禁食,患者已漏服抗癫痫药,术中应静脉滴注抗癫痫药物,术后继续给予适量抗癫痫药,维持有效血药浓度。一般认为对潜在癫痫患者,尤其是凸面脑膜瘤、出血性动脉瘤,即便无癫痫病史,术前一周也应给予抗癫痫药物预防性治疗。

尽量避免不必要地更换抗癫痫药物或同时使用两种药物。定期测定血药浓度、肝功能和血常规检查,如发现异常应及时调整抗癫痫药物。避免突然停药。

如服药期间出现癫痫发作,应首先检查血药浓度是否在有效范围,若未达到中毒剂量仍可适当增加服用剂量,或在医师指导下更换抗癫痫药物。

术前有癫痫发作,术后应使用抗癫痫药物至少 1 年,若无癫痫发作可逐渐停药。

术前存在潜在性癫痫患者,开颅术后低钠血症、酸中毒会促进癫痫发生。维持水电解质平衡、预防高热和感染、术中精细操作和尽量减少脑组织破坏可减少术后癫痫发生。

九、术后凝血功能异常

（一）神经外科复合手术对凝血功能的影响

手术创伤可促使受损组织和血小板释放促凝血酶原激酶和血管收缩因子,促进凝血。手术时间长、术中输血较多、组织损伤严重,血液呈高凝状态,并可诱发弥散性血管内凝血高凝状态、酸中毒和失血使凝血时间缩短,可能诱发深静脉血栓形成（deep venous thrombosis,DVT）和肺动脉栓塞（pulmonary embolism)。有报道,经超声波检查证实的深静脉血栓占神经外科手术患者的 19%~50%,2.3% 神经外科患者临床表现有深静脉血栓,其中 1.8% 发生肺栓塞。肺栓塞死亡率为 9%~50%。

（二）下肢静脉血栓和肺栓塞处理

开颅术后患者血液处于高凝状态,加之患者卧床、活动少等因素,下肢深静脉易形成血栓,老年患者发生率更高。患者表现为不明原因发热,下肢压痛和肿胀。

下肢血栓脱落会造成肺栓塞,严重者可危及患者生命。肺栓塞典型症状为呼吸困难、剧烈胸痛、胸膜摩擦音、心电显示右心室高电压、低血压、心动过缓、低氧血症等均提示发生肺栓塞。

下肢深静脉血栓形成是开颅术后常见并发症,血栓形成过程不易发觉。多发生在术后一周。可疑下肢静脉血栓应及时进行多普勒超声或静脉造影检查明确诊断。

一旦发现下肢深静脉血栓形成,患者应绝对卧床、禁止活动,直到临床证明血栓已经消融。出现下肢静脉血栓可选用低分子肝素治疗或在下腔静脉内安置滤过装置,以防肺栓塞发生。

手术时间长更易发生深静脉血栓,患者在术中或术后卧床时,使用间歇性腓肠肌泵,可有效地预防术后深静脉血栓形成。术后患者可穿着弹力袜,尽早下床活动,瘫痪肢体可被动运动。

（三）其他疾病对凝血功能的影响

显微神经外科手术已很少需要大量输血。若术中输血量超过 2 000ml,可能影响患者凝血功能。肝脏疾病、消耗性凝血疾病、血小板功能障碍、第 V 和 Ⅷ 凝血因子缺乏,术前应用双香豆素或阿司匹林等,都可造成术中止血困难。

饮食摄入不足、胆道梗阻、吸收障碍、不适当应用抗生素使菌群失调等可引起维生素 K 缺乏。凝血酶原,凝血因子 Ⅶ、Ⅸ、Ⅹ 的合成均需维生素 K 参与。合并严重肝脏疾病的患者,除 Ⅷ 因子外各凝血因子均减少,还可能存在纤维蛋白原缺乏血症。肝脏疾病合并凝血功能异常者,应补给新鲜冻干血浆和维生素 K。

双香豆素有拮抗维生素 K 的作用,抑制凝血因子 Ⅱ、Ⅶ、Ⅹ、Ⅺ 激活。停止应用双香豆素,并给予维生素 K 后,凝血功能可以在 6~12h 内逐渐恢复正常,如同时给予新鲜血浆可迅速纠正凝血异常。

十、其他少见的术后并发症

（一）皮质盲

皮质盲(cortical blindness)多见于大脑后动脉损伤或脑血管痉挛,也见于脑积水分流手术。患者术后皮质盲表现为双目失明,部分病例可逐渐改善。

（二）静脉空气栓塞

坐位行颅后窝手术时,如静脉窦损伤破口处进入空气,可形成空气栓塞(air embolism)。栓子阻塞肺动脉,患者呼吸困难、全身青紫、呼吸道血性分泌物,右心衰竭,可迅速致患者死亡。采取坐位手术时应特别小心避免损伤静脉窦及大脑静脉。一旦损伤应及时用明胶海绵压迫并缝合封闭破口,同时控制大幅度呼吸动作,患者取右侧卧可延缓空气进入肺动脉减轻症状。

（三）体位性压疮

坐位手术时患者体重主要落在臀部,手术时间长,患者没有被充分垫衬,可能出现压疮。腓总神经受到体位性牵拉或直接压迫也容易受损。

坐位手术时颈部过屈可能损伤颈髓,或因解剖变异血管受压,出现不完全四肢瘫。坐位手术时因颈静脉回流不畅,面部及颈周围组织出现水肿和肿胀,术后需要延期拔除气管插管。

（四）小脑性缄默症

儿童颅后窝肿瘤,如体积较大的小脑髓母细胞瘤、囊性小脑星形细胞瘤和室管膜瘤手术切除后,出现罕见完全性语言丧失,称小脑性缄默症(cerebellar mutism)。多见于 2~11 岁儿童,无明显性别差异。

小脑性缄默症典型表现:手术清醒后言语正常,18~72h 后患者逐渐变得缄默。意识水平不受影响,语言理解正常。患者可用一种非言语方式与他人沟通。与术前状态相比没有新的脑干、脑神经或小脑功能障碍,无颅内高压症状。这种缄默可持续 4 天至 12 周。小脑性缄默的解剖学基础或生理学机制尚不清楚,尚没有预防和治疗方法。

（五）对比剂不良反应

由于对比剂是一种高渗透性碘的复合制剂，除对比剂本身可引起过敏反应外，还有对比剂一次使用剂量过多引起的不良反应，如肝、肾毒性，高渗反应等。因此，一次血管造影的对比剂使用剂量为：一般情况下不能超过8ml/kg体重。成人多数情况下不会超出此最大剂量，但小儿血管造影或血管内治疗时，应高度注意对比剂的安全使用剂量范围。

（六）穿支血管损伤或迟发性支架内狭窄

对于类似颈内动脉闭塞再通手术患者行复合手术治疗，术中放置的血管支架可能导致穿支损伤或闭塞及迟发性的支架内狭窄，术中操作及术后药物治疗可降低此类并发症的发生。

（七）术中黏管

在使用氰基丙烯酸盐栓塞血管畸形的术中，小概率发生微导管黏附于栓塞血管中。栓塞之前调整解除微导管在血管中多余的环，撤管时的瞬间轻快拉出可避免此类并发症的发生。如已发生黏管，可于复合手术术中进行开颅后直视下切除取管。

其他少见术后并发症及处理措施见表8-4-6。

表8-4-6　其他少见术后并发症及处理措施

术后并发症	预防与处理
皮质盲	根据病因采取相应治疗手段
静脉空气栓塞	及时压迫并缝合封闭静脉破口，减少大幅度呼吸动作，右侧卧位
体位性压疮	大部分早期压疮可在采取勤翻身、减压等治疗后好转，严重者可采取护理、药物治疗、物理治疗及外科治疗的联合疗法
小脑性缄默症	目前暂无有效治疗手段
对比剂不良反应	术前筛查过敏史，严格控制安全剂量
穿支血管损伤或迟发性支架内狭窄	术中操作及术后药物治疗
术中黏管	术中操作或于复合手术术中进行开颅后直视下切除取管

（赵元立）

参 考 文 献

［1］赵继宗. 神经外科手术精要与并发症［M］. 2版. 北京：北京大学医学出版社，2017.

［2］LINZEY JR，WILSON TJ，SULLIVAN SE，et al. Frontal Sinus breach during routine frontal craniotomy significantly increases risk of surgical site infection：10-year retrospective analysis［J］. Neurosurgery，2017，81（3）：504-511.

［3］GEORGE B，MATULA C，KIHLSTRÖM L，et al. Safety and efficacy of TachoSil（absorbable fibrin sealant patch）compared with current practice for the prevention of cerebrospinal fluid leaks in patients undergoing skull base surgery：a randomized controlled trial［J］. Neurosurgery，2017，80（6）：847-853.

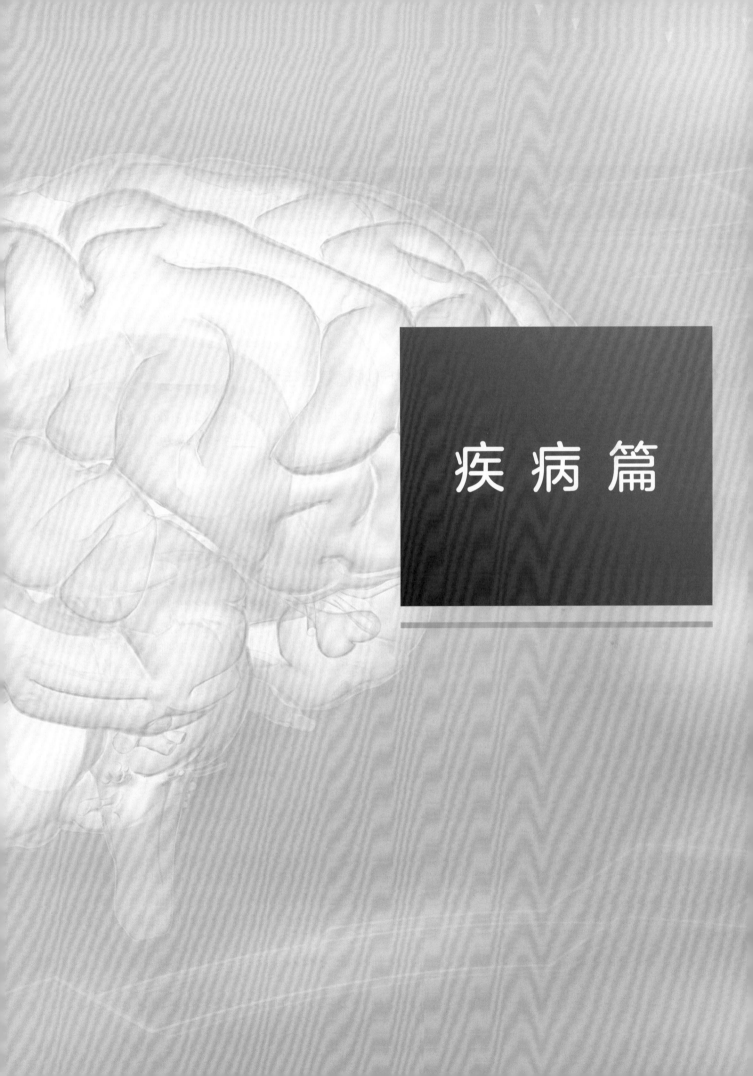

疾病篇

第九章　脑脊髓血管疾病复合手术

第一节　颅内动脉瘤复合手术

颅内动脉瘤是最常见的颅内血管病变之一,人群发病率可高达 3.2%,年发病率为 (2 000~4 000)/10 万人,其破裂导致的蛛网膜下腔出血(subarachnoid hemorrhage,SAH)的发生率在 (2~22)/10 万,30d 死亡率高达 45%,是严重威胁人类健康的危急重症。

一、颅内动脉瘤概述

(一) 动脉瘤的分类、病因和病理

颅内动脉瘤可发生在颅内动脉血管的各个位置,以 Willis 环各动脉分叉处最为常见。根据动脉瘤大小可分为巨大动脉瘤(直径 >2.5cm)、大型动脉瘤(直径 1.5~2.5cm)和小型动脉瘤(直径 <1.5cm),按病理形态可分为囊性动脉瘤、梭形动脉瘤和夹层动脉瘤,其中以囊性动脉瘤最为常见,约占所有动脉瘤的 85%。

根据尸检及大规模影像筛查研究显示,颅内动脉瘤的发病同年龄与性别有一定相关性,以 50~60 岁女性患者最为常见,但目前尚未发现与动脉瘤形成直接相关的病因。血流动力学与血管壁结构改变是导致囊性动脉瘤形成的最主要因素。高血压、颅内血管发育不对称或后天动脉狭窄导致某些血管血流量增加,作用于血管壁的压力随之增加,加之颅内动脉管壁的中层发育不良,缺少外弹力层,部分患者伴有动脉粥样硬化,脂质性炎症导致局部血管壁薄弱,在长期高压血流冲击下,在血管分叉部等受血流冲击发生剪应力(shear stress)改变的部位及管壁薄弱部位容易形成动脉瘤。病理镜检可见动脉瘤瘤壁中层菲薄或缺如,内弹力层缺少,内膜增厚伴有玻璃样变;免疫组化显示 I 型胶原和纤维连接蛋白混杂,层粘连蛋白、III 和 IV 型胶原表达下降,结蛋白不表达,肌球蛋白重链亚型 SMemb 高表达或 SM2 低表达,血管平滑肌表型发生转化;肿瘤坏死因子 α(tumor necrosis factor-α,TNF-α)、白介素 -1β(interleukin-1β,IL-1β)及基质金属蛋白酶(matrix metalloproteinase,MMP)等炎症介质表达增高。

具有家族史尤其是一级亲属有动脉瘤家族史者患动脉瘤的概率是普通人群的 2.5~7 倍,因此遗传因素在动脉瘤的形成过程中起一定作用,但目前尚未有明确证据证实某个特定基因与颅内动脉瘤发生的相关性。目前基因关联分析研究发现,与动脉瘤发生有关的位点包括:染色体 1p34.3-p36.13,2q,4q,5p15.2-p14.3,5q22-q31,7q11.2-q22.1,8q,9p21,11q24-q25,12p,14q23-q31,17cen,19q12-q13 和 Xp22。此外,有些遗传性疾病常伴有颅内动脉瘤的发生,这些疾病包括埃勒斯 - 当洛斯综合征(Ehlers-Danlos syndrome)、马方综合征(Marfan syndrome)、弹性假黄色瘤、常染色体显性遗传多囊肾病及神经纤维瘤病1 型。

除上述因素外,外伤、感染性疾病、放射治疗、巨细胞动脉炎和烟雾病等因素也可导致动脉瘤的发生。

(二) 自然史

未破裂动脉瘤的自然病程目前尚未完全阐明,尸检发现率为 0.4%~3.6%,影像学检出率为 3.7%~

6.0%,20%~30% 的患者往往合并多个动脉瘤。前期研究发现未破裂动脉瘤的年出血率为 1.82%,其中动脉瘤直径≤10mm 的为 0.43%,>10mm 的为 2.16%。与动脉瘤进展和破裂相关的危险因素包括:①动脉瘤大小、位置与形态,目前认为直径 >7mm 的动脉瘤易出血,且直径越大破裂风险越高。椎基底动脉及后交通动脉瘤部位的动脉瘤更易出血。形态不规则的动脉瘤出血风险更高。②吸烟,多项病例对照研究已经证实吸烟是动脉瘤破裂的独立危险因素,烟龄越长破裂风险越高,而戒烟可以降低动脉瘤破裂风险。③性别,观察研究发现女性颅内动脉瘤发生比例高于男性,另有研究指出女性患者动脉瘤破裂风险更高,原因尚待研究。④年龄,通过对未破裂动脉瘤长期随访的前瞻性研究发现年龄增长会增加动脉瘤破裂的风险。⑤高血压,高血压是否可作为动脉瘤破裂的独立危险因素仍存在争议,可能是动脉瘤形成和致命性动脉瘤破裂的危险因素。高收缩压及血压长期控制不佳者更易出血。⑥家族史,遗传因素被认为是动脉瘤性 SAH 的独立危险因素,但相关基因研究仍需进一步深入。⑦其他危险因素,某些疾病可以使颅内动脉瘤发生率大大提高,如多囊肾,马方综合征、Ehlers-Danlos 综合征等。近两年发布的两项重要的关于颅内未破裂动脉瘤的评分——脑动脉瘤破裂风险评分(PHASES 评分)和脑动脉瘤生长风险评分(ELAPSS 评分),在考虑动脉瘤的大小、位置、形态,患者的年龄、种族、既往 SAH 病史、高血压史这些因素后,分别对其破裂风险及生长可能做出预测,破裂颅内动脉瘤 5 年累积破裂率波动于 0.4%~17.8%,动脉瘤生长率波动于 8.4%~60.8%。通过磁共振扫描对动脉瘤壁进行成像显影来预测动脉瘤破裂风险是目前较为热门的研究方向,较多的证据表明瘤壁强化与动脉瘤破裂有一定相关性。

破裂颅内动脉瘤患者自然病程明显差于未破裂者。结合大量临床研究数据发现,首次颅内动脉瘤破裂病死率入院前为 15%~30%,入院第 1 天为 32%,第 1 周为 41%。一项大型人群研究显示,动脉瘤破裂的 30d 死亡率高达 45%,其中大部分死亡事件发生在出血一天内。再次出血患者病死率明显上升,再出血率 48h 内为高峰,约为 6%,继以每天 1.5% 递增,2 周后趋于平稳。2 次及 3 次出血病死率分别为 65% 和 85%。影响破裂动脉瘤自然病程的因素包括动脉瘤因素(大小、形态、是否位于后循环)、患者因素(首次出血严重程度、年龄、性别、高血压是否控制、伴随疾病等)及医疗机构因素(救治 SAH 患者的数量、提供介入治疗的能力等)。

(三) 临床表现

颅内动脉瘤的临床表现分为出血性症状和非出血性症状。

1. 出血性症状

(1) 前驱症状:前驱症状包括头痛、单侧眼眶或球后痛伴动眼神经麻痹、恶心呕吐及头晕等,发生率为 15%~60%,半数在出血前 2~8 周,可持续数日。正确识别前驱症状及体征,及时诊治可获得较好的疗效及预后。

(2) 典型症状:突发剧烈头痛是最常见的症状,患者描述为呈炸裂样并立刻达到最重程度的头痛。可伴有恶心呕吐、颈强直、畏光、短暂性意识丧失乃至深度昏迷或局灶性神经功能障碍。另有 20% 的动脉瘤破裂患者伴有癫痫发作,以大发作为主。脑膜刺激征是 SAH 后最常见的临床体征,多在起病数小时至 6 天均可出现,但并非所有 SAH 患者均有脑膜刺激征表现,仅约 35% 的患者会出现颈强直。动脉瘤破裂后急剧的颅内压增高和弥漫性脑缺血会导致患者意识障碍,约 53% 的患者这种意识障碍是暂时的,另有部分患者为不可逆的深昏迷。

(3) 脑内血肿与脑室内血肿:部分动脉瘤破裂后会形成局部脑内血肿,多见于大脑中动脉瘤出血和前交通动脉瘤反复出血。根据血肿位置不同会出现不同的神经功能障碍,包括偏瘫、失语等。血肿量大时可能造成意识障碍,危及生命。脑室内出血会阻塞脑脊液循环通路,导致急性脑积水,多见于前交通动脉瘤、小脑下后动脉瘤及烟雾病合并的动脉瘤破裂出血。

(4) 颈内动脉海绵窦瘘:海绵窦段动脉瘤出血后可不表现为 SAH,而是形成颈内动脉海绵窦瘘,表现为眼球突出和血管性杂音,部分患者可表现为大量鼻出血。

(5) 迟发性缺血性神经功能障碍(delayed ischemic neurological deficit,DIND):SAH 后 30%~70% 的患者会出现血管痉挛,多在出血 3~5d 后出现,5~14d 时达到高峰。临床可表现为头痛、偏瘫、失语等神经功能障碍及意识变化。

2. 非出血性症状

（1）占位效应引起的局部压迫症状：根据动脉瘤所在的位置不同，大型或巨大动脉瘤其对周围神经组织压迫后可产生不同的神经功能障碍，包括海绵窦综合征，视力障碍、视野缺损、视神经萎缩，动眼神经麻痹，垂体功能异常，偏瘫、失语等症状。

（2）缺血性症状：部分动脉瘤可形成瘤内血栓，造成载瘤动脉狭窄或血栓栓子脱落，引起暂时性或永久的偏瘫、失语、视野缺损甚至意识障碍等脑缺血症状。

（3）非特异性症状：相当一部分未破裂动脉瘤由头痛、头晕等非特异性症状检查发现。直径 <7mm 的未破裂动脉瘤通常无临床症状，多为偶然检查发现。

（四）诊断与辅助诊断

未破裂颅内动脉瘤的症状多不典型，患者多因非特异性症状或体检时，行头颅 MRI、MRA 或 CTA 等影像学筛查发现。动脉瘤破裂引起的 SAH 的症状通常较为典型，患者出现特征性的炸裂样剧烈头痛，可伴有脑膜刺激征，头颅 CT 提示蛛网膜下腔出血。虽然头颅 CTA 诊断动脉瘤的特异度可高达 90%，但数字减影血管造影（DSA）目前仍是颅内动脉瘤诊断的"金标准"，经上述检查怀疑颅内动脉瘤的患者需通过 DSA 确诊。颅内动脉瘤常用的辅助诊断工具如下：

1. 头颅 CT　头颅 CT 是诊断动脉瘤性 SAH 最重要也是首选的检查，具有实效性，其在出血 12h 内的灵敏度可达 98%~100%，在 24h 下降至 93%，而到出血 6d 后只有 57%~85%。因此如果怀疑 SAH 应当在症状出现后第一时间进行 CT 检查。除了明确诊断的作用外，CT 上 SAH 的量和部位与血管痉挛的发生有很好的相关性（改良 Fisher 分级，见表 9-1-1），对判断患者的预后具有重要的作用。此外，头颅 CT 还能够初步判断脑血肿的位置和量，是否具有占位效应、是否发生需要紧急处理的脑积水，这些指标在决定手术策略时具有重大影响。

表 9-1-1　改良 Fisher 分级与相应脑血管痉挛发生率

级别	改良 Fisher 分级	脑血管痉挛 /%
0	未见出血或仅脑室内出血或脑实质内出血	3
1	仅见基底池出血	14
2	仅周边脑池或侧裂池出血	38
3	广泛蛛网膜下腔出血伴脑实质内血肿	57
4	基底池和周边脑池、侧裂池较厚积血	57

2. 腰椎穿刺（脑脊液检查）　对于高度怀疑 SAH 但 CT 检查阴性的患者应当行诊断性腰椎穿刺检查。SAH 后脑脊液的性状随着时间的变化而变化。初期为均匀血性、数日后由于红细胞溶解呈黄色。2~3 周后脑脊液色泽正常而呈无菌性脑膜炎改变，特殊染色可发现含铁阳性细胞。检查有假阳性可能，应当注意与操作损伤鉴别。

3. 头颅 MRI　过去认为头颅 MRI 在颅内动脉瘤的诊断价值中意义不大，主要是因为 MRI 很难区分 SAH 和脑组织信号，而近年来，MRI FLAIR 序列可以用于判断颅内动脉瘤内的血栓形成、多发动脉瘤中破裂瘤体等。但因为价格高昂、检查费时，一般不作为动脉瘤破裂后检查首选。MRI 对于判断 CT 出血量少或者已吸收的亚急性期 SAH 仍有价值。近年来出现的高分率 MRI 则被认为可以初步评估动脉瘤是否存在破裂风险，而对动脉瘤的干预具有指导意义。

4. 磁共振血管成像（MRA）　对直径 <3mm 的动脉瘤灵敏度较差。MRA 检出颅内动脉瘤与动脉瘤大小、瘤内相对于磁场的血流速度和方向、动脉瘤血栓和钙化形成相关。MRA 可作为高危患者最重要的筛查手段，包括直系亲属中有两名颅内动脉瘤患者，尤其自身还有吸烟史或高血压病史者。

5. CT 血管成像（CTA）　头颅 CTA 是快速简便的无创性检查手段，其对直径 ≥5mm 的动脉瘤的检测灵敏度为 95%~100%，接近传统血管造影，直径 <5mm 的灵敏度为 64%~83%。检查的特异性与血管的迁

曲程度有关。查看CTA时更应注重原始图像的解读,三维重建的作用是对明确的病变进行更清晰的展示,但不能更清楚地发现动脉瘤。CTA相比DSA能更好地显示瘤壁钙化、瘤内血栓,以及动脉瘤与血肿和骨性结构之间的解剖关系,必要时可以作为DSA检查的补充。对于病情危急需要紧急手术的患者,也可以通过CTA明确诊断后直接手术。

6. **全脑DSA** 脑血管造影是颅内动脉瘤诊断的"金标准"。一般应做六血管造影(双侧颈内动脉、颈外动脉和双侧椎动脉),以免遗漏多发动脉瘤或伴发的动静脉畸形。DSA可以在80%~85%的患者中显示出血来源。若DSA阴性者,应在2周(血管痉挛消退后)或6~8周(血栓吸收后)复查DSA。DSA对于动脉瘤夹闭手术也具有指导作用,其可明确动脉瘤的大小、形态及与载瘤动脉和穿支的关系,从而事先预估手术中可能遇到的困难,降低夹闭术中对瘤体周围血管的损伤概率。球囊闭塞试验(balloon occlusion test,BOT)是特殊的DSA检查步骤,可评估双侧大脑半球及前后循环血流的代偿情况。

二、颅内动脉瘤的常规治疗

(一) 一般治疗

破裂风险低的动脉瘤可选择观察随访,对部分与动脉瘤生长和破裂有关的可逆性因素如吸烟、高血压等进行对症干预。破裂风险高的动脉瘤在等待手术期间应当予以镇静、通便等对症治疗,监测控制血压。

(二) 破裂动脉瘤的非手术治疗

1. **镇静监护** 包括绝对卧床14~21d,头抬高30°,限制额外刺激,保持环境安静,适当予以镇静止痛药物。监测意识、瞳孔、体温、呼吸、血压、氧饱和度等生命体征,完善术前检查。

2. **止血** 目前止血剂在动脉瘤性SAH治疗中的作用存在争议。有研究显示抗纤溶药物如氨基己酸和氨甲苯酸能够降低约40%的再出血率,但同时也会增加43%的缺血性事件的发生,因此对总体预后没有助益。目前推荐对血管痉挛风险较低的患者采用早期短程的抗纤溶治疗方案(2b推荐,B类证据)。

3. **控制血压、血糖、体温及颅内压** 血压与颅内压的波动可能导致再出血,应当采取措施维持两者平稳,但同时应避免血压过低,增加继发性脑缺血的风险。高血糖与高热与不良预后有关,需对症处理。

4. **预防癫痫** 对已有癫痫者应当应用抗癫痫药物预防术后早期癫痫,不推荐长期预防性用药。

5. **DIND的防治** 对于脑血管痉挛患者采用维持正常血容量、正常血压和血液浓度的3N治疗还是传统的扩容、升压及血液稀释(3H)治疗目前仍存在争议。钙通道阻滞剂尼莫地平能够改善患者预后,一般应在出血发生后3d内尽早使用。严重血管痉挛者可采用介入治疗方法进行腔内成形。

(三) 手术治疗

1. **手术时机**

(1) 破裂动脉瘤:未治疗的破裂动脉瘤在最初24h的再出血率为3%~4%,1个月之内每天的出血风险在1%~2%,3个月后每年出血风险为3%,因此在出血后应当在急性期积极检查治疗。此外,SAH后30%~70%的患者会出现DIND,而动脉瘤的早期治疗能够解除针对DIND的扩容治疗的禁忌,这同样提示破裂动脉瘤应该得到早期治疗。综上所述,目前主张在出血急性期,尤其是出血3d内对破裂动脉瘤进行治疗。

(2) 未破裂动脉瘤:未破裂动脉瘤是否需要手术治疗必须权衡其破裂风险及手术治疗风险。目前,未破裂动脉瘤的破裂风险约为1.82%/年,既往有SAH史、大型动脉瘤及瘤颈比大的动脉瘤等因素是动脉瘤破裂的危险因子,而动脉瘤手术或介入治疗的致死、致残风险在2%~3%,是否治疗应根据不同患者的随访与治疗风险来制订个体化的方案。表现为脑神经功能障碍的动脉瘤总体上提倡早期治疗。

2. **神经介入治疗** 在2002年国际动脉瘤治疗研究(International Study of Aneurysm Therapy,ISAT)结果发布后,介入治疗已然成为目前大多数动脉瘤的首选治疗方案。该研究显示,开颅夹闭和介入治疗的术后 1 年不良预后率分别为 30.9% 和 23.5%，显然介入治疗比开颅夹闭更具优势。但随后的中长期(2005年和 2009 年)报告显示，开颅夹闭相较介入治疗在需要再治疗的复发比例和再出血率上更具优势。因此，目前普遍公认：

(1) 动脉瘤治疗方案的选择应在神经外科和介入治疗医师根据患者和动脉瘤的特点讨论后得出。

(2) 对介入和夹闭均可的动脉瘤首选介入治疗(1 级证据)。介入治疗更适用于下列患者：①年龄 >70岁；②重症患者(WFNS Ⅳ/Ⅴ级)；③不伴脑内血肿；④后循环动脉瘤。

介入治疗的方式包括：

(1) 单纯弹簧圈栓塞动脉瘤：对于窄颈(瘤颈≤4mm)的小动脉瘤(直径 4~10mm)可行单纯弹簧圈栓塞。对于瘤颈偏宽、瘤体形态不规则，但又不太适合球囊或支架辅助栓塞的动脉瘤(如急性期破裂动脉瘤)，可采用双微导管技术进行单纯弹簧圈栓塞。其他宽颈或大型动脉瘤，考虑术后复发因素，不适合单纯弹簧圈栓塞治疗。

(2) 球囊或支架辅助弹簧圈栓塞：对于宽颈或大型动脉瘤，栓塞时或术后弹簧圈容易移位或突入载瘤动脉，栓塞时需要球囊或支架辅助；对于夹层动脉瘤或梭形动脉瘤，则必须使用支架辅助技术。球囊辅助栓塞相较支架具有瘤颈保护(动脉瘤破裂时充盈球囊可阻断血流止血)、帮助弹簧圈塑形(塑形作用优于支架)及不需要术后长期抗血小板治疗等优势。球囊或支架辅助栓塞时，均需术中全身肝素化；使用支架者术前、术后双联抗血小板治疗。随着新型抗血小板药物的出现，支架不应成为无药物准备的急性期破裂动脉瘤的禁忌，必要时同样可以使用。

(3) 血流导向装置及血流干扰装置：血流导向装置又称密网支架，是近十年来动脉瘤介入材料发展的一个主要方向。此类支架的网孔直径在 100~250μm，瘤颈覆盖率在 30%~50%，是普通支架的 3 倍，能够显著降低动脉瘤腔内血流，已有的临床研究显示出其良好的动脉瘤闭塞率。但目前其适应证范围尚有限，其对前循环血管较平直部位的动脉瘤疗效较佳，对于远端血管及后循环动脉瘤的适应证研究正在进行中。同时其术后血栓栓塞事件发生率仍较高，使其应用仍存在一定局限性，应当慎重对待。血流导向装置 WEB 是近年来新涌现的介入栓塞装置，尤其适合分叉部动脉瘤，围手术期不需要抗血小板治疗，现有研究体现出其良好的安全性，长期疗效仍需进一步验证。

(4) 载瘤动脉介入闭塞：对于一些难治性巨大动脉瘤或梭形动脉瘤，如 BOT 提示患者具有良好的侧支循环及临床耐受，可考虑行载瘤动脉介入闭塞。介入闭塞的方式有球囊、弹簧圈或液体栓塞剂。

3. 传统开颅手术　虽然 ISAT 研究提示在同等条件下，介入治疗的不良预后率明显低于开颅手术治疗，但最近的 BRAT 研究的分层研究报告显示，对于大脑中动脉瘤，开颅手术的动脉瘤闭塞率及术后功能预后均优于介入治疗。目前更倾向于开颅手术的因素包括：①年轻患者；②伴脑内血肿；③大脑中动脉瘤(2 级证据)、胼周动脉瘤、宽颈动脉瘤或动脉瘤伴有动脉分支(3 级证据)；④有不利于介入的血管因素或动脉瘤因素。开颅手术的方式包括：

(1) 直接手术夹闭：传统的动脉瘤治疗方式，发展成熟，其安全性和有效性得到公认。主要针对囊性动脉瘤，根据动脉瘤的部位不同，有多种不同的手术入路，主要包括翼点入路、经纵裂入路、海绵窦入路、颞下入路、硬膜外颅中窝入路、扩大硬膜外颅中窝入路、岩骨后入路、枕下外侧入路等。手术时可通过调整体位、使用甘露醇及腰椎穿刺释放脑脊液来控制颅内压。术中应充分游离瘤颈，避开穿支血管后以动脉瘤夹夹闭动脉瘤颈。可采用临时阻断的方法控制近端血流；穿刺抽吸、Dallas 技术逆向抽吸均可降低动脉瘤张力，辅助大型动脉瘤的塑形夹闭。

(2) 血管重建治疗：即"搭桥"手术治疗，适用于不能直接夹闭的大脑中动脉、颈内动脉、大脑前动脉、椎动脉等动脉瘤，包括巨大血栓性动脉瘤、夹层动脉瘤和梭形动脉瘤。主要的搭桥方式有颅内 - 颅内(intracranial-intracranial，IC-IC)血管搭桥和颅外 - 颅内(extracranial-intracranial，EC-IC)血管搭桥，在体血管可选择桡动脉、大隐静脉或人工血管，目前以桡动脉最为常用。EC-IC 血管搭桥是目前使用最为广泛的搭桥方式，按血流量可分为高流量搭桥(如颈外动脉 - 桡动脉 - 大脑中动脉搭桥)、中流量搭桥(如颞浅动脉 - 桡动脉 - 大脑中动脉搭桥)和低流量搭桥(如颞浅动脉 - 大脑中动脉搭桥)。EC-IC 血管搭桥在复旦大学附属华山医院已常规开展数十年，成功率可达 96%。IC-IC 血管搭桥是复旦大学附属华山医院近年来着力开展的血流重建方式,相较 EC-IC 血管搭桥,不需要暴露颈外动脉及其分支作为供血动脉、术式灵活多样、吻合通畅率高,优势明显。目前主要的 IC-IC 血管搭桥方式包括断端直接吻合、血管移位嫁接、移植血管植入吻合及血管并联吻合等多种方式,可灵活组合应用。血流重建后,动脉瘤的闭塞方式包括孤立或远、近端阻断。

(3) 孤立术和包裹术:孤立术适用于无法直接夹闭且侧支循环良好的患者。但应注意,即使有良好的侧支循环,术后因动脉痉挛等因素干扰,患者仍可能发生脑缺血,因此仍推荐对条件许可的患者,实施血流重建联合动脉瘤孤立的手术方式。包裹术通常不作为动脉瘤治疗的首选治疗方式,在开颅夹闭时发现动脉瘤无法夹闭或孤立时,可作为补救治疗手段,肌肉片和生物胶是主要的包裹材料,需要注意的是包裹术仅可降低出血风险,条件许可者后期仍需通过其他治疗方式进行进一步治疗。

三、颅内动脉瘤的复合手术治疗

在过去近 30 年间,由于神经介入治疗方法的出现,颅内动脉瘤的治疗方式出现了重大的变革。从 20世纪 90 年代之前以显微外科手术为主的模式逐渐发展到目前大部分动脉瘤以介入治疗为首选治疗方式。由此而来的关于两种治疗方式孰优孰劣的争论也已持续十多年。而事实上,脑血管显微外科领域的众多著名专家早已提出了针对颅内复杂动脉瘤需要采用两种治疗方式联合的治疗模式才能取得最佳治疗效果的观点。复合手术室为这种以往需要分期进行的联合治疗提供了一期实现的平台。自 2006 年国内首次在神经外科领域引入复合手术室以来,各地神经外科复合手术室如雨后春笋般涌现,国内神经外科复合手术不但在数量上呈爆发式增长,而且在理论形成与方法总结上相较国外更为系统与全面,形成了神经外科领域独有的复合手术优势。本节以在复旦大学附属华山医院(以下简称华山医院)接受复合手术治疗的约 300 例颅内动脉瘤病例为基础,对颅内动脉瘤的复合手术方法进行介绍。

(一) 动脉瘤复合手术的优势

虽然目前大部分动脉瘤能够通过常规的单一治疗方法进行治疗,但我们仍推荐有条件的单位对所有动脉瘤手术提供一站式复合手术装备,因为动脉瘤复合手术具有如下优势:

1. **术中造影监测,保障治疗准确性与安全性**　最普通的动脉瘤复合手术模式是动脉瘤开颅手术中的血管造影复查。国外一项针对颅内动脉瘤与 AVM 开颅手术术中造影安全性与有效性的大型研究显示,术中造影显示的动脉瘤夹闭不满意率达 8.2%,其中 54.7% 是因为动脉瘤残留、42.9% 是因为载瘤动脉狭窄。国内赵岩等对 72 例接受开颅夹闭治疗的动脉瘤患者进行术中造影复查,有 5 例(6.9%)显示瘤颈残留、6 例(8.3%)显示载瘤动脉狭窄。华山医院的统计数据与此类似,54 例接受开颅夹闭手术治疗的患者中有 6 例(11.1%)通过术中造影发现残留,其中 5 例(83.3%)为复杂动脉瘤。因此,颅内动脉瘤在夹闭术后随访过程中发现的病灶复发有相当一部分实际上是手术当时的残留。通过复合手术进行术中实时造影复查能够十分准确及敏感地发现此类异常,使术者能在第一时间进行干预调整,确保病灶在术中尽可能得到完全治愈,从而极大地降低这些脑血管病的术后复发率。

2. **两种术式联合治疗,降低手术难度与风险**　斯坦福大学的 Marks 等在 1995 年首先报道了通过介入治疗与开颅手术联合的方式治疗了两例动脉瘤。一例破裂的前交通动脉瘤通过开颅手术前的弹簧圈栓塞降低了开颅夹闭术中动脉瘤破裂的风险,另一例海绵窦段巨大动脉瘤先通过夹闭的方式缩窄瘤颈,使后续的栓塞治疗更容易达到满意的栓塞效果,这种两种治疗方法续贯治疗的模式是动脉瘤复合手术的雏形。此后,Michael Lawton 也报道了利用这种续贯模式治疗的 47 例动脉瘤,同时他还将这种联合治疗的模式拓展到了载瘤动脉闭塞及球囊闭塞血流评估等应用上。耶鲁大学的 Ng 等 2000 年报道了术中通过球囊导管阻断血流、抽吸降低动脉瘤张力帮助夹闭颈内动脉床突段大型动脉瘤的复合手术方法。这些联合治疗的方式相比传统单一治疗模式,能够降低动脉瘤治疗的难度,从而提升治疗过程中的安全性,扩大难治性动脉瘤的可治比例。

3. **模式实时切换,快速有效处理合并症及并发症**　得益于在一间手术室内的两套装备,患者可以不需要转运,在两种治疗模式之间无缝切换,从而争取了宝贵的黄金抢救时间,这在急诊病例中显得尤为重要。例如对于伴有脑内血肿的病例可以在介入治疗后即刻开颅清除血肿;对于已经出现脑疝的病例可以先行开颅减压或引流,再行动脉瘤介入治疗。此外,术中可能改变治疗方式也是动脉瘤治疗的一大特点。华山医院有2例后交通动脉瘤在开颅夹闭术中发现瘤颈粥样硬化异常明显而无法夹闭,术中即刻切换入介入治疗模式,最终实现闭塞动脉瘤的目标。

（二）动脉瘤复合手术的方式

1. **术中造影复查** 对于所有接受开颅夹闭手术的动脉瘤,术中造影复查均是有价值及必要的。Washington等对比了49例接受开颅夹闭手术治疗的动脉瘤患者术中吲哚菁绿造影及常规造影的结果,发现其不一致率达24.5%,因此认为术中常规造影复查仍是动脉瘤术中评估的"金标准"。术中造影复查的操作同普通造影,但需在开颅手术前在腹股沟区域消毒铺巾。采用仰卧位开颅的前循环动脉瘤可在术前或术中进行股动脉穿刺置鞘,术前置鞘者需维持高压滴注以防鞘内血栓形成。采用俯卧位或侧卧位的后循环动脉瘤必须在术前置入抗折长鞘,以防动脉鞘在摆放体位过程中滑脱或受压打折(下文中各复合手术方式的置鞘方法均与本操作相同)。

2. **术中血流评估** 术中血流评估是动脉瘤复合手术不同于传统开颅手术的一项重大特点。从最简单的载瘤动脉通畅性评估到复杂的术中球囊闭塞或临时阻断血流动力学评估,复合手术的这项功能将复杂动脉瘤的手术策略决策时间从术前延后至术中,使术者能够根据更全面、更准确的数据进行治疗方案选择,从而达到精准治疗的目的。这种应用在需要进行血流重建的复杂动脉瘤开颅手术中具有重要意义,累及豆纹动脉的大脑中动脉M1段动脉瘤是其中一个经典案例。对于大型梭形动脉瘤,载瘤动脉远端搭桥联合动脉瘤孤立是一种常规的手术方案,但如果瘤体累及豆纹动脉,即便将远端血流重建,孤立也会不可避免地牺牲豆纹动脉的血流,使患者面临巨大的偏瘫风险。华山医院针对此类动脉瘤,不直接进行动脉瘤孤立,而是先将载瘤动脉近端临时阻断,然后进行术中造影对血流进行评估,如果确认动脉瘤已经不显影,且豆纹动脉血流保持通畅、电生理监测指标无明显变化,则不再进一步孤立动脉瘤,保留部分逆向血流供应豆纹动脉,从而大大降低患者术后出现功能障碍的可能。

【病例7】

患者,女,46岁,主诉"阵发性头晕2年"。经头颅MRI及全脑DSA确诊为左侧大脑中动脉M1段巨大夹层动脉瘤。该例动脉瘤的治疗需要在闭塞动脉瘤的同时,保留豆纹动脉的功能,因此决定在复合手术条件下先完成左侧颈外动脉-桡动脉-大脑中动脉搭桥,重建大脑中动脉远端血流,再通过术中DSA评估血流,决定动脉瘤的闭塞方式。术中完成血管重建后,先临时阻断动脉瘤近端载瘤动脉(图9-1-1A),复查术中DSA,此时桥血管及远端大脑中动脉血流通畅无延时,并且动脉瘤不显影,通过工作站血流达峰时间彩图分析显示,载瘤动脉近端豆纹动脉相较术前形态及流速均无改变(图9-1-1B、C)。继续电生理动作诱发电位及感觉诱发电位监测30min,波幅均无改变,决定采用近端阻断的方式闭塞动脉瘤。术后患者恢复顺利,无神经功能障碍。

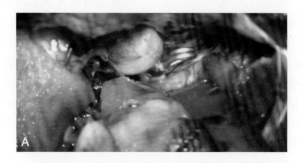

图9-1-1 复杂动脉瘤复合手术术中血流评估
A.左侧大脑中动脉M1段巨大动脉瘤术中行颈外动脉-
桡动脉-大脑中动脉搭桥后,阻断载瘤动脉近端

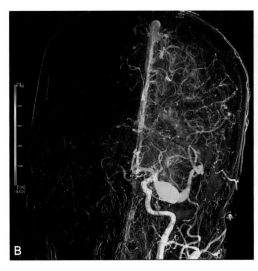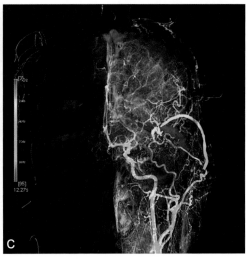

图 9-1-1（续）

B. 阻断前血流达峰时间彩图，显示左侧 M1 段巨大动脉瘤；C. 阻断后血流达峰时间彩图，显示动脉瘤不显影，动脉瘤近端豆纹动脉显影正常，流速基本同前

3. 球囊辅助动脉瘤夹闭　球囊辅助动脉瘤夹闭具有保护瘤颈、临时阻断血流及降低动脉瘤张力、便于塑形夹闭的作用。这种复合方式对于诸如颈内动脉床突上段动脉瘤等开颅夹闭时近端血流临时阻断较为困难的动脉瘤具有明显作用。对于小型动脉瘤，可采用普通单腔球囊（如 Hyperform 球囊）；而对于大型或巨大动脉瘤，需要使用双腔球囊导管（如 Merci 双腔球囊导引导管或 Scepter 双腔球囊导管）。打开硬膜后，转换成介入操作模式，在透视下将球囊置于瘤颈处（小型动脉瘤）或动脉瘤近端载瘤动脉内（大型或巨大动脉瘤），充盈测试球囊，记录达到满意阻断效果时的对比剂用量，卸去球囊，再转回开颅手术模式，暴露动脉瘤。分离瘤颈前，在非透视条件下根据记录数值充盈球囊，必要时再将载瘤动脉远端阻断，通过双腔导管内腔抽吸降低动脉瘤张力，然后快速分离瘤颈后夹闭动脉瘤。在使用球囊过程中通常需要用到术中抗凝，但各单位抗凝方案各有不同，尚无统一方案。相比全身肝素抗凝，本单位更倾向在导引导管中使用肝素盐水持续滴注进行小剂量抗凝，同时尽可能缩短球囊充盈时间，至今未在此类病例中出现血栓栓塞性并发症。

【病例 8】

患者，女，17 岁，因"左眼视力下降 1 年"入院。经 DSA 确诊为左侧颈内动脉眼动脉段巨大动脉瘤。为术后尽可能减轻视神经压迫，决定行复合手术下球囊抽吸辅助动脉瘤夹闭术。术中临时阻断载瘤动脉远端后（图 9-1-2A），将 Merci 球囊导管置于左侧颈内动脉近岩骨段，充盈球囊

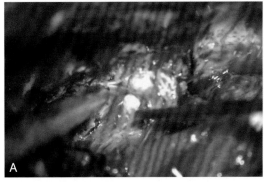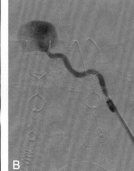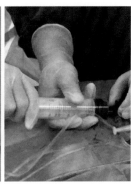

图 9-1-2　球囊导管逆向抽吸辅助动脉瘤夹闭

A. 术中磨除前床突后暴露动脉瘤，阻断截瘤动脉远端；B. 充盈球囊，手推造影确认导管位置后，用 50ml 针筒从球囊导管内进行抽吸操作

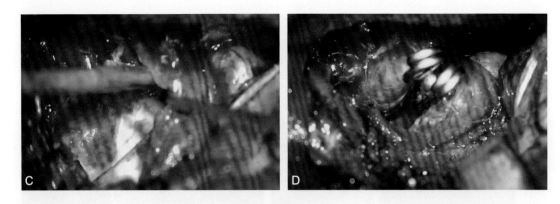

图 9-1-2(续)

C. 动脉瘤明显皱缩,快速分离瘤体与周围组织粘连;D. 对动脉瘤进行塑形夹闭

后逆向抽吸(图 9-1-2B),动脉瘤张力明显下降(图 9-1-2C),快速分离瘤颈并用 2 枚动脉瘤夹夹闭动脉瘤(图 9-1-2D)。

4. 介入栓塞与开颅手术联合治疗动脉瘤

(1) 联合治疗单一动脉瘤:介入栓塞与开颅夹闭联合治疗单一动脉瘤是神经外科复合手术的雏形。既往联合治疗主要有两方面的作用,一是通过夹闭的方法缩窄瘤颈,有利于通过介入方法实现致密栓塞;二是通过介入的方法封堵出血,再通过夹闭的方法实现完全闭塞动脉瘤的目的。但是随着介入技术的不断发展,此类技术的运用愈发罕见。前者通过支架辅助栓塞或直接放置血流导向装置,众多宽颈动脉瘤往往通过单一的介入方法就能够得到有效的治疗,而后者随着急性期支架使用理念的改变及新型抗血小板药物的出现,在出血急性期也可以通过支架辅助栓塞达到一期治愈的目的。据笔者观察,基底动脉顶端大型宽颈动脉瘤是目前为数不多的仍考虑使用两种方法进行联合治疗的动脉瘤类型。此类动脉瘤单纯塑形夹闭困难,而介入治疗往往要用到 Y 形或 T 形支架放置,出现缺血性并发症的概率较高。通过开颅手术的方式先将瘤颈部分夹闭,变宽颈动脉瘤为窄颈,再通过单纯栓塞的方法将动脉瘤栓塞,不仅开颅手术的难度大大降低,也避免了使用双支架带来的风险。

(2) 联合治疗多发动脉瘤:与治疗单一动脉瘤不同,多发动脉瘤联合治疗的主要目的是为不同动脉瘤挑选各自最适合的治疗方式,在操作技术上与普通栓塞治疗或普通开颅夹闭治疗无异。在为每一枚动脉瘤挑选治疗方式时需全面考虑各方面因素。除了基本的动脉瘤形态、体颈比等指标外,动脉瘤的位置、手术体位的摆放、治疗的迫切程度,是否具有占位效应、是否需要支架辅助等因素均应在考虑之内,遵循扬长避短的原则,以实现患者利益最大化。具体操作时可借助影像融合技术,将血管造影获得的三维血管影像与磁共振及 CT 影像融合,通过虚拟现实平台从各角度直观观察分析各手术入路和体位的优缺点,最终确定最佳治疗方案。

 【病例 9】

患者,女,62 岁,5 年前因头晕检查发现右侧小脑占位,初诊为海绵状血管瘤,每年随访中发现病灶逐渐增大。行全脑 DSA 证实右侧小脑下后动脉(posterior inferior cerebellar artery,PICA)串珠样多发动脉瘤(5 枚)伴血栓(图 9-1-3A)。通过术前 DSA 与磁共振导航融合制订术前计划(图 9-1-3B)。近端 2 枚动脉瘤因位置较深行介入栓塞术。栓塞后动脉瘤完全不显影(图 9-1-3C)。远端 3 枚动脉瘤位置表浅且伴有明显机化血肿,为实现减压目的,行开颅夹闭术。术中打开血肿腔,充分减压并于小脑表面夹闭动脉瘤(图 9-1-3D)。

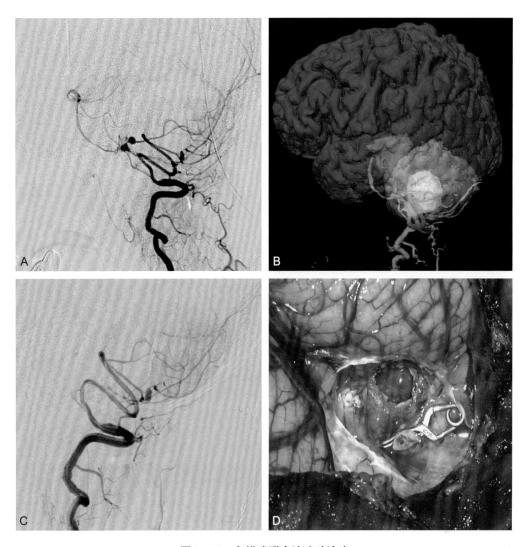

图 9-1-3　多模式联合治疗动脉瘤

A. 右侧椎动脉侧位 DSA 显示右侧 PICA 多发动脉瘤；B. DSA 与磁共振导航图像融合后显示动脉瘤和血管(红色)与血肿(黄色)、小脑(绿色)和脑干(蓝色)的解剖关系；C. 近端动脉瘤栓塞后的右侧椎动脉侧位造影图像显示近端动脉瘤完全闭塞；D. 开颅术中照片显示远端动脉瘤完全夹闭,脑内血肿得到清除

（3）联合治疗孤立或闭塞动脉瘤：对于巨大血栓性动脉瘤及颈内动脉床突上段或海绵窦段巨大动脉瘤等需要孤立动脉瘤但近端载瘤动脉暴露又十分困难的病例,采用介入方法闭塞动脉瘤或近端载瘤动脉可以很大程度降低手术难度、减少手术创伤,是动脉瘤复合手术中较为普遍的一种运用方式。这类手术的第一步是通过开颅手术的方式进行搭桥血流重建,必要时夹闭动脉瘤远端载瘤动脉,然后切换介入模式,用常规的介入方法闭塞动脉瘤或近端载瘤动脉。

5. 介入治疗与其他开颅术式的联合　介入治疗在处理脑内血肿、脑积水及脑疝等动脉瘤出血后的并发症时存在先天不足。复合手术为这些需要在介入治疗闭塞动脉瘤前后通过开颅方式处理并发症的病例提供了一站式平台,节约了宝贵的抢救时间并降低了转运风险。

综上所述,复合手术技术是动脉瘤手术治疗的重要辅助工具,能够提高颅内动脉瘤治疗的安全性及准确性,其操作的规范化流程仍需大样本病例的总结与积累。

（毛　颖　陈　亮）

参 考 文 献

［1］GO AS，MOZAFFARIAN D，ROGER VL，et al. Heart disease and stroke statistics—2014 update：a report from the American Heart Association［J］. Circulation，2014，129（3）：e28-e292.

［2］STEINER T，JUVELA S，UNTERBERG A，et al. European Stroke Organization guidelines for the management of intracranial aneurysms and subarachnoid haemorrhage［J］. Cerebrovasc Dis，2013，35（2）：93-112.

［3］WIEBERS DO，WHISNANT JP，HUSTON J 3RD，et al. Unruptured intracranial aneurysms：natural history，clinical outcome，and risks of surgical and endovascular treatment［J］. Lancet，2003，362（9378）：103-110.

［4］VERNOOIJ MW，IKRAM MA，TANGHE HL，et al. Incidental findings on brain MRI in the general population［J］. N Engl J Med，2007，357（18）：1821-1828.

［5］周良辅 . 现代神经外科学［M］. 上海：复旦大学出版社，2015.

［6］BACKES D，RINKEL G JE，GREVING JP，et al. ELAPSS score for prediction of risk of growth of unruptured intracranial aneurysms［J］. Neurology，2017，88（17）：1600-1606.

［7］BACKES D，VERGOUWEN MDI，GROENESTEGE ATT，et al. PHASES score for prediction of intracranial aneurysm growth［J］. Stroke，2015，46（5）：1221-1226.

［8］KASSELL NF，TORNER JC，ADAMS HP JR. Antifibrinolytic therapy in the acute period following aneurysmal subarachnoid hemorrhage：preliminary observations from the Cooperative Aneurysm Study［J］. J Neurosurg，1984，61（2）：225-230.

［9］NOHRA C，THANA T，PASCAL J，et al. Safety and efficacy of intraoperative angiography in craniotomies for cerebral aneurysms and arteriovenous malformations：a review of 1093 consecutive cases［J］. Neurosurgery，2012，71（6）：1162-1169.

［10］MARKS MP，STEINBERG GK，LANE B. Combined use of endovascular coils and surgical clipping for intracranial aneurysms［J］. Am J Neuroradiol，1995，16（1）：15-18

［11］LAWTON MT，QUINONES-HINOJOSA A，SANAI N，et al. Combined microsurgical and endovascular management of complex intracranial aneurysms［J］. Neurosurgery，2003，52（2）：263-274.

［12］NG PY，HUDDLE D，GUNEL M，et al. Intraoperative endovascular treatment as an adjunct to microsurgical clipping of paraclinoid aneurysms［J］. J Neurosurg，2000，93（4）：554-560.

［13］WASHINGTON CW，ZIPFEL GJ，CHICOINE MR，et al. Comparing indocyanine green videoangiography to the gold standard of intraoperative digital subtraction angiography used in aneurysm surgery［J］. J Neurosurg，2013，118（2）：420-427.

第二节　脑动静脉畸形复合手术

　　脑动静脉畸形（arteriovenous malformation，AVM）的治疗对神经外科医师是一种挑战，随着诊断和治疗的技术不断发展和完善，目前对简单的脑 AVM 的治疗已经取得了比较满意的结果，但是对于大或巨大的，累及重要功能区和脑叶深部的复杂性脑 AVM 的治疗，仍然是我们神经外科治疗的难点。这些 AVM 在 Spetzler-Martin 分级通常不低于Ⅲ级。

一、脑动静脉畸形概述

（一）病因和病理

　　AVM 的病因不明，目前普遍认为 AVM 是发生于胚胎时期的先天性疾病。在人体胚胎发育过程中，胎龄达 3 个月以上的胚胎其脑血管基本上已形成了正常人的模式。Streeter 将脑血管这一段发育过程分为：①原始血管芽胚期；②原始血管网期；③血管分层期；④脑血管成形期；⑤血管壁成熟期。近年研究发现，脑血管生成发育，是由于各组织、脏器内存在血管生成调控机制。这一复杂的分子信息通道，由多肽类及蛋白质组成的血管内皮生长因子（vascular endothelial growth factor，VEGF）及其他许多生长因子，与细胞受体型酪氨酸激酶（receptor tyrosine kinase，RTK）及血管内皮生长因子许多受体的协同活动完成。

脑 AVM 的发病机制不明,至今仍无公认的疾病模型,主要认为系先天起源,后天可能仍存病理生理学变化。绝大多数 AVM 为无明确遗传学背景的散发病例。遗传性出血性毛细血管扩张症(hereditary hemorrhagic telangiectasia,HHT)1 型由 *ENG* 单倍不足引起,*ENG* 编码内皮联蛋白(endoglin)为转化生长因子 -β(transforming growth factor-β,TGF-β)受体的修饰蛋白,在 HHT 2 型中发现 *ALK1* 单倍不足,*ALK1* 同样编码 TGF-β 受体超家族,两者主要影响血管生成过程中内皮细胞及平滑肌细胞分化,从而引起血管发育异常。现有研究中 AVM 动物模型的主要方向,即通过 *ALK1* 及 *ENG* 基因敲除,动物局部 VEGF 过表达,刺激形成有动静脉分流的粗大异常血管。但在散发人脑 AVM 标本中,未发现 *ALK1* 及 *ENG* 的突变致病作用。由于脑 AVM 可能为先天性,因此考虑其发病机制可能与动静脉发育过程异常有关。在血管发育过程中,内皮细胞获得动脉或静脉表型,分割成为血管床并由平滑肌细胞及周细胞等支持细胞包被,形成具有不同管壁结构及血流动力学状态脉管系统。

AVM 由一支或几支动脉供血,不经毛细血管床,直接向静脉引流。小型畸形血管团直径不及1cm,巨大型可达 10cm,内有脑组织,体积可随人体发育而增长,其周围脑组织可因缺血而萎缩,呈胶质增生带,有时伴陈旧性出血。畸形血管表面的蛛网膜色白且厚。大脑半球 AVM 多呈楔形,其尖端指向侧脑室。

(二)自然史

脑 AVM 的自然史研究及荟萃分析表明,脑 AVM 年平均破裂出血率为 2%~4%,其中未破裂 AVM年平均破裂出血率为 2.2%,破裂 AVM 年平均再破裂出血率为 4.5%。对破裂 AVM,出血第 1 年内平均再破裂出血风险增高,达 6%~7%,而随后年再破裂出血率恢复至往年平均水平。5%~10% 的 AVM 破裂出血后死亡,30%~50% 留有神经功能损伤后遗症。既往破裂出血史,深部 AVM,完全深静脉引流,合并动脉瘤为病变破裂出血的危险因素,而部分深静脉引流对破裂出血影响不显著。现有证据可能并不支持,年龄较小或老年 AVM 患者出血的风险高。根据 Staph 等的研究结果,无既往出血史的 AVM,深静脉引流及位置较深两项危险因素全无者,年破裂出血率约 1%,有其中一项者,年破裂出血率为 3%,两项全有者,年破裂出血率为 8%,如有既往破裂出血史,则以上各组年破裂出血率分别为 5%、11%~15%与 35%。

基于对脑 AVM 年破裂出血比例,可通过公式粗略估算其终生破裂出血风险,即(至少一次)出血率 = $\left[1-(1-年破裂出血率)^{预期寿命}\right] \times 100\%$。近期一项研究发现,166 例有症状脑 AVM 平均随访 23.7 年,无论有无出血,脑 AVM 破裂出血率基本稳定在 4%,出现症状到出血的平均时间约为 7.7 年,年死亡率约 1%,年致死率及严重致残率共计约 2.7%。因此终生破裂出血风险也可用简化公式估算,即(至少一次)出血率 =(105- 患者年龄)× 100%。

(三)临床表现

1. **出血** 出血是比较常见的临床表现,30%~65% 的 AVM 首发症状是出血,高发年龄 15~20 岁。可表现为蛛网膜下腔出血、脑(室)内出血或硬脑膜下出血。发病较突然,往往在患者做体力活动或有情绪波动时发病。出现剧烈头痛、呕吐,有时甚至意识丧失,颈强直,克尼格(Kernig)征阳性。根据国外近期大宗队列、人群统计报道及最近一项荟萃分析,39%~53% 的 AVM 以出血为主要表现,既往研究多认为出血来源于扩张的静脉出血,因此出血量较动脉瘤出血相对少,致死率及致残率也相对动脉瘤破裂所致蛛网膜下腔出血低。除症状性出血外,近期有研究表明有 10%~20% 的 AVM 无临床出血症状,但在磁共振及病理检查中可发现病灶周围有陈旧血液成分,因此提出 AVM 在症状性出血以外,可能存在亚临床性隐匿微出血,同时该研究显示类似的隐匿微出血可能增加 AVM 症状性出血风险,即 AVM 可能由隐匿的微量出血进展为破裂出血。

2. **癫痫发作** 40%~50% 的病例有癫痫发作,其中约半数为首发症状,多见于较大的、有大量"脑盗血"的 AVM 患者。癫痫大发作与局灶性癫痫发生率几乎相等,精神运动性发作和小发作较少出现,AVM发生癫痫主要有两种学说,一种为动静脉短路使脑组织局部缺血,邻近脑组织胶质样变;另一种为 AVM对脑组织的刺激作用,即"点火作用"。

3. **头痛** 60% 以上的患者有长期头痛史,可能与脑血管扩张有关。常局限于一侧,类似偏头痛。头痛的部位与病变的位置无明显关系。AVM 出血时头痛的性质即有改变,变得比原有的头痛更为剧烈,且多伴有呕吐。

4. 进行性神经功能障碍 运动或感觉性障碍约占 40%,其中 10% 左右为 AVM 首发症状。引起神经功能障碍的原因有:①"脑盗血"引起的短暂脑缺血发作,常见于较大的 AVM 病例中,多于患者活动(如跑步、驾车等)时发作,历时短暂,但随着发作次数增多,障碍历时越来越长,瘫痪程度亦越趋严重;②伴发脑水肿或脑萎缩所致的神经功能障碍,见于较大 AVM,特别当病变有部分血栓形成时,这种瘫痪常长期存在,且随着时间进行性加重,临床上有时可疑为颅内肿瘤;③出血引起的脑损害或压迫,出血逐渐吸收,瘫痪可逐步减轻甚至完全恢复正常。

5. 智力减退 见于巨大型 AVM,由于严重"脑盗血",导致脑的弥漫性缺血及脑发育障碍。有时因癫痫的频繁发作,频繁出现的脑缺氧,以及患者受到癫痫放电及抗癫痫药物的双重抑制的影响,亦可使智力衰退。轻度的智力衰退在 AVM 切除后常可逆转,但较重的智力衰退则不能逆转。少数病例以痴呆为首发症状就诊。

此外,脑 AVM 的临床表现还包括颅内杂音,颅内压增高,眼球突出,精神症状等。

(四) 辅助检查

1. 头部 CT CT 平扫 AVM 为等密度或稍高密度区,加强扫描 AVM 明显强化,表现为不规则的混杂高密度区,大脑半球中线结构无移位,无明显的占位效应。出血急性期,CT 可以确定出血部位及程度。CT 血管成像(CT angiography,CTA)因操作简便、快速和创伤性小,在颅内 AVM 的诊断方面,特别是急性颅内出血中有应用价值。

2. 头部 MRI MRI 为脑 AVM 诊断与治疗所需的重要检查手段。其能够更清晰地显示复杂畸形血管团与毗邻神经血管结构关系。MRI 具有特殊的"流空效应",AVM 中的快速血流在 MRI 中均显示为无信号阴影。病变的血团,供应动脉及引流静脉在 T_1 加权像(T_1 weighted image,T_1WI)和 T_2WI 上均呈黑色而被清楚显示。另外,T_2WI 及梯度回波序列(gradient echo sequence,GRE)上血管团周围低信号为含铁血黄素沉积,可能提示既往无症状出血。近期有研究表明,磁共振上病灶周围陈旧出血信号可能为脑 AVM 新发破裂出血的危险因素,因此 GRE 对未破裂脑 AVM 自然病程判断及筛选有破裂倾向的高危人群有重要意义。

磁共振血管成像(MRA)及磁共振静脉成像(MRV)仅能够显示部分进出畸形血管团的大血管,对畸形血管的整体显示较差。磁敏感加权成像(SWI)对血管内去氧血红蛋白灵敏度高,含去氧血红蛋白较多的血管(一般为静脉血管)显示为显著低信号,对血管畸形中静脉成分的显示相对 MRV 更理想,而在强度图像与相位图像整合的 SWI,正常动脉及有动静脉分流的血管表现为高信号,因此可能从某种程度弥补断层影像的主要问题,即目前检查序列缺乏对血管畸形的血流动力学评估。

3. 脑血管造影 数字减影血管造影(DSA)可以确定畸形血管团位置、大小、范围、供血动脉、引流静脉、血流速度、是否合并动脉瘤或静脉瘤和盗血现象。动脉期摄片中可见到一堆不规则地扭曲着的血管团,有一根或数根粗大而显影较深的供血动脉,引流静脉早期出现于动脉期摄片上,扭曲扩张,导入颅内静脉窦。病变远侧的脑动脉充盈不良或不充盈。

4. 脑电图检查 有癫痫发作的患者在病变区及其周围可出现慢波或棘波。癫痫患者术中脑电图监测,切除癫痫病灶,可减少术后抽搐发作。

(五) 诊断

脑血管造影及断层影像的发展,使得更多未破裂或无明显症状的脑 AVM 在检查中被发现。除极少数畸形血管内有血栓形成的造影阴性 AVM 外,多数脑 AVM 需要病理诊断即可以确诊。

由于脑 AVM 最主要危害是破裂出血和癫痫发作,需要在治疗前或随访过程中监测或评估脑 AVM 变化状态,从而发现破裂出血倾向和预测癫痫治疗情况。目前对脑 AVM 完整诊断包括血流动力学及血管形态学特点,病变的解剖及功能定位,既往出血情况。明确上述病变特点有助于患者的风险预测,选择治疗方案及治疗手段。

二、脑动静脉畸形的常规治疗

（一）脑动静脉畸形分级

临床常用的脑 AVM 分级系统为 1986 年提出的 Spetzler-Martin 分级（简称 SM 分级）：①AVM 直径 <3cm 为 1 分，3~6cm 为 2 分，>6cm 为 3 分；②AVM 位于非功能区 0 分，位于功能区 1 分；③AVM 表浅静脉引流 0 分，深部静脉引流 1 分。根据 AVM 大小、是否位于功能区、有无深部静脉引流三项得分相加数值定级，级别越高手术难度越大。完全位于功能区的巨大 AVM 或累及下丘脑和脑干的 AVM 视为Ⅵ级，任何方法治疗危险性都极大。

2011 年，Spetzler 提出简化的三级分类方法，即将Ⅰ级与Ⅱ级的 AVM 合并成为 A 级，Ⅲ级保留为 B 级，Ⅳ级与Ⅴ级合并成为 C 级，这一改进不仅有助于临床使用，同时能够提高临床研究中不同病例对照或队列研究比较的统计学检验效能。

尽管 SM 分级为目前较普遍采用的临床分级，但此分级系统存在局限性。首先，SM 分级的制订决定其只能评价手术治疗预后，而对其他治疗手段疗效无法评价。其次，该分级不能反映不同医疗中心或手术医师治疗效果存在差异。另外，尽管该分级较简明实用，但临床应用中仍可能存在评价者间误差。

AVM 的立体定向放射治疗与病变体积有显著关系，因此治疗效果与病变体积、血流阻力、是否存在供血动脉扩张及病灶周围血管增生有关，提示 AVM 的血流动力学状态可能影响疗效。其中，AVM 血流动力学分型，可按照脑血管造影分为三型：低阻力型，脑血管造影时，畸形血管的引流静脉与动脉同时充盈；中阻力型，引流静脉充盈在畸形血管团显影后 1s 之内；高阻力型，引流静脉充盈在畸形血管团显影后 2s 或以上。

国内学者也曾提出过脑 AVM 外科治疗分级。史玉泉教授提出的 4 项标准分级法，根据脑血管造影所示，将脑 AVM 的大小、部位、供血动脉和引流静脉四项要素各分为四个等级，给予评分。如果有两项因素都为某一级别则定为该级，如只有一项因素高于其他三项时，则将该项级别减去半级。

（二）脑动静脉畸形脑出血

自发性颅内出血是脑 AVM 常见的症状。脑 AVM 破裂出血需要根据出血严重程度及患者神经功能障碍情况选择治疗。与动脉瘤不同，脑 AVM 破裂出血后短期内再出血的风险相对较低，但如缺乏对畸形血管影像学评价而早期施行手术，对脑 AVM 治疗危险性较高。因此，血肿危及生命、造成功能损伤，应尽快手术清除血肿，挽救生命，降低神经功能损伤。对出血复杂性的 AVM，进行病灶构筑和血流等术前充分评估，有助于治疗方式选择。如果患者在保守治疗期间出现进行性神经功能恶化，可考虑急诊治疗。

急性自发性脑内血肿危及患者生命，行 CT 和 CTA 检查。如果术前未行 DSA 或 CTA 检查，为挽救患者生命行急诊手术，手术中只对血肿进行清除，降低颅内压，不要盲目切除畸形血管，以免造成 AVM 再次破裂出血。急诊手术未能切除畸形血管，脑肿胀明显可考虑硬脑膜补片减张缝合，去骨瓣减压。4~6 周后二次根治手术。手术中剪开硬脑膜前使用 B 超扫描，了解血管畸形大小和位置很有帮助。

（三）显微神经外科手术治疗

完全切除脑 AVM 是最有效的防止出血、降低癫痫发生的治疗方法。SM 分级Ⅰ级或Ⅱ级的脑 AVM 建议首选手术治疗。非功能区、SM 分级Ⅲ级和Ⅳ级患者，也推荐手术治疗。病变小、位置深的病灶，可采用立体定向放射治疗。SM 分级Ⅲ级、Ⅳ级（包含功能区的病灶）和Ⅴ级患者，选择手术治疗应慎重，必要时可以采用联合治疗，努力降低手术后并发症。近年复合手术（hybrid operation）将手术和血管内栓塞治疗有机结合，充分发挥二者优势，对一些复杂性 AVM 的治疗也取得良好效果。

以癫痫发作为临床表现的脑 AVM，80% 在术后得到缓解或有效控制。术前多次癫痫发作的脑 AVM，术后 66%~76% 获得癫痫完全缓解，癫痫加重者不足 2%。尽管术后可能有 6%~15% 的病例在术后出现新发癫痫，但多数在术后 1 年内发生，68% 的患者在术后 2 年停用抗癫痫药物且不再出现癫痫发作。

脑 AVM 的手术关键,不仅要求术中导航能够提供病变定位及当前操作对周围神经结构影响的解剖评估,同时需要能识别供血动脉和引流静脉。但无论 CTA 或 MRA,各血管显示强度无明显差异,需要通过对所显示血管的走行方向及与周围明确性质的大血管延续关系等间接判断,推测指定血管的动静脉性质。而脑 AVM 的复杂血管结构,在三维重建的断层影像上受重叠和角度限制,可能降低上述方法的准确程度。因此目前对脑 AVM 的术中导航效果至少部分依赖术者经验。磁敏感加权成像等磁共振序列不依赖于血管解剖关系,通过血管内血液成分的差异,对动静脉血管进行标记,随着分辨率及三维重建技术的提高,可能在未来被用于术中导航影像。

(四)立体定向放射治疗

立体定向放射治疗通过离子放射线使动静脉分流闭塞。放射治疗脑 AVM 的闭塞率为 60%~85%,主要优势在于防止开颅损伤,对手术切除困难或风险较大的病变可考虑立体定向放射治疗。病变直径小于 3cm,放射治疗成功率高。大剂量放射治疗介导畸形血管团血管壁炎症反应,内皮细胞缺失,平滑肌细胞增生。通过术前栓塞减小血管畸形体积,但完全闭塞比例低(约占 30%)。

放射治疗也有一定的局限性。放射线介导的生物学效应依赖于细胞有丝分裂,因此治疗后可能需 2~5 年时间病变才会闭塞,在此期间病变出血风险并未降低。有研究提示在此期间,年破裂出血率为 2.7%。

(五)神经介入栓塞

对多数 AVM,介入栓塞仍不是单独治疗方法,主要作为脑 AVM 术前、放疗前的辅助治疗手段。介入栓塞治疗脑 AVM 神经功能障碍发生率为 4%~14%。

三、复杂性脑动静脉畸形的治疗现状

自 1889 年外科手术成功治愈脑 AVM 以来,神经外科手术就被认为是消灭脑 AVM 最有效的手段。随着神经外科手术技术的进步和辅助工具的发展,手术治疗脑 AVM 的死亡率和残留率不再作为评价手术预后的唯一指标。在此基础上,神经功能障碍加重和术后并发症发生率也被纳入预后评价的考量范围。在保护神经功能的需求和显微镜的助力下,Yasargil 等提出了显微神经外科的理念,使脑 AVM 患者的预后水平逐渐提升。然而神经外科显微手术仍然难以满足神经功能保护的需求,尤其对于复杂性的脑 AVM。在神经外科手术技术发展的同时,神经介入技术于 20 世纪 80 年代被用于治愈脑动静脉畸形 AVM 并获得成功。神经介入治疗可以直接经血管内栓塞供血动脉和畸形团,在治愈病变的同时不损伤其解剖结构。由于具备这样的特点,介入栓塞被作为一部分功能区 AVM 或脑干 AVM 的首选治疗方式,降低了神经功能障碍发生率和手术并发症发生率。尽管介入治疗在器械、材料和操作技术方面都获得了一定的发展,但在治疗复杂性 AVM 方面仍然存在一定的局限性。介入治疗的结果主要受到手术入路的限制。当入路血管迂曲或狭窄时,往往不能获得满意的栓塞效果。而且在实际治疗中我们发现,介入操作过程中诸多因素难以控制,例如栓塞剂的扩散方向、微导管远端的精确导引等。因而在栓塞和微导管超选的过程中具有较高的不良事件风险。在介入栓塞带来的众多不良预后中,术中出血和术后残留最为严重,危害最大。Beijnum 等进行的研究发现外科手术切除的技术优势在于其较高的根治率,而神经介入治疗的优势在于其具有较低的手术并发症发生率和神经功能障碍发生率。不论是外科手术切除,还是神经介入治疗,都能够在 SM 分级Ⅰ级、Ⅱ级和 Spetzler-Ponce A 类和 B 类的 AVM 治疗中取得满意的治疗效果。而对于高级别的 AVM,现通常采用分期介入栓塞联合手术切除的治疗模式,即所谓多模态治疗(multimodality treatment)。该治疗方式能够通过介入栓塞、立体定向放射治疗手段闭塞部分畸形团或供血动脉,降低手术的难度和风险。在治疗体积大、血流量高的脑 AVM 病例时,这种治疗方式能够显著降低复杂脑 AVM 患者的手术死亡率、神经功能恶化发生率和术后癫痫的发生率。但是,分期治疗过程中仍存在风险,例如介入治疗时导管解脱失败、术中出血、静脉窦栓塞,以及在治疗间期出现再出血、脑梗死和癫痫发作,而且还出现过畸形团栓塞后残留及血管再通的报道。一站式复合手术出现,为解决这些问题提供了机会。一站式复合手术是一种源自心脏外科的手术技术,能够将分期进行的显微外科手术与神经介入治疗整合为一次手术,且术中不必移动患者。这一技术被用于脑血管疾病的治疗,并被认为具有安全治愈复杂性脑 AVM 的潜力。

四、一站式复合手术治疗脑动静脉畸形的优势

Gruter 等对一站式复合手术治疗脑 AVM 的优势进行初步总结,包括以下方面:①术前栓塞能够有效降低畸形团内的血流流速、流量,降低后续外科切除的难度;②能够减少患者接受全身麻醉的次数;③外科切除后的术中造影能够帮助术者快速进行医疗质量控制,评估手术效果和病灶残留;④脑 AVM 的治疗效果能够直观地实时展现。当前,国内外已发表的一站式复合手术治疗脑 AVM 的研究共有 6 项,病例总计 60 例。大多数研究的着眼点在于验证一站式复合手术术中血管造影的效用。仅有 25% 的患者在一站式复合手术术中接受了神经介入治疗。笔者与赵继宗教授的研究团队自 2016 年 1 月至今共进行脑 AVM 一站式复合手术 276 台,其中 108 例行术中辅助性介入栓塞。对以上病例进行阶段性医疗质量控制和比较分析,认为一站式复合手术治疗复杂性脑 AVM 在下列情况中具备优势。

(一) 累及功能区或传导束的动静脉畸形

在多模态治疗中,外科术前介入栓塞能够缩小病变体积、减少动脉血供,从而降低手术难度和风险。Han 等将多模态治疗中的术前栓塞发展为术前原位栓塞,并将其用于脑干 AVM 的手术中以保护脑干重要的神经功能。我们发现,在一站式复合手术中,对近功能区的畸形团行原位介入栓塞,显微手术切除剩余部分并对前者予以适当保留可以降低功能区 AVM 患者的功能预后。目前,原位栓塞技术保护功能区的机制尚不明确。根据我们在队列中积累的经验,我们做出以下假设。首先,针对脑动静脉畸形团进行目标性的原位栓塞能够增加病变至功能区的距离,从而在随后的手术切除中保护功能区免受损伤。其次,介入栓塞能够为手术提供少血或无血的术野。在传统外科手术中,通常需要牺牲一部分病灶周围的脑组织以获得满意的止血效果。而且,通常术前影像对畸形团范围的评估并不全面,术中切除畸形团所涉及的术野范围通常较计划中的更大。目标性的原位栓塞能够使用栓塞剂将畸形团的腔隙填满,使其从富血流结构转变为无血的团块样结构,便于术中止血,从而避免在手术止血过程中过多牺牲周围的脑实质。最后,栓塞剂能够对供血动脉进行标识,避免在手术切除的过程中损伤过路血管。利用该技术能够减少手术对脑组织的损伤范围。尽管有些脑区的功能尚未被发现或认识,但在手术过程中应尽量予以保留。

(二) 具备术野深部动脉、穿支动脉或脉络膜动脉供血的动静脉畸形

Hafez 等在一项涉及 200 例受试者的临床研究中发现穿支动脉(豆纹动脉、丘脑穿动脉等)和脉络膜动脉(脉络膜前动脉、脉络膜后动脉)是脑 AVM 不良功能预后的危险因素。造成不良功能预后的原因考虑与穿支动脉及其供血区域损伤相关。一站式复合手术中的介入栓塞技术可以通过血管腔内阻断穿支动脉与畸形团的联通,从而避免外科操作对动脉及脑组织的损伤,且通过介入栓塞可以实现较好的止血目的,有效降低术中出血量。

(三) 有困难动脉和困难静脉的动静脉畸形

一站式复合手术为脑 AVM 的介入操作提供了更多的入路选择,尤其是对于动脉或静脉入路困难的病灶。在介入治疗中,通常需要将微导管超选至尽可能接近畸形团的位置,而后注射栓塞剂。传统的经动脉入路介入操作通常需要通过性良好的供血动脉。供血动脉狭窄、迂曲或发自过路血管(en passant)会提高介入栓塞的难度和手术风险。随着神经介入治疗技术的快速发展,多种不同的介入技术被用以改善治疗的安全性和有效性,如"逆向栓子推进"和"高压锅"技术。经静脉入路进行脑 AVM 栓塞能够克服动脉入路的局限性,并被证明是一种安全、有效的方式。当前,可供选择的传统介入操作入路较少,仅包括股动脉、桡动脉、颈动脉或股静脉和颈静脉等。在血管内较长的行程导致导管操作上的困难。在传统介入术中,由于穿刺点与病灶距离遥远、迂曲,通过股动脉或桡动脉入路将微导管超选入目标动脉十分具有挑战性。尽管经颈动脉入路可以缩短导管行程,但会导致手术风险升高和相关并发症的增加。经静脉介入手术通常选择股静脉或颈静脉建立通路。此类做法通常在颅内静脉微管超选时面临挑战,主要是由于

ER 9-2-1 直接穿刺浅表引流静脉建立通路并经静脉栓塞(视频)

颅内静脉具有解剖变异性高、分支角度大和血管壁薄弱的特点。因此入路的局限性是制约其发展的重要因素。脑 AVM 通常具有粗大引流静脉。在一站式复合手术中,外科开颅术可以使病变的浅表引流静脉获得充分暴露。可以通过直接穿刺浅表引流静脉建立通路,置入微导管进行栓塞操作(ER 9-2-1)。通常浅表引流静脉与畸形团距离较短且路径通畅,能够克服传统经静脉入路的局限性。该方法首次出现在脊髓浅表动静脉瘘的治疗中,作为紧急手段解决术中止血困难的问题。在一站式复合手术中,直接穿刺浅表静脉建立静脉入路的技术适用于动、静脉入路条件不佳的患者。介入和外科手术能够互补性地结合,并克服单一治疗手段的局限性。

五、一站式复合手术治疗脑动静脉畸形的方式

(一) 近功能区侧靶向栓塞联合显微切除术

主要用于治疗累及功能区或传导束的病变(功能磁共振重建结果提示,病灶与功能区的距离小于5mm)(图 9-2-1)。介入术中通过供血动脉的三维血管造影和微导管造影明确各分支供血的责任畸形团。将三维重建的血管造影结果与功能磁共振匹配选择目标栓塞区域。使用微导管超选入目标畸形团内进行靶向栓塞。优先栓塞目标区域,在此基础上可酌情利用畸形团联通的特性栓塞其他畸形团。栓塞时应注意栓塞剂的扩散趋势,尽量避免累及引流静脉,严格避免累及供血动脉的正常分支。对部分栓塞后的畸形团进行显微手术切除。近功能区侧栓塞后的畸形团在栓塞完全的情况下予以适当保留以保护功能区。

【病例 10】

患者,男,15 岁,主因"脑室内出血 20 个月"入院。患者在当地医院接受脑 AVM 切除术。患者 2 个月前复查头部磁共振,提示右额顶叶、胼胝体干 AVM 残留。入院后行功能磁共振检查,提示锥体束紧邻病灶的后外侧界,病灶与功能区的距离为 3.8mm(图 9-2-1A、B,为使用神经导航工作站重建后的头部 MRI 轴位与冠状位的 T_1 增强影像,蓝紫色渐变区域为锥体束)。病灶较为弥散,由右侧胼周动脉发出的分支动脉供血,深部和浅表静脉共同参与引流(图 9-2-1C、D)。在一站式复合手术术中,在路径图引导下使用微导丝辅助微导管超选入最远端的供血动脉。经微导管行确认造影(图 9-2-1E)。将顺应性球囊导管在微导丝辅助下超选入右侧胼周动脉,置于超选分支动脉近端并释放以行临时阻断。使用顺应性球囊导管(Scepter C 4mm×20mm)以 0.5ml 对比剂盐水充盈于右大脑前动脉 A3 段主干释放行临时阻断(图 9-2-1F),封闭供血动脉上游血管为使用高压锅技术栓塞提供条件。球囊同时可以保护上游动脉及其分支,避免栓塞剂逆行累及正常供血动脉。在路径图引导下经微导管间断注入栓塞剂(图 9-2-1F)。经导引导管造影证实病变近全栓塞,遗留病灶前界及下界的少量畸形团未栓塞(图 9-2-1G、H)。遗留的畸形团在随后的显微手术中全部切除。切除病灶时使用神经导航辅助,保留后外侧栓塞后的畸形团于原位,以免损伤传导束(图 9-2-1I)。畸形切除后术中复查的血管造影提示 AVM 全部切除,少量后部的栓塞后的畸形团留置原位以保护锥体束(图 9-2-1J、K,白色箭头所示为保留于原位的栓塞后的畸形团)。患者未发生因手术导致的神经功能障碍。术后 48h 和出院时的 NIHSS 均为 0 分。

(二) 深部供血动脉栓塞联合显微切除术

主要用于处理病灶来自术野深部的供血。来自术野深部的供血并不限于穿支动脉,还包括因开颅术式限制而不便于在术野中暴露的供血动脉,如额颞开颅情况下的后循环供血,以及后正中开颅情况下来自小脑上动脉和小脑下前动脉的供血。介入栓塞的目的是从血管内闭塞来自术野深部的供血动脉,便于外科术中止血。病变的浅表供血动脉则可在术中通过外科方式阻断,以减少介入栓塞操作,降低相关风险。当病变累及功能区或传导束时,亦可行近功能区侧靶向部分栓塞以配合外科手术。

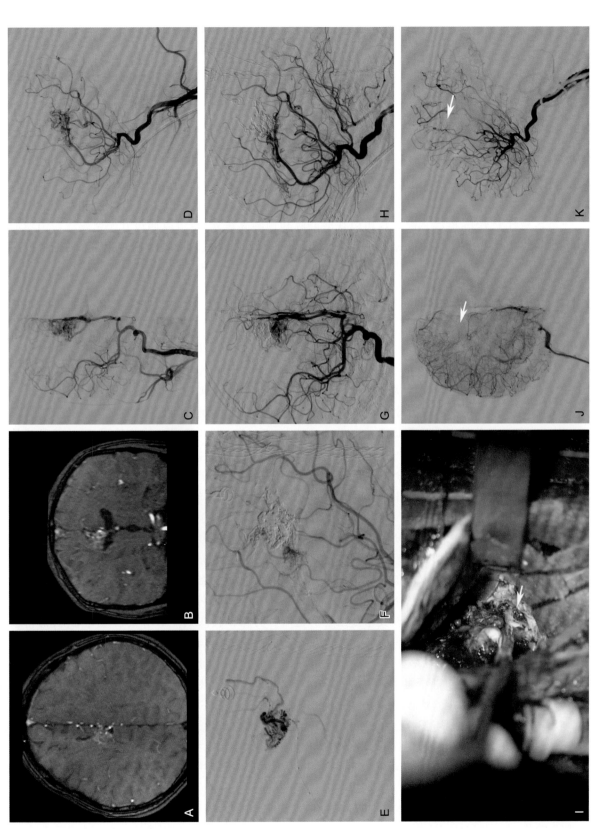

图 9-2-1 外科切除联合介入原位栓塞技术

（三）球囊辅助下经非优势供血动脉栓塞联合显微切除术

主要用于需要介入栓塞的目标动脉属于非优势供血的情况下。在介入栓塞过程中我们发现,栓塞剂的扩散与血流动力学状况密切相关。病变的主要供血动脉具有较高的血流流量及流速。经主要供血动脉栓塞时,栓塞剂通常能够顺利扩散入畸形团中并取得满意的栓塞效果。当通过次要(非优势)供血动脉栓塞时,由于其血管内压强低于主要供血动脉,栓塞剂不能充分扩散且极易逆行进入供血血管上游,累及正常血管。而需要介入栓塞处理的术野深部动脉往往为非优势供血动脉。经术中尝试发现,使用球囊导管置于主要供血动脉或其主干予以临时阻断可以有效改善经非优势动脉的血流状况,可以获得满意的栓塞效果。

（四）经静脉入路栓塞联合显微切除术

主要用于动脉入路条件不佳的病灶。经动脉入路是当前介入栓塞最常用的入路方式,其中又以经股动脉最常用。该入路行程较长,导致微导丝和微导管远端操控性降低。当遇到动脉迂曲或管径纤细的情况时,难以将微导管超选入畸形团中进行安全栓塞。脑 AVM 由于其特殊的血流动力学特征,通常具有扩张粗大的引流静脉。因此经静脉入路可以作为经动脉入路条件不佳时的替代方案并实现相似的栓塞效果。在一站式复合手术中,静脉入路不仅可以在股静脉和颈静脉建立,也可以通过开颅暴露浅表引流静脉后直接穿刺建立,以获得更短的通路便于介入操作(图 9-2-2);而且直接穿刺浅表静脉建立通路可以避免静脉薄壁和大转角等危险因素,降低经静脉微管超选的风险。在开颅的状态下,外科手段可以及时介入解决栓塞过程中出现的不良事件。

【病例 11】

患儿,男,6 岁,主诉为"进展性癫痫大发作 4 年"。入院查体未见明显异常。头部 MRI 提示右小脑 AVM(图 9-2-2A、B)。根据术中造影结果评估,AVM 的 SM 分级为Ⅱ级。经讨论决定首先进行介入栓塞以减少病灶血流量。考虑到术前分期栓塞存在风险,患者选择接受一站式复合手术治疗。手术在全身麻醉气管插管条件下进行。使用 Seldinger 穿刺技术在右股动脉建立动脉通路。进行三维旋转血管造影(3D rotational angiography,3D-RA)获得三维路径图,同时获取病灶信息。见脑 AVM 位于右侧小脑,大小 3.1cm×3.2cm×2.2cm,接受发出自右侧小脑上动脉、小脑下前动脉和小脑下后动脉的分支血管供血,经浅表引流静脉引流入右侧横窦(图 9-2-2C、D)。将造影用 6F 导引导管置于右侧椎动脉颅外段并留置,固定导管外露部分后。行后正中开颅术暴露目标浅表引流静脉。使用 18G 留置针直接穿刺目标静脉建立静脉通路。使用临时阻断夹 1枚固定留置针(图 9-2-2E)。分别通过留置针和导引导管行造影确定病灶和留置针的相对位置。在经留置针造影时,对比剂难以逆行进入供血动脉(图 9-2-2F)。此现象提示病灶血流量高。经留置针尝试注射栓塞剂以降低血流量。但受血管内前向血流影响,栓塞剂于留置针尖端聚集并形成栓子,导致引流静脉部分性栓塞(图 9-2-2G)。栓塞即刻停止。在该引流静脉近心端的邻近位置继续利用直接静脉穿刺技术建立静脉通路。为保证栓塞剂能够有效栓塞畸形团,使用微导管经留置针在路径图引导下超选入畸形团(图 9-2-2G)。注入栓塞剂前,使用 0.5ml 二甲基亚砜(DMSO)浸润微导管。在路径图下间断注入栓塞剂对畸形团进行栓塞(图 9-2-2H),共使用栓塞剂3.0ml。栓塞后经导引导管复查的 DSA 提示畸形团近全栓塞(图 9-2-2I)。撤出微导管后,使用临时阻断夹夹闭穿刺点。随后进行外科手术切除。外科术中见栓塞的动静脉畸形团与周围脑组织形成明显、清晰的分界(图 9-2-2J),并可以轻松从正常脑组织中剥离。切除过程仅用时 46.7min。切除后复查造影未见畸形团残留(图 9-2-2K、L)。手术共用时 5.5h,术中出血 500ml。患者术后6d 出院。出院时无任何神经功能障碍。患者住院期间未发生并发症。出院 mRS 评分为 0 分。

除介入栓塞技术外,球囊阻断技术、弹簧圈栓塞技术和血管内染色技术同样可以在脑 AVM 的外科手术中起到重要作用。当前对一站式复合手术治疗脑 AVM 的安全性和有效性评估基于小样本队列和个案临床报道,大规模临床研究仍在进行中。对该技术仍需进一步发掘和改进,并探索明确的适应证和关键技术节点。

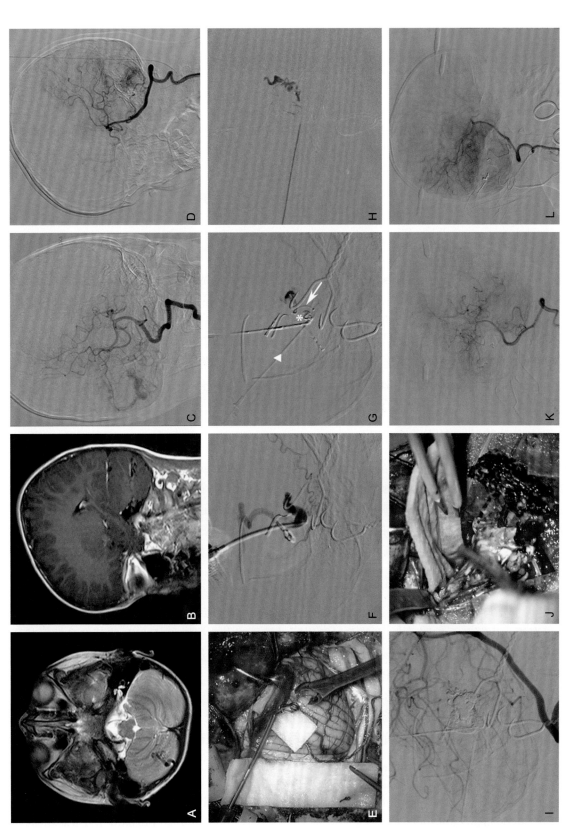

图 9-2-2　直接穿刺浅表引流静脉建立通路并经静脉栓塞

（王　硕　杨俊华）

参 考 文 献

[1] 赵继宗. 血管神经外科学[M]. 北京：人民卫生出版社，2013.

[2] 赵继宗，王硕，隋大立，等. 2 086例脑AVM临床特征和手术治疗结果分析[J]. 中华神经外科杂志，2004，20(2)：113-117.

[3] CENZATO M, DONES F, BOERIS D, et al. Contemporary tools in arteriovenous malformations surgery [J]. J Neurosurg Sci, 2018, 62(4):467-477.

[4] JIAO YM, LIN FX, WU J, et al. A supplementary grading scale combining lesion-to-eloquence distance for predicting surgical outcomes of patients with brain arteriovenous malformations [J]. J Neurosurg, 2018, 128(2):530-540.

[5] SHOTAR E, DEBARRE M, SOUROUR NA, et al. Retrospective study of long-term outcome after brain arteriovenous malformation rupture: the RAP score [J]. J Neurosurg, 2018, 128(1):78-85.

第三节　硬脑膜动静脉瘘复合手术

一、硬脑膜动静脉瘘概述

硬脑膜动静脉瘘（dural arteriovenous fistula，DAVF）是一种非常少见的硬脑膜动脉与硬膜静脉窦、硬脑膜静脉或皮质静脉之间的病理性沟通，脑血管造影可见供血动脉起源于颈外动脉的分支或椎动脉脑膜支、颈内动脉的小脑幕支或软脑膜动脉的小分支。

DAVF占所有颅内血管畸形的10%~15%，以50~60岁人群高发，其发生常与静脉窦血栓、硬脑膜炎、静脉窦感染、手术史、遗传性高凝状态及外伤有关，静脉窦血栓可导致静脉性充血及静脉性高压，静脉性充血导致上游毛细血管扩张，继而导致DAVF标志性的动静脉分流；还有一种假说认为，作为静脉性高压导致的低灌注的结果，血管内皮生长因子表达升高，从而诱发新生血管生成。

二、硬脑膜动静脉瘘的分型与预后

DAVF通常根据静脉引流方式进行分类，最常用的为Borden和Cognard分型。Borden分型较为简单，包括Ⅰ、Ⅱ、Ⅲ型。Ⅰ型：硬脑膜动脉与硬脑膜静脉或静脉窦的直接沟通，静脉引流为正向。Ⅱ型：静脉窦内的引流为正向，而蛛网膜下腔静脉的引流为逆向。Ⅲ型：动静脉瘘直接逆流入皮质静脉。Cognard分型也是基于静脉引流方式而建立的，尤其是对高级别DAVF的静脉引流结构进行了详细描述，分为Ⅰ、Ⅱ（Ⅱa、Ⅱb）、Ⅲ、Ⅳ及Ⅴ型。通常DAVF级别越高，出血风险越高，治疗上力求影像学治愈以减少颅内出血风险。

三、硬脑膜动静脉瘘的临床表现

DAVF症状主要与瘘口的位置有关，海绵窦区DAVF通常表现为突眼、结膜水肿及颅内杂音等临床"三联征"，可有视力下降甚至失明；侧窦区的DAVF以搏动性耳鸣及头痛常见；DAVF的其他良性症状还有头痛、眶后痛、面痛、视盘水肿、眼肌麻痹及杂音；而随着越来越多先进的无创性颅脑影像学技术的应用，越来越多无症状的DAVF患者被检出。

脑血管造影显示有皮质静脉逆流的DAVF患者易发生颅内出血，包括脑实质内出血、蛛网膜下腔或硬脑膜下出血，75%表现为颅内出血的动静脉瘘位于小脑幕区，并且约1/3的病例伴静脉扩张；其他严重的临床表现包括进行性帕金森样症状、痴呆、癫痫，以及静脉性高压导致的局灶性功能障碍。

四、硬脑膜动静脉瘘的治疗模式

DAVF的一线治疗方法主要为神经介入治疗，其他可选的治疗方案包括观察、压颈、外科手术及立体定向放射外科（stereotaxic radiosurgery）。对于良性静脉引流模式（BordenⅠ型、CognardⅠ或Ⅱa型）的病变可以进行观察，累及海绵窦区的瘘有自行消退的报道；在接受观察治疗的低级别动静脉瘘患者，压颈可以作为一种可能的辅助治疗方案;外科手术治疗 DAVF 不失为一种有效治疗方法,由于存在手术创伤、显露困难和术中失血,而且需要术后再次 DSA 复查验证手术效果,目前已逐步为神经介入治疗所取代。

血管内治疗包括经动脉、静脉或动静脉联合入路等治疗方案。经动脉入路栓塞治疗是大多数 DAVF 采用的治疗策略,而 Onyx 是极佳的栓塞剂选择。通常需要将栓塞微导管输送至供血动脉远端近瘘口处,将栓塞剂注射至瘘口区及引流静脉的近端,利用非黏附特性的 Onyx 进行推注栓塞,达到对瘘口血管巢进行栓塞封堵的目的。对于高流量瘘口可采用弹簧圈部分填塞减慢瘘口流量联合液态栓塞剂 Onyx 治愈性栓塞瘘口。单纯栓塞供血动脉对于 DAVF 的治疗无效,因为瘘口附近存在的侧支血管会继续向瘘口区汇集,进而诱发 DAVF 复发。

临床上一部分复杂 DAVF 常规入路微导管往往无法满意到位,导致神经介入治疗失败;而部分病例经介入治疗仍有病灶或瘘口残留,尤其是有出血病史和皮质引流的高级别 DAVF,达不到影像学治愈意味着患者的疾病风险持续存在;还有极少部分 DAVF 患者动脉入路无法避开功能血管,也不能通过单一介入模式完成治疗,这些患者也成为 DAVF 治疗的难点。一组 53 例复杂 DAVF 开放手术治疗,为减少术中出血和降低手术难度,27 例患者术前接受介入栓塞治疗,术后 12 个月复查发现 9.43% 的病例存在瘘口残留,提示单纯手术治疗 DAVF 有术中瘘口残留的可能。张轶群等针对采取单纯介入治疗失败的 3 例神经介入入路困难的 DAVF 采取复合手术治疗,2 例开颅直接显露供血动脉进行穿刺,应用 Onyx 注射的方式进行栓塞治疗,1 例经动静脉联合入路治疗失败的海绵窦区 DAVF 开颅直接显露海绵窦,通过穿刺海绵窦应用 Interlock 弹簧圈进行栓塞,术中造影获得影像学治愈。Basil 等报道的一组 8 例复杂 DAVF 患者采用复合手术技术进行治疗,3 例患者因介入入路困难行术中造影 + 外科手术切除瘘口的复合模式治疗,5 例采取术前栓塞 + 残余病灶瘘口切除 + 术中造影评估的模式处理,其中 2 例术中发现瘘口残留,给予术中即刻切除最终获得影像学治愈。

得益于神经影像技术、显微外科技术和神经介入技术的发展,复杂颅内动脉瘤和脑动静脉畸形的复合手术应用越来越普及,而作为少见脑血管疾病的 DAVF,针对复杂 DAVF 通过复合手术的模式处理,同样可以达到降低手术创伤、提高治疗安全性、术中即时评估和一期影像学治愈目的,而且还能够减少和避免患者在不同科室和专业间反复就诊,为目前复杂脑血管疾病的一种精准治疗新模式。

五、复杂硬脑膜动静脉瘘的复合手术

DAVF 常用复合手术模式包括两大类:①通过外科手术显露目标血管或 DAVF 病灶,直接穿刺目标血管或病灶进行栓塞治疗;②通过术中造影显示并定位 DAVF 病灶,采取外科手术显露病灶直接切除 DAVF 瘘口或残余病灶,术中造影评估疗效,对残留病变根据造影定位给予切除直至影像学治愈。

第一种模式可以称之为 DAVF 复杂复合手术,就是将介入治疗技术、外科手术和神经影像诊断有机结合的一种模式。通常采取股动脉穿刺造影,充分了解 DAVF 血管构筑学,然后对动脉途径或静脉途径进行神经介入栓塞的可能性进行评估与治疗尝试,如果入路迂曲困难或治疗未果,继而采取 I 期或 II 期复合手术治疗。由于有着复合手术室应用的成熟经验,目前国内如首都医科大学附属北京天坛医院、首都医科大学宣武医院和山东大学齐鲁医院等大多采取 I 期复合手术治疗。患者全身麻醉后备皮,根据选择的目标血管或病灶位置进行外科显露,显露目标血管或病灶后采用 18G 介入穿刺针穿刺后拔出针芯,应用 1ml 注射器手推造影,证实穿刺针鞘位于目标血管给予固定穿刺鞘,然后经由穿刺针鞘导入 Marathon 或 Echelon 等栓塞导管造影显示到位满意,然后路径图下进行 Onyx 注射栓塞瘘口及静脉近端,术中反复造影评估栓塞效果,直至影像学治愈,然后撤出栓塞导管和穿刺鞘,结扎或电灼烧闭通路血管,缝合切口结束手术。一例海绵窦区低流量 DAVF,患者以眼球肿胀、视力减退入院,脑血管造影见图 9-3-1,拟神经介入栓塞治疗,患者动脉纤细迂曲,经该途径微导管无法到位,经由岩下窦和眼静脉入路反复尝试未果,最终采用复合手术解剖显露眼上静脉,直接应用 18G 穿刺针鞘穿刺导入 Echelon 微导管进行栓塞治疗,手术操作及超选造影见图 9-3-2,患者获得影像学治愈,脑血管造影见图 9-3-3。

第二种复合模式实际上为外科手术治疗 DAVF 的升级版,通常手术治疗 DAVF 的流程为分期进行术前诊断造影—全身麻醉手术切除—术后造影复查,而我们将全身麻醉造影诊断—手术切除—术中造影评

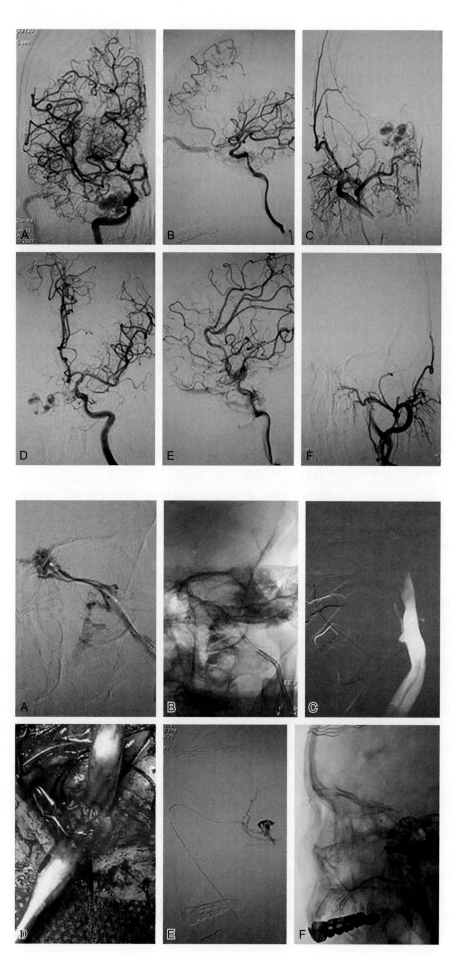

图 9-3-1　海绵窦区低流量 DAVF
脑血管造影
A. 右侧颈内动脉造影正位图像显示右侧海绵窦区 DAVF；B. 右侧颈内动脉造影侧位图像显示右侧脑膜垂体干少量供血 DAVF，粗大的右侧眼上静脉为主要引流静脉；C. 右侧颈外动脉造影正位图像显示右侧颌内动脉发出小分支供血 DAVF；D. 左侧颈内动脉造影正位图像显示左侧脑膜垂体干供血右侧海绵窦区 DAVF；E. 左侧颈内动脉造影侧位图像显示左侧脑膜垂体干供血 DAVF；F. 左侧颈外动脉造影正位图像未见异常显影

图 9-3-2　海绵窦区低流量 DAVF
复合手术微导管到位操作过程
A~C. 经由岩下窦、面静脉途径微导管到位未果；D. 复合手术显露眼上静脉图像；E、F. 微导管超选造影显示到位满意（蒙片）

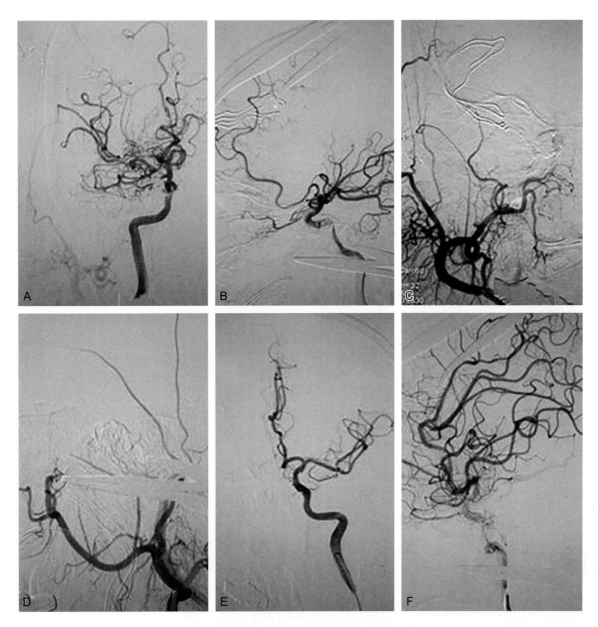

图 9-3-3 海绵窦区低流量 DAVF 复合手术术后脑血管造影

术后即刻造影未见双侧颈内动脉发出的脑膜垂体干和右侧颈外动脉的颌内动脉分支供血右侧海绵窦区的 DAVF，右侧眼上静脉异常引流消失。A. 右侧颈内动脉造影正位图像；B. 右侧颈内动脉造影侧位图像；C. 右侧颈外动脉造影正位图像；D. 右侧颈外动脉造影侧位图像；E. 左侧颈内动脉造影正位图像；F. 左侧颈外动脉造影侧位图像

估放在同一时段一站式完成，借助 DSA 术中造影、3D 重建及术中 CT 重建和图像融合技术定位瘘口，指导切口规划，术中造影发现残留病灶一期切除。一例颅前窝底 DAVF 由双侧眼动脉发出的筛前动脉分支供血，瘘口位于嗅沟和大脑镰，向上矢状窦引流，脑血管造影见图 9-3-4；通过造影明确 DAVF 血管构筑学后，采用冠状切口开颅，镜下清除血肿颅内压降低后分离显露瘘口，给予电灼切断，术中手术显示瘘口及手术前后颅脑 CT 见图 9-3-5；术中造影证实影像学治愈，术中即刻脑血管造影见图 9-3-6。

六、硬脑膜动静脉瘘复合手术疗效

脑血管造影是 DAVF 诊断的"金标准"，复合手术过程中通过术中即时造影，能够有效评价手术效果，及时发现 DAVF 的残余病灶，一期栓塞或切除残余病灶；对于需开放手术切除 DAVF 的病例，术腔留置

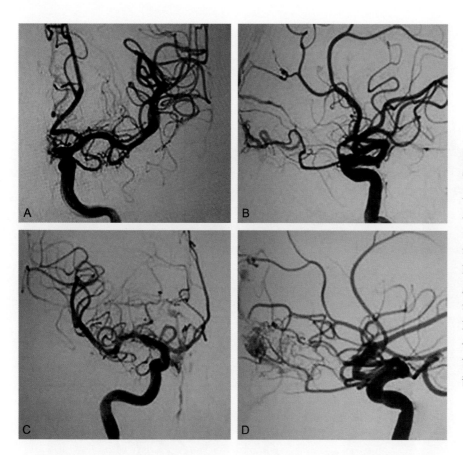

图 9-3-4　颅前窝底 DAVF 脑血管造影

A. 左侧颈内动脉造影正位图像显示前颅窝底 DAVF；B. 左侧颈内动脉造影侧位图像显示左侧眼动脉发出的筛前动脉分支供血 DAVF，可见提前显影的引流静脉向上矢状窦引流；C. 右侧颈内动脉造影正位图像显示前颅窝底 DAVF；D. 右侧颈内动脉造影侧位图像显示右侧眼动脉发出的筛前动脉分支供血 DAVF，经引流静脉向上矢状窦引流

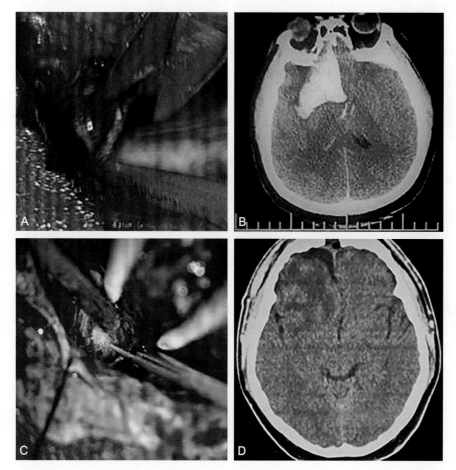

图 9-3-5　颅前窝底 DAVF 术中瘘口及颅脑 CT

A、C 分别为电凝处理近颅底大脑镰和嗅沟处的瘘口；B. 术前颅脑 CT 见额叶血肿；D. 术后 CT 见脑内血肿已清除

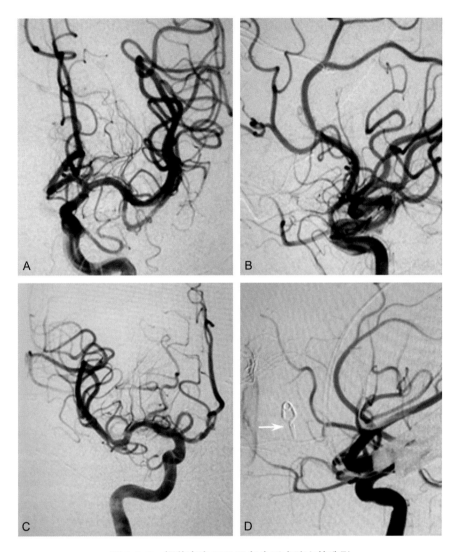

图 9-3-6　颅前窝底 DAVF 复合手术脑血管造影
A~D. 双侧颈内动脉正侧位造影未见眼动脉发出的筛前动脉供血颅前窝底 DAVF,经由上矢状窦异常引流静脉消失;D. 白色箭头所指动脉瘤夹为术腔留置的定位标志

动脉瘤夹进行残余 DAVF 病灶辅助定位,能够使得手术相对简便高效。从目前文献报道复合手术进行 DAVF 治疗来看,主要集中应用于复杂 DAVF 病例,一期治疗总体效果比较理想,提示复合手术技术在颅内复杂 DAVF 的治疗中有较好的应用价值。

尽管复合手术治疗复杂 DAVF 病例能够获得较高的一期影像学治愈,也同样需要进行临床随访。Basil 等一组 8 例复合手术治疗的 DAVF 患者,术后 DSA 随访有 2 例复发,鉴于 DAVF 的血管构筑学特点,作者认为 DAVF 复合手术 I 期影像学治愈仍存在复发的可能,建议所有病例术后 6 个月脑血管造影复查。

七、硬脑膜动静脉瘘复合手术适应证

结合文献报道,DAVF 复合手术应以达到 I 期影像学治愈为目的,其适应证可归纳为:①复杂 DAVF,神经介入治疗入路困难或介入治疗失败,需采取复合手术方式显露目标血管,提供介入治疗通路的病例;②复杂 DAVF,神经介入治疗入路困难或介入治疗失败,采取复合手术显露目标病变,直接穿刺病变进行介入治疗;③颅内 DAVF 不适合或无法完成介入栓塞处理,应用术中造影定位和评估,可通过手术直接显露瘘口或病变进行手术切除的病例;④DAVF 合并脑内血肿有明显占位效应或功能区压迫症状,能够在清

除血肿的同时应用介入栓塞或外科手术技术闭塞或切除病灶,进而获得影像学治愈的病例。

八、硬脑膜动静脉瘘复合手术不足与展望

复合手术技术能够在复杂 DAVF 术中实时进行疗效的评估并指导手术实施,提高了手术的安全性和治愈率。尽管复合手术模式优势较多,但由于在复合手术室,实施开放手术与术中栓塞或造影评估的转换一定程度会增加手术时间,而且需要严格的场地与设备条件,需要具备掌握神经介入技术和显微外科技术的复合型人才,对硬件设施和人员技术要求条件较高;此外,复合手术过程中多学科人员参与治疗,并且反复造影评估会增加患者术区污染和术后颅内感染的风险;复合手术治疗 DAVF 对患者和手术团队还存在放射性危害的风险,而且采用介入方法术中栓塞也会带来相应的介入治疗并发症和额外的治疗费用。

目前 DAVF 的复合手术尚缺乏大宗病例的经验报道,其应用模式尚不够成熟,随着复合手术室和复合手术技术的普及应用,以及临床上该治疗模式经验的进一步积累,DAVF 复合手术将会得到进一步规范和普及应用。

（王东海）

 参 考 文 献

［1］COGNARD C,GOBIN YP,PIEROT L,et al. Cerebral dural arteriovenous fistulas:clinical and angiographic correlation with a revised classification of venous drainage［J］. Radiology,1995,194(3):671-680.

［2］GRÜTER BE,STRANGE F,BURN F,et al. Hybrid operating room settings for treatment of complex dural arteriovenous fistulas［J］. World Neurosurg,2018,120:e932-e939.

［3］NISHIO A,OHATA K,TSUCHIDA K,et al. Dural arteriovenous fistula involving the superior sagittal sinus following sinus thrombosis. Case Report［J］. Neurol Med Chir(Tokyo),2002,42(5):217-220.

［4］TSUTSUMI S,YASUMOTO Y,ITO M,et al. Atypical dural arteriovenous fistula associated with meningitis［J］. Neurol Med Chir(Tokyo),2008,48(2):68-71.

［5］BORDEN JA,WU JK,SHUCART WA. A proposed classification for spinal and cranial dural arteriovenous fistulous malformations and implications for treatment［J］. J Neurosurg,1995,82(2):166-179.

［6］WINN HR. Youmans neurological surgery［M］. 6th ed. Philadelphia:Elsevier/Saunders,2011.

［7］GROSS BA,DU R. The natural history of cerebral dural arteriovenous fistulae［J］. Neurosurgery,2012,71(3):594-602.

［8］KIM MS,HAN DH,KWON OK,et al. Clinical characteristics of dural arteriovenous fistula［J］. J Clin Neurosci,2002,9(2):147-155.

［9］DANIELS DJ,VELLIMANA AK,ZIPFEL GJ,et al.Intracranial hemorrhage from dural arteriovenous fistulas:clinical features and outcome［J］. Neurosurg Focus,2013,34(5):E15.

［10］GERLACH R,YAHYA H,ROHDE S,et al. Increased incidence of thrombophilic abnormalities in patients with cranial dural arteriovenous fistulae［J］. Neurol Res,2003,25(7):745-748.

［11］KIYOSUE H,HORI Y,OKAHARA M,et al. Treatment of intracranial dural arteriovenous fistulas:current strategies based on location and hemodynamics and alternative techniques of transcatheter embolization［J］.RadioGraphics,2004,24(6):1637-1653.

［12］KALARRA UK,DESHMUKH VR,ZABRAMSKI JM,et al.Surgical treatment of high risk intracranial dural arteriovenous fistula:clinical outcome and avoidance of complication［J］.Neurosurg,2007,61(3):447-457.

［13］张轶群,仇汉城,陶冶飞,等. 复合手术治疗颅内复杂动静脉瘘三例[J]. 中华医学杂志,2017,97(11):822-826.

［14］BRASIL E,FABIO S,FELICE B,et al. Hybrid operating room settings for the treatment of complex dural arteriovenous fistulas［J］. World Neurosurg,2018,8(193):932-938.

［15］LIN N,BROURILLARD AM,MOKIN M,et al. Direct access to the middle meningeal artery for embolization of complex dural arteriovenous fistula:a hybrid treatment approach［J］. J Neurointerv Surg,2015,7(7):e24.

［16］SHIN DS,YILMAZ A,OZKUL A,et al. Direct carotid exposure for neuroendovascular approaches［J］.J Neurol Surg A Cent Eur Neurosurg,2016,77(6):505-510.

第四节　颅内外动脉狭窄复合手术

脑血管疾病是严重影响国民健康的常见疾病,其中缺血性脑血管病是最常见的一种类型。颅内外动脉的狭窄是缺血性脑血管病发病的重要基础和危险因素,既往缺血性脑血管病(如烟雾病、颈内动脉狭窄或闭塞、大脑中大脑前动脉狭窄、椎动脉狭窄等)大多以药物治疗为主,效果欠佳,脑卒中复发率高。随着神经外科器械及技术的发展,越来越多的缺血性脑血管疾病可以通过外科手术得到治疗。但对于复杂的颅内外动脉狭窄性疾病,仍然是神经外科治疗的难点,复合手术的治疗给这些患者带来了新的治疗方向。

一、颅内外动脉狭窄概述

(一) 病因和发病机制

流行病学调查的结果显示,约75% 短暂性脑缺血发作患者与60% 脑梗死患者存在不同程度的颅内外动脉硬化斑块与狭窄。人种、地域之间的颅内外动脉狭窄发生率存在很大的差异性,黑种人与日本人颅内动脉易患动脉粥样硬化,而白种人的动脉粥样硬化易发生在颅外血管,特别是椎动脉。有研究表明,我国每年有40万 ~50 万新发的卒中患者与颅内动脉狭窄有关。颈内动脉颅内外段狭窄是导致脑梗死的主要原因之一,有研究表明,颈内动脉颅内段狭窄患者脑缺血发生率为27.3%,其中卒中发生率为15.2%,短暂性脑缺血发生率为12.1%。

动脉粥样硬化是颅内外动脉狭窄的主要原因,占90% 以上,其他原因包括动脉炎、纤维肌性发育不良、动脉迂曲等。脂质代谢障碍为动脉粥样硬化的病变基础,其特点是受累动脉病变从内膜开始,一般先有脂质和复合糖类积聚、出血及血栓形成,进而纤维组织增生及钙质沉着,并有动脉中层的逐渐蜕变和钙化,导致动脉壁增厚变硬、血管腔狭窄。病变常累及大动脉和中动脉,一旦发展到足以阻塞动脉腔,则该动脉所供应的组织或器官将缺血或坏死。由于在动脉内膜积聚的脂质外观呈黄色粥样,因此称为动脉粥样硬化。动脉粥样硬化发病机制复杂,其病理生理基础尚未完全阐明。主要危险因素有高血压、高血脂、大量吸烟、糖尿病、肥胖和遗传因素等。

颈内动脉狭窄引起临床症状的原因主要有以下几种机制:①粥样硬化斑块进展过程中,表面胆固醇结晶、碎屑不断脱落或斑块破裂,形成栓子流至远端颅内血管造成栓塞;②碎屑脱落后,斑块内胶原等促血栓形成物质暴露,新鲜血栓形成后不断脱落导致远端血管反复栓塞;③狭窄本身引起脑灌注降低;④动脉壁结构的破坏导致颈动脉夹层等,从而引起血管狭窄或闭塞。

颅内动脉狭窄引起临床症状的原因主要机制如下:①动脉粥样硬化累及穿支动脉造成闭塞,形成供血区域的脑梗死;②斑块不稳定或破裂,碎屑脱落导致斑块远端的小血管闭塞;③动脉管腔狭窄程度大,引起供血区域低灌注,从而引起梗死。

(二) 临床表现

颅内外动脉狭窄可按有无临床症状分为症状性和无症状性两大类。不同的缺血部分会引起相应的临床表现。

1. 短暂性脑缺血发作(TIA)　因局灶性缺血而出现的短暂性神经功能障碍并且不伴急性梗死。TIA 的临床症状大多在 1~2h 内恢复,不遗留神经功能缺损症状或体征,影像学没有脑梗死的证据。常见表现为:①一过性黑矇,患者可表现为视物模糊、完全的视力丧失或色彩饱和度下降;②视野缺损;③累及优势半球可有言语障碍;④肢体偏瘫等。

2. 缺血性脑卒中　即由于脑区低灌注导致的脑组织缺血性坏死,从而引起永久不可逆的神经功能缺损。临床可表现为肢体感觉障碍、偏瘫、失语、昏迷等神经功能缺损症状。

3. 其他　亦可有耳鸣、眩晕、黑矇、视物模糊、头昏、头痛、失眠、记忆力减退、嗜睡、多梦等症状。

需要引起注意的是,颅内动脉狭窄引起的缺血性脑卒中,较少出现反复发作的 TIA 等警示症状,通常直接引起急性脑梗死的发生,尤其是位于远端侧支循环不完全的颅内动脉狭窄。

（三）辅助检查

1. 超声及经颅多普勒超声检查 颈动脉超声检查目前可作为临床筛查颈动脉狭窄的首选检查手段，可以测量颈动脉内膜、中膜厚度、斑块大小、血流速度、峰值流速比值等血流动力学参数，准确诊断颅外段颈内动脉狭窄的范围及程度，判断斑块稳定性，以及作为长期随访的手段。近年来通过注射微泡对比剂行超声造影检查，大大提高了诊断的准确度。经颅多普勒超声（TCD）已广泛应用于临床，其利用超声多普勒效应来检测颅内脑底主要动脉的血流动力学及血流生理参数，主要以血流速度的高低来评定血流状况，由于大脑动脉在同等情况下脑血管的内径相对来说几乎固定不变，根据脑血流速度的降低或增高就可以推测局部脑血流量的相应改变，从而判断出颅内动脉狭窄的部位和程度。

2. 磁共振血管成像（MRA） MRA 为颅内外动脉狭窄常用的检查手段之一，尤其对于伴有 TIA 及卒中的患者，MRA 可以和 MRI 检查同时进行，判断有无梗死病灶。高分辨率磁共振斑块成像还可以识别出斑块裂隙、脂质坏死核心、斑块钙化、血栓和斑块内出血等特点，从而判断出是否为不稳定斑块。与"金标准"DSA 对比，MRA 对颅内动脉狭窄的诊断符合率可达到 83.5%，为可靠的检查手段。

3. CTA 检查 CTA 是常用的检查方式，无创、检查时间短，并可通过软件重建颈动脉及颅内血管三维图像，提供病变的解剖和形态学信息。对动脉狭窄的诊断有很高的准确度和特异度。CTA 是目前最常用的筛查手段之一。缺点是广泛的管壁钙化会降低狭窄诊断的准确度，远端小动脉的显影不理想。

4. DSA 检查 DSA 检查是目前诊断的"金标准"。可以清晰地显示颅内外血管的各个分支，评估病变血管的狭窄闭塞程度，了解病变血管远端侧支的代偿情况。但因其具有侵入性和一定的危险性（如血栓脱落、穿刺并发症等），目前不作为常规筛查手段。

5. 其他 脑 CT 灌注成像、磁共振灌注成像等手段可评估脑组织灌注情况，为治疗提供参考，目前也越来越多地应用于临床。

（四）诊断

详细询问病史，了解患者是否存在高血压、糖尿病、高血脂、吸烟、糖尿病、肥胖和遗传因素等危险因素，通过体格检查发现是否存在颈部血管杂音、眼底血管病变、面部是否对称及语言、意识、运动功能、感觉功能缺损。再结合超声、CTA、MRA 等检查结果，颅内外血管狭窄的诊断并不困难。

二、颅内外动脉狭窄的治疗

颅内外动脉狭窄的主要治疗手段是药物治疗和手术治疗。

（一）药物治疗

1. 首先去除危险因素 如控制血压、控制血糖和血脂、戒烟、控制体重等，保持良好的生活习惯。

2. 抗血小板治疗 通常可使用阿司匹林抗血小板治疗，对于阿司匹林不耐药或存在药物抵抗的患者，可单用或加用氯吡格雷作为替代药物。

3. 稳定斑块治疗 他汀类药物可用来稳定动脉粥样硬化斑块，防止斑块破裂。

4. 控制基础疾病 患者如有心房颤动等疾病，应抗凝治疗。

（二）手术治疗

1. 对于颈动脉狭窄或闭塞患者，常用手术方式为颈动脉内膜切除术（CEA）、颈动脉支架置入术（CAS）或者复合手术。对于颅内血管狭窄患者，颅内外血管搭桥手术和血管内支架置入术为常见手术方式。

2. 临床指南相关推荐：①CEA 可用于颈内动脉狭窄率≥70% 的无症状狭窄患者，围手术期卒中、心肌梗死、死亡风险不高；②老年患者（70 岁以上）需行血运重建时，特别是解剖结构不利于神经介入治疗时，推荐选择 CEA；③解剖因素影响患者 CEA 手术时，推荐选择 CAS；④可在严格选择的无症状颈内动脉狭窄患者中（DSA 示狭窄率≥60%，超声示狭窄率>70%）行预防性 CAS，但有效性与单纯药物治疗相比尚不明确；⑤CEA 或 CAS 治疗并发症较高的患者（年龄>80 岁，纽约心脏协会心功能分级Ⅱ~Ⅳ级，左心室射血分数<30%，Ⅲ级或Ⅳ级心绞痛，左主干或多支冠状动脉病变（coronary artery disease，CAD），需要在 30d 内进行心脏手术，4 周内有过心肌梗死病史，以及重度慢性肺病），CEA、CAS 或药物治疗的效果均不肯定。

3. 颅内血管成形和血管内支架置入治疗颅内血管狭窄的复杂程度和风险高，目前只能限于大的医学中心,国内外已有初步经验的报道,但目前仍处于研究和积累阶段,需要大量病例的积累来判断长期预后结果。

4. 注意围手术期抗血小板等药物的规范化使用是手术效果的保证。

三、典型病例

颈内动脉闭塞患者,手术治疗存在争议,药物治疗是目前主流的治疗手段,但相关文献证明,对于症状性颈内动脉闭塞患者,即使给予充分的药物治疗,仍有高达 20% 的患者反复发作同侧缺血性脑卒中。因此,对于症状性颈内动脉闭塞患者开展安全有效的血管再通治疗具有极大的临床意义。复合手术相较于单纯的 CEA 和单纯神经介入治疗,有其特有的优势。有研究结果表明,单纯行 CEA 手术,术后闭塞血管再通率为 83%,单纯行神经介入治疗,术后再通率为 65%。复合手术血管再通率明显高于单纯手术。单纯 CEA 手术难以处理超出手术暴露范围的斑块,介入手术又常因粥样硬化斑块过于坚硬而难以通过。复合手术有效地结合了两者的优势,提高了治疗的成功率。

【病例 12】　左侧颈内动脉闭塞复合手术治疗

患者,男,53 岁,主诉右侧肢体反复发作性无力 10d。颈部血管 CTA 提示左侧颈内动脉闭塞(图 9-4-1),查体无明显神经系统阳性体征。既往高血压 5 年、糖尿病病史 5 年,口服药物控制。吸烟史 30 年,约 10 支 /d。术前脑 CT 灌注成像(CTP)评估左侧脑灌注降低(图 9-4-2),头颅磁共振示:左额叶、侧脑室旁新近腔梗(图 9-4-3)。脑血管造影明确左侧颈内动脉闭塞(图 9-4-4)。患者左侧颈内动脉闭塞,反复脑缺血发作,如不干预,再次脑卒中风险很高,经与患者及家属沟通后,决定行左侧颈动脉内膜切除术、介入血管成形复合手术。

手术当日,患者入复合手术室,常规接受气管插管全身麻醉,取胸锁乳突肌前缘切口,显微镜下充分分离、暴露颈动脉鞘,切开颈动脉鞘后分离出颈总动脉、颈内动脉、颈外动脉和甲状腺上动脉,无创血管钳阻断颈总动脉、临时动脉瘤夹阻断颈外动脉,1 号丝线临时结扎甲状腺上动脉,颈内动脉不阻断。纵向切开颈总动脉和颈内动脉血管壁,剥除颈总、颈内、颈外动脉斑块后,见颈内动脉远端陈旧性血栓,吸出部分血栓后未见血液反流。用 6-0 Proline 缝线从颈总动脉端连续

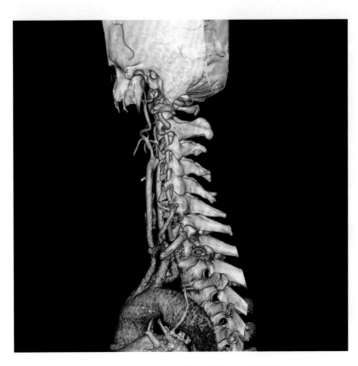

图 9-4-1　术前 CTA 示左侧颈内动脉闭塞

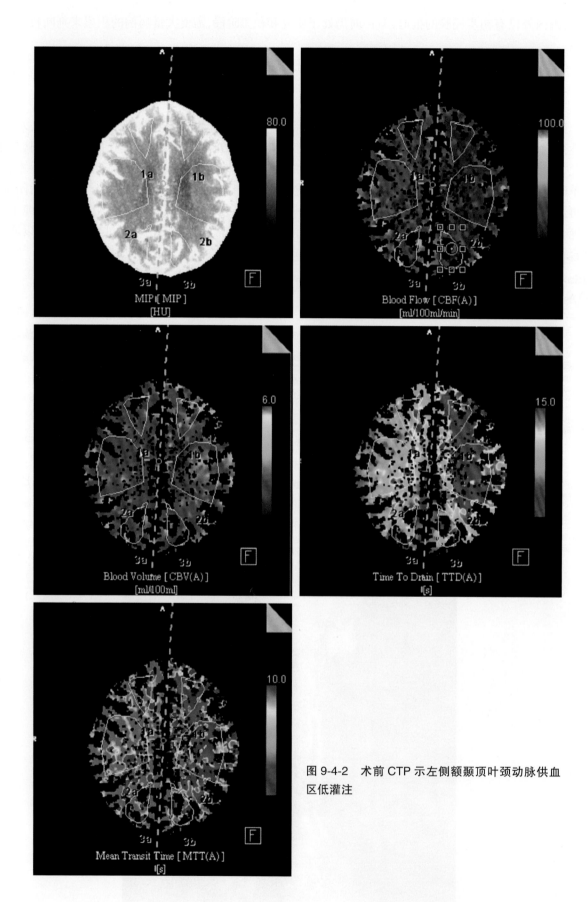

图 9-4-2　术前 CTP 示左侧额颞顶叶颈动脉供血区低灌注

缝合血管壁至颈内动脉远端切开处,开放颈外和颈总动脉,从颈内动脉未缝合处置入 6F 动脉鞘,放入 6F 导引导管,0.035in 导丝沿颈内动脉向上到达颈内动脉岩骨段,用 0.014in 导丝带微导管至颈内动脉颅内段,撤出微导丝后微导管造影确认微导管在颅内血管位置良好,路径图下用 3m 0.014in 微导丝将微导管交换出。沿微导丝上颈动脉狭窄扩张球囊,先使用小球囊 4mm×20mm,由远端向近端逐渐扩张,造影提示正向血流恢复,未见路径血管明显狭窄,撤出导引导管和动脉鞘后见回流血液(图 9-4-5)。缝合颈内动脉血管壁后,颈内动脉充盈良好。患者术后常规阿司匹林 100mg 联合氯吡格雷 75mg,每日 1 次口服,并积极口服药物控制血压、血糖,戒烟。复查头颅 CTP 示左侧脑灌注有所改善(图 9-4-6)。术后及随访过程中无 TIA 发作。术后 1 年脑血管造影发现左侧颈内动脉夹层(图 9-4-7),置入 Neuroform 4.5mm×30mm 支架两枚封闭夹层(图 9-4-8)。患者随访 30 个月,无脑卒中发作。

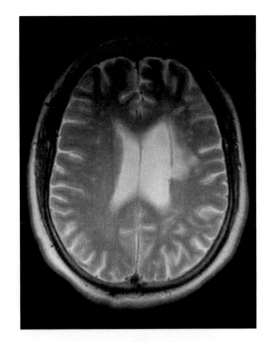

图 9-4-3　术前头颅磁共振

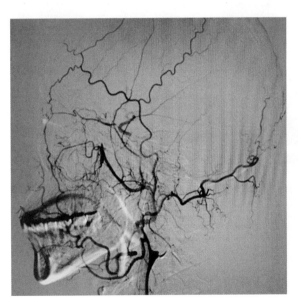

图 9-4-4　术前 DSA 示左侧颈内动脉闭塞

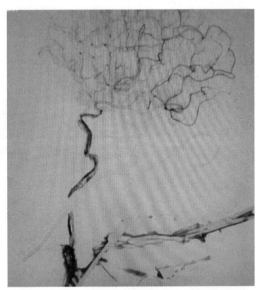

图 9-4-5　术中 CEA 加球囊扩张血管成形术后脑血管造影显示左侧颈内动脉通畅

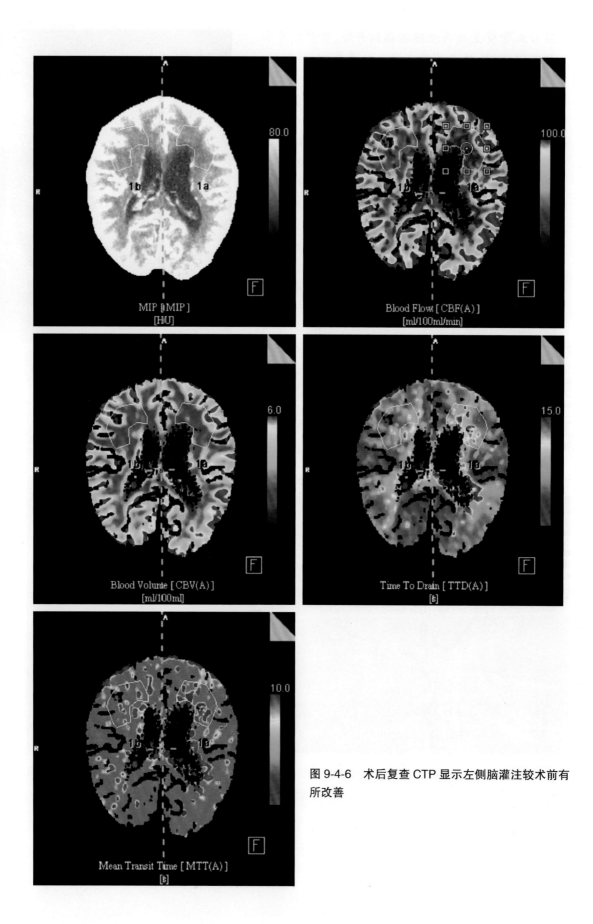

图 9-4-6 术后复查 CTP 显示左侧脑灌注较术前有所改善

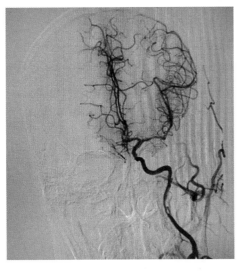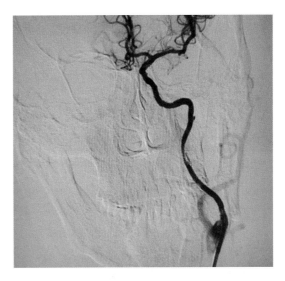

图 9-4-7　术后 1 年随访,脑血管造影发现左侧颈内动脉夹层

图 9-4-8　左侧颈内动脉夹层处置入支架两枚,封闭夹层

【病例 13】　右侧颈内动脉闭塞复合手术治疗

　　患者,男,66 岁,入院前 1 个月出现左侧肢体乏力,持物不稳。头颅磁共振示右侧侧脑室旁多发脑梗死(图 9-4-9),颈部血管 CTA 示右侧颈内动脉闭塞(图 9-4-10)。头颅 DSA 证实右侧颈内动脉闭塞(图 9-4-11)。查体发现左侧肢体肌力Ⅳ级,余无神经功能缺损体征。吸烟史 30 年,约 20 支 /d,已戒烟 10 年,无高血压、糖尿病等基础疾病。术中剥除颈总、颈内、颈外动脉斑块后,未见明显血液反流。缝合颈动脉后,经股动脉行脑血管造影,予球囊扩张颈内动脉起始部,DSA 图像示右侧颈内动脉再通,颅内血管显影(图 9-4-12)。术后患者坚持随访 3 个月无脑卒中发作,复查颈部血管 CTA 示右侧颈内动脉通畅(图 9-4-13)。

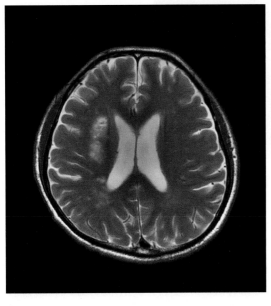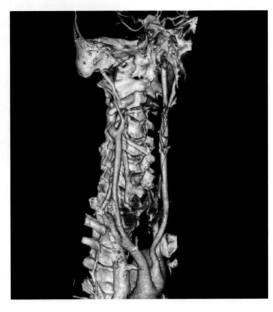

图 9-4-9　术前磁共振示右侧侧脑室旁多发新近脑梗死灶

图 9-4-10　术前颈部血管 CTA 示右侧颈内动脉闭塞

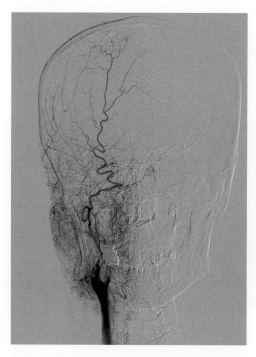
图 9-4-11 术前 DSA 明确右侧颈内动脉闭塞

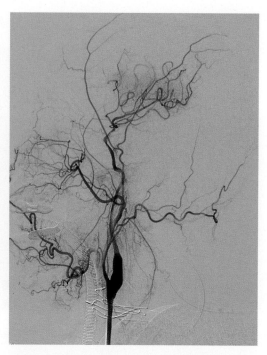
图 9-4-12 术中 CEA 加球囊扩张血管成形术后脑血管造影显示右侧颈内动脉开通

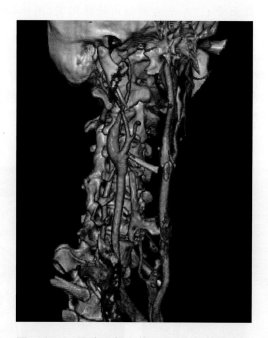
图 9-4-13 随访颈部血管 CTA 示右侧颈内动脉通畅

目前复合手术治疗颅内外血管狭窄及闭塞性疾病,仍局限于大的临床中心,相关研究报道的样本量较少,仍需要大规模临床研究来评估复合手术的安全性和有效性。复合手术作为神经外科的新技术,需要通过我们共同努力,在探索中前进。

(张建民)

参 考 文 献

［1］赵继宗.血管神经外科学［M］.北京：人民卫生出版社，2013.

［2］格林伯格.神经外科手册［M］.赵继宗，译.8版.南京：江苏凤凰科学技术出版社，2017.

［3］DERDEYN CP,CHIMOWITZ M I,LYNN MJ,et al. Aggressive medical treatment with or without stenting in high-risk patients with intracranial artery stenosis（SAMMPRIS）：the final results of a randomised trial［J］.Lancet,2014，383（9914）：333-341.

［4］BABIĆ S,TANASKOVIĆ S,NEŠKOVIĆ M,et al. Surgical treatment of proximal segmental occlusion of the internal carotid artery［J］.Surg Res Pract,2019,2019：2976091.

［5］MORRIS-STIFF G,TELI M,KHAN PY,et al. Internal carotid artery occlusion：its natural history including recanalization and subsequent neurological events［J］.Vasc Endovascular Surg,2013,47（8）：603-607.

第五节　烟雾病复合手术

一、烟雾病概述

烟雾病是一种慢性进行性脑血管疾病，以双侧颈内动脉末端狭窄、大脑底部形成侧支通路构成的异常血管网为特征；在疾病的终末期，整个大脑的血流由颈外动脉系统和椎 - 基底动脉系统代偿。烟雾病患者临床表现较为独特，在儿童和成人患者存在两个发病高峰，以脑缺血和脑出血为常见症状，可造成患者脑认知损伤和临床预后较差。越来越多的研究证实，脑血运重建手术是预防烟雾病中、远期卒中有效的治疗方式。术中 MRI 可在术前精确规划、术中判断脑组织位移及术后评价结果。本节主要介绍术中磁共振技术用于烟雾病临床治疗的一些探索性研究。

二、烟雾病定义及流行病学特征

烟雾病（moyamoya disease，MMD）好发于亚洲人群（尤其是东亚地区），其典型特征为：①颈内动脉末端和 / 或大脑中动脉，大脑前动脉或大脑后动脉（约 30%）进行性狭窄；②脑内出现大量烟雾状血管；③双侧；④病因不明。此外，对于有相对明确病因的患者则通常定义为烟雾综合征，如动脉粥样硬化、自身免疫疾病、脑膜炎、脑肿瘤、唐氏综合征、神经纤维瘤病、头外伤、脑放射治疗史及其他等。烟雾病的诊断流程见图 9-5-1。

烟雾病流行病学具有以下几个特征：①地区差异，东亚国家高发，如中国、日本和韩国，患病率约为 10.5/10 万；无症状患者（头痛型）患病率约为 50.7/10 万；②性别差异，男女比例为 1：（1.5~2）；③年龄差异，双峰型，儿童好发年龄约 10 岁，成人 30~40 岁；④家族性出现约占 10%。

三、烟雾病临床症状

烟雾病和烟雾综合征临床表现复杂多样，脑缺血最为常见，可见于所有年龄段的患者群，儿童烟雾病最常见症状是缺血性脑卒中。自发性颅内出血多见于成年患者，主要原因是烟雾状血管或合并的微动脉瘤破裂出血，以脑室内出血或脑实质出血破入脑室最为常见。神经功能障碍与脑缺血或颅内出血部位等相关，烟雾病对儿童及成人患者脑认知影响不同。结合既往研究，将烟雾病临床症状及脑认知功能总结如图 9-5-2。

四、烟雾病药物及手术治疗

（一）药物治疗（不推荐）

1. 对烟雾病目前尚无确切有效的药物。

2. 对于处在慢性期患者或烟雾综合征患者，针对卒中危险因素或合并症的某些药物治疗可能益处有限，如血管扩张剂、抗血小板药物及抗凝药等，但需要警惕药物的不良作用。

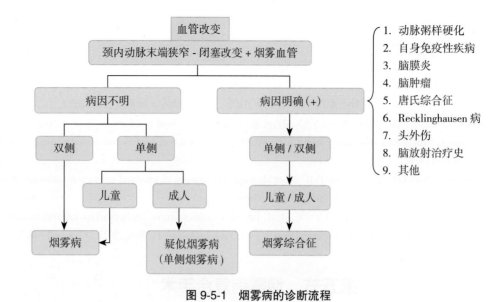

图 9-5-1　烟雾病的诊断流程

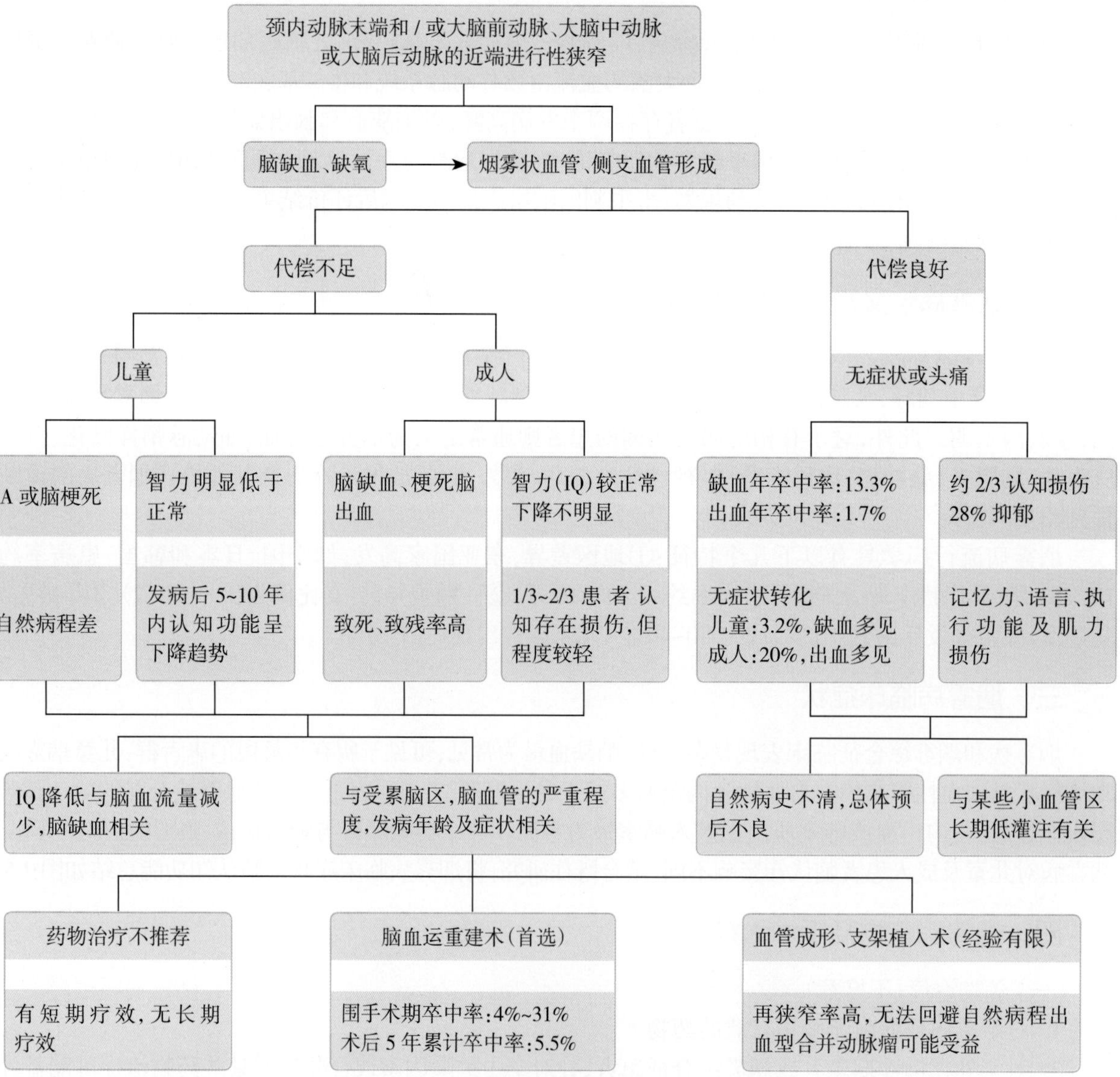

血管改变

颈内动脉末端狭窄 - 闭塞改变 + 烟雾血管

病因不明　　　病因明确(+)

1. 动脉粥样硬化
2. 自身免疫性疾病
3. 脑膜炎
4. 脑肿瘤
5. 唐氏综合征
6. Recklinghausen 病
7. 头外伤
8. 脑放射治疗史
9. 其他

双侧　　单侧　　单侧 / 双侧

儿童　　成人　　儿童 / 成人

烟雾病　　疑似烟雾病（单侧烟雾病）　　烟雾综合征

颈内动脉末端和 / 或大脑前动脉、大脑中动脉或大脑后动脉的近端进行性狭窄

脑缺血、缺氧 → 烟雾状血管、侧支血管形成

代偿不足　　　　　　　　　　　　　代偿良好

儿童　　　　　成人　　　　　　无症状或头痛

TIA 或脑梗死	智力明显低于正常	脑缺血、梗死脑出血	智力(IQ)较正常下降不明显	缺血年卒中率:13.3% 出血年卒中率:1.7%	约 2/3 认知损伤 28% 抑郁
自然病程差	发病后 5~10 年内认知功能呈下降趋势	致死、致残率高	1/3~2/3 患者认知存在损伤,但程度较轻	无症状转化 儿童:3.2%,缺血多见 成人:20%,出血多见	记忆力、语言、执行功能及肌力损伤

IQ 降低与脑血流量减少,脑缺血相关　　与受累脑区,脑血管的严重程度,发病年龄及症状相关

自然病史不清,总体预后不良　　与某些小血管区长期低灌注有关

药物治疗不推荐

有短期疗效,无长期疗效

脑血运重建术(首选)

围手术期卒中率:4%~31% 术后 5 年累计卒中率:5.5%

血管成形、支架植入术(经验有限)

再狭窄率高,无法回避自然病程出血型合并动脉瘤可能受益

图 9-5-2　烟雾病临床症状及脑认知功能总结

（二）手术治疗（推荐）

其治疗目的在于恢复血液供应,稳定脑血管血流动力学,并减少易碎的烟雾血管,防止出血。

1. 颅内外血运重建手术是烟雾病和烟雾综合征的主要治疗方法,可有效防治缺血性卒中。

2. 一项多中心前瞻性随机对照临床研究表明,脑血运重建手术能将5年再出血率从31.6%降低至11.9%,但无症状烟雾病是一种进行性疾病(10年累计缺血性脑卒中复发率为13.3%),前瞻性AMORE (Asymptomatic Moyamoya Registry)研究正在评估其治疗适应证。目前,对于出血型或缺血型烟雾病,主流观点越来越倾向于采取积极的手术策略。

3. 血运重建术在烟雾病治疗中起着支柱作用,可减少缺血性和出血性卒中的发生率,并改善神经和神经心理预后,但目前没有证据证明哪种方式最有效。目前研究强烈指出,如果技术上可行,血运重建技术包括直接旁路,应该应用于各年龄段的烟雾病患者;对于儿童、缺血性或血管条件不佳的患者,间接旁路手术也可显著改善患者预后(图9-5-3)。

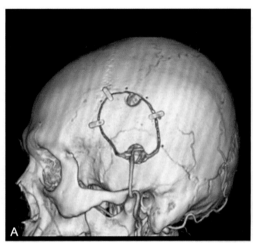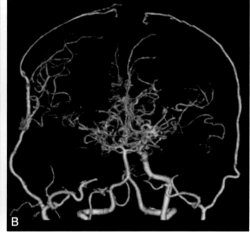

图 9-5-3　烟雾病脑血运重建手术

A. 直接旁路血运重建术;B. 间接旁路血运重建术

五、烟雾病术中磁共振使用注意事项

（一）术前注意事项

需填写术前磁共振个人安全筛查表(表9-5-1),需重点评价患者体内有无金属植入物、有无妊娠及是否进行金属穿刺,确保安全进行磁共振检查。

表 9-5-1　磁共振检查个人安全筛查表

姓名:	时间:

您是否有或曾经有以下各项的任何一项?

□是□否　心脏手术、心脏阀、心脏起搏器、人工心脏瓣膜。如果有,请解释:

□是□否　脑手术、脑动脉瘤夹、手术夹、神经刺激器。如果有,请解释:

□是□否　脊柱手术、脊柱固定装置

□是□否　搭桥、任何类型的植入线圈、过滤器、弹簧、金属丝或支架

□是□否　眼部手术、植入物

□是□否　金属或金属薄片对眼部产生的伤害

□是□否　整形外科针、螺钉、棒等

□是□否	先前的背部手术(腰椎或颈部)
□是□否	耳部手术、耳蜗植入物、助听器
□是□否	血管通路或导管
□是□否	金属网状植入物、金属缝合线、金属钉、植入电极
□是□否	任何电气性、机械性或磁性植入物
□是□否	植入的药物输入泵、胰岛素泵
□是□否	植入的心脏除颤器
□是□否	怀孕
□是□否	身体穿刺
□是□否	任何造成身体内有植入物的手术或造成体内有遗留物的手术

　　本表用于对在磁共振环境中工作或邻近磁共振环境的个人进行安全筛选,每一个进入磁共振环境的个人必须进行筛选,确保相关人员的安全。对磁共振环境及相关基本原理的解释将由主管人员给出

(二) 术中、术后注意事项

　　1. 手术中需对复合手术室内的所有器械、设备、人员的流动进行监管。

　　2. 手术完成后清点所有针头、所有器械和铁磁性物品,以及手术室内所有设备,在影像技师监督下,医师、麻醉师、护士进行三方核对后,患者方可进行磁共振检查。

　　3. 手术室清洁,将灯、塔、各设备放置在其原始位置(5 高斯线外),并在最后插入(图9-5-4)。

六、烟雾病术中磁共振可能使用的序列

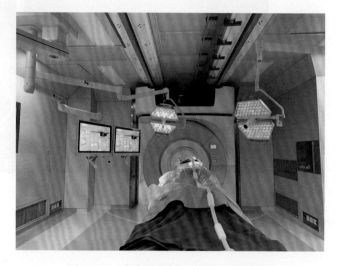

图 9-5-4　术中磁共振手术室及设备摆放

(一) 磁共振血管成像(MRA)在烟雾病脑血运重建术中的应用

　　1. 三维时间飞跃法磁共振血管成像(3D-TOF-MRA)可结合选择性动脉自旋标记(territorial-ASL,t-ASL)技术评价脑灌注区域的变化,分析烟雾病患者术前脑灌注区域变化的原因。有文献报道,脑血流灌注区域改变依赖于继发性侧支循环模式的烟雾病患者(非依靠前交通动脉及后交通动脉),术前出现脑出血的风险较高。这些发现使 t-ASL 和 3D-TOF-MRA 联合模式成为烟雾病疾病评估、治疗和外科策略规划的可行工具。

　　2. 烟雾病直接脑血运重建术后进行 MRA 扫描,可用于评估搭桥血管的通畅性。术中使用较为广泛的是吲哚菁绿荧光造影技术,但 MRA 不仅可以评估搭桥血管是否存在血栓,以及肌肉、筋膜或骨瓣对搭桥血管有无压迫,还可结合 t-ASL 观察脑血运重建术后脑灌注区域的血流改变(图9-5-5)。

(二) 动脉自旋标记(ASL)序列在烟雾病脑血运重建术中的应用

　　1. 选择性动脉自旋标记(t-ASL)可评价颞浅动脉 - 大脑中动脉搭桥术后的血管化面积,并评价大脑动脉灌注区域的变化。有文献报道,t-ASL 结合 3D-TOF-MRA 可评估脑灌注区域变化模式,可无创、直观、无放射性地显示烟雾病患者脑血流灌注,显示单侧颈内动脉、颈外动脉和双侧椎动脉所提供的灌注区域的动态变化。依赖继发性侧支循环引起的灌注区域改变,是烟雾病患者术前出血的潜在独立危险因素,而由初级侧支循环供血的灌注区域改变对烟雾病患者术前出血可能没有太大影响。

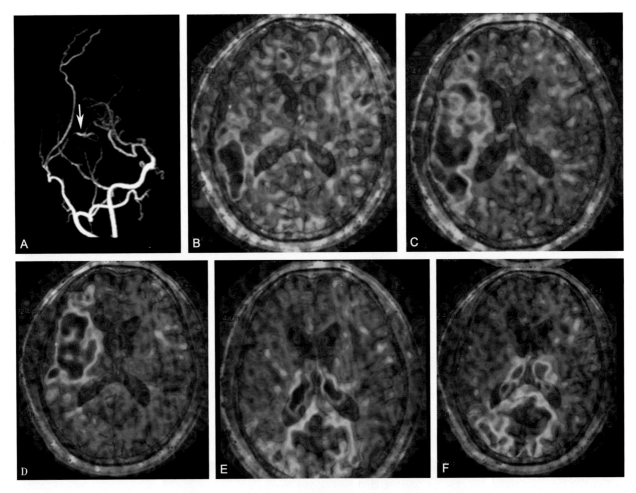

图 9-5-5　颅脑手术磁共振检查图像（MRA+ASL 序列）

A. MRA 显示右侧搭桥血管通畅（箭头）；B、C.ASL 显示右侧搭桥区域脑血流可见改善；术前脑血流量均值约为 25ml/min，术后均值为 60ml/min。患者搭桥血管通畅，脑血流量较术前增加（ASL 图左右侧标记与临床侧别相反）

2. 基于血管成像中心定位和视图共享技术的四维伪连续性动脉自旋标记技术（4D-PCASL），可用于观察烟雾病患者大脑远端动脉和软脑膜吻合侧支的血流动力学，4D-PCASL 技术将烟雾病患者大脑远端动脉和软脑膜侧支代偿血管可视化，用于烟雾病患者脑血流动力学评估，对评价轻度脑认知功能损伤等局部功能改变优势明显。

3. 脑血管反应性（CVR）的评估对脑血管疾病的治疗和预防具有重要作用，CVR 可预测烟雾病搭桥术后过度灌注综合征。既往研究表明，动脉脉搏标记一致的脉冲同步 ASL-MRI 技术（pulsed-ASL-MRI）评估可用于无创评估 CVR 指标，且等同于 SPECT 使用乙酰唑胺诱发的 CVR 指标。

（三）弥散加权成像（DWI）和表观弥散系数（ADC）在烟雾病脑血运重建术中的应用

既往有文献研究发现烟雾病脑血运重建术后缺血性卒中发生率为 7.7%，所有梗死可无临床症状而 MRI 检查却可发现梗死灶。Horn 等分析了 20 例闭塞性脑血管疾病相关的成人 TIA 患者因术中暂时血管闭塞而发生脑缺血风险，所有患者均接受 STA-MCA 搭桥术，术后 48h 行 MRI，2 例患者（10%）存在弥散障碍而无永久性后遗症。在脑血运重建术后即刻进行 MRI 扫描，评估烟雾病术后有无超急性期脑梗死（<6h）。

（四）磁敏感加权成像（SWI）在烟雾病脑血运重建术中的应用

既往文献报道脑血管搭桥术后颅内出血的发生率为 1.8%~3.1%，左右半球的出血均发生在同侧脑缺血区域。无症状的脑微量出血与烟雾病患者脑出血的风险相关，初次出血后死亡率为 6.8%~17.9%，而再出血后升至 28.6%~66.7%。烟雾病直接脑血运重建术后出血的重要因素有缺血脑组织再血管化、病变烟雾血管自我调节机制受累等。确定烟雾病脑血运重建术后的脑梗死区域是否存在微出血,SWI在诊断脑微量出血时具有重要价值。

（五）弥散张量成像（DTI）在烟雾病脑血运重建术中的应用

既往有文献研究显示,虽然DTI可显示脑白质的广泛改变,但DTI还可通过脑白质纤维交叉改变显示脑深部白质微结构改变,显示脑白质的缺血倾向性。DTI可能用于发现轻微的脑白质慢性缺血性损伤,而脑白质完整性与额叶功能、智商等脑认知功能紧密相关。

【病例14】

患者,男,26岁,因头部外伤后16个月,右侧肢体活动不利8个月入院。患者2年前曾因车祸出现脑震荡,恢复可。入院查体示右上肢远端肌力Ⅲ级,近端肌力Ⅳ级,右下肢肌力Ⅳ级,病理征（-）。术中磁共振检查（术前）示:左侧脑干、基底节区、脑室旁、半卵圆中心、额顶异常低信号（沃勒变性）（图9-5-6A）。基于DTI的双侧运动功能区的皮质脊髓束重建后显示:左侧运动纤维束部分缺失,各向异性分数（FA值）较健侧（右侧）减弱（图9-5-6B）。MRA诊断为左侧大脑中动脉闭塞（图9-5-6C）,ASL显示左侧半球灌注减低（图9-5-6D）。患者行左侧颞浅动脉（前支）-大脑中动脉搭桥+颞浅动脉贴敷术+硬膜翻转术,术毕关颅后行头部磁共振检查,DWI和SWI未见新发出血和梗死（图9-5-6E、F）,MRA显示左侧颞浅动脉-大脑中动脉吻合口通畅,搭桥血管经骨孔入颅（图9-5-6G箭头）,完整性良好,无血管卡压（图9-5-6G）;术前感兴趣区（ROI,图9-5-6A红圈）脑血流量均值约为30ml/min,术后均值为45ml/min（半定量数据,仅供参考）（图9-5-6H）,ADC及SWI序列未见新发异常弥散区和新发出血灶。患者术后病情平稳,无特殊。

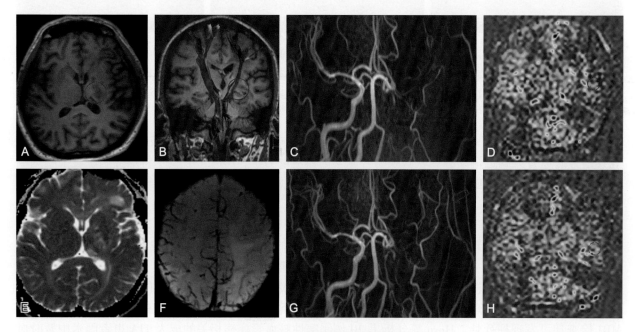

图9-5-6　左侧大脑中动脉闭塞

【病例15】

患者,男,50岁,因突发剧烈头痛4个月余入院。既往10年间多次脑梗死病史。查体:神志清楚,运动性失语,口角流涎,鼻唇沟变浅,伸舌不能,右上肢肌力Ⅴ级,左上肢远端屈曲痉挛状态,左上肢肌力Ⅲ级。双下肢肌力Ⅲ级。左上肢肌张力增高,余肢体肌张力无明显增高。

术中磁共振检查（术前）示：脑内多发点片状缺血及梗死灶，老年性脑改变（脑萎缩），无新发梗死灶（图 9-5-7A），MRA 得分（基于 Houdkin 分期）左侧 1 分（1 级），右侧 5 分（3 级）（图 9-5-7B），ASL 显示右侧颞顶、左额顶血流灌注减低（图 9-5-7C）。患者右侧颞浅动脉（双支）- 大脑中动脉搭桥 + 硬膜翻转术，术毕关颅后行头部磁共振检查，SWI 序列未见新发异常弥散区和新发出血灶（图 9-5-7D）；MRA 显示右侧颞浅动脉 - 大脑中动脉吻合口通畅（图 9-5-7E 红色箭头），搭桥血管经骨孔入颅，完整性良好，无血管卡压（图 9-5-7E）；ASL 显示右侧脑血流量较术前明显增加，术前感兴趣区（ROI，图 9-5-7F 红圈）脑血流量均值约为 25ml/min，术后均值为 60ml/min（半定量数据，仅供参考）（图 9-5-7F）（ASL 图左右侧标记与临床侧别相反）。患者术后出现癫痫持续性发作，左侧口角抽搐，复查 CT 未见颅内新发出血或梗死灶，考虑为术后过度灌注综合征，予以控制血压、地西泮控制癫痫，患者病情逐渐平稳，癫痫消失。

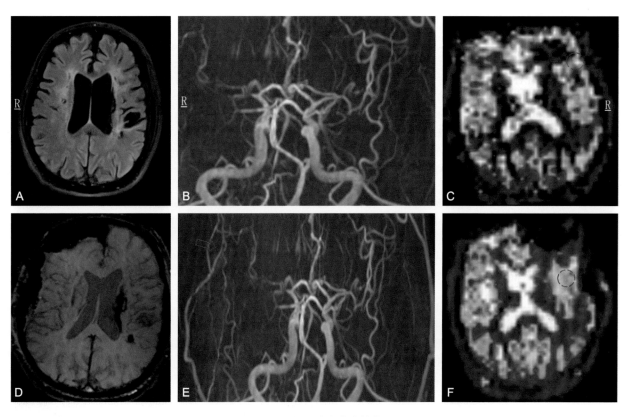

图 9-5-7　术后过度灌注综合征

基于术中磁共振的复合手术可研究烟雾病脑血运重建术搭桥血管，评价搭桥血管通畅性、全脑血流量、局部脑血流量、超早期脑梗死、微量脑出血和脑白质纤维完整性等。未来通过术中磁共振一站式、多种序列的检查可能有助于选择烟雾病手术方式、评价治疗效果和围手术期管理等。

（张　东　石志勇）

参考文献

［1］ JEON HJ，LEE JY，CHO BM，et al. Four-year experience using an advanced interdisciplinary hybrid operating room：potentials in treatment of cerebrovascular disease［J］. J Korean Neurosurg Soc，2019，62（1）：35-45.

［2］ AMLIE-LEFOND C，ZAIDAT OO，LEW SM. Moyamoya disease in early infancy：case report and literature review［J］. Pediatr Neurol，2011，44（4）：299-302.

［3］HAN DH,NAM DH,OH CW. Moyamoya disease in adults:characteristics of clinical presentation and outcome after encephalo-duro-arterio-synangiosis［J］. Clin Neurol Neurosurg,1997,99 Suppl 2:S151-S155.

［4］KURODA S,HOUKIN K. Moyamoya disease:current concepts and future perspectives［J］. Lancet Neurol,2008,7 (11):1056-1066.

［5］SCOTT RM,SMITH ER. Moyamoya disease and moyamoya syndrome［J］. N Engl J Med,2009,360(12):1226-1237.

［6］SUZUKI J,KODAMA N. Moyamoya disease--a review［J］. Stroke,1983,14(1):104-109.

［7］LEE SB,KIM DS,HUH PW,et al. Long-term follow-up results in 142 adult patients with moyamoya disease according to management modality［J］. Acta Neurochir(Wien),2012,154(7):1179-1187.

［8］KUROKAWA T,TOMITA S,UEDA K,et al. Prognosis of occlusive disease of the circle of Willis(moyamoya disease) in children［J］. Pediatr Neurol,1985,1(5):274-277.

［9］NAKASE H,OHNISHI H,TOUHO H,et al. Long-term follow-up study of "epileptic type" moyamoya disease in children［J］. Neurol Med Chir(Tokyo),1993,33(9):621-624.

［10］ZHAO Y,ZHANG Q,ZHANG D,et al. Effect of aspirin in postoperative management of adult ischemic moyamoya disease［J］. World Neurosurg,2017,105:728-731.

［11］ACKER G,FEKONJA L,VAJKOCZY P. Surgical management of moyamoya disease［J］. Stroke,2018,49(2):476-482.

［12］BAAJ AA,AGAZZI S,SAYED ZA,et al. Surgical management of moyamoya disease:a review［J］. Neurosurg Focus,2009,26(4):E7.

［13］ISHII K,FUJIKI M,KOBAYASHI H. Invited article:surgical management of Moyamoya disease［J］. Turk Neurosurg,2008,18(2):107-113.

［14］YAMAMOTO S,FUNAKI T,FUJIMURA M,et al. Development of hemorrhage-prone anastomoses in asymptomatic moyamoya disease-a comparative study with Japan adult moyamoya trial［J］. J Stroke Cerebrovasc Dis,2019,28(11):104328.

［15］IKEZAKI K,FUKUI M,INAMURA T,et al. The current status of the treatment for hemorrhagic type moyamoya disease based on a 1995 nationwide survey in Japan［J］. Clin Neurol Neurosurg,1997,99 Suppl 2:S183-S186.

［16］ISHII R,TAKEUCHI S,IBAYASHI K,et al. Intelligence in children with moyamoya disease:evaluation after surgical treatments with special reference to changes in cerebral blood flow［J］. Stroke,1984,15(5):873-877.

［17］ISHIKAWA T,HOUKIN K,KAMIYAMA H,et al. Effects of surgical revascularization on outcome of patients with pediatric moyamoya disease［J］. Stroke,1997,28(6):1170-1173.

［18］KARZMARK P,ZEIFERT PD,TAN S,et al. Effect of moyamoya disease on neuropsychological functioning in adults ［J］. Neurosurgery,2008,62(5):1048-1051.

［19］KRONENBURG A,VAN DEN BERG E,VAN SCHOONEVELD MM,et al. Cognitive functions in children and adults with moyamoya vasculopathy:a systematic review and meta-analysis［J］. J Stroke,2018,20(3):332-341.

［20］TAKAGI Y,MIYAMOTO S,COSMO-Japan Study Group. Cognitive dysfunction survey of the Japanese patients with moyamoya disease(COSMO-JAPAN Study):study protocol［J］. Neurol Med Chir (Tokyo),2015,55(3):199-203.

［21］GAO XY,LI Q,LI JR,et al. A perfusion territory shift attributable solely to the secondary collaterals in moyamoya patients:a potential risk factor for preoperative hemorrhagic stroke revealed by t-ASL and 3D-TOF-MRA［J］. J Neurosurg,2020,133(3):780-788.

［22］YUAN J,QU J,ZHANG D,et al. Cerebral perfusion territory changes after direct revascularization surgery in moyamoya disease:a territory arterial spin labeling study［J］. World Neurosurg,2019,122:e1128-e1136.

［23］ZHU FP,ZHANG Y,HIGURASHI M,et al. Haemodynamic analysis of vessel remodelling in STA-MCA bypass for Moyamoya disease and its impact on bypass patency［J］. J Biomech,2014,47(8):1800-1805.

［24］KRAEMER M,KARAKAYA R,MATSUSHIGE T,et al. Efficacy of STA-MCA bypass surgery in moyamoya angiopathy:long-term follow-up of the Caucasian Krupp Hospital cohort with 81 procedures［J］. J Neurol,2018,265(10):2425-2433.

［25］MIKAMI T,SUZUKI H,UKAI R,et al. Predictive factors for acute thrombogenesis occurring immediately after bypass procedure for moyamoya disease [J]. Neurosurg Rev,2020,43(2):609-617.

[26] TOGAO O,HIWATASHI A,OBARA M,et al. 4D ASL-based MR angiography for visualization of distal arteries and leptomeningeal collateral vessels in moyamoya disease:a comparison of techniques [J]. Eur Radiol,2018,28(11): 4871-4881.

[27] TAKEMOTO Y,MORIOKA M,NAKAGAWA T,et al. Prolonged and regionally progressive symptomatic cerebral hyperperfusion syndrome after superficial temporal artery-middle cerebral artery anastomosis in a patient with moyamoya disease [J]. Surg Neurol Int,2012,3:106.

[28] NOGUCHI T,KAWASHIMA M,NISHIHARA M,et al. Noninvasive method for mapping CVR in moyamoya disease using ASL-MRI [J]. Eur J Radiol,2015,84(6):1137-1143.

[29] MESIWALA AH,SVIRI G,FATEMI N,et al. Long-term outcome of superficial temporal artery-middle cerebral artery bypass for patients with moyamoya disease in the US [J]. Neurosurg Focus,2008,24(2):E15.

[30] HORN P,SCHARF J,PEÑA-TAPIA P,et al. Risk of intraoperative ischemia due to temporary vessel occlusion during standard extracranial-intracranial arterial bypass surgery [J]. J Neurosurg,2008,108(3):464-469.

[31] KAWAGUCHI S,OKUNO S,SAKAKI T. Effect of direct arterial bypass on the prevention of future stroke in patients with the hemorrhagic variety of moyamoya disease [J]. J Neurosurg,2000,93(3):397-401.

[32] KAZUMATA K,THA KK,NARITA H,et al. Characteristics of diffusional kurtosis in chronic ischemia of adult moyamoya disease:comparing diffusional kurtosis and diffusion tensor imaging [J]. AJNR Am J Neuroradiol,2016, 37(8):1432-1439.

第六节 脊髓血管畸形复合手术

一、脊髓血管畸形分类

脊髓血管畸形（spinal vascular malformations）是一类少见疾病,约占所有脊髓病变的 10%。这类疾病分类复杂,包含一系列累及脊髓或脊髓周围结构的血管发育异常疾病。国内外已有多种针对脊髓血管畸形的分类体系,国内凌锋与张鸿祺等学者根据病变血管构筑与病变所累及的解剖部位提出了脊髓血管畸形的解剖分类方法（表 9-6-1）。其中脊髓海绵状血管畸形属静脉畸形,DSA 阴性,本章不进行讨论。

表 9-6-1 凌锋、张鸿祺等提出的脊髓血管畸形解剖分类

硬脊膜下病变
1. 脊髓海绵状血管畸形
2. 脊髓动静脉畸形
3. 神经根动静脉畸形
4. 终丝动静脉畸形
硬脊膜病变
硬脊膜动静脉瘘
椎管内硬脊膜外病变
1. 椎管内硬脊膜外动静脉畸形
2. 椎管内硬脊膜外海绵状血管畸形
椎管外病变
椎旁动静脉畸形
体节性病变
1. 完全型（累及同一体节内所有组织,包括脊髓、骨组织、肌肉和皮肤）
2. 部分型（累及同一体节内多种但并非所有组织）

二、脊髓血管畸形发病机制

脊髓血管畸形发病的机制包括：①动脉"盗血"，脊髓的血流通过畸形血管被大量分流，引起正常脊髓组织缺血，功能受损；②出血，根据病变类型的不同，自发性出血可表现为蛛网膜下腔出血、髓内出血或者椎管内硬脊膜外出血，引起突发的脊髓功能障碍；③静脉高压，由于存在动静脉短路和静脉引流的异常，动脉血不经过毛细血管直接进入引流静脉中，病灶附近的脊髓静脉回流受阻、淤滞，引起正常动静脉压力梯度下降，导致脊髓慢性缺血、水肿和软化；④占位效应，由于畸形血管团、扩张的静脉或合并较大的动脉瘤压迫脊髓所致，产生慢性压迫症状与体征；⑤血栓形成，随着疾病的进展，一些动静脉畸形病例会在病变内，特别是引流静脉自发形成血栓，其中少部分病变会因此自愈，但可能有更多的病例会因血流动力学的失衡导致相对快速进展的脊髓静脉高压甚至病变破裂出血进而造成临床症状的加重。

三、脊髓血管畸形临床表现与自然病史

虽然各类脊髓血管畸形的发病机制整体相似，但由于血管构筑及病变所在的部位有所不同，其临床表现各有特点。

(一) 硬脊膜动静脉瘘

硬脊膜动静脉瘘(spinal dural arteriovenous fistula，SDAVF)是脊髓血管畸形中最常见的一种，占所有脊髓血管畸形的 60%~80%，该病发病率每年(5~10)/100 万，男女比约 5 : 1，发病年龄 50~60 岁。病变的瘘口位于硬脊膜，由节段动脉的硬脊膜支供血，根静脉引流。

SDAVF 致病机制目前尚不清楚，有学者根据其较晚的发病年龄推测 SDAVF 可能为获得性疾病。目前国内外公认脊髓静脉高压是 SDAVF 最主要的病理生理机制。随着脊髓静脉高压逐渐进展，患者表现为进行性加重的脊髓功能障碍，包括下肢运动、感觉、大小便和性功能障碍等，部分患者以背部和神经根痛为主诉。SDAVF 起病隐匿，进展缓慢，确诊多较晚，脊髓病变可进展至完全截瘫。SDAVF 具有极高的致残性，Aminoff 和 Logue 在 1974 年发表论文对 SDAVF 的自然病史进行了详细的阐述，他们指出该病在出现下肢运动障碍后，将有 50% 的患者在 3 年内发展至严重残疾。

(二) 脊髓动静脉畸形

脊髓动静脉畸形(spinal arteriovenous malformations，SAVM)，在血管构筑学特征上类似于脑动静脉畸形，是第二位常见的脊髓血管畸形。病变位于硬脊膜下，其基本结构包括供血动脉、畸形血管团和引流静脉三部分。畸形血管团可以是"团块型(nidus-type)"的，病变的核心具有典型的畸形团样结构；也可以是"瘘型(fistula-type)"的，病变核心以动静脉之间较大的直接瘘样沟通为主。

SAVM 多在青少年发病，平均发病年龄约 25 岁，男女比例约 1.5 : 1。这类病变可以通过突发或慢性两种方式发病，两者比例约为 3 : 2。其中绝大多数突发起病的病例是由病变出血导致的，极少部分可能是由于主要引流静脉闭塞造成的。慢性起病则是由脊髓静脉高压、压迫及盗血等病理生理过程造成的。

病变出血可在该脊髓神经支配区突发剧烈神经根痛、根性分布感觉障碍或感觉异常，受累节段以下神经功能缺失，表现不同程度截瘫，根性或传导束性分布感觉障碍及布朗 - 塞卡综合征(Brown-Sequard syndrome，又称脊髓半切综合征)，括约肌功能障碍表现为大小便不同程度的失禁或潴留。部分单纯脊髓蛛网膜下腔出血病例可见颈强直及 Kernig 征等。突发起病后超过 70% 的患者可在发病后2 个月内逐渐缓解，但位于中胸段、初始症状较重及发病年龄较高者不易缓解。慢性起病者往往表现为逐渐进展的脊髓功能障碍，病变节段以下逐渐出现脊髓功能障碍，包括肌力下降、深浅感觉减退、括约肌功能障碍。此外，SAVM 还可以通过压迫、刺激神经根造成神经根刺激症状，如肢体抽动、放射性疼痛等。

国内张鸿祺、凌锋等于 2019 报道了硬脊膜下 SAVM 的自然病史(包括体节性脊柱脊髓动静脉畸形)，认为此类疾病在发病后自然病史恶劣，若以改良的 Aminoff-Logue 评分作为评价标准，脊髓功能障碍整体

上年加重率约 30%,出血率约每年 10%,这一结果强调了早期外科干预的必要性。

四、脊髓血管畸形治疗现状和复合手术的应用

现阶段脊髓血管畸形的临床干预依赖外科手段,治疗方式包括显微手术切除和介入栓塞两类。由于各类亚型的血管构筑和解剖部位有所差异,各类病变治疗难度、方式有较大的不同。

(一) 硬脊膜动静脉瘘

硬脊膜动静脉瘘(SDAVF)的治疗原则在于阻断动静脉交通,阻止动脉血逆流入脊髓髓周静脉系统以解除椎管内静脉高压,同时保护正常的脊髓血供和引流。目前,通过显微手术和介入栓塞均可达到上述目的。由于 SDAVF 的引流形式单一,显微手术的治疗方式几乎适用于所有 SDAVF 患者,术中使用双极电凝在贴近硬脊膜内侧面将根髓动脉烧闭后剪断,中断瘘口与髓周静脉的连接便可获得治愈。对于一些血管走行相对平直,微导管能够安全输送至供血动脉远端的病变可以尝试进行介入栓塞治疗,为获得永久的治愈,介入栓塞操作的关键点是将栓塞剂弥散到病变引流静脉的近端。

目前,通过单纯的外科技术几乎所有的 SDAVF 患者(98% 以上)均可获得治愈,术后近 90% 患者的症状可得到改善或稳定。因此,从进一步提高病变治愈率的角度来看,复合手术技术在 SDAVF 的治疗中价值有限,但是有条件的治疗中心可在复合手术室对高度疑似 SDAVF 的患者进行"DSA 诊断—显微手术或介入栓塞—术后 DSA 复查"一站式诊疗,可大幅增加诊疗效率。

(二) 脊髓动静脉畸形

由于脊髓动静脉畸形(SAVM)与脊髓组织解剖关系密切,且外科治疗具有破坏性的固有缺陷又难以克服,安全治愈这类疾病的难度极高,一味追求解剖治愈则有可能导致脊髓功能下降的并发症,有文献报道,其治疗并发症发生风险可达 25%。因此,国际上有学者认为对有致病作用的病变结构进行针对性治疗(如闭塞动脉瘤样结构)或部分闭塞畸形血管而不追求解剖治愈,可相对安全地降低病变出血风险、减轻占位效应和改善静脉引流,有利于脊髓功能的保留与恢复。然而临床研究显示部分闭塞的治疗策略整体上只能部分降低脊髓功能障碍加重风险,残余的血管畸形仍存在出血、盗血和静脉高压等机制,继续对脊髓造成损伤。因此,SAVM 的治疗相关风险与疾病本身的风险此消彼长,这使得 SAVM 的治疗成为神经外科的一大难点,此前发表在 *Stroke* 杂志的研究报道其治愈率仅为 27%。

相对脑动静脉畸形而言,SAVM 进行手术切除时主要面临两点困难:①脊髓体积细小,异常血管在狭小的空间内聚集缠绕,术中难以分辨病变的血管构筑;②脊髓组织功能密集,对于完全位于髓内的病变缺少安全的入路进入脊髓探查,因此术中无法明确髓内残余病变情况。近年来复合手术技术的出现使上述问题得到了理想的解决,术者不仅可以通过术中 DSA 明确病变切除的程度,还可以通过亚甲蓝血管造影明确病变的血管构筑。对于谨慎选择后的病例,首都医科大学宣武医院通过复合手术技术可将其治愈率提高至 65% 以上。

五、脊髓动静脉畸形复合手术关键步骤

(一) 置鞘

患者在局部麻醉下仰卧位行股动脉穿刺,置入 45cm 动脉长鞘,保留长鞘尾端在体外长度约 20cm,然后将鞘尾无菌包裹后以手术贴膜固定于患者臀部外侧。股动脉穿刺点首选左侧以利于患者翻身后术者操作导管造影机系统。患者气管插管全身麻醉成功后,改为俯卧位,术区和臀部外侧的鞘尾同时消毒后,无菌单常规铺台覆盖手术台,显露手术切口和股动脉鞘尾部,此外长鞘尾端以无菌贴膜固定。长鞘需生理盐水加压冲洗以预防血栓形成。如果术中需要多支供血动脉造影,可选择双侧股动脉穿刺置入长鞘,术中同时使用 2 根造影管造影以便简化术中操作并减少导管系统移动的时间,更有利于充分了解畸形团的血管结构。

(二) 术中 DSA

行常规椎板切开术暴露病变后在术区安全处放置钛夹定位。导入 4F 造影导管至目标供血动脉开口

进行造影。根据血管造影结果明确畸形团位置和血管构筑，准确辨别供血动脉和引流静脉，随后贴近畸形团切断供血动脉后沿边界切除血管畸形，并最终贴近畸形团切断引流静脉。切除后即行 DSA，验证畸形团是否全切。如有畸形团残余，根据其与钛夹空间关系继续探查直至术中 DSA 判定全切。需强调的是SAVM 切除术中需电生理监测，电生理医师提示诱发电位下降显著时不盲目追求解剖治愈。造影全过程中不使用肝素，使用生理盐水持续加压冲洗造影管和长鞘系统，并尽量减少造影管在体内时间，以预防血栓形成。此外，俯卧位血管造影中导管的操作方向与仰卧位完全相反，为了符合仰卧位的操作习惯，可以将透视图像左右翻转显示在术者的屏幕上。

（三）术中亚甲蓝造影

在需要辨别术野中血管构筑时可进行术中亚甲蓝造影。首先导入 4F 造影导管至目标供血动脉开口，路径图下将 0.035in 导丝送入该动脉的远端，再沿导丝将造影导管送入至目标动脉远端固定，保持生理盐水持续加压冲洗造影管和长鞘系统。

将 1ml（10mg）亚甲蓝溶液使用生理盐水稀释至 10ml（1mg/ml）备用。转至显微镜视野下暴露好需观察的畸形团结构，由助手经造影管推注 1~2ml（依供血动脉流量决定）配制好的亚甲蓝溶液，并打开冲洗水快速冲洗，使较高浓度的亚甲蓝溶液到达目标畸形团处。术者仔细观察自供血动脉—畸形团—引流静脉的蓝染过程，分辨供血动脉和引流静脉，了解该供血动脉供应畸形团的部分，并分辨畸形团引流静脉和继发迂曲扩张的正常引流静脉。畸形团切除后可观察到静脉蓝染速度明显减慢，间接验证是否全切。在观察到术野蓝染消失后，可按需反复进行再次亚甲蓝造影。

（四）术中直视下引流静脉穿刺栓塞

除了明确病变血管构筑和定位髓内残留病变之外，直视下引流静脉穿刺栓塞是复合手术技术为脊髓动静脉畸形治疗带来的另一大变革。一些位于骶尾部且血管构筑复杂的动静脉畸形直接进行手术切除不仅难以做到解剖治愈，还会因手术切口位置过低面临较高的术后感染风险。近年来我们在临床实践中发现通过直视下引流静脉穿刺栓塞技术可在更高的节段暴露病变引流静脉，而后在 DSA 引导下经静脉端逆行闭塞病变，可在取得更理想的闭塞结果的同时降低直接手术切除的术后感染风险。直视下引流静脉穿刺栓塞的关键点如下：

患者仰卧位经股动脉置动脉长鞘后，翻身取俯卧位。采用腰椎正中切口，目标节段全椎板切除后，打开硬脊膜暴露终丝和马尾神经。结合吲哚菁绿荧光造影、亚甲蓝造影和术中 DSA 充分识别病变血管构筑及术区血管结构，明确主要引流静脉后使用 Echelon 10 微导管逆行插管，以 4-0 丝线固定。而后在 DSA 指导下将 Echelon 10 微导管逆行输送并尽可能靠近引流静脉近端。超选造影明确引流静脉和瘘口的血管构筑。最后注射适量 Onyx 18 逆行闭塞病变。

 【病例 16】 术中 DSA 结合亚甲蓝造影辅助脊髓动静脉畸形全切

患者，女，18 岁，突发右下肢麻木无力伴小便障碍 3 年。既往在笔者医院诊为脊髓动静脉畸形（T_{10}~T_{11}），多次进行针对危险因素的栓塞治疗，术前神经功能无明显障碍。MRI 示 T_{10} 节段脊髓左前下方异常血管流空信号（图 9-6-1A、B），术前脊髓 DSA 示左 T_{10} 脊髓前动脉、左 T_{12} 脊髓后动脉供血的动静脉畸形，主引流静脉向下（图 9-6-1C、D）。结合 MRI 和 DSA 结果，考虑畸形团位于髓内左前方，遂决定行复合手术切除。患者全身麻醉后仰卧位，左侧股动脉置 6F 长鞘，俯卧位行 T_{10}~T_{11} 椎板切除，剪开悬吊硬脊膜和蛛网膜，探查病变主体位于左侧齿状韧带前方，部分位于髓内。在手术显微镜下行吲哚菁绿（ICG）造影（图 9-6-1E），显示脊髓表面畸形团主体结构，但无法显示髓内部分。将 4F 造影导管分别置入供血动脉，行术中 DSA（图 9-6-1F），并在手术显微镜下行亚甲蓝造影（图 9-6-1G、H），充分定位畸形团，明确供血动脉进入畸形团的位置，并予切断。随后切除畸形团后再次行术中 DSA，见微小残余病灶存在，结合亚甲蓝造影定位至位于髓内的残余畸形团，再次切除后术中 DSA 证实全切。术中诱发电位监测脊髓功能无变化，术后患者症状无加重，术后 3 个月复查 DSA 判定解剖治愈（图 9-6-1I）。

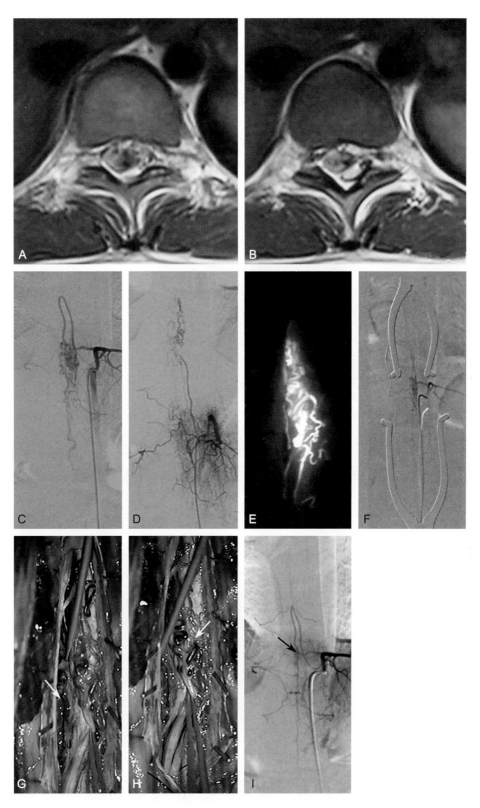

图 9-6-1　多种术中造影表现

A、B. MRI 示 T_{10} 水平轴位脊髓左前方血管流空信号；C. 术前 DSA 示左 T_{10} 脊髓前动脉供应团状血管畸形，引流静脉向下；D. 术前 DSA 示左 T_{12} 脊髓后动脉供应畸形团；E. 术中 ICG 造影见脊髓表面高亮的迂曲血管影，但无法分清畸形血管团和继发增粗的正常引流；F. 术中左侧 T_{10} DSA 显示畸形团结构，可根据两侧钛夹影定位；G. 自左侧 T_{10} 行术中亚甲蓝造影，可见齿状韧带前方部分畸形团蓝染（箭头），与 DSA 所示畸形团结构吻合；H. 自左侧 T_{12} 行术中亚甲蓝造影，显示齿状韧带后方部分畸形团显影（箭头），与脊髓后动脉供血范围吻合；I. 术后 3 个月复查 DSA，左侧 T_{10} 造影显示畸形团完全治愈，脊髓前主干通畅（箭头）

【病例17】 术中直视下引流静脉穿刺栓塞

患者,男,62岁,因进行性双下肢麻木无力,并伴有便秘及排尿困难1年。入院查体示双侧下肢肌力下降(Ⅳ/Ⅴ级)。感觉平面位于T_{12},改良 Aminoff-Logue 评分为5分(步态3分,小便1分,大便1分)。腰骶 MRI 平扫在T_2加权像上显示脊髓圆锥水肿(图9-6-2A)。脊髓血管造影显示左侧T_8肋间动脉发出的脊髓前动脉供血的终丝动静脉畸形,病变位于$S_3\sim S_4$水平(图9-6-2B)。病变由终丝动脉供血,经终丝静脉向头端引流,引流一直延伸到脊髓圆锥(图9-6-2C、D)。患者俯卧位,取L_4水平全椎板切除,打开硬脑膜,暴露终丝。进行 ICG 造影以识别终丝动脉和终丝静脉(图9-6-3A)。采用 Echelon 10 微导管逆行插管,丝线固定(图9-6-3B)。透视下将 Echelon 10 微导管尽可能靠近瘘口。超选造影用于确定引流静脉起始端和瘘口的血管构筑(图9-6-3C)。注射1.5ml Onyx 18 逆行阻断近端引流,经股动脉置管复查造影提示瘘口闭塞(图9-6-3D~F)。

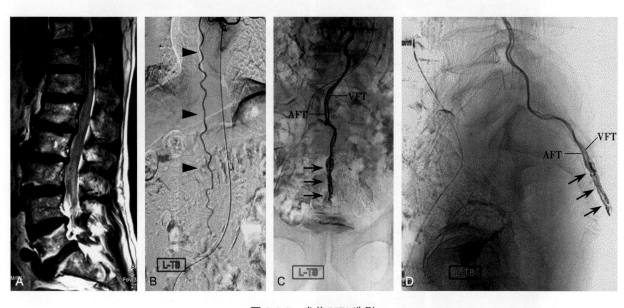

图 9-6-2 术前 MRI 造影

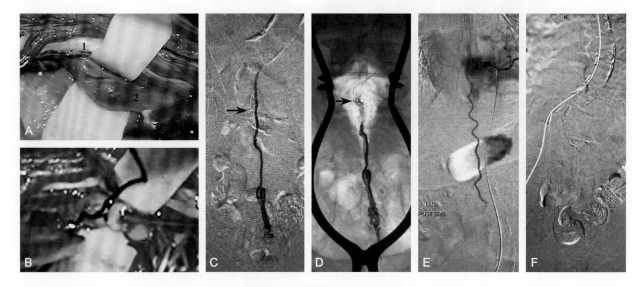

图 9-6-3 手术及术中 ICG 造影

1 表示终丝,2 表示终丝静脉,3 表示终丝动脉

(张鸿祺)

参 考 文 献

［1］凌锋.介入神经放射学［M］.北京：人民卫生出版社，1991：21-27，36-44.

［2］AKOPOV SE，SCHIEVINK WI. History of spinal cord vascular malformations and their treatment［J］.Semin Cerebrovasc Dis Stroke，2002，2（3）：178-185.

［3］BAO YH，LING F.Classification and therapeutic modalities of spinal vascular malformations in 80 patients［J］. Neurosurgery，1997，40（1）：75-81.

［4］SPETZLER RF，DETWILER PW，Riina HA，et al. Modified classification of spinal cord vascular lesions［J］. J Neurosurg，2002，96（2 Suppl）：145-156.

［5］MERLAND JJ，RICHE MC.Intraspinal extramedullary arteriovenous fistulae draining into the medullary veins［J］. J Neuroradiol，1980，7（4）：271-320.

［6］BERENSTEIN A，LASJAUNIAS P. Spine and spinal cord vascular Lesions［M］//BERENSTEIN A，LASJAUNIAS P. Surgical neuroangiography. 5th ed. Berlin：Springer，1992：1-109.

［7］王大明，凌锋.14例脊髓血管畸形早期诊断困难分析［J］.中华神经外科杂志，1998，14（6）：371-372.

［8］王大明.硬脑膜动静脉瘘向脊髓表面引流［J］.国外医学：神经病学和神经外科学分册，1994，21（5）：244-245.

［9］刘加春，凌锋.硬脊膜动静脉瘘的治疗［J］.国外医学：脑血管病分册，2001，9（3）：190-192.

［10］支兴龙，凌锋，王大明，等.硬脊膜动静脉瘘的手术治疗［J］.中华外科杂志，1998，36（10）：750-752.

［11］刘加春，相洪涛，凌锋，等.硬脊膜动静脉瘘伴髓周动静脉瘘的影像学特点及手术治疗［J］.中华外科杂志，2002，40（3）：191-193.

［12］DJINDJIAN M，DJINDJIAN R，HURTH M，et al. Steal phenomena in spinal arteriovenous malformations［J］. J Neuroradiol，1978，5（3）：187-201.

［13］RODESCH G，HURTH M，ALVAREZ H，et al. Classification of spinal cord arteriovenous shunts：proposal for a reappraisal—the Bicetre experience with 155 consecutive patients treated between 1981 and 1999［J］. Neurosurgery，2002，51（2）：374-380.

［14］VAN DIJK JM，TERBRUGGE KG，WILLINSKY RA，et al. Multidisciplinary management of spinal dural arteriovenous fistulas：clinical presentation and long-term follow-up in 49 patients［J］. Stroke，2002，33（6）：1578-1583.

［15］RODESCH G，HURTH M，ALVAREZ H，et al. Spinal cord intradural arteriovenous fistulae：anatomic，clinical，and therapeutic considerations in a series of 32 consecutive patients seen between 1981 and 2000 with emphasis on endovascular therapy［J］.Neurosurgery，2005，57（5）：973-983.

［16］KRINGS T. THRON AK，GEIBPRASERT S，et al，Endovascular management of spinal vascular malformations［J］. Neurosurg Rev，2010，33（1）：1-9.

［17］凌锋，张鸿祺，李萌，等.脊髓血管畸形的治疗和长期随访［J］.中华神经外科杂志，2004，20（2）：122-126.

［18］VEZNEDAROGLU E，NELSON PK，JABBOUR PM，et al. Endovascular treatment of spinal cord arteriovenous malformations［J］. Neurosurgery，2006，59（5 Suppl 3）：S202-S209.

［19］JALLO GL，FREED D，ZARECK M，et al. Clinical presentation and optimal management for intramedullary cavernous malformations［J］. Neurosurg Focus，2006，21（1）：e10.

［20］BRAUN P，KAZMIYK，NOGUÉG-MELÈNDEZ，et al. MRI findings in spinal subdural and epidural hematomas［J］. Eur J Radiol，2007，64（1）：119-125.

［21］BROCADELLO F，LEVEDIANOS G，PICCIONE F，et al. Irreversible subacute sclerotic combined degeneration of the spinal cord in a vegan subject［J］. Nutrition，2007，23（7/8）：622-624.

［22］CHENG MY，LYU RK，CHANG YJ，et al.Spinal cord infarction in chinese patients. Clinical features，risk factors，imaging and prognosis［J］. Cerebrovasc Dis，2008，26（5）：502-508.

［23］EATON SEM，HARRIS ND，RAJBHANDARI SM，et al. Spinal-cord involvement in diabetic peripheral neuropathy［J］. Lancet，2001，358（9275）：35-36.

［24］GEORGE R，TEBA J，RAMKUMAR G，et al. Interventions for the treatment of metastatic extradural spinal cord compression in adults［J］. Cochrane Database Syst Rev，2015，2015（9）：CD006716.

［25］HOBAI IA，BITTNER EA，GRECU L. Perioperative spinal cord infarction in nonaortic surgery：report of three cases and review of the literature［J］. J Clin Anesthesia，2008，20（4）：307-312.

［26］HONG T,YAN Y,LI J,et al. High prevalence of KRAS/BRAF somatic mutations in brain and spinal cord arteriovenous malformations［J］. Brain,2019,142(1):23-34.

［27］LAMMERTSE D,DUNGAN D,DREISBACH J,et al. Neuroimaging in traumatic spinal cord injury:an evidence-based review for clinical practice and research［J］. J Spinal Cord Med,2007,30(3):205-214.

［28］LI J,ZENG G,BIAN L,et al. Pediatric perimedullary arteriovenous fistula:clinical features and endovascular treatments［J］. J Neurointerv Surg,2019,11(4):411-415.

［29］MISCUSI M,TESTAVERDE L,RAGO A,et al. Subacute combined degeneration without nutritional anemia［J］. J Clin Neurosci,2012,19(12):1744-1745.

［30］MAAMAR M,MEZALEK ZT,HARMOUCHE H,et al. Contribution of spinal MRI for unsuspected cobalamin deficiency in isolated subacute combined degeneration［J］. Eur J Inter Med,2008,19(2):143-145.

［31］MA Y,CHEN S,PENG C,et al. Clinical outcomes and prognostic factors in patients with spinal dural arteriovenous fistulas:a prospective cohort study in two Chinese centres［J］. BMJ Open,2018,13(1):e019800.

［32］RADES D,ABRAHM JL. The role of radiotherapy for metastatic epidural spinal cord compression［J］. Nat Rev Clin Oncol,2010,7(10):590-598.

［33］REN J,HE C,HONG T,et al. Anterior to dorsal root entry zone myelotomy(ADREZotomy):A new surgical approach for the treatment of ventrolateral deep intramedullary spinal cord cavernous malformations［J］. Spine,2018,43(17):E1024-E1032.

［34］REN J,HONG T,HE C,et al. Surgical approaches and long-term outcomes of intramedullary spinal cord cavernous malformations:a single-center consecutive series of 219 patients［J］. J Neurosurg Spine,2019,31(1):123-132.

［35］ROCQUE BG,GEORGE TM,KESTLE J,et al. Treatment practices for Chiari malformation type Ⅰ with syringomyelia:results of a survey of the American Society of Pediatric Neurosurgeons［J］. J Neurosurg Pediatr,2011,8(5):430-437.

［36］ROPPER A,BROWN RH. Vascular disease of the spinal cord［M］// ROPPER A,BROWN RH. Adams and Victor's principles of neurology. 8th ed. New York:McGraw-Hill Professional,2005:1067-1072.

［37］ROPPER A,SAMUELS M. Adams and Victor's principles of neurology. 9th ed,New York:McGram-Hill Professional,2009.

［38］ROWLLAND LP,PEDLEY TA. Vascular disease of the spinal cord［M］//ROWLLAND LP,PEDLEY TA. Merritt's neurology. 12th ed. Philadelphia:Lippincott Williams & Wilkins,2010:320-322.

［39］SARRAFZADEH SA,HOSEINPOORRAFATI A,ARDALAN M,et al. The accuracy of serum galactomannan assay in diagnosing invasive pulmonary aspergillosis［J］. Iran J Allergy Asthma Immunol,2010,9(3):149-155.

［40］SHIUE K,SAHGAL A,CHOW E,et al. Management of metastatic spinal cord compression［J］.Expert Rev Anticancer Ther,2010,10(5):697-708.

［41］THORNTON CR. Detection of invasive aspergillosis［J］. Adv Appl Microbiol,2010,70:187-216.

［42］TIAN Y,YUAN W,CHEN H,et al.Spinal cord compression to a thoracic vertebral osteochondroma［J］. J Neurosurg Spine,2011,15(3):252-257.

［43］TAYLOR JW,SCHIFF D. Metastatic epidural spinal cord compression［J］. Semin Neurol,2010,30(3):245-253.

［44］WHEAT LJ,CONCES D,ALLEN SD,et al. Pulmonary histoplasmosis syndromes:recognition,diagnosis,and management［J］. Semin Respir Crit Care Med,2004,25(2):129-144.

［45］WONG CS,CHU YC,MA KF,et al. An appraisal of timely magnetic resonance imaging in diagnosing spinal cord compression［J］. Singapore Med J,2009,50(9):894-896.

［46］YU JX,LIU J,HE C,et al. Spontaneous spinal epidural hematoma:a study of 55 cases focused on etiology and treatment strategy［J］. World Neurosurg,2017,98:546-554.

［47］YU JX,TAO H,MA YJ,et al. A new type of spinal epidural arteriovenous fistulas causes spinal epidural hemorrhage:an analysis of five cases and natural history consideration［J］. World Neurosurg,2017,103:371-379.

［48］YU JX,HONG T,KRINGS T,et al. Natural history of spinal cord arteriovenous shunts:an observational study［J］. Brain,2019,142(8):2265-2275.

［49］汤红艳,陈曦,牛香美,等. 111 例复杂性脊髓血管畸形复合手术的护理配合[J].中华护理杂志,2018,53(2):202-206.

［50］陈嫄,何川. 美兰血管造影在脊髓血管畸形杂交手术中的应用[J]. 神经疾病与精神卫生,2016,16(4):410-413.

［51］洪韬,张鸿祺,李桂林,等.多种造影方式在脑脊髓动静脉畸形复合手术中的应用初探［J］.中国脑血管病杂志,2017,14(8):399-404.

第七节　慢性颈内动脉闭塞复合手术

颈动脉狭窄-闭塞性病变是导致缺血性卒中的重要原因之一,随着诊断和治疗的技术不断发展和完善,对于单纯颈动脉狭窄的治疗,颈动脉内膜切除术(carotid endarterectomy,CEA)和颈动脉支架置入术(carotid artery stenting,CAS)已经取得了比较满意的结果。一旦颈内动脉完全闭塞,闭塞远端血栓常常蔓延至虹吸段甚至更远,单纯的 CEA 或者 CAS 往往不能提供满意的再通结果。如何安全地行血管再通治疗仍然是神经血管外科治疗的难点。

一、慢性颈内动脉闭塞概述

(一)流行病学

慢性颈内动脉闭塞(chronic internal carotid artery occlusion,CICAO)是引起缺血性卒中的主要原因之一,因其所引起的临床表现差异较大,很多是无症状的,所以目前对于 CICAO 真实的流行病学尚不清楚。一项基于美国白种人的流行病学研究显示:症状性 CICAO 发生率约为 6/10 万,因此推算美国每年可能有15 000~20 000 例由于 CICAO 引起的缺血性事件,而由于很多 TIA 或者卒中的患者没有就医或者没有进行影像学评估,所以这个数据可能也被低估了。其他研究显示 CICAO 占缺血性卒中的 15%~25%,英国曼彻斯特的一项研究结果显示:在 1 年期间连续 380 例患者中 50 例存在颈动脉闭塞;另外一项旨在研究动脉造影发现与脑血管症状表现的关联性研究中发现,25% 的缺血性卒中存在颈动脉闭塞。目前对于无症状的 CICAO 尚缺乏流行病学数据,一项对 1 433 例有脑血管病危险因素或颈动脉杂音或特异、非特异神经症状者进行常规主动脉弓上血管无创性检查发现,ICAO 41 例,占 2.9%,其中,有症状者占 1.3%,无症状性占 1.6%,双侧 ICAO 占 0.28%;另一项 1 836 例颈部血管造影发现,动脉粥样硬化性 ICAO 106 例,占5.8%,其中,有症状者 5%,无症状者为 0.8%。

(二)病因和病理

CICAO 病因多样,动脉粥样硬化是最常见的病因,约占 70%,而老年和男性与 CICAO 关联较大;在急性 ICAO 的患者中,心源性栓塞患者的比例更高。在年轻患者中颈动脉夹层是较为常见的原因,其中年龄<45 岁的急性 ICAO 患者中,有 14%~20% 为颈动脉夹层所致;其他少见原因包括恶性肿瘤、颅内动脉瘤、垂体卒中、巨细胞动脉炎、烟雾综合征、外伤、放射或辐射和颈动脉手术等。

(三)自然史

CICAO 远期卒中率是正常人的 8 倍,无症状者卒中复发率低,既往研究显示无症状 CICAO 年卒中率<2%。存在病变血管相关缺血性症状是卒中的复发因素,在有 TIA 或者轻型卒中的颈动脉闭塞患者,年卒中复发风险 5%~6%,其 2/3 发生于同侧,如果存在血流动力学障碍,卒中风险是前者的 2 倍。1993 年Faught 等回顾了 167 例 CICAO 患者,最初表现 TIA 者占 17%,卒中 43%,非偏侧症状 13%,无症状 27%。平均随访 39 个月,表现为卒中者 4 年累积卒中率 33%,高于之前表现为 TIA 者累积卒中率(8%)及无症状者累积卒中率(11%)。1998 年 Grubb 等前瞻性入组 81 例,其中血流动力学障碍(低灌注)39 例,无低灌注 42 例,平均随访 31.5 个月,低灌注组 12 例(12/39)卒中,其中 11 例(28.2%)同侧卒中,而无低灌注组3 例(3/42)卒中,同侧 2 例(4.8%)。另一个研究回顾了 20 项随访研究结果显示:所有卒中年发生率 5.5%,同侧 2.1%,伴有血流动力学障碍的所有年卒中 12.5%,同侧年卒中 9.5%。在发病后前 1~2 年复发概率最高,在那些仅仅表现为眼部症状而无脑部症状的患者卒中复发率低。一项前瞻性研究显示,仅仅表现为眼部症状的 CICAO 患者,随访 10 年 24 例患者仅有 1 例发生缺血性卒中。而表现为较严重脑缺血的患者如活动后出现肢体抖动的患者卒中复发率更高。

尽管无症状的 CICAO 卒中复发风险低,但部分研究显示颈动脉狭窄或闭塞可能与认知功能障碍相关,绝大多数支持颈动脉闭塞性病变形成微栓塞及导致的血流动力学障碍是引起认知功能下降的原因。

一项研究历时 5 年的调查显示,4 006 例颈动脉狭窄患者,严重狭窄患者出现认知障碍及下降,颈内动脉狭窄度及内中膜厚度与认知下降有关。而血流动力学障碍导致认知功能下降可能与低灌注状况下脑代谢及神经纤维连接受损有关。

颈动脉闭塞后可能出现自发再通,急性闭塞早期再通率高,一项包含 20 例急性颈动脉闭塞的研究显示:超声随访 7d,6 例(30%)出现再通。急性再通原因可能是斑块内出血、斑块基础上血栓形成、血管壁水肿导致的急性闭塞,早期血栓消融、血管壁水肿消退出现闭塞再通。晚期再通率较低,为 2%~3%,多数在 3 个月内再通。不同病因的闭塞再通率也不同,2005 年一项包含 177 例 CICAO 患者的随访研究显示,65% 的患者闭塞原因考虑动脉硬化、22% 心源性栓塞、9% 夹层,随访 1.2 年,同侧 6% 复发,随访 1.8 年,10 例(5.6%)自发再通,71 例动脉硬化中 2 例(2.8%)再通,19 例心源性栓塞中 3 例(15.8%)再通,15 例夹层中 5 例(33.3%)再通。自发再通往往预后良好,2011 年一项纳入 696 例颈动脉闭塞患者的随访研究显示,随访 38 个月,16 例(2.3%)再通,其中 2 例患者仍有症状,所有再通患者随访 66 个月无复发症状。

(四) 临床表现

CICAO 导致脑卒中的机制主要有两方面:①颈内动脉硬化严重狭窄发生闭塞时的血栓或动脉粥样硬化斑块脱落导致的栓塞,占卒中的 2/3;②脑灌注压降低导致的脑分水岭梗死或 TIA,而代偿血管由于血液分流也可能出现脑缺血症状。因灌注代偿不同,临床表现差异较大,代偿充分可能无症状,而代偿不足可能引起脑缺血事件如卒中或 TUA,表现为肢体抖动的 TIA 是 CICAO 一个少见的特征性的临床表现;单侧视力障碍可能是颈动脉系统疾病特有症状,颈动脉闭塞患者由于栓子脱落常见一过性单眼黑矇或急性失明,也有部分患者表现为进行性视力下降;非特异性临床表现有头痛和认知障碍,CICAO 所致头痛往往是描述不清的慢性头痛,可能与颈动脉慢性闭塞后侧支循环建立、颈外动脉的异常搏动有关;血管性痴呆可能与 CICAO 所致的慢性脑缺血有关,有研究显示颅内外搭桥可改善这种认知障碍。也有其他报道晕厥可能是 CICAO 的少见症状。

(五) 影像学检查及血流储备评估

目前多种影像学方法可用于慢性颈动脉闭塞的诊断和颅内血流储备、灌注状态及侧支循环代偿等评估,对筛选合适的患者进行治疗具有重要的临床指导价值。

血管彩超可以探测到颈总动脉闭塞和颈内动脉起始部闭塞血管的形态,颈外动脉主干有无累及,闭塞血管的范围及血管内血栓的特征等。虽然颈动脉彩超诊断颈动脉闭塞有较好的准确率,但仍存在颈动脉假性闭塞的可能。同时由于颅骨的阻挡,血管彩超无法判定颅内闭塞血管内血栓的特征。经颅多普勒超声(transcranial Doppler,TCD)可以检测颅内大血管的血流速度,间接判断颅内侧支代偿状态,加用乙酰唑胺或行 CO_2 吸入负荷试验可进一步了解脑血管自我调节能力和脑血管储备功能(cerebrovascular reserve capacity,CVRC),有助于筛选临床需要干预的患者。Kimiagar 等发现利用 TCD+ 乙酰唑胺试验能够有效预测无症状性 CICAO 发生缺血性卒中高风险的患者,脑血管反应性受损和未明显受损的患者发生同侧缺血性事件的概率分别为 7.1% 和 1.8%。Gupta 等发表在 Stroke 杂志上的荟萃分析结果显示,CVRC 受损与 CICAO 患者脑缺血事件明显相关,有助于筛选出具有缺血性卒中发生高风险的患者。

头颈 CTA 能够在一定程度上评价闭塞血管远端显影的位置,明确闭塞的部位及长度。Lee 等发现行头颈 CTA 检查能够预测治疗成功的可能性大小及远期血管的通畅与否。此外,头颅 CT 灌注能够提供颅内血流灌注状态,同时根据脑血流量、脑血容量、达峰时间及平均通过时间也可判定颅内侧支代偿状态,加用乙酰唑胺可进一步了解脑血管自我调节和储备功能,有助于筛选临床需要干预的患者。

头颅 MRI 判断颅内有无新鲜及陈旧性梗死和梗死的范围,而 MRA 在 CICAO 的诊断上具有较高的准确性。Weber 等发现 3D-TOF-MRA 仍有将假性闭塞诊断为完全闭塞的可能,推荐用对比增强 MRA 对 CICAO 患者进行诊断。此外 MRI 灌注成像也可评估颅内灌注状态。而使用高场强 3T 头颈部血管磁共振可对头颈动脉闭塞血栓特征、闭塞的长度、部位,以及血管壁进行清晰成像,有助于了解动脉斑块的特点和 CICAO 的诊断及鉴别诊断。Chen 等运用 3T-MRI 研究发现颈内动脉近端的闭塞能够引起下游岩骨段颈内动脉管壁弥漫性增厚,引起血管壁增厚的原因可能是炎症所致血管壁肿胀。远端血管壁肿胀会引起局部血管的狭窄,从而增加局部血管的阻力及减少下游血流量,进而可能影响再通治疗的成功率。

脑血管造影可整体掌握颅内血管信息，需要注意观察以下几个方面内容：闭塞血管远端显影的位置，侧支循环的代偿，有无前后交通、眼动脉或者软脑膜支的代偿，有无合并其他颅内血管病，是否存在椎动脉、基底动脉或者对侧颈动脉狭窄、闭塞，是否存在其他烟雾样血管病等，是否合并其他部位的血管闭塞。

PET 检测氧摄取指数是脑缺血诊断的"金标准"。氧摄取指数异常是预测 CICAO 患者缺血性卒中发生风险的强有力指标。2014 年 Gupta 等的荟萃分析结果发现氧摄取指数与同侧缺血卒中风险呈正相关，但是 PET 中的指标常受到感兴趣区选择的影响，同时 PET 检查费用较高，一般在大型医院才具备检查条件。

（六）诊断

颈部彩超及 CTA 主要用于 CICAO 的初步筛查及诊断，CICAO 的确诊仍然依靠 DSA。多模态影像（如TCD+CT 灌注成像 + 高分辨率颈动脉 MRI+DSA）评估颈动脉血管壁及血管内血栓特征、颈动脉远端显影情况、颅内灌注状态、脑血管自我调节能力、侧支循环代偿等，对于筛选合适的患者进行治疗具有重要的指导价值。

二、慢性颈内动脉闭塞治疗现状

（一）药物治疗

抗血小板治疗是目前对于缺血性脑血管二级预防的基础治疗，研究显示小剂量阿司匹林（75~150mg）对于小卒中或 TIA 的二级预防有效，可显著减少心血管事件、卒中或血管性死亡的风险，大剂量阿司匹林长期服用效果不优于小剂量，可能增加出血风险。而对于近期有症状（小卒中或 TIA）的患者，阿司匹林联合双嘧达莫或氯吡格雷效果优于单纯阿司匹林。2005 年 CARESS 研究显示对于近期有症状的颈动脉狭窄，双抗治疗可减少 2d、7d、90d 无症状血栓的发生率。国内研究（CHANCE）也显示小卒中或 TIA 后90d 内阿司匹林联合氯吡格雷对于减少卒中的效果优于单用阿司匹林，双抗血小板的长期效果随着时间延长逐渐下降，MATCH 研究结果显示双抗血小板 18 个月卒中发生率与单用氯吡格雷无明显差异，而出血风险增加。抗血小板治疗同样适用于慢性颈动脉闭塞的患者，目前的研究证据支持出现症状后 3个月内双抗治疗，而超过 3 个月改为单抗血小板可能减少长期出血风险。另外，强化降脂治疗可有效降低心脑血管不良事件发生率，有研究显示他汀类降脂治疗可延缓颈动脉狭窄进展、改善脑血管反应性，因此对于慢性颈动脉狭窄的药物治疗是联合抗血小板、降脂、控制其他动脉粥样硬化危险因素的综合治疗。

（二）颅内外搭桥

自从 1967 年 Yasargil 完成首例 STA-MCA 颅内外搭桥手术，颅内外搭桥广泛开展用于闭塞性脑血管病的治疗。颅内外搭桥分为两种术式：直接搭桥和间接搭桥。间接搭桥是指将带有血管的组织包括肌肉、硬膜、骨膜等组织贴附于大脑皮质表面促进血管再生，多数研究显示该术式对于非烟雾病的血管病变无效，可能原因是这些患者缺乏与烟雾病相关的血管生成介质。只有少数单中心研究显示间接搭桥对于烟雾病及非烟雾病同样有效，美国正在进行一项脑 - 硬脑膜 - 动脉贴敷术（encephalo-duro-arterio-synangiosis，EDAS）治疗颅内动脉狭窄的研究（ClinicalTrials.gov NCT01819597），该研究的结果可能给出更多的答案。

目前对于闭塞性脑血管病关注更多的是直接颅内外搭桥，前期的一些回顾性队列研究显示了较高的桥血管通畅率和可接受的手术并发症。1985 年 Sundt 等报道了一组 415 例 STA-MCA 搭桥手术患者，术后经脑血管造影和超声复查证实通畅率 99%，而另一组 157 例颅外颈动脉闭塞搭桥的研究经脑血管造影证实通畅率 96%，其他研究也证实直接搭桥术后通畅率 90%~96%。前期报道的直接搭桥围手术期发生永久神经系统功能障碍和死亡率 3%~8.5%。1978 年一个文献回顾 376 例手术病例，永久神经系统发病率 2.4%，手术死亡率 4.3%。Schick 等报道的一组 47 例直接搭桥患者围手术期发生永久神经功能障碍6.4%，死亡率 2.1%。2004 年 Mendelowitsch 等报道的一组 73 例颈内动脉粥样硬化闭塞的直接搭桥治疗结果显示围手术期缺血性卒中 3%，无死亡病例。

尽管一些回顾性研究显示较好的结果，但颅内外搭桥治疗 CICAO 的安全性和有效性仍存在争议。

1985 年发表了第一个国际多中心、前瞻性随机对照研究（EC-IC 血管搭桥），旨在证明颅内外搭桥优于单纯药物治疗，该研究纳入了伴有同侧 TIA 或小卒中的大脑中动脉 M1 段狭窄或闭塞、颈内动脉狭窄或闭塞的患者，共纳入 1 377 例，其中药物组 714 例，外科组 663 例，平均随访 55.8 个月，桥血管通畅率 96%，随访期间外科组卒中率（31%）与药物组（29%）无明显差别，30d 内外科组围手术期卒中率 12.2%，其中严重卒中 4.5%，死亡率 1.1%，外科组无论是致命性卒中、非致命性卒中与药物组均无明显差别，而亚组分析显示对于颈内动脉闭塞的患者及症状稳定的患者（随机分组至手术期间无症状再发），外科组均无明显优势。该研究的不良结果使颅内外搭桥治疗颈内动脉闭塞广泛减少，但同时也引发一些争议，这些争议主要集中在术者资质、术式、病例筛选方面，其中缺乏血流动力学评估、未筛选药物治疗高危患者是该研究较为公认的缺陷。

对于 EI-IC 血管搭桥的这些争议也促使另外一个针对颈动脉闭塞血流动力学障碍的研究，圣路易斯颈动脉闭塞研究（St Louis carotid occlusion study，STLCOS）是一个前瞻性研究，共纳入 81 例症状性颈动脉闭塞患者，存在血流动力学障碍患者 39 例，无血流动力学障碍者 42 例，平均随访 31.5 个月，结果显示存在二级血流动力学障碍［PET 显示增加的氧摄取指数（oxygen extraction fraction，OEF）］的患者 2 年同侧卒中率明显高于无血流动力学障碍者（26.5% 比 5.3%）。这项研究提示存在严重血流动力学障碍的患者是缺血性卒中的高危患者，这些患者可能从血流重建手术中获益。一些同期的研究也提示搭桥能改善伴有血流动力学障碍患者的血供。

为了验证伴有严重血流动力学障碍的症状性颈内动脉闭塞患者可以从搭桥中获益的假设，2002 年美国组织了一项多中心、前瞻、随机、对照研究，旨在验证对于存在严重血流动力学障碍症状的颈内动脉闭塞患者，颅内外搭桥效果优于最佳的单纯药物治疗，从 2002 年至 2010 年间共纳入 195 例患者，其中 97 例随机接受手术治疗（外科组），98 例随机入药物组，结果显示外科组 2 年终点事件发生率与药物组无明显差别（21% 比 22.7%，p=0.78），而 30d 内外科组同侧卒中发生率 14.4%，药物组仅 2%，两者差别 12.4%（95%CI 4.9%~19.9%），该研究得出外科治疗效果不优于单纯药物治疗的结论。前述临床研究的外科组结果显示，桥血管通畅率良好（30d 98%，随访结束 96%），外科组患者血流得到改善，但并没有正常（PET 检查 OEF），OEF 的改善减少了缺血性卒中的复发，外科组卒中复发率明显低于药物组（9% 比 22.7%），围手术期同侧缺血性卒中的发生与患者、手术操作的因素无明显关系。而关于手术并发症机制的分析也显示 14 例围手术期卒中患者中仅 2 例发生于术中血管阻断区域，而另外 12 例与操作无关，考虑栓塞或低灌注，这些结果提示围手术期卒中机制可能与患者血管条件差、耐受能力低有关，而与术者技术水平无关。尽管该研究的结果发表后同样受到诸多质疑，但经过争论后最终结论是，与外科组围手术期缺血性卒中发生有关的因素可能是缺乏专业的神经麻醉、神经重症监护及专业的护士。

颈动脉闭塞神经认知评价的随机试验（RECON）是 COSS 研究的附属研究，该研究旨在评估搭桥术后是否能够提高认知能力，由于 COSS 的提前终止，该研究未完成最终纳入病例数，共纳入 29 例患者，其中外科组 13 例，药物组 16 例，结果显示外科组 2 年神经认知功能提高不优于药物组，这个结果可能与病例数少有关。

另外一个比较颅内外搭桥与单纯药物的多中心、随机、对照研究是日本的颅内外搭桥研究（JET），该研究同样纳入伴有严重血流动力学障碍的症状性颈内动脉闭塞患者，196 例患者按 1∶1 随机分入外科组及药物组，平均随访 15 个月，外科组卒中率明显低于药物组（5.1% $vs.$ 14.3%），该研究公布的生存曲线显示 30d 内外科组卒中率为 0，但详细的结果仍未公布，因此不能从该研究得出明确的结论。

目前仍在进行的有一项中国的研究：颈内动脉 - 大脑中动脉闭塞外科研究（CMOSS）（ClinicalTrials. gov NCT01758614），期待该研究的结果。

（三）颈动脉内膜切除术

颈动脉内膜切除术（carotid endarterectomy，CEA）能够直接开通狭窄或闭塞的颈动脉、提高脑灌注、消除栓塞源。Eascott 等在 1954 年为一名反复出现缺血性卒中的颈动脉狭窄患者实施了世界上首例颈动脉内膜切除取栓术，术后患者症状消失。之后 CEA 得到广泛开展，越来越多地用于颈动脉狭窄的治疗，多项国际多中心研究证实了 CEA 治疗颈动脉严重狭窄的围手术期并发症发生率低、术后脑灌注得到明显改善、远期对缺血性卒中的预防效果优于药物治疗。但由于手术本身的局限性,颈动脉切开后往往只能暴露颈动脉颈段,因此对于局限于颈动脉起始段、闭塞较短的病例可能适用,而由于颅外颈动脉闭塞后,血栓往往沿闭塞起始点向上延续,因此闭塞节段往往较长,可能限制了 CEA 治疗慢性颈动脉闭塞,Fogarty 取栓球囊导管的应用可能提高了对于长血栓的取栓效率,也使得 CEA 治疗颈内动脉长节段闭塞成为可能,尽管如此,颈动脉闭塞 CEA 开通成功率仍较低,仅有的几个小队列的回顾性病例报告显示,成功率 40.7%~87.5%,手术开通率可能与闭塞长度及闭塞时间有关。1980 年 Hugenholtz 等报道了 35 例症状性的颈内动脉闭塞的病例,仅 19 例(54%)成功开通,其中闭塞远端位于岩骨段及以下者开通成功率 87%,闭塞远端位于海绵窦段以上者成功率小于 29%,确定闭塞时间 1 周以内者成功率 100%,确定闭塞 2~4 周的成功率 63%,闭塞时间不确定的成功率 42%。Liu 等对 59 例颈动脉闭塞行 CEA 开通的病例进行分析,结果手术成功率 74.6%,30d 并发症发生率 5.1%,近端管径粗、远近端管径差大、闭塞节段较长是影响手术成功率的因素。总之,CEA 治疗 CICAO 的手术安全性在可接受范围内,但开通成功率低,仅适用于闭塞节段较短的病例。

慢性颈动脉粥样硬化闭塞往往合并其他脑血管狭窄,对于直接再通困难同时合并同侧颈外动脉或对侧颈内动脉狭窄的病例,进行间接再通可能有助于增加颅内血流代偿。2003 年 Paty 等回顾了 87 例症状性颈动脉闭塞的外科治疗结果,30 例行颈内动脉 CEA,另外 57 例因闭塞节段较长闭塞开通不成功,行颈外动脉 CEA 及颈内动脉残端结扎,结果未出现手术相关卒中,平均随访 22 个月,出现 2 例颈外动脉无症状闭塞及 1 例再狭窄,后期无卒中复发。2013 年 Fokkema 等回顾 27 例颈外动脉 CEA 患者,26 例(96.3%)成功,30d 内 1 例同侧卒中和 1 例心肌梗死(7.4%),随访 3 年 83% 的患者未出现卒中或死亡,80% 的病例手术血管通畅。其他的几个颈外动脉 CEA 回顾性病例报告也显示该术式安全性、可行性高,远期卒中率低,也有少量报道颈动脉闭塞伴对侧颈动脉狭窄,行对侧 CEA,但这些间接血流重建的小样本量的回顾性研究没有对血流动力学进行详细评估、没有与药物进行对比,效果不能肯定。2013 年 Persoon 等发表了一项间接血流重建与标准药物的随机对照研究结果,手术组 12 例,药物组 11 例,结果显示两组 3 个月时 CBV、CBF、OEF 无明显差别。

(四)血管内治疗部分

颅内外搭桥对于 CICAO 效果不确切,而单纯 CEA 治疗成功率低,仅限于颈内动脉起始段局限闭塞,血管内治疗作为治疗狭窄-闭塞性脑血管病变的一种新的治疗手段越来越多地应用于临床。2005 年,Terada 等报道了 1 例单纯 CAS 治疗颈内动脉颈段慢性闭塞的病例,术中采用近端保护、血管内开通支架成形治疗,无并发症出现,术后灌注明显改善、无新发症状。之后越来越多的神经介入医师开始尝试血管内治疗,由于这些回顾性的队列研究选取病例的特点不一,手术结果也存在差异,成功率 66.7%~100%,多数在 70% 左右;围手术期主要并发症 0~12.2%,多数在 4% 左右。

1. **成功率**　血管内治疗是治疗 CICAO 的一种可行的治疗手段,尽管对于长节段闭塞较单纯 CEA 存在明显优势,但已有的回顾性病例报告显示开通成功率仍不理想,既往的研究显示闭塞长短、闭塞时间、闭塞部位、残端情况、代偿情况可能是影响开通成功的因素。Lee 等回顾 41 例慢性颈动脉闭塞行血管内闭塞开通的结果,分析术前 CTA 对闭塞开通的预测效果,发现 CTA 显示对比剂反流至床突段及以上的病例,技术成功率、主要并发症、1 年再闭塞率分别是 52%、22%、91%,而反流至床突段以下者分别是 89%、0%、0%。Chen 等回顾 138 例慢性颈动脉闭塞血管内尝试开通的经验,结果显示反流至后交通段及以上者成功率 29%、反流至眼动脉段者 33%、反流至床突段者 73%、反流至海绵窦段 80%、反流至岩骨段及以下者 93%。多因素分析显示术前无神经系统症状、近端非锥形残端、闭塞远端颈动脉显影来自对侧颈动脉代偿、远端反流至眼动脉段及以上是血管内开通失败的独立危险因素。因此对于术前推测闭塞至床突段及以上者,手术成功率低、风险大、远期效果不佳,手术带来的益处不多,手术适应证可能需综合其他因素决定。闭塞时间是另一个关键因素,既往研究显示闭塞时间越长,开通成功率越低,真正的血管闭塞时间往往难以准确判断,目前多根据临床症状及影像学检查推测闭塞时间,Chen 等的研究结果显示闭塞时间小于 6 个月的病例开通成功率明显高于闭塞大于 6 个月者。血管闭塞后随着时间延长血栓可能延续、血管内血流减少后血管壁塌陷、闭塞段纤维化,从而导致术中导丝通过时更难找到真腔及更容易出现夹层。Chen 等的研究结果中,术前无症状、残端圆钝、代偿来自对侧颈动脉导致开通率低,原因可能是对于这几种表现往往提示闭塞时间较长。原始闭塞点也是影响开通成功率的因素,闭塞点位于颈段成功率高于颅内段,可能的原因是原始闭塞段位于颅内往往病因不明,难以区分动脉硬化闭塞、夹层、动脉炎症,此类病变在开通过程中导丝通过困难、容易进入假腔导致夹层,且远期再闭塞率较高。颈内动脉颅内段支架的观察研究也发现类似情况。闭塞段位于颈段的往往开通成功率较高,这些患者由于眼动脉的反流,远端海绵窦段多显影。颈部血管超声对于判断原始闭塞点可能有帮助。对于术前推测原始闭塞位于颈段,术中导丝通过较困难的长节段闭塞患者,采用颈动脉切开近端取栓、远端介入的复合手术可能提高成功率、降低血栓负荷、减少栓塞事件发生。

2. 并发症　术中血栓脱落导致栓塞是慢性颈动脉闭塞血管内开通的最常见并发症,发生率超过50%,但多为非症状性栓塞,仅在术后 DWI 检查到急性点状梗死灶。栓塞保护装置能降低 CAS 术后新发梗死概率,但对于慢性颈动脉闭塞,管腔内多为陈旧性血栓,相对不容易出现较大的远端栓塞,因此症状性栓塞风险小。慢性颈内动脉闭塞血管内开通术后颅内出血的原因主要是导丝引起的穿孔,Terada 等报道的 15 例患者 1 例同侧大脑中动脉分支动脉穿孔所致的蛛网膜下腔出血,Lee 等报道了 41 例患者中30d 内 1 例蛛网膜下腔出血,这些操作相关的出血若术中及时发现并给予有效的补救措施往往恢复良好。过度灌注出血是另外一个常见的出血原因,Chen 等报道的 138 例中主要有 2 例开通后迟发型过度灌注颅内出血。过度灌注出血是颈动脉狭窄 CAS 或 CEA 后最常见的出血原因,发生机制不清楚,可能与远端分支血管调节功能受损有关,术后严格控制血压可能降低过度灌注风险。非治疗侧缺血多存在血管狭窄,开通术后血压下降可能导致低灌注梗死,Lin 等的研究中 30 例患者中 1 例(3.3%)出现围手术期致死性脑干梗死,可能与合并椎动脉严重狭窄,术后后循环灌注不足有关。短期内心动过缓、低血压是血管内开通常见并发症,可能与术中球囊扩张、支架置入刺激颈动脉窦有关,术后注意补充血容量往往短期内可恢复正常。其他并发症如夹层、颈部血管穿孔出血、颈内动脉海绵窦瘘等可能与术中操作相关,闭塞时间较长、血管机化是可能的原因。

3. 远期效果　相比颅内外搭桥或其他间接开通,直接血管内开通对血流的改善可能更显著,对于远期缺血性卒中的预防效果可能更好,几个小样本量的回顾性研究显示,成功开通的病例中,平均随访 3~26个月,无同侧缺血性卒中复发。另一方面,有研究显示,再通后对脑灌注的提高可明显改善认知功能。Lin等前瞻性登记 20 例慢性症状性颈动脉闭塞患者资料,20 例均尝试闭塞开通,其中 12 例成功。1 例颅内出血排除在外,分为成功开通组(12 例)及未开通组(7 例),两组基线资料相近,术后开通组在治疗侧脑组织灌注、认知评分、注意力及精神运动评分方面均明显优于未开通组。Huang 等将 60 例患者分为组 1(术前存在脑灌注异常开通未成功组,8 例)、组 2(术前存在脑灌注异常开通成功组,33 例)、组 3(术前无脑灌注异常开通成功组,19 例),结果发现只有组 2 认知功能显著提高。国内 Fan 等前瞻性将 40 例症状性颈动脉慢性闭塞患者分为手术组及保守组,两组基线资料有可比性,术后即刻灌注明显改善,入组 1、3、6 个月两组认知功能评分均有改善,但手术组改善明显,差异有统计学意义。目前的研究显示血管内再通对于症状性慢性颈动脉闭塞患者的远期卒中预防效果及认知功能改善均有明显效果,但由于目前已发表病例数较少,血管内再通是否优于药物尚需前瞻性随机对照研究加以证实。

三、一站式复合手术治疗慢性颈内动脉闭塞的优势

自 1953 年,心脏外科医师 DeBakey 和他的同事共同完成了世界首例 CEA 手术以来,多项大样本临床研究结果证实了 CEA 手术加上良好的药物治疗可以有效减少一过性缺血性脑卒中及致死性、非致死性缺血性脑卒中的发生。CEA 手术已经成为治疗粥样硬化性颈动脉狭窄的"金标准"。随着介入技术及器具的发展,CAS 手术以其创伤小、恢复快等优点,逐步成为与 CEA 治疗颈动脉狭窄的安全性和有效性相似的治疗方法。而由于颈动脉闭塞后血栓的蔓延,单纯 CEA 很难开通血栓延长至颅内段的长节段闭塞,尽管血管内治疗为治疗颅内段闭塞提供可能,但长节段闭塞血栓负荷量大,导丝通过较长的陈旧血栓到达颅内段时往往操控性下降,降低了开通率,另外较长的血栓可能需要更多的支架贴附于血管壁,增加了术中及术后血栓风险,因此对于闭塞远端在海绵窦段或更远的病例单纯血管内治疗仍存在较大限

制,而联合颈动脉切开、远端取栓、颅内支架置入术的一站式复合手术可能是对于长节段闭塞的一种可行手段。

　　笔者团队对一站式复合手术治疗CICAO的优势进行初步总结,包括以下方面:①CEA可去除颈内动脉起始部高负荷的斑块,直视下暴露远端真腔,增加介入操作的通过性;②介入技术可解决颈内动脉远端闭塞,提高长段闭塞的再通成功率;③CEA术中行颈总动脉、颈外动脉阻断,再通成功后颈内动脉的反流血能够减少颅内栓塞事件;④可以自由切换外科和介入两种手术方式,为血管再通提供更大保障。

四、典型病例

(一) CEA失败介入补救再通

【病例18】

　　患者,男,66岁,阵发性左侧肢体无力1个月余入院。磁共振弥散加权成像显示右侧半球散在新发梗死灶(图9-7-1A)。术前血管造影诊断为右侧CICAO,颈外动脉-眼动脉侧支开放(图

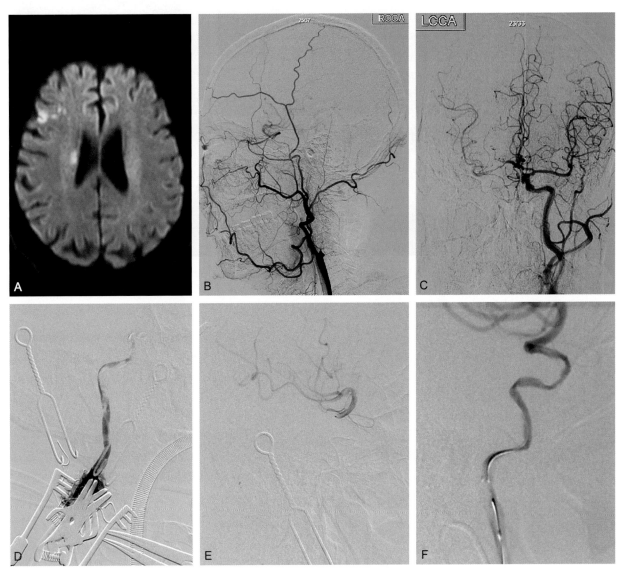

图 9-7-1　CEA失败介入补救再通

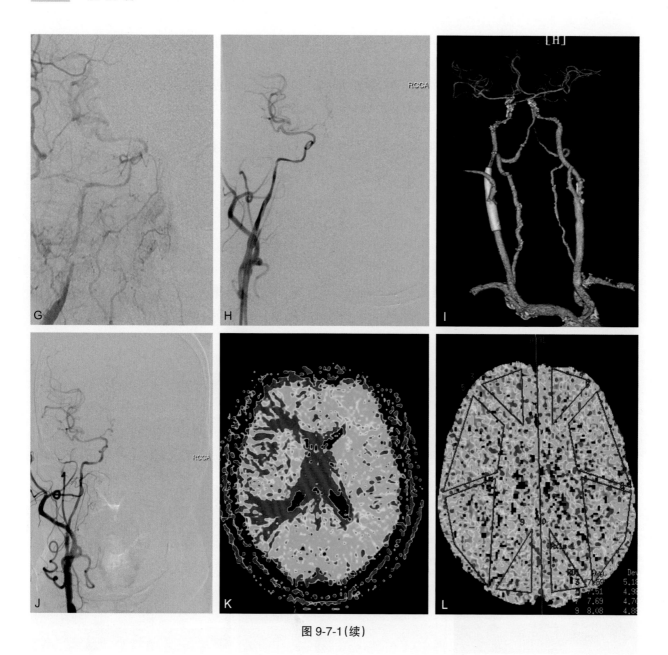

图 9-7-1(续)

9-7-1B),前交通动脉侧支开放(图 9-7-1C)。常规 CEA 后通过颈动脉切口行造影显示 C_4 闭塞,并有 C_1、C_2 段夹层(图 9-7-1D)。微导丝+微导管组合尝试通过夹层闭塞段,送至 C_6 段后微导管造影确认远端真腔(图 9-7-1E),3 个 Enterprise 支架(2 个 4.5mm×37mm 和 1 个 4.5mm×28mm)从 C_6 到 C_1 远端串联置入,造影可见颈内动脉再通成功(图 9-7-1F)。在缝合颈内动脉切口后,通过股动脉入路造影显示 C_1 夹层(图 9-7-1G),颈内动脉前向血流欠佳。于颈总动脉分叉部,跨颈动脉切口,置入 9mm×50mm Wallstent 支架重建夹层,造影见夹层消失,颈内动脉前向血流 TICI 3 级(图 9-7-1H)。术后第 6 天 CTA(图 9-7-1I)和术后 11 个月的血管造影(图 9-7-1J)均显示颈内动脉通畅良好。术前磁共振灌注加权成像(PWI)提示平均通过时间(MTT)在右半球延长(图 9-7-1K),术后 CTP 可见 MTT 正常(图 9-7-1L)。

(二) CEA 部分再通介入补救再通

病例 19 为粥样硬化斑块闭塞继发远端颈内动脉长段血栓性闭塞。对于此类病变,术前造影不能很好地判断闭塞病变性质,高分辨率磁共振血管成像序列可以提供更充分的闭塞段信息。对于术前精确制订手术方案,预判再通结果及并发症的预防有很大意义。除了再通闭塞血管,栓塞性事件的预防是该类病例的重点。

【病例 19】

患者,男,65 岁,左侧肢体无力 14d 入院。术前血管造影诊断为右侧 CICAO(图 9-7-2A),前交通动脉侧支少量开放(图 9-7-2B),后交通动脉侧支开放(图 9-7-2C)。术前高分辨率磁共振血管成像 T_1 平扫可见右侧颈内动脉 C_1 全段高信号,提示亚急性血栓。常规 CEA,见动脉粥样硬化斑块致闭塞,闭塞远端血栓蔓延,取出长段急性 - 亚急性血栓(图 9-7-2D、E、F)。通过颈动脉切口行造影显示颈内动脉全段显影,$C_2 \sim C_6$ 段长段不规则狭窄(图 9-7-2G)。Synchro 微导丝 +PLUS 微导

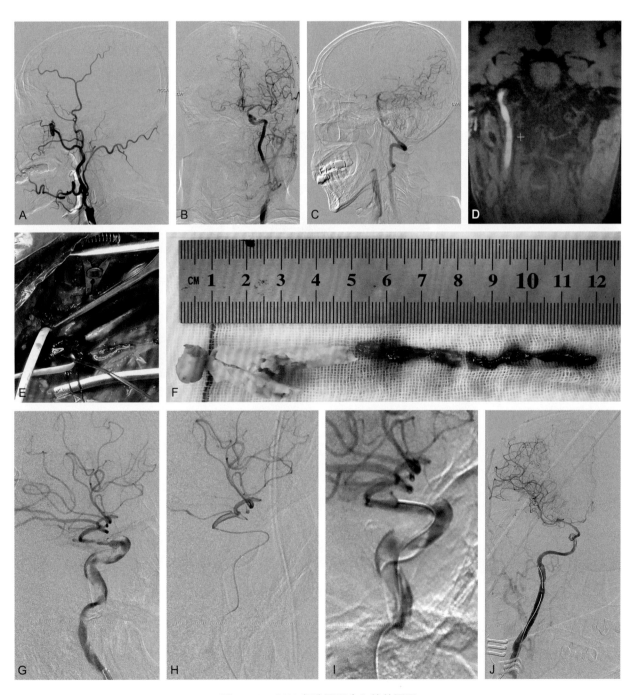

图 9-7-2 CEA 部分再通介入补救再通

管组合送至 C_7 段,微导管造影确认远端真腔(图 9-7-2H),2 个 Enterprise 支架(4.5mm×37mm)从 C_7 到 C_2 串联置入(图 9-7-2I),造影可见颈内动脉再通成功,TICI 3 级(图 9-7-2J)。

(三) 外科血流阻断保护下介入再通

病例 20 为长段夹层性闭塞。颈内动脉长段夹层伴血栓形成。同样,术前高分辨率磁共振血管成像序列提供了闭塞段的详细信息。该病例有典型的夹层性闭塞的锥形残端,适合介入再通。考虑到闭塞段内长段亚急性血栓信号,为了预防栓塞性事件,给予外科小切口暴露颈动脉做血流阻断。

【病例 20】

患者,男,40 岁,反复发作性左侧肢体无力 2 个月入院。2 个月前患者因左侧肢体力弱,外院诊断右侧半球脑梗死(图 9-7-3A),给予双抗 + 他汀类药物降脂治疗后仍反复发作左侧肢体力弱。高分辨率磁共振可见右侧颈内动脉全段等 - 高混杂信号改变(图 9-7-3B)伴强化(图 9-7-3C)。术前血管造影明确右侧 CICAO 伴锥形残端(图 9-7-3D),后交通动脉侧支开放(图 9-7-3E),前交通动脉侧支未开放(图 9-7-3F)。外科小切口暴露颈总动脉分叉,阻断颈总动脉、颈外动脉。经股动脉将 6F 导引导管送至颈内动脉残端处,造影显示颈内动脉 C_1~C_2 段夹层,C_2 以远不显

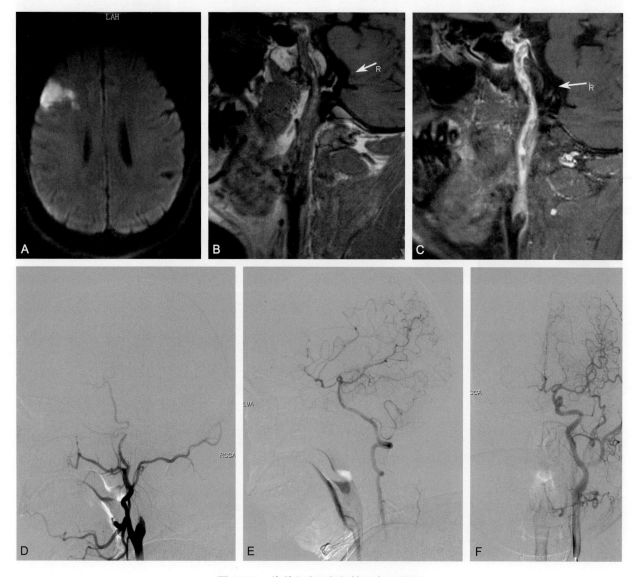

图 9-7-3 外科血流阻断保护下介入再通

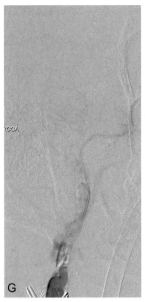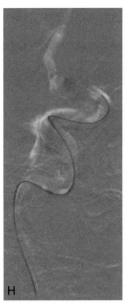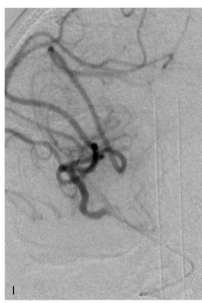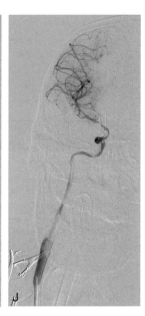

图 9-7-3（续）

影（图 9-7-3G）。Synchro 微导丝 +PLUS 微导管组合反复尝试通过闭塞段（图 9-7-3H），成功送至 C$_7$ 段后微导管造影确认远端真腔（图 9-7-3I）。3.5mm×15mm Gateway 球囊逐段扩张 C$_4$~C$_2$ 段，于 C$_6$~C$_3$ 及 C$_2$~C$_1$ 各置入 1 枚 Enterprise 支架（4.5mm×37mm），于 C$_1$ 近中段置入 7mm×40mm Wallstent 支架 1 枚。造影可见颈内动脉再通成功，TICI 3 级（图 9-7-3J）。

目前复合手术治疗 CICAO 仍处于探索阶段，尽管现有的小样本队列和个案病例显示了较理想的效果，但仍存在一些问题：①手术医师技术及医疗机构条件均受限制；②手术操作复杂，可能面临介入与外科双重风险；③随访时间较短，远期通畅率尚不清楚。因此该技术的明确适应证、安全性和有效性仍需更多的实践证明。

（刘傲飞　姜卫剑）

 参 考 文 献

［1］姜卫剑，焦力群，李天晓，等. 慢性颈内动脉闭塞再通治疗中国专家共识［J］. 中华介入放射学电子杂志，2019，7（1）：7-12.

［2］POWERS WJ，CLARKE WR，GRUBB RL JR，et al. Extracranial-intracranial bypass surgery for stroke prevention in hemodynamic cerebral ischemia：the Carotid Occlusion Surgery Study randomized trial［J］. JAMA，2011，306（18）：1983-1992.

［3］PATY PS，ADENIYI JA，MEHTA M，et al. Surgical treatment of internal carotid artery occlusion［J］. J Vasc Surg，2003，37（4）：785-788.

［4］CHEN YH，LEONG WS，LIN MS，et al. Predictors for successful endovascular intervention in chronic carotid artery total occlusion［J］. JACC Cardiovasc Interv，2016，9（17）：1825-1832.

［5］SHIH YT，CHEN WH，LEE WL，et al. Hybrid surgery for symptomatic chronic total occlusion of carotid artery：a technical note［J］. Neurosurgery，2013，73（1 Suppl Operative）：onsE117-123.

［6］GRUBB RL JR，DERDEYN CP，FRITSCH SM，et al. Importance of hemodynamic factors in the prognosis of symptomatic carotid occlusion［J］. JAMA，1998，280（12）：1055-1060.

［7］REYNOLDS MR，GRUBB RL JR，Clarke WR，et al. Investigating the mechanisms of perioperative ischemic stroke in the Carotid Occlusion Surgery Study［J］. J Neurosurg，2013，119（4）：988-995.

［8］LIN MS，LIN LC，LI HY，et al. Procedural safety and potential vascular complication of endovascular recanalization for chronic cervical internal carotid artery occlusion［J］. Circ Cardiovasc Interv，2008，1（2）：119-125.

［9］JIANG WJ,LIU AF,YU W,et al. Outcomes of multimodality in-situ recanalization in hybrid operating room（MIRHOR）for symptomatic chronic internal carotid artery occlusions［J］. J Neurointerv Surg,2019,11（8）:825-832.

第八节　椎基底动脉闭塞复合手术

椎基底动脉闭塞性疾病引起的后循环卒中占所有缺血性卒中的 20%,椎动脉起始段是动脉硬化常见位置,20% 的症状性后循环缺血患者合并椎动脉开口狭窄或闭塞,有椎动脉开口狭窄的患者发生卒中或死亡的风险是无椎动脉开口狭窄的 6 倍,5 年生存率下降 22%,后循环卒中的临床症状往往较前循环卒中更严重,椎动脉起始段闭塞性病变可能导致颅内椎基底动脉闭塞,出现灾难性的后果。前瞻性的多中心后循环急性闭塞的登记研究显示起病后 3 个月内即使经过积极治疗(规范药物或机械取栓),死亡率仍超过 30%,预后良好(mRS 0~3 分)概率不超过 40%。因为存在侧支循环,部分患者急性期并没有出现严重残障,但在后期药物治疗过程中仍有症状反复发作,这些患者可能侧支代偿并不是足够发达,在某些情况下血流动力学发生改变可能诱发症状,这部分患者自然预后不良,可能从血管再通手术中获益,这些再通手术包括椎动脉转位、椎动脉内膜切除术、椎基底动脉神经介入治疗。但对于一些复杂病例,单纯的血管内治疗或者单纯的外科开放手术不能达到理想的效果,联合介入和开放手术各自优势的复合手术可能是一种解决方案。

一、椎基底动脉闭塞病因及流行病学

动脉粥样硬化狭窄斑块好发于椎动脉起始段、椎动脉入颅段及基底动脉,分布因种族和性别而异,白种人通常在锁骨下的椎动脉起源处患有动脉粥样硬化动脉,该部位的动脉粥样硬化患者通常患有颈动脉、冠状动脉和周围血管疾病。在黑种人、亚洲人和女性中,颅内大动脉粥样硬化最常见。

二、椎基底动脉闭塞临床表现

眩晕、头痛、呕吐、复视、视力丧失、共济失调、麻木和涉及身体两侧结构的无力是椎基底动脉闭塞性疾病患者的常见症状,严重的可能出现意识丧失。最常见的体征是肢体无力,步态和肢体共济失调,动眼神经麻痹和口咽功能障碍。后循环缺血很少只引起一种症状,而是根据局部缺血部位产生的一组症状和体征。在新英格兰医学中心后循环登记(the New England medical center posterior circulation registry,NEMC-PCR)中,只有不到 1% 的椎基底动脉缺血患者出现单一症状或体征,而单一的症状往往不具特异性,很难与前循环区分,眩晕是最常见的症状也是最不特异的症状,甚至很难判断是中枢神经系统症状。

三、椎基底动脉闭塞发病机制

椎基底动脉闭塞性病变常见的发病机制有栓塞、血流动力学障碍引起的低灌注。

(一) 栓塞

栓塞是最常见的发病机制,占 70%:通常导致小脑梗死,有时合并中脑、丘脑和大脑后动脉区域的栓塞,小脑梗死的患者经常出现头晕,偶尔伴有眩晕、视物模糊、行走困难和呕吐。经常伴有走路偏斜,没有支撑就无法直立或保持直立姿势。患者可能会在梗死同侧出现手臂肌张力减退,眼球震颤很常见。小脑梗死患者没有偏瘫或偏身感觉减退。栓塞性梗死可累及一条大脑后动脉,最常见的是导致对侧视野的偏盲,有时感觉症状与偏盲症存在于身体和面部的同一侧。左侧大脑后动脉梗死可能出现阅读和命名障碍,右侧大脑后动脉栓塞可能出现忽视左视野和迷失方向。大脑后动脉的双侧梗死可能会导致双侧视野缺损,有时还会引起皮质失明。延髓、中脑和丘脑的梗死会导致基底动脉尖综合征。

(二) 低灌注

动脉粥样硬化狭窄和闭塞引起的血流动力学障碍,又可称为低灌注:颈部椎动脉起始段的动脉粥样硬化通常表现为短暂的 TIA,包括头晕、目视集中困难和失去平衡。患者站立或站立后低血压时发作。这些症状与延髓和小脑的前庭小脑结构缺血有关。在某些患者中,由于椎动脉闭塞引起的栓塞,突然出现了大脑后动脉堵塞、小脑或基底动脉尖的症状和体征病变。动脉粥样硬化或颅内椎动脉阻塞最常引起的症状连同外侧延髓盖膜缺血相关的体征,合并称为瓦伦贝格综合征(Wallenberg syndrome)或延髓背外侧综合征。当两个椎动脉都受损时,最常见的临床表现是视力下降和共济失调,通常是站立或血压下降引起的。在 NEMC-PCR 中,407 例患者中有 13 例具有血流动力学敏感性缺血,最常见的原因是双侧颅内椎动脉闭塞性疾病,且这些患者发作过多次短暂的头晕、口周感觉异常和复视。基底动脉的动脉粥样硬化和闭塞通常会引起双侧症状和体征或交叉表现(涉及面部的一侧及躯干和四肢的对侧),以运动功能和动眼神经症状和体征为主,严重时会导致闭锁综合征。

四、椎基底动脉闭塞影像学评估

(一) 血管评估

血管的评估包括超声、MRA、CTA、DSA。彩色多普勒超声作为一个简易无创的影像评估工具,能够很好地显示椎动脉颅外段,在二维成像上测量椎动脉内径、动脉壁内中膜厚度及管腔狭窄的程度,而且可以实时动态地观察椎动脉的起源、椎间隙段血管走行及彩色血流充盈情况。诊断椎动脉病变灵敏度为81.1%,特异度为 92.3%。因此,CDFI 可了解椎动脉有无动脉粥样硬化斑块、狭窄、闭塞及供血区的血流量等,经颅多普勒超声诊断颅内椎基底动脉也有很高的灵敏度和特异度,但对于走行迂曲的血管,由于声窗和声束角度的限制,重度狭窄或闭塞血管显示不良。目前超声在椎基底动脉闭塞性疾病的诊治过程中起到筛查和术后随访的作用。MRA 相较彩色多普勒超声灵敏度更高,但假阳性率高,容易夸张病变,特异度低于 CTA,但受骨质影响小,CT 灵敏度、特异度接近 DSA,对狭窄程度、斑块形态、斑块性质、管径的判断比较准确,对完全闭塞血管走行的整体判断甚至优于 DSA。DSA 是“金标准”,对闭塞血管的侧支代偿情况、远端血流速度的判断是其他影像手段不能替代的。

(二) 组织评估

组织评估主要是磁共振,根据梗死位置、大小、形态等推测卒中机制,一般认为脑干单一病灶考虑穿支卒中,小脑、枕叶、丘脑的梗死更怀疑栓塞,脑干散在的梗死可能考虑穿支低灌注梗死。血流动力学梗死很难与栓塞区分,多表现为脑干、小脑多发点状梗死,可能的机制是微血栓清除率下降。CT 平扫多用于病情变化时排除出血,或者用于不能进行磁共振检查的患者。

五、椎基底动脉闭塞治疗现状

对于急性椎基底动脉闭塞患者,可能根据发病时的症状选择抗血小板、溶栓或者机械取栓。在非急性期治疗中,抗血栓治疗仍是基础治疗,抗栓治疗效果差的可以考虑血管原位再通、颅内外搭桥等。

(一) 急性期

后循环急性缺血性卒中在急诊时间窗内的应评估复流手段,不完全闭塞或者单纯椎动脉闭塞的往往发病时评分低,以溶栓治疗为主,早期的静脉阿替普酶溶栓可以改善患者预后。椎动脉闭塞导致基底动脉急性闭塞的病例自然预后极差,BASICS 研究显示,基底动脉急性闭塞的患者普通抗栓治疗有 70% 的残死率,而术前处于昏迷或者四肢瘫的患者保守治疗 1 个月死亡率 96%,存活的患者 mRS 5 分。静脉溶栓或者动脉再通治疗可改善预后,BASICS 及 BEST 研究显示基底动脉闭塞经过积极溶栓或者取栓,3 个月预后良好率 40%,死亡率 30%,取栓与溶栓治疗差异无统计学意义。但是亚组分析发现取栓组重残的比率低于药物组。机械取栓围手术期脑出血是导致取栓失败的重要原因,笔者认为谨慎的术前评估、冷静的再通治疗策略、把握取栓术中的“度”可能使患者获益最大化。

(二) 非急性期闭塞处理

药物治疗是非急性期治疗的基础,旨在降低缺血性卒中的复发风险。药物治疗是包含了降脂、控制动脉硬化危险因素、调整健康的生活方式的综合内科管理。根据 WASID 的结果,对于颅内动脉硬化狭窄,抗血小板治疗效果总体优于抗凝治疗,因此对于动脉粥样硬化的抗栓治疗目前主流是抗血小板,但在粥样硬化斑块合并血栓的特殊情况下抗血小板联合抗凝应该被考虑。对于一些狭窄严重或者药物治疗无效的病例,血流重建作为强化治疗可能改善预后,血流重建的措施包括血管原位开通及旁路搭桥手术。

1. 神经介入治疗　椎动脉起始段闭塞性疾病的基础治疗是联合抗血小板、降脂、控制动脉硬化危险因素的综合内科管理,内科治疗基础上的强化治疗有神经介入治疗、包括椎动脉内膜切除和椎动脉转位的开放手术,最初治疗症状性颅外椎动脉狭窄的开放性血流重建手术有椎动脉内膜切除、椎动脉转位、搭桥的开放手术治疗,但围手术期并发症发生率高。随着介入技术的发明和进步,尽管缺乏高质量的临床证据,支架置入术仍凭借其高技术成功率和低围手术期并发症发生率而得到广泛应用。2014年美国心脏协会/美国卒中协会发布的《脑卒中和短暂性脑缺血发作二级预防指南》中明确推荐,对于规范药物治疗无效的症状性颅外椎动脉狭窄病变可采取神经介入或开放手术治疗(2b推荐,C级证据)。目前椎动脉起始段的狭窄或闭塞大部分可以通过血管内的方法得到解决,椎动脉开口支架技术操作简单,手术风险低,但支架内再狭窄率极高,普通裸支架再狭窄率超过50%,再狭窄原因不清楚,可能与血管搏动、血管扭曲等特殊解剖特点有关,这些解剖特点造成了支架内容易出现内膜过度增生。基于这些病理基础,药物洗脱支架开始越来越多地应用于椎动脉开口血管内治疗,有限的临床报道显示再狭窄概率大大降低,尤其是最近出现的二代药物支架,被报道平均随访8.8个月再狭窄率仅仅7.6%。药物球囊可能也是解决支架内再狭窄的一种方法,目前还没有报道其应用的临床效果如何。尽管随着支架和球囊材料的改进,再狭窄率已经大大降低,但支架内再狭窄一直是椎动脉开口血管内治疗绕不开的话题。对于一些反复扩张后仍有顽固再狭窄的患者不得不考虑开放手术。

2. 病变部位原位再通的外科治疗　少部分特殊病变可能需要考虑开放手术:①完全闭塞病变,介入再通失败;②路径迂曲的椎动脉开口狭窄,介入器材到达困难;③支架术后再狭窄或闭塞。这些特殊情况可以考虑椎动脉内膜切除、椎动脉转位或者枕动脉与椎动脉搭桥。椎动脉转位有椎动脉-颈动脉转位、椎动脉-锁骨下动脉转位;椎动脉内膜切除术式有椎动脉切口的切除和锁骨下动脉切口的切除,术式的选择多根据术中血管的解剖进行选择。椎动脉转位或者椎动脉内膜切除手术目前国内报道较少,但该术式在1958年最早被报道,随后大量应用于临床,在介入技术不成熟的年代尤其是2000年以前,是治疗后循环缺血的主流手术方式,相对较大的临床病例报告显示手术安全性较高,神经系统并发症发生概率较低,但临床观察研究年代久远,可能是因为当时影像设备落后,一些小的神经系统并发症被忽略。最近一个22例的病例报告显示围手术期45.5%的并发症,大部分并发症是切口相关并发症,如淋巴管瘘、神经损伤等,仅有9%的神经系统症状,永久性并发症有4.5%。报道的这些围手术期情况与笔者单位的情况类似:此类手术患者术后反应重,并发症较多,尽管这些并发症经过积极妥当的处理和后期康复后多数都能恢复正常,但术后的所谓轻微并发症仍然使脑血管外科医师心有余悸。而内膜切除或转位术后吻合口的长期通畅性也存在不确定性,尽管几个临床观察显示再狭窄率较低,但这些研究中影像随访手段简单、随访时间短可能低估了再狭窄率,所以目前该术式常常被作为介入治疗的补救手段。

3. 旁路手术　颅内外搭桥也是开放手术的一种。最常用的术式有枕动脉-椎动脉旁路搭桥,颞浅动脉-大脑后、颞浅动脉-小脑下后动脉搭桥,颞浅-小脑上搭桥。Spetzler等最早报道采用枕动脉-椎动脉旁路手术的方式治疗颅外段椎动脉闭塞,但因为桥血管血流量低等因素效果并不理想;国内佟小光报道了17例枕动脉-椎动脉颅外段搭桥的经验,结果显示并发症发生率低、超过2年的长期通畅率94%。其他术式有很多临床报道,但终究没有成为治疗主流,究其原因可能有两方面:①解剖结构复杂,手术操作难度大,手术风险不可控,术式难以推广;②桥血管长期通畅率不确定。

六、复合手术治疗椎基底动脉闭塞性病变

(一)适应证

1. 椎动脉长节段闭塞,如椎动脉起始段闭塞及横突孔段部分或完全不显影。
2. 椎动脉开口支架内再狭窄或闭塞。

(二)简要操作步骤

1. 椎动脉起始段完全闭塞　起始段原位斑块闭塞往往不局限于起始段,多数向上的横突孔段都可

能会有陈旧血栓,单纯的椎动脉起始段内膜切除可能并不能保证血流恢复,可能需要切除后造影确认,若上端不通,需要通过血管内再通。有两种手术方式:①斑块剥除后无论有无血液反流都吻合血管,再通过股动脉或桡动脉置管造影,导丝通过闭塞或狭窄段,进行球囊扩张、支架置入,笔者单位常采用这个方法。②锁骨下动脉近端球囊导管封堵后切开椎动脉,暴露斑块,通过球囊导管将微导管从锁骨下动脉的椎动脉开口处穿出,血管外操作将导管头从斑块与血管壁之间的间隙向上送,一直到足够高,可见从微导管中血液反流证实微导管头在远端真腔内,再剥离斑块吻合血管,后进行血管内操作,球囊扩张、支架置入,这样做的好处是提高神经介入成功率。首都医科大学宣武医院有报道采用这种方式做椎动脉长节段闭塞开通。两种手术方式各有优缺点,第一种手术方式操作简单,吻合口选择更灵活,但可能存在斑块剥脱后介入再通远端失败的风险;第二种方式成功率更有保证,但是术中椎动脉与锁骨下动脉吻合只能选择原切口,而且操作复杂,笔者认为不太适合支架内闭塞的病例。

【病例 21】

　　患者,男,63 岁,因"头晕 3 个月"入院,有高血压、糖尿病病史。患者 3 个月前开始出现头晕症状,当地医院检查发现小脑、脑干梗死(图 9-8-1A、B),给药物抗血小板治疗后患者头晕无明显

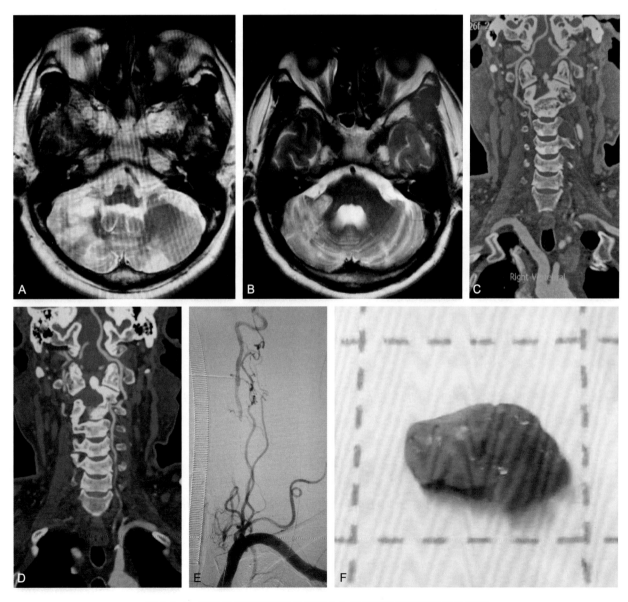

图 9-8-1　椎动脉内膜剥脱联合神经介入治疗椎动脉起始段完全闭塞

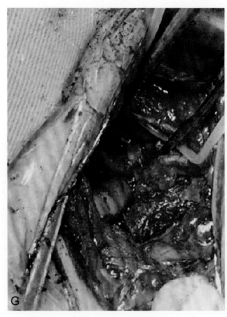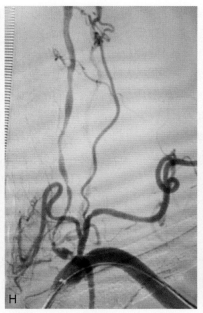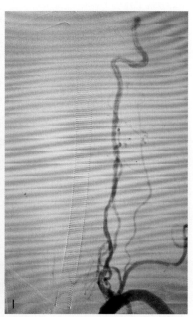

图 9-8-1(续)

缓解,行走不能,站立时头晕较重,平躺时头晕可缓解。头颈部 CTA 提示双侧椎动脉起始段均闭塞(图 9-8-1C、D),左侧优势。脑血管造影(图 9-8-1E)提示左侧椎动脉起始段闭塞,远端通过甲状颈干肌支与椎动脉的吻合逆向显影,但椎动脉 V2 段充盈不良,管径细,因为椎动脉开口没有残端,尝试血管内开通失败。计划采取椎动脉 - 锁骨下动脉转位,于椎动脉开口处切开,剥出肉样组织(图 9-8-1F),椎动脉与锁骨下动脉另戳空吻合(图 9-8-1G),经股动脉穿刺造影显示吻合口远端椎动脉纤细,局部狭窄严重(图 9-8-1H),遂选择 3mm×15mm 球囊对狭窄处依次扩张,扩张后造影可见管腔明显好转,血流通畅,远端显影良好(图 9-8-1I)。术后患者头晕症状明显缓解。

2. 椎动脉开口支架内再狭窄或闭塞 支架内再狭窄可以考虑椎动脉转位或原位剥脱,这种情况下复合手术多数起的作用是术后造影确认吻合口和 V2 段血流情况,若存在限流狭窄或不稳定内膜或血栓,可进行血管内球囊扩张或支架置入。以开放手术为主的复合手术是处理支架内再狭窄的一种办法,但是未必是完美解决方案,因为椎动脉开口剥脱或转位后可能像支架术后一样容易再狭窄,但多数可以短期内缓解患者症状,赢得进一步处理的机会。

 【病例 22】

患者,男,65 岁,因"间断头晕 6 个月"入院。6 个月前患者因头晕检查发现小脑、脑干梗死,血管检查可见左侧椎动脉起始段狭窄、右侧椎动脉闭塞、左侧颈动脉起始段狭窄,于当地医院行左侧椎动脉开口及左侧颈动脉起始支架置入,术后患者头晕症状明显缓解。3 个月前患者再次出现头晕,复查发现左侧椎动脉开口支架内闭塞,尝试介入再通失败,给药物抗血小板治疗后患者头晕症状持续不缓解,不能正常行走,为进一步治疗转至笔者单位。完善头部磁共振平扫发现小脑、脑干陈旧梗死灶(图 9-8-2A、B),头颈部 CTA 发现双侧椎动脉闭塞(图 9-8-2C),造影可见左侧椎动脉起始段支架断裂并支架内闭塞,椎动脉颈段通过颈部肌支代偿逆向显影(图 9-8-2D)。决定行椎动脉剥脱并转位,术中于椎动脉根部剪开,剥出黄色质韧斑块,斑块长入支架内(图 9-8-2E),锁骨下动脉另戳空吻合椎动脉,吻合后经股动脉造影,发现椎动脉开口以远管腔内壁不光滑,多发充盈缺损,血流受限,予以球囊扩张后明显改善(图 9-8-2F)。出院前复查 CTA 可见手术侧椎动脉管腔充盈良好(图 9-8-2G)。术后头晕症状明显缓解。

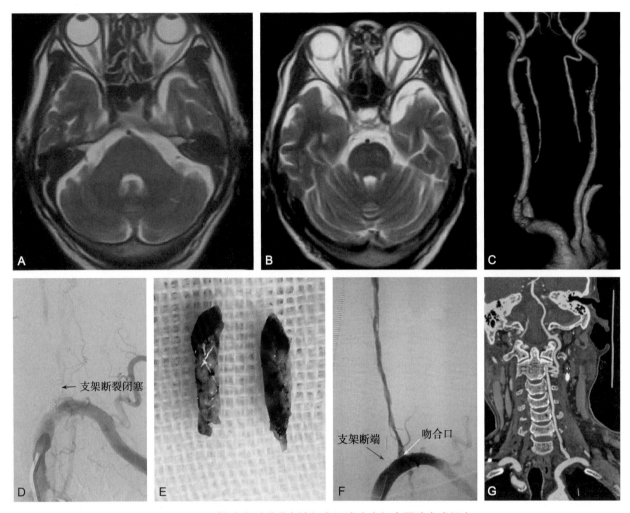

图 9-8-2 椎动脉剥脱联合神经介入治疗支架内再狭窄或闭塞

（三）围手术期特殊注意事项

一般术前无须停用抗血小板药物，若术前持续服用抗血小板药物，术中阻断血管过程中无须肝素化。若术中进行了球囊扩张或者支架置入，术后需要标准双抗血小板治疗，若术后仅仅椎动脉内膜剥脱或转位，也需要单抗血小板治疗。

术后观察切口引流情况，警惕吻合口漏。因为椎动脉血管吻合处管壁菲薄，若行进一步的血管内操作可能更易导致吻合口漏。

（四）疗效

远期血管通畅率不清楚，缺乏大宗病例的经验。但外科联合介入的复合手术优势明显，临床应用会越来越广泛。

（薛绛宇）

 参 考 文 献

［1］BAMFORD J，SANDERCOCK P，DENNIS M，et al. Classification and natural history of clinically identifiable subtypes of cerebral infarction［J］. Lancet，1991，337（8756）：1521-1526.

［2］LIU XF，DAI QL，YE RD，et al. Endovascular treatment versus standard medical treatment for vertebrobasilar artery occlusion（BEST）：an open-label，randomised controlled trial［J］. Lancet Neurol，2020，19（2）：115-122.

［3］WOUTER JS，CHRISTINE AC，MICHEL P，et al. Treatment and outcomes of acute basilar artery occlusion in the

Basilar Artery International Cooperation Study（BASICS）: a prospective registry study［J］. Lancet Neurol, 2009, 8（8）: 724-730..

［4］CAPLAN L, WITYK R, PAZDERA L, et al. New England Medical Center posterior circulation stroke registry Ⅱ. Vascular lesions［J］. J Clin Neurol, 2005, 1（1）: 31-49.

［5］HASS WK, FIELDS WS, NORTH RR, et al. Joint study of extracranial arterial occlusion. Ⅱ. Arteriography, techniques, sites, and complications［J］. JAMA, 1968, 203（11）: 961-968.

［6］THOMPSON MC, ISSA MA, LAZZARO MA, et al. The natural history of vertebral artery origin stenosis［J］. J Stroke Cerebrovasc Dis, 2014, 23（1）: e1-e4.

［7］BERGUER R, FLYNN LM, KLINE RA, et al. Surgical reconstruction of the extracranial vertebral artery: management and outcome［J］. J Vasc Surg, 2000, 31（1 Pt 1）: 9-18.

［8］KERNAN WN, OVBIAGELE B, BLACK HR, et al. Guidelines for the prevention of stroke in patients with stroke and transient ischemic attack［J］. Stroke, 2014, 45（7）: 2160-2236.

［9］ANGELINI GD, WILDE P, SALERNO TA, et al. Integrated left small thoracotomy and angioplasty for multivessel coronary artery revascularisation［J］. Lancet, 1996, 347（9003）: 757-758.

［10］王亚冰, 焦力群, 谌燕飞, 等. 复合手术技术治疗复杂颈动脉狭窄和闭塞性疾病［J］. 中国现代神经疾病杂志, 2014, 14（2）: 93-98.

［11］薛绛宇, 同源, 张坤, 等. 复合手术开通慢性症状性颈内动脉长节段闭塞的初步应用（附24例报道）［J］. 卒中与神经疾病, 2018, 25（1）: 8-13.

［12］时伟玉, 薛绛宇, 李天晓, 等. 慢性颈内动脉闭塞部位对手术再通治疗结果的影响［J］. 中华神经外科杂志, 2019, 35（4）: 382-386.

［13］YANG B, MA Y, LU X, et al. Hybrid recanalization for symptomatic long-segmental occlusion post vertebral artery stenting［J］. World Neurosurg, 2018, 110: 349-353.

［14］LU X, MA Y, YANG B, et al. Hybrid technique for the treatment of refractory vertebrobasilar insufficiencies［J］. World Neurosurg, 2017, 107: 1051, e13-e1051, e17.

第九节　复杂脑血管疾病复合手术

随着人们对脑卒中防治意识的增强和无创影像学检查的普及。复杂脑血管病的检出率不断增高。虽然治疗手段和材料日益更新, 为复杂脑血管病的诊疗提供了更多的选择, 但如动脉瘤合并狭窄, 夹层动脉瘤合并急性血肿等疾病, 因其复杂性和多变性, 对治疗策略的制订带来极大的挑战。

一、颅内动脉瘤合并狭窄

（一）流行病学

在我国, 颅内动脉瘤（intracranial aneurysm, IA）的检出率为8.8%, 其所引起的自发性蛛网膜下腔出血（subarachnoid hemorrhage, SAH）是严重的脑卒中病因之一。脑供血动脉硬化狭窄是缺血性卒中的病因之一, 占所有卒中的32%。而IA合并狭窄的检出率近年来不断增高, 在脑供血动脉硬化狭窄的患者中, 有研究报道动脉瘤的检出率为2.3%~7.0%, 并呈逐年上升趋势, 其中女性的患病率更高。北美症状性颈动脉内膜切除术试验（North American symptomatic carotid endarterectomy trial, NASCET）发现, 颈动脉狭窄合并IA的发生率达到1.8%, 而近5%的症状性颈动脉狭窄患者同时并发IA。在IA合并狭窄的病例研究中, Jou等发现颅外动脉与颅内动脉狭窄之比为8.8:1, 可知载瘤动脉狭窄合并动脉瘤的发病率更低。既往的研究证实一侧颈动脉闭塞可增加对侧动脉瘤的发生概率, 而研究者还发现狭窄对侧的动脉瘤显著大于同侧的动脉瘤。这意味着这类患者不仅面临动脉瘤破裂和缺血性卒中的双重风险, 且二者可相互影响。

（二）危险因素

1. 年龄　现有的研究证实高龄是血管粥样硬化性疾病的危险因素, 且年龄较高的患者基础疾病较多, 有较高的合并症风险。与此同时, IA的好发年龄为40~60岁。曾有学者对两病共患的危险因素进行研究, 该研究将狭窄程度≥50%作为纳入标准, 符合标准的两病共患病例数较少, 年龄无统计学差异。国内近来的一项对单纯狭窄及两病共患危险因素分析发现, 低龄（年龄<60岁）是狭窄合并动脉瘤的危险因素, 随着年龄增高, 合并动脉瘤的风险逐渐降低。这可能是由于患有脑动脉粥样硬化性狭窄人数与年龄

呈正相关。

2. 性别 既往报道男性是颈动脉狭窄的高危因素,可能与男性吸烟、饮酒的频率有一定关系;女性是IA的危险因素,而据文献报道,IA等血管病变的男女比例在50岁时变化尤其明显,考虑到女性50岁左右时雌激素的变化,研究者认为动脉瘤病变与激素可能有一定关系。大多数学者认为,脑供血动脉狭窄的女性患者更易合并IA。

3. 狭窄特点 脑供血动脉狭窄和IA的相关性不仅体现在共同的危险因素和共同的炎症机制,在血流动力学方面,二者甚至有着更密切的关系:狭窄部位血流形式的改变引起远端血流动力学变化,从而导致动脉瘤的发生、进展及破裂。临床工作中发现,后循环部位的狭窄合并动脉瘤的可能性更高,然而后循环狭窄并非狭窄合并动脉瘤的危险因素,表明狭窄的部位对动脉瘤的形成有一定的相关性。

4. 抗血小板药物 既往研究发现,抗血小板药物可能会对动脉瘤的发展和破裂产生影响。在欧洲ISUIA(the International Study on Unruptured Intracranial Aneurysms)研究中发现,服用阿司匹林的患者动脉瘤破裂出血风险低于未服用药物的患者,提示阿司匹林对未破裂动脉瘤可能有保护作用;而两年后一篇发表于 *Neurology* 的研究也得到了类似的结果。然而,在2015年丹麦一项全国性的病例对照研究中,发现短期(<3个月)服用阿司匹林显著增加患者的出血风险。一些理论认为,阿司匹林可能通过抗炎作用对抗血管壁斑块沉积所致的炎症变化,进而阻止血管壁的进一步病变。

5. 狭窄和动脉瘤的解剖关系 已有研究证实近端75%以上的重度狭窄可使远端血流减少35%。然而血流动力学研究发现狭窄导致远端毗邻动脉瘤的发生及破裂,这提示对于狭窄与动脉瘤位于同一支血管的患者而言,狭窄与动脉瘤间的距离不同,狭窄程度不同,对动脉瘤的影响亦不同。另有研究发现一侧颈动脉闭塞可能导致对侧动脉瘤的形成。

(三)病理

血流动力学变化对血管壁形态的影响在IA合并狭窄的发生发展中有着不容忽视的作用。狭窄病变可以导致邻近的分叉部血管壁壁面剪应力(wall shear stress,WSS)和正性WSS梯度增加。Cho等发现动脉瘤WSS受到邻近颅内血管狭窄的影响较为显著,而颅外狭窄对动脉瘤无显著影响,这说明载瘤动脉狭窄与动脉瘤的形成有关。Metaxa等通过血流动力学研究发现,只有当动脉瘤WSS和正性WSS梯度增加超过一定的阈值后才会引起血管壁内弹力膜的破坏及动脉瘤壁的重塑。Kono等通过动脉瘤模型证实动脉瘤壁的WSS大小受到载瘤动脉狭窄程度和狭窄病灶-动脉瘤距离的影响,说明了狭窄程度和狭窄病灶-动脉瘤距离也可能是动脉瘤形成和进展的影响因素之一。另外,脑动脉狭窄斑块附近显著增高的炎症因子通过血流传导,也可能促进远端动脉瘤发生和发展。动脉粥样硬化病变的患者,其外周血中炎症因子(超敏C反应蛋白,IL-6等)及免疫细胞活性分子(IFN-γ和TNF-α)水平明显升高,尤其是巨噬细胞浸润并分泌的酶类使血管壁逐渐变得薄弱,导致动脉瘤的形成甚至破裂。

(四)干预与治疗

目前,对于动脉瘤的诊断及干预,已经建立了较为规范的管理模式;对于狭窄的治疗指南也有较为系统的阐述,而对于二者共患的病例,其外科治疗策略尚未达成共识。Zhang等在患者随访中发现近端狭窄可以促进动脉瘤的复发,表明近端狭窄是动脉瘤发生和发展的重要因素。侧壁型动脉瘤的载瘤动脉狭窄改善后,动脉瘤的WSS降低,使动脉瘤相较于球囊成形术前更加稳定。但在动脉粥样硬化狭窄处行球囊扩张治疗,可能造成血管内皮细胞损伤,进而出现再狭窄。故在球囊成形术后可能还需进一步采用支架覆盖狭窄部位。Wang等通过模拟不同支架特性进行血流动力学分析,发现支架置入术后动脉瘤WSS下降,提示支架置入有利于进一步稳定动脉瘤。故而一些研究者认为在具体治疗过程中,可以选取合适规格的支架同时覆盖瘤颈和狭窄的载瘤动脉。

对于颈动脉内膜切除术(carotid endarterectomy,CEA)治疗合并颅内未破裂动脉瘤的颈动脉狭窄安全性的研究尚无明确结论。而在症状性颈动脉粥样硬化狭窄患者的研究结果中,33例仅行CEA的患者中,有1例在术后6d出现了SAH;8例仅做了动脉瘤夹闭术的患者中有2例在夹闭前、后交通动脉瘤后2d出现缺血性卒中。另有研究发现合并颅内未破裂动脉瘤的颈动脉狭窄患者,CEA后预计5年内出现同侧缺血性卒中的概率为10%,而药物治疗5年内出现同侧缺血性卒中的概率为22.7%。因此,研究者认为症状性颈动脉狭窄合并颅内未破裂动脉瘤患者的治疗,需优先考虑处理狭窄病变。

也有研究者认为,颅内未破裂动脉瘤的检出不应该影响颈动脉狭窄的治疗。对于合并直径小于6mm颅内未破裂动脉瘤患者的颈动脉狭窄治疗是安全的。但对于较大的动脉瘤,需要制订个体化治疗方案。甚至Ballotta等认为即使发现直径超过10mm的颅内未破裂动脉瘤,也不应影响颈动脉狭窄的治疗。然而,既往也有CEA后动脉瘤破裂的相关报道。此外,还有理论认为CEA后血流量增加会促进远端动脉瘤的形成和进展。一些研究者指出,动脉瘤形成后就具有早期出血倾向,因此SAH的风险更多来源于新发的动脉瘤而不是既往存在的动脉瘤。

颈动脉支架置入术(carotid artery stenting,CAS)对两病共患的安全性也值得探讨,一项回顾性分析对行CEA/CAS和仅药物治疗的病例进行平均1.62年的随访后,两组均没有动脉瘤破裂,且均有一例位于后循环动脉瘤增大。有报道证实同期行CAS和动脉瘤栓塞是可行的,并发症发生率并不高。也有学者建议对于合并载瘤动脉狭窄的IA治疗,要充分考虑到动脉瘤、载瘤动脉、狭窄及侧支循环,并根据动脉瘤是否破裂、宽颈或窄颈、路径是否迂曲等制订个体化治疗策略,以减少围手术期并发症发生。

同时需要考虑的是两病共患的抗栓策略。既往研究认为,预防狭窄患者缺血性脑卒中的抗血小板药物使用会增加IA的破裂风险,提高SAH的致死率。约翰霍普金斯大学分别对采取药物治疗和血运重建方法治疗的两病共患患者进行了平均1.62年的随访,没有发现动脉瘤破裂。

对于重度颈内动脉狭窄或闭塞合并未破裂动脉瘤患者,国内相关的手术治疗及预后提示颈内动脉狭窄的手术治疗并不增加颅内无症状小动脉瘤(直径<5mm)的破裂风险,而对于未破裂动脉瘤的血管内处理也不增加缺血性脑卒中的风险,对于颈内动脉狭窄合并颅内无症状未破裂动脉瘤的患者,需根据狭窄与动脉瘤的位置、大小等具体特点制订个体化手术方案。

二、夹层动脉瘤合并急性血肿

颅内动脉夹层是指各种原因致使血液成分通过破损的颅内动脉内膜进入血管壁,导致血管壁间剥离分层形成血肿,或颅内动脉壁内自发性血肿,造成血管狭窄、闭塞或破裂的一种疾病。如果形成瘤样突起,则称为颅内夹层动脉瘤(intracranial dissecting aneurysm,IDA)。颅内自发出血性夹层动脉瘤在神经系统并不常见,但具有挑战性,其往往引起青年及中年患者包括急性血肿等的急性卒中夹层动脉瘤内膜弹力层破坏,血液进入血管壁并进而血管壁破裂可引发急性脑内血肿,研究者认为脑内血肿是引起IDA症状和进展的关键因素。

（一）流行病学

1977年,通过分析IDA的病理和影像学特征,Yonas等证实了IDA可以导致SAH。随后关于IDA导致SAH的报道越来越多。IDA破裂导致的急性出血占成人颅内非外伤性SAH的1%~10%,在儿童中这个比例更高。IDA好发于椎基底动脉。

（二）病理与分型

IDA病因尚不明确,可能与以下因素有关:①动脉自身发育缺陷,包括纤维肌肉发育不良、动脉内弹力层缺陷和结缔组织病,其中遗传性结缔组织病是自发性动脉剥离明显相关的病因,例如Ehlers-Danlos综合征Ⅳ型、马方综合征、常染色体显性遗传多囊肾病和成骨不全Ⅰ型等;②动脉相关性疾病,包括烟雾病(moyamoya disease,MMD)、动脉畸形、结节性多动脉炎、吉兰-巴雷综合征(Guillain-Barré syndrome)等;③高血压和动脉硬化;④头颈部外伤、偏头痛、感染、口服避孕药等。

IDA发病机制多认为是由于颅内动脉壁只有单层的内弹力膜,缺少外弹力膜,中膜层和外膜层亦很薄弱,当内膜撕裂、内弹力膜断裂,血液可通过内膜裂口进入中膜层内并形成血管壁间血肿。颅内动脉游离于脑脊液中,周围缺少支撑结构,如中膜层血肿向外扩展至外膜下,则可形成动脉壁膨出样、扩张样病理性改变。慢性生长的血管壁间血肿可能发生机化,逐渐形成新生的滋养血管,病灶反复发生出血剥离,可形成瘤腔内大量血栓的巨大夹层动脉瘤。

在临床工作中,颅内动脉病理不易获得,IDA临床诊断主要依靠影像学手段,目前尚未建立统一的临床影像学诊断和分型诊断的标准。椎基底动脉是IDA的好发部位,Mizutani等将颅内非动脉粥样硬化性动脉瘤和夹层动脉瘤分为经典型、节段扩张型、延长扩张型及囊状动脉瘤 4 型。Takagi 等将椎动脉夹层动脉瘤按照椎动脉狭窄和扩张的类型分为 7 种类型：①双腔征；②梭形；③侧方突出型；④线样征；⑤近端狭窄远端扩张型；⑥近端扩张远端狭窄型；⑦闭塞型。事实上，呈现线样征或闭塞型的椎基底动脉夹层动脉瘤临床上很少破裂出血。Saliou 等将基底动脉干动脉瘤分为急性动脉夹层、节段扩张型、慢性壁内出血扩张型及囊状动脉瘤 4 型。这种分型虽然得到部分学者的认可，但并不是专门针对夹层动脉瘤的分型。

（三）干预与治疗

IDA 一旦发生破裂，再出血的概率很高，因此需要外科或介入积极干预。出血性 IDA 手术治疗分为外科治疗和血管内治疗两类。前者包括动脉结扎术、孤立术、动脉瘤夹闭术和包裹术。后者包括载瘤动脉闭塞术、近端动脉闭塞术、动脉瘤栓塞 + 载瘤动脉闭塞术及支架重建手术（单纯支架置入术或者支架辅助弹簧圈栓塞术）。由于后循环夹层动脉瘤解剖位置一般较深，开颅手术难度大。随着介入材料和技术的不断进步，血管内治疗出血性夹层动脉瘤逐渐成为首选的治疗方式。但介入治疗同样存在着术后再出血、术后复发等问题，血管内治疗的长期疗效如何，并没有太多的病例报告。对于颅内椎基底动脉夹层动脉瘤具体治疗方案及栓塞材料的选择，目前业界还没有相关指南或共识。临床医师治疗该疾病一般根据自己的经验和擅长方式去选择治疗方案。

1. **闭塞性血管内治疗**　闭塞性血管内治疗主要分为单纯近端载瘤动脉闭塞术，以及动脉瘤和载瘤动脉闭塞术两种手术方式。单纯近端载瘤动脉闭塞术有时效果不可靠，因为闭塞动脉瘤近端动脉后远端血管可逆向充盈动脉瘤，使动脉瘤继续生长甚至引起再次出血。而动脉瘤栓塞和载瘤动脉闭塞可能彻底治疗出血性椎基底动脉夹层动脉瘤。载瘤动脉闭塞术相对于重建性血管内治疗效果更彻底，因此对于出血性夹层动脉瘤是首选的治疗方案。对于无法行载瘤动脉闭塞术的患者，有报道称开颅动脉瘤夹闭联合高流量搭桥是不错的治疗选择。也有报道称，急性期行开颅夹闭联合高流量搭桥并发症发生率较高，远期效果并不理想。近年来国内一些中心行后循环夹层动脉瘤开颅手术的患者也越来越少，更多时候这些患者最终施行了重建性血管内治疗。

2. **重建性血管内治疗**　近年来随着介入器械和技术的进步，重建性治疗出血性 IDA 的报道越来越多。重建性血管内治疗包括单纯支架置入术和支架辅助弹簧圈栓塞术。颅内血管内支架的合理放置可以使夹层病变内膜复位，可以阻挡弹簧圈脱落到载瘤动脉中，还可以充当新生内皮细胞的基座，有利于病变内膜的尽快修复。另外，重叠支架及低孔率支架还有血流导向作用，通过减小动脉瘤内的血流速度和降低动脉瘤壁的剪应力来促进动脉瘤内的血栓形成，减少复发。但重建性治疗还存在争议，主要因为重建性治疗还存在治疗效果不彻底、术后再出血、需要抗凝和抗血小板聚集等问题。

（1）单纯支架置入术：近年来，新型血流导向支架的出现为 IDA 的治疗提供了新的思路。有报道称密网支架可以有效地治疗颅内椎基底动脉瘤而不用进行弹簧圈栓塞，这样不会增加占位效应。但是，关于密网支架在颅内破裂性动脉瘤中应用的报道较少。Narata 等报道了 2 例使用血流导向装置治疗破裂性椎动脉夹层动脉瘤的患者，结果术后 3 个月随访，2 例患者的动脉瘤均完全栓塞，没有手术并发症和术后再出血发生。但国家药品监督管理局还没有正式批准血流导向装置在颅内后循环动脉瘤中的应用。血流导向装置是为了治理颅内复杂性动脉瘤和复发性动脉瘤设计的，但是还存在着迟发性出血、支架内血栓形成率较高及容易导致分支血管闭塞等问题。虽然，该装置的出现为 IDA 的治疗带来了新的思路。

（2）支架辅助弹簧圈栓塞术：支架结合弹簧圈已成为血管内治疗 IDA 的重要方式，理论上它不仅可闭塞 IDA，同时可保持载瘤动脉通畅。该种术式的一个不足是，对于占位效应明显巨大的病变，弹簧圈栓塞并不能消除占位效应。对于巨大 IDA，传统支架结合弹簧圈栓塞的治疗效果还有待进一步的研究来验证。

3. **球囊扩张成形术治疗颅内动脉重度狭窄**　IDA 合并严重狭窄时，谨慎评估风险后可以采用球囊扩张成形术，有利于颅内自膨式支架的成功释放。

此外，对于由外伤造成的颅内血管夹层或损伤，因致伤机制复杂多样，难以形成一致的诊疗方案，但目前的经验显示外科治疗联合介入技术较单一干预手段具有显著优势。一项单中心关于无名动脉损伤的回顾性研究发现，外科手术联合术前血管造影或术中介入治疗，可使状态平稳患者的手术预后得到改善。一例外伤源性颈动静脉瘘的治疗经验提示，一期支架置入术联合二期外科血管重建术可提高手术的安全性，并降低术后并发症。

【病例23】

患者，男，35岁，主因"枪击伤后头颈部肿胀、疼痛11d"入院。入院查体：神清、语利，精神可，双眼视力、视野粗测未见明显异常，眼球运动正常，双侧瞳孔等大同圆，直径3mm，对光反射（++），额纹对称，伸舌居中，听力粗测正常，左侧头颈部肿胀、压痛，四肢肌力Ⅴ级，肌张力未见明显异常，感觉检查未见明显异常，生理反射存在，病理反射未引出。颈部CTA示左侧颈内动脉旁可见异物（子弹头），且两者关系密切，颈内动脉局部粗糙，动脉通畅（图9-9-1A、B）。全脑血管造影同样显示左侧颈内动脉旁可见异物（子弹头），颈内动脉局部隆起，颈内动脉通畅，诊断为假性动脉瘤（图9-9-1C、D）。诊断：头颈部枪弹伤，左侧颈内动脉假性动脉瘤。术前讨论患者复合手术的优势：①术中子弹准确定位，以免造成分离过程中损伤周围结构；②首先置入覆膜支架治疗假性动脉瘤，防止术中大动脉破裂；③如术中发生不可控制出血，可介入置入球囊止血；④取出异物后可明确颈内动脉通畅情况，以决定是否再行介入补救治疗。决定复合手术治疗，首先经股动脉行覆膜支架置入术，然后经胸锁乳突肌前缘入路行子弹取出术，图9-9-1E为取出的子弹。

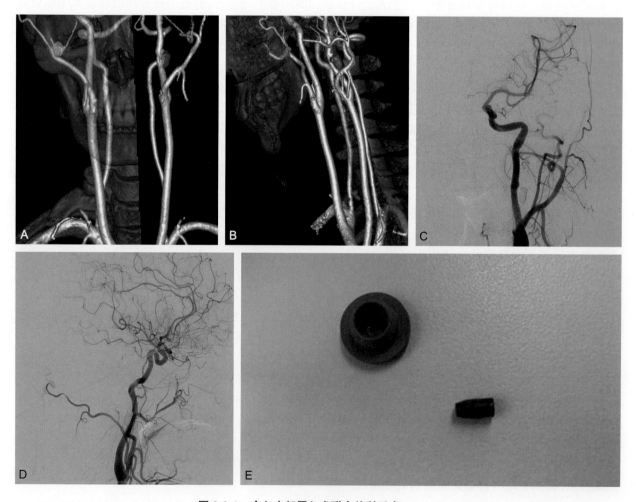

图9-9-1　介入支架置入术联合外科手术

而在血管造影或介入治疗过程中,因解剖或生理原因,无法经传统入路(如股动脉途径)时,联合外科颈动脉暴露术也可辅助完成介入治疗。近年来,神经外科干预手段的联合应用越来越多样化,如在一例颈动脉海绵窦瘘的栓塞治疗中,内镜辅助联合介入治疗可增加术中安全性和减少术后并发症。

(史怀璋)

参 考 文 献

［1］LI J,SHEN B,MA C,et al. 3D contrast enhancement-MR angiography for imaging of unruptured cerebral aneurysms:a hospital-based prevalence study ［J］. PloS one,2014,9(12):e114157.

［2］WANG YJ,ZHAO XQ,LIU LP,et al. Prevalence and outcomes of symptomatic intracranial large artery stenoses and occlusions in China:the Chinese Intracranial Atherosclerosis (CICAS) Study ［J］. Stroke,2014,45(3):663-669.

［3］SACCO RL,KARGMAN DE,GU Q,et al. Race-ethnicity and determinants of intracranial atherosclerotic cerebral infarction. The Northern Manhattan Stroke Study ［J］. Stroke,1995,26(1):14-20.

［4］BARNETT HJ,TAYLOR DW,ELIASZIW M,et al. Benefit of carotid endarterectomy in patients with symptomatic moderate or severe stenosis. North American Symptomatic Carotid Endarterectomy Trial Collaborators ［J］. N Engl J Med,1998,339(20):1415-1425.

［5］JOU LD,SHALTONI HM,MORSI H,et al. Hemodynamic relationship between intracranial aneurysm and carotid stenosis:review of clinical cases and numerical analyses ［J］. Neurol Res,2010,32(10):1083-1089.

［6］DASENBROCK HH,YAN SC,GROSS BA,et al. The impact of aspirin and anticoagulant usage on outcomes after aneurysmal subarachnoid hemorrhage:a Nationwide Inpatient Sample analysis ［J］. J Neurosurg,2017,126(2):537-547.

［7］JUVELA S,POUSSA K,PORRAS M. Factors affecting formation and growth of intracranial aneurysms:a long-term follow-up study ［J］. Stroke,2001,32(2):485-491.

［8］LIANG Y,WANG J,LI B. Coexistence of internal carotid artery stenosis with intracranial aneurysm ［J］. Int J Stroke,2014,9(3):306-307.

［9］DE MARCHIS GM,SCHAAD C,FUNG C,et al. Gender-related differences in aneurysmal subarachnoid hemorrhage:A hospital based study ［J］. Clin Neurol Neurosurg,2017,157:82-87.

［10］METAXA E,TREMMEL M,NATARAJAN SK,et al. Characterization of critical hemodynamics contributing to aneurysmal remodeling at the basilar terminus in a rabbit model ［J］. Stroke,2010,41(8):1774-1782.

［11］WANG Z,KOLEGA J,HOI Y,et al. Molecular alterations associated with aneurysmal remodeling are localized in the high hemodynamic stress region of a created carotid bifurcation ［J］. Neurosurgery,2009,65(1):169-177.

［12］HASAN DM,MAHANEY KB,BROWN RD Jr,et al. Aspirin as a promising agent for decreasing incidence of cerebral aneurysm rupture ［J］. Stroke,2011,42(11):3156-3162.

［13］ARMSTRONG MJ,GRONSETH G,ANDERSON DC,et al. Summary of evidence-based guideline:periprocedural management of antithrombotic medications in patients with ischemic cerebrovascular disease:report of the Guideline Development Subcommittee of the American Academy of Neurology ［J］. Neurology,2013,80(22):2065-2069.

［14］LOPEZ-CANCIO E,GALAN A,DORADO L,et al. Biological signatures of asymptomatic extra- and intracranial atherosclerosis:the Barcelona-AsIA (Asymptomatic Intracranial Atherosclerosis) study ［J］. Stroke,2012,43(10):2712-2719.

［15］DOBERENZ C,PAULUS W,REIMERS CD,et al. Volume flow rate evaluation in patients with obstructive arteriosclerotic disease ［J］. Cerebrovasc Dis,2004,18(4):312-317.

［16］KONO K,MASUO O,NAKAO N,et al. De novo cerebral aneurysm formation associated with proximal stenosis ［J］. Neurosurgery,2013,73(6):E1080-E1090.

［17］MUTSAERTS HJ,PALM-MEINDERS IH,DE CRAEN AJ,et al. Diastolic carotid artery wall shear stress is associated with cerebral infarcts and periventricular white matter lesions ［J］. Stroke,2011,42(12):3497-3501.

［18］ZHANG D,WANG H,LIU T,et al. Re-recurrence of intracranial aneurysm with proximal vascular stenosis after primary clipping and secondary endovascular embolization:a case report and literature review ［J］. World Neurosurg,2019,121:28-32.

［19］WANG C,TIAN Z,LIU J,et al. Flow diverter effect of LVIS stent on cerebral aneurysm hemodynamics:a comparison with Enterprise stents and the Pipeline device ［J］. J Transl Med,2016,14(1):199.

［20］KAPPELLE LJ,ELIASZIW M,FOX AJ,et al. Small,unruptured intracranial aneurysms and management of

symptomatic carotid artery stenosis. North American Symptomatic Carotid Endarterectomy Trial Group［J］.
Neurology,2000,55(2):307-309.

［21］KANN BR,MATSUMOTO T,KERSTEIN MD. Safety of carotid endarterectomy associated with small intracranial aneurysms［J］. South Med J,1997,90(12):1213-1216.

［22］BALLOTTA E,DA GIAU G,MANARA R,et al. Extracranial severe carotid stenosis and incidental intracranial aneurysms［J］. Ann Vasc Surg,2006,20(1):5-8.

［23］RIPHAGEN JH,BERNSEN HJ. Rupture of an intracerebral aneurysm after carotid endarterectomy:a case report［J］. Acta Neurol Belg,2009,109(4):314-316.

［24］MITRASINOVIC A,RADAK S,KOLAR J,et al. Color Doppler sonographic evaluation of flow volume of the internal carotid and vertebral arteries after carotid endarterectomy［J］. J Clin Ultrasound,2010,38(5):238-243.

［25］MITCHELL P,JAKUBOWSKI J. Estimate of the maximum time interval between formation of cerebral aneurysm and rupture［J］. J Neurol Neurosurg Psychiatry,2000,69(6):760-767.

［26］SATO K,YOSHIMOTO Y. Risk profile of intracranial aneurysms:rupture rate is not constant after formation［J］. Stroke,2011,42(12):3376-3381.

［27］YANG W,RONG X,BRAILEANU M,et al. Is carotid revascularization safe for patients with concomitant carotid stenosis and intracranial aneurysms?［J］. World Neurosurg,2016,93:11-18.

［28］KACAR E,NAS OF,ERDOGAN C,et al. Single-stage endovascular treatment in patients with severe extracranial large vessel stenosis and concomitant ipsilateral unruptured intracranial aneurysm［J］. Diagn Interv Radiol,2015, 21(6):476-482.

［29］GAO BL,LI ZS,LI TX,et al. Endovascular treatment of intracranial aneurysms concomitant with severe adjacent atherosclerotic stenosis［J］. World Neurosurg,2018,111:e927-e932.

［30］KIM TW,CHOI HS,KOO J,et al. Intramural hematoma detection by susceptibility-weighted imaging in intracranial vertebral artery dissection［J］. Cerebrovasc Dis,2013,36(4):292-298.

［31］NAKATOMI H,SEGAWA H,KURATA A,et al. Clinicopathological study of intracranial fusiform and dolichoectatic aneurysms:insight on the mechanism of growth［J］. Stroke,2000,31(4):896-900.

［32］SCHIEVINK WI. Spontaneous dissection of the carotid and vertebral arteries［J］. N Engl J Med,2001,344(12): 898-906.

［33］YONAS H,AGAMANOLIS D,TAKAOKA Y,et al. Dissecting intracranial aneurysms［J］. Surg Neurol,1977,8(6): 407-415.

［34］ENDO S,NISHIJIMA M,NOMURA H,et al. A pathological study of intracranial posterior circulation dissecting aneurysms with subarachnoid hemorrhage:report of three autopsied cases and review of the literature［J］. Neurosurgery,1993,33(4):732-738.

［35］MOKRI B,HOUSER OW,SANDOK BA,et al. Spontaneous dissections of the vertebral arteries［J］. Neurology, 1988,38(6):880-885.

［36］SASAKI O,OGAWA H,KOIKE T,et al. A clinicopathological study of dissecting aneurysms of the intracranial vertebral artery［J］. J Neurosurg,1991,75(6):874-882.

［37］ZHAO WY,KRINGS T,ALVAREZ H,et al. Management of spontaneous haemorrhagic intracranial vertebrobasilar dissection:review of 21 consecutive cases［J］. Acta Neurochir(Wien),2007,149(6):585-596.

［38］MIZUTANI T,ARUGA T,KIRINO T,et al. Recurrent subarachnoid hemorrhage from untreated ruptured vertebrobasilar dissecting aneurysms［J］. Neurosurgery,1995,36(5):905-911.

［39］NASS R,HAYS A,CHUTORIAN A. Intracranial dissecting aneurysms in childhood［J］. Stroke,1982,13(2):204-207.

［40］CREUTZFELDT CJ,HOLLOWAY RG. Treatment decisions after severe stroke:uncertainty and biases［J］. Stroke, 2012,43(12):3405-3408.

［41］PORTANOVA A,HAKAKIAN N,MIKULIS DJ,et al. Intracranial vasa vasorum:insights and implications for imaging［J］. Radiology,2013,267(3):667-679.

［42］TAKAGI T,TAKAYASU M,SUZUKI Y,et al. Prediction of rebleeding from angiographic features in vertebral artery dissecting aneurysms［J］. Neurosurg Rev,2007,30(1):32-38.

［43］SALIOU G,SACHO RH,POWER S,et al. Natural history and management of basilar trunk artery aneurysms［J］. Stroke,2015,46(4):948-953.

［44］KITANAKA C,MORIMOTO T,SASAKI T,et al. Rebleeding from vertebral artery dissection after proximal clipping. Case report［J］. J Neurosurg,1992,77(3):466-468.

［45］NAM KH,KO JK,CHA SH,et al. Endovascular treatment of acute intracranial vertebral artery dissection:long-term follow-up results of internal trapping and reconstructive treatment using coils and stents [J]. J Neurointerv Surg, 2015,7(11):829-834.

[46] LIU J,JING L,WANG C,et al. Effect of hemodynamics on outcome of subtotally occluded paraclinoid aneurysms after stent-assisted coil embolization [J]. J Neurointerv Surg,2016,8(11):1140-1147.

[47] KIM BM,SUH SH,PARK SI,et al. Management and clinical outcome of acute basilar artery dissection [J]. AJNR Am J Neuroradiol,2008,29(10):1937-1941.

[48] CHAN RS,MAK CH,WONG AK,et al. Use of the pipeline embolization device to treat recently ruptured dissecting cerebral aneurysms [J]. Interv Neuroradiol,2014,20(4):436-441.

[49] FISCHER S,VAJDA Z,AGUILAR PEREZ M,et al. Pipeline embolization device (PED) for neurovascular reconstruction:initial experience in the treatment of 101 intracranial aneurysms and dissections [J]. Neuroradiology,2012,54(4):369-382.

[50] NARATA AP,YILMAZ H,SCHALLER K,et al. Flow-diverting stent for ruptured intracranial dissecting aneurysm of vertebral artery [J]. Neurosurgery,2012,70(4):982-988.

[51] ARRESE I,SARABIA R,PINTADO R,et al. Flow-diverter devices for intracranial aneurysms:systematic review and meta-analysis [J]. Neurosurgery,2013,73(2):193-199.

[52] ZHANG Y,LV M,ZHAO C,et al. Endovascular treatment of ruptured vertebrobasilar dissecting aneurysms:Review of 40 consecutive cases [J]. Neurology India,2016,64 Suppl:S52-61.

[53] DU TOIT DE,ODENDAAL W,LAMBRECHTS A,et al. Surgical and endovascular management of penetrating innominate artery injuries [J]. Eur J Vasc Endovasc Surg,2008,36(1):56-62.

[54] MASSARA M,BARILLÀ D,DE CARIDI G,et al. An hybrid 2-stage technique to treat a post-traumatic internal carotid-jugular fistula [J]. Ann Vasc Surg,2017,38:315,e19-e315,e22.

[55] SHIN DS,YILMAZ A,OZKUL A,et al. Direct carotid exposure for neuroendovascular approaches [J]. J Neurol Surg A Cent Eur Neurosurg,2016,77(6):505-510.

[56] TANG CL,LIAO CH,CHEN WH,et al. Endoscope-assisted transsphenoidal puncture of the cavernous sinus for embolization of carotid-cavernous fistula in a neurosurgical hybrid operating suite [J]. J Neurosurg,2017,127(2):327-331.

第十章 富血供肿瘤复合手术

第一节 脑膜瘤复合手术

脑膜瘤是源自脑膜上皮细胞的肿瘤,最早在 1614 年瑞士医师 Felix Paster 首先报道过 1 例脑膜瘤的病例,1774 年法国 Antoine Louis 报道一组"硬脑膜真菌样肿瘤",以后提出许多不同的命名,直到 1992 年 Cushing 定名为脑膜瘤并被广大学者所接受,该命名一直沿用至今,自 18 世纪起许多神经外科先驱试图以外科手术切除脑膜瘤,第一例成功切除脑膜瘤的手术是由 Pechioli 教授在 1835 年完成的。

一、脑膜瘤发病率

流行病学统计脑膜瘤的年发生率为(2.3~13.4)/10 万,脑膜瘤是仅次于脑胶质瘤的颅内原发性肿瘤,国外报道 20 239 例颅内原发性肿瘤中脑膜瘤占 19.9%,国内 23 大组 52 633 例颅内肿瘤中脑膜瘤占 15.53%,但在尸检材料中占 1.4%,很多小的脑膜瘤患者生前并未发现。

二、脑膜瘤病因

脑膜瘤的病因至今尚不完全清楚,某些因素可能诱发或促进脑膜瘤的生长。

（一）头外伤

早在 1614 年 Felix Paster 报道 1 例脑膜瘤患者在 3~4 年前有头外伤的历史。Cushing 和 Eisenhardt 报道的 259 例颅内脑膜瘤,其中 93 例有头外伤历史,2 例局部肿胀、瘢痕或在发生肿瘤部位有骨折。以后的研究亦发现部分脑膜瘤患者有头外伤史,脑膜瘤发生在颅骨骨折、脑膜瘢痕或颅内异物的部位,推测由局部炎症或异物刺激的反应产生肿瘤,但在一组 2 953 例头外伤患者平均 10 年的长期随访观察,并未发现脑膜瘤的发生率增高。

（二）放射损伤

部分脑膜瘤患者接受过放射治疗,有报道在 11 000 例儿童因头癣接受放射治疗(为小剂量即 8Gy),随访 12~33 年,脑膜瘤的发生率比非放疗组高出 4 倍,以后文献亦有不少报道,最近报道一组 10 例髓母细胞瘤患者行放射治疗后发生脑膜瘤,且均为恶性脑膜瘤,他们分析可能因放射治疗引起 22 号染色体长臂基因突变,激活原癌基因和抑癌基因发生改变而产生脑膜瘤,但绝大多数脑膜瘤患者并无放射线接触史。

（三）性激素及其受体

性激素与脑膜瘤的发生发展可能有一定关系,流行病学及临床资料表明脑膜瘤患者女性多于男性,男女比例为 1/2~2/3。而椎管内脑膜瘤女性则是男性的 9 倍,女性患者在月经周期的黄体期和妊娠期,脑膜瘤的生长明显加快,乳腺癌患者中脑膜瘤的发病率也高于普通妇女,为其 3.5 倍。以上事实提示,脑膜瘤可能是类固醇激素的靶组织,其生长增殖可能与肿瘤中的类固醇受体表达有关。

（四）组织发生学

脑膜瘤的组织起源于中胚层，属于间叶组织肿瘤，免疫组织化学研究发现，脑膜瘤同时具有间叶组织和上皮组织抗原成分，因此在各型脑膜瘤中间叶组织的中间丝蛋白、波形蛋白的表达均为强阳性，以此作为脑膜瘤鉴别诊断的标记抗原。脑膜瘤组织中 80% 呈上皮细胞膜抗原（epithelial membrane antigen，EMA）阳性，但 S-100 蛋白（广泛存在于神经系统的胶质细胞及施万细胞和黑色素细胞中）很少有阳性反应，而蛛网膜分泌的角蛋白（keratin）脑膜瘤为阳性，因此支持脑膜瘤起源于蛛网膜细胞的理论。

（五）脑膜瘤的遗传易感性

脑膜瘤的遗传易感性是指具有某些遗传缺损即生殖细胞突变或某种基因多态性变异的个体易发生脑膜瘤。体细胞突变不会遗传给子孙后代，但某些遗传性肿瘤综合征，由于生殖细胞携带有某些基因突变，易伴发一系列肿瘤包括神经系统和非神经系统肿瘤。与脑膜瘤发病有关的有神经纤维瘤Ⅱ型、Gorlin综合征（又称痣样基底细胞癌综合征）、Cowden 综合征（又称多发性错构瘤综合征）。

（六）微卫星不稳定性

微卫星不稳定性（microsatellite instability，MIN）指由 DNA 的错配修复基因突变引起基因组中简单重复序列的增加及丢失，发生此类基因多态性变异的个体易发生肿瘤，Pykett 等发现在 25% 脑膜瘤组织中观察到 MIN，均为 2 个位点以上的 DNA 长度改变，脑膜成纤维细胞系 T2898 和 T2966 经检测也是 RER+表型。微卫星位点散布于整个人类基因组，由于复制错误而表现 MIN，使得 DNA 复制/修复机制过程中的忠实性丧失，而可能涉及更多的染色体异常，增加了自发突变的受累，导致肿瘤细胞中染色体的缺失与重排，因而 MIN 可能同肿瘤的遗传易感性有密切关系。

（七）与脑膜瘤发病相关的分子遗传学与分子生物学改变

脑膜瘤的发病分子机制与原癌基因的激活、过表达及抑癌基因的缺失、突变或失活有关。

1. 脑膜瘤相关的抑癌基因　脑膜瘤遗传学研究提示 22 号染色体单体或部分缺失是最常见的异常染色体，而Ⅱ型神经纤维瘤（neurofibromatosis Ⅱ，NF2）基因定位在 22q12，NF2 基因异常不仅在神经纤维瘤Ⅱ型伴发脑膜瘤中发现，且在脑膜瘤中的突变集中在编码序列膜 - 细胞骨架（moesin-ezrin-radixin）同源 5'端的前 2/3 部位。突变后产生截断型无功能的膜突样蛋白（merlin）。脑膜瘤 NF2 基因突变同 22 号染色体的等位基因缺失密切相关，提示 NF2 是 22 号染色体上主要的抑癌基因，位于 22q 的牛肾上腺髓质 22肽（bovineadrenalmedulla22，BAM22）基因在脑膜瘤中可发现有缺失或基因表达下降。22 号染色体脑膜瘤1（meningioma 1，MN1）基因在脑膜瘤中发现染色体易位而被打断。除 22 号染色体外其他缺失的染色体位点如 14q、1p、10q，也可能存在脑膜瘤发生发展的抑癌基因，在 14 号染色体发生缺失的位点为 14q24.3-31 和 14q24.3-32.2。位于染色体 1p36.1-p34 的碱性磷酸酶（alkaline phosphatase，ALPL）基因在某些脑膜瘤存在纯合性缺失。染色体 18q 缺失在非典型和间变型脑膜瘤中有发现。但关于脑膜瘤发病相关抑癌基因还需要深入的研究。

2. 脑膜瘤相关的原癌基因　脑膜瘤中常含有高水平的生长因子及其受体，多肽类生长因子是实现细胞增殖调控的主要生物信号，均可促使 G_0、G_1 期细胞越过 G_1 期的限制点而进入增殖状态，加速肿瘤细胞的分裂，促进肿瘤的生长，多数对肿瘤新生血管的形成有重要作用，生长因子及其受体与原癌基因关系密切。某些原癌基因产物与生长因子相似，有些生长因子可刺激诱发细胞原癌基因的转录，某些原癌基因具有酪氨酸活性。在脑膜瘤中许多种生长因子及其受体表达上调，并通过上述作用途径影响脑膜瘤的生长及增殖。

（八）脑膜瘤恶性进展与分子生物学改变

当脑膜瘤（WHO Ⅰ级）进展为非典型性脑膜瘤（WHO Ⅱ级）时会出现染色体 1p、6q、14q 和 18q 的缺失和 1q、9q、12q、15q、17q 和 20q 的获得，由非典型性脑膜瘤进展为间变性脑膜瘤（WHO Ⅲ级）时会发生6q、9q、10q 和 14q 的缺失，17q 扩增。另外一些关键的抑癌基因突变缺失也同非典型性脑膜瘤恶变成为间变性脑膜瘤有关，如 TP53 基因突变，第 10 染色体上磷酸酶和张力蛋白同源缺失（phosphatase and tensin homology deleted on chromosome ten，PTEN）基因突变，以及 P16（CEKN2N）、P15（CDKN2B）的纯合型缺失和P16（CDKN2A）、P14ARF 突变，另外与脑膜瘤快速生长和恶性进展相关的基因改变还包括间隙连接蛋白

（connexin，Cx）*Cx43* 基因的缺失和受损等。

对脑膜瘤在分子生物水平的研究目前仍处于初级阶段，迄今为止脑膜瘤分子遗传学与分子生物学研究在致病机制、诊断及治疗方面只能提出部分信息，对脑膜瘤的研究仍要加强整体 - 细胞 - 分子水平的研究相结合。

三、脑膜瘤病理

（一）大体

脑膜瘤的形状与生长部位有关，多呈球形或结节状（图 10-1-1），与硬脑膜紧密粘连，少数为扁平型。球形脑膜瘤多有包膜，与周围脑边界清楚，脑膜瘤外表多呈紫灰色，但依据肿瘤供血与病理亚型而有所不同，肿瘤质地也常不一致，不同肿瘤差别很大，砂粒体型与纤维型脑膜瘤质地很硬，而内皮型质地脆软，一般基底与硬脑膜粘连，少数呈孤立状态与硬脑膜无关联，瘤体大部或少部嵌入和压迫邻近脑组织，仅少数对脑组织有浸润，但侵犯硬脑膜和硬膜窦常见。47%~50% 脑膜瘤有囊性变，囊可在瘤内，亦可在肿瘤周边，囊内为高蛋白液体，以幕上脑膜瘤及儿童脑膜瘤多见，60% 囊性脑膜瘤出现在 16 岁以前，1 岁以内的脑膜瘤一半为囊性。8% 囊性脑膜瘤是恶性的，囊性脑膜瘤术后复发率高。脑室内脑膜瘤呈结节状与脉络丛粘连，由脉络膜动脉供血。

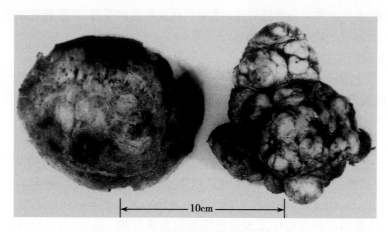

图 10-1-1 手术完整切除的脑膜瘤标本

扁平型脑膜瘤多位于颅底，如蝶骨嵴、斜坡、大脑镰、小脑幕上、小脑幕下等处。呈片状生长，形如高度增宽的硬脑膜，如地毯样生长。不典型或间变性脑膜瘤手术时常比普通脑膜瘤大。

脑膜瘤血运丰富，幕上脑膜瘤可由颈外动脉供血、颈内动脉供血或颈内外动脉同时供血，颅后窝脑膜瘤常由颈外动脉和椎基底动脉系统联合供血。脑膜瘤常可包绕脑动脉或与其粘连，但不侵犯动脉壁。

脑膜瘤有向外侵犯与浸润硬脑膜和颅骨的趋向，称为侵袭性脑膜瘤，常见于矢状窦旁或蝶骨嵴脑膜瘤，使颅骨局部变形形成隆起，或同时有骨破坏。肿瘤甚至长至头皮下或眼眶内。脑膜瘤引起的颅骨改变主要有：①颅骨本身无改变，但脑膜中动脉血管沟增宽；②颅骨受压变薄但无肿瘤侵犯；③颅骨内部增生形成内生骨疣（internal enostosis）；④局部骨隆起、板障增厚及内生骨疣，外部可摸到骨隆起；⑤颅骨外表呈象牙样隆起，其下为扁平型脑膜瘤生长；⑥明显骨增生，内外板均受累；⑦肿瘤穿破颅骨至颅外；⑧局限性颅骨增厚。颅骨增生变厚是瘤细胞浸润引起的成骨反应（图 10-1-2）。

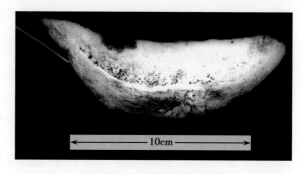

图 10-1-2 脑膜瘤侵犯颅骨

（二）脑膜瘤的组织病理学及分类

脑膜瘤有广泛多样的组织病理形态学表现,漩涡状和砂粒体是多组亚型常见的特点。在脑膜瘤 15 个亚型中以前 5 种即脑膜上皮型、纤维型、过渡型、砂粒体型及血管瘤型脑膜瘤多见,其他则少见或罕见。多数脑膜瘤的分类是良性的,按世界卫生组织(WHO)2021 的分类定为 3 级,见表 10-1-1。该版本强调确定非典型性[CNS(中枢神经系统)WHO 2 级]或间变性(CNS WHO 3 级)脑膜瘤的分级标准适用于任何亚型。另外,不能仅依靠横纹肌样细胞或乳头状结构就归入 3 级,需要分子生物学标志物进一步明确。

表 10-1-1 WHO(2021)脑膜瘤分类和分级

脑膜瘤分类	分级
脑膜上皮型脑膜瘤(meningothelial meningioma)	CNS WHO 1 级
纤维型脑膜瘤(fibrous/fibroblastic meningioma)	CNS WHO 1 级
过渡型脑膜瘤(trausitional meningioma)	CNS WHO 1 级
砂粒体型脑膜瘤(psammomatous meningioma)	CNS WHO 1 级
血管瘤型脑膜瘤(angiomatous meningioma)	CNS WHO 1 级
微囊型脑膜瘤(microcystic meningioma)	CNS WHO 1 级
分泌型脑膜瘤(secretory meningioma)	CNS WHO 1 级
富于淋巴浆细胞型脑膜瘤(lymphoplasmacyte-rich meningioma)	CNS WHO 1 级
化生型脑膜瘤(metaplastic meningioma)	CNS WHO 1 级
非典型性脑膜瘤(atypical meningioma)	CNS WHO 2 级
脊索样脑膜瘤(chordoid meningioma)	CNS WHO 2 级
透明细胞型脑膜瘤(clear cell meningioma)	CNS WHO 2 级
乳头型脑膜瘤(papilliary meningioma)	CNS WHO 2~3 级
横纹肌样型脑膜瘤(rhabdoid meningioma)	CNS WHO 2~3 级
间变型(恶性)脑膜瘤(anaplastic/malignant meningioma)	CNS WHO 3 级

四、脑膜瘤临床表现

脑膜瘤可发生于任何年龄组,以中老年多见,多在 30~70 岁发病,儿童多为侵袭性脑膜瘤,在中年患者中女性患者占明显的优势,女性和男性比例可达 3∶2 甚至到 2∶1。青年遗传性肿瘤综合征患者,男女发病率相等,在非典型和间变型脑膜瘤中,男性患者占优势,脑膜瘤增殖明显者男性患者多见。

脑膜瘤可发生于神经系统各个部位,颅内脑膜瘤多数位于大脑凸面邻近矢状窦和大脑镰,其他如嗅沟、蝶骨嵴、鞍旁、视神经、岩骨嵴、小脑幕上下、颅后窝、脑室内。非典型和间变型脑膜瘤常出现在大脑镰和大脑凸面的外侧部位。恶性脑膜瘤颅外转移罕见,占 0.1%,但其可转移到肺、胸腔、骨、肝等部位。根据国内外大宗病例报告颅内各部位脑膜瘤分布如下:矢状窦旁及大脑镰旁脑膜瘤最多见,占脑膜瘤的 23%~18%,大脑凸面脑膜瘤占 12%~18%,蝶骨嵴部占 13%~19%,颅后窝占 6%~12%,鞍结节占 7%~10%,嗅沟占 4%~10%,小脑幕占 2%~30%,窦汇占 2%~4%,颅中窝底及三叉神经节区占 2%~5%,侧脑室内占 1%~2%,枕大孔区占 2%~3%,眶内及视神经鞘 1%~3%,多发性脑膜瘤占 1.5%。

脑膜瘤是颅内生长缓慢的占位病变,因压迫肿瘤邻近的脑组织和结构引起相应的神经症状与体征,这与肿瘤生长部位、生长速度有直接关系。脑膜瘤最常见的症状与体征是头痛和癫痫发作,且常是首发症状。因多数脑膜瘤呈缓慢生长,因此病程长,常在 1 年以上,多数患者主诉头痛,但头痛部位与肿瘤所在部位并无相关关系。癫痫亦是常见的症状,50% 脑膜瘤患者有癫痫发作,局限性癫痫是中部矢状窦旁脑膜瘤最常见的症状,大发作常见于额叶、颞叶、枕叶等部位的脑膜瘤,在儿童常表现为颅内压增高。

脑膜瘤可引起颅内大静脉窦的阻塞,这是因为肿瘤压迫或侵入至静脉窦内所致,造成静脉窦的部分甚至完全阻塞,患者可无症状,但大静脉窦阻塞后常出现头痛、眼底水肿等颅内压增高的症状与体征。

　　大约有 5% 的脑膜瘤在 CT、MRI 检查时发现有卒中,出血常在脑实质或瘤内,或蛛网膜下腔,这些出血的脑膜瘤多位于矢状窦旁或脑室内,常为恶性或血管瘤型脑膜瘤,脑膜瘤出血应紧急手术治疗,此时手术死亡率增高。

　　脑膜瘤患者可继发引起脑动脉栓塞,大的蝶骨嵴脑膜瘤,可直接包绕颈内动脉或脑疝压迫大脑后动脉引起脑梗死。少数情况下,位于大脑凸面或蝶骨嵴脑膜瘤患者可出现暂时性脑缺血样发作,这可能是脑供血不足亦可能是癫痫发作。

五、脑膜瘤诊断

　　脑膜瘤在成年人常见,其临床特点是缓慢发病,病程较长。对长期头痛、成人出现癫痫发作、精神改变、颅骨局限性包块、眼底视盘水肿患者,应想到本病的可能性,结合神经影像学检查及时做出正确诊断。

　　(一) 头部 CT

　　CT 扫描无创、方便,可精确定位,是当前诊断脑肿瘤的主要手段之一。CT 平扫显示病变较为特殊,因砂粒瘤样钙化及细胞成分较少,表现为均一或等密度肿块,带有点状、星形或不规则钙化或肿瘤全部钙化(图 10-1-3);病灶呈圆形、卵圆形或分叶状,边界清楚、光滑,常位于脑膜瘤好发部位,以广基底与颅骨内板相连,起于小脑幕、大脑镰、窦汇者则与硬脑膜相连。脑室内者多位于脑室三角区,肿瘤长轴与脑室一致,可见周围残存脑室,同侧脑室后角、下角可扩大。脑膜瘤肿瘤多较大,有明显占位效应,瘤周伴有脑水肿,CT 可见到颅骨内板局限性骨增生,弥漫性骨增生和骨破坏。CT 增强扫描显示肿瘤多呈均一强化(图 10-1-4),肿瘤边界更为清楚、锐利,动态 CT 显示时间 - 密度曲线与血管同步升高,到达峰值后保持相对平稳,迟缓下降。Russell 报道有 15% 良性脑膜瘤呈现不典型的 CT 表现,可表现为肿瘤内有高密度或低密度区,或非均一强化,这代表肿瘤内有出血、囊性变或坏死(图 10-1-5)。侵袭生长的脑膜瘤表现肿瘤边缘不规则,如蘑菇状。脑膜瘤在 CT 表现为广基底与颅骨或硬脑膜相连的略高或等密度肿块,有明显的均一强化,肿瘤边缘清楚、光滑(图 10-1-6),90%~95% 的脑膜瘤具有上述特点,可做出定位诊断。

　　(二) 头部 MRI

　　MRI 平面扫描能很好地显示肿瘤与周围解剖结构,如大血管、静脉窦、脑神经、脑干等重要结构,T_1WI 像 60%~90% 的脑膜瘤呈等信号,相反 10%~30% 与灰质相比为略低信号,T_2WI 像 30%~45% 脑膜瘤信号增强,相反约 50% 与灰质比为等信号强度。因肿瘤挤压血管引起血管移位变形,肿瘤包绕血管等 MRI 显示比 CT 优越,血管流空现象能进一步证实肿瘤与血管的关系及供血情况,另外对肿瘤位于髓内和髓

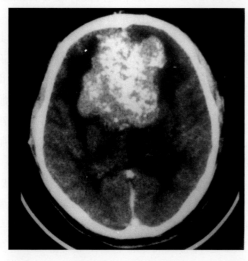

图 10-1-3　脑膜瘤 CT 平扫显示有点状钙化及瘤周水肿

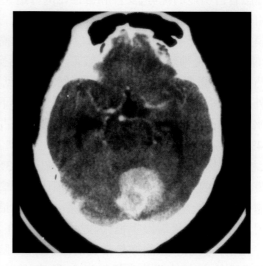

图 10-1-4　脑膜瘤强化后呈均一强化

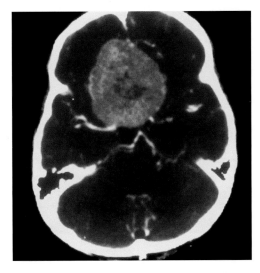

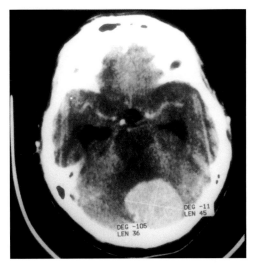

图 10-1-5　脑膜瘤呈不均匀强化,瘤内有低密度坏死及囊性变

图 10-1-6　脑膜瘤 CT 扫描呈广基底与颅骨脑膜粘连

外能清楚定位。利用 MRI 在术前可区分一些脑膜瘤亚型,MRA 更清楚,利用 T_2WI 分型其准确性可达 75%~96%。脑膜上皮型脑膜瘤与纤维型和过渡型脑膜瘤相比在 MRI T_2WI 上为持续性高信号,脑膜瘤伴有明显脑水肿时多为脑膜上皮型和血管瘤型脑膜瘤,在 T_2WI 高信号强度也与显微镜下多血管及肿瘤质软有关。图 10-1-7、图 10-1-8 所示常见脑膜瘤 T_1WI、T_2WI 像表现,图 10-1-9 为右枕叶脑瘤 MRA 像展示肿瘤与血管的关系。

　　增强 MRI 对诊断十分有益,可改进脑膜瘤的分辨性,多数脑膜瘤呈均一增强,仅 10% 轻度增强或不增强,增强后在肿瘤附着处硬膜亦增强且向外延伸,如鼠尾状,称为硬膜尾征(dural tail sign)或鼠尾征是脑膜瘤的特征性改变(图 10-1-10),有助于定性诊断。手术时亦应切除显示“鼠尾”部分的硬脑膜以减少肿瘤复发的危险,术后强化 MRI 有助于发现残存或复发的肿瘤,硬脑膜增厚或呈结节状则说明有肿瘤残存或复发。

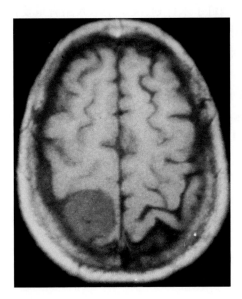

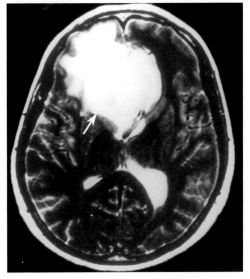

图 10-1-7　右侧顶部脑膜瘤 T_1WI 横断面
肿瘤呈低信号,与颅骨内板紧贴,边缘清楚,周围脑实质呈受压性改变

图 10-1-8　脑膜瘤 T_2WI 横断面
箭头示脑膜瘤,T_2WI 高信号提示肿瘤质地较软

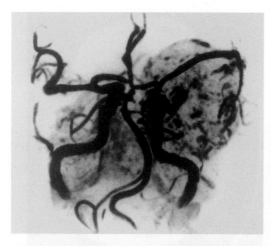

图 10-1-9　MRA 显示供养血管与右侧枕部脑膜瘤的关系

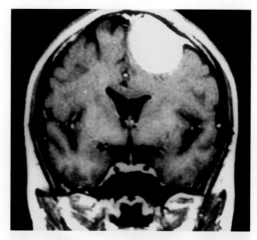

图 10-1-10　左矢状窦旁脑膜瘤强化后见到明显的硬膜尾征

（三）磁共振波谱

在磁共振波谱（magnetic resonance spectroscopy，MRS）中，典型脑膜瘤的质子 MRS 表现为明显胆碱信号增强，代表细胞增生增强，但此为非特异性，这是因为所有肿瘤胆碱均增高，NAA 峰值和 PCr/Cr 明显缩小是脑膜瘤的典型改变，其缩小程度比星形细胞瘤明显，对其机制尚不清楚，但 ^{1}H MRS 对肿瘤分级及复发有帮助。

（四）正电子发射体层成像

正电子发射体层成像（positron emission tomography，PET）可用于评价肿瘤有无复发及恶性程度，其异常显示早于影像学改变，非肿瘤复发时其平均代谢率为每分钟 1.9mg/dl，肿瘤复发时其平均代谢率为每分钟 4.5mg/dl。

（五）脑血管造影

脑血管造影较安全，可帮助定位甚至定性，并可了解肿瘤之血液供应，有助于手术顺利进行，对供血丰富的肿瘤，手术前栓塞主要供血血管有助于减少手术中出血。根据脑血管造影可了解肿瘤与大血管、大静脉窦的关系，以及大静脉窦是否通畅等重要信息，对制订手术计划，决定手术入路有重要价值。83%的脑膜瘤通过脑血管造影即可做出定位或定性诊断，如肿瘤显示有颈外动脉供血时对脑膜瘤的诊断有帮助，故脑血管造影时应分选颈内及颈外动脉，颅后窝脑膜瘤应选择颈外动脉及椎动脉造影。

脑膜瘤脑血管造影常可见到：

1. 最特殊的表现是在动脉造影毛细血管期或静脉早期出现肿瘤均匀一致染色，可清楚描绘出肿瘤部位、大小（图 10-1-11），可持续几秒，其出现率可达 75%，这是脑膜瘤定性的可靠标志。

2. 血管造影显示循环加快，早期出现引流静脉（图 10-1-12），但缺乏持续性引流静脉，在凸面脑膜瘤更是如此，约 40% 的脑膜瘤有此循环特点。

3. 供养动脉能早期充盈，并显示其扩大迂曲，供养血管呈抱球状（图 10-1-13）。

4. 如颈外动脉参与供血，除其本身及分支扩大外，并分出许多细小分支，向肿瘤供血（图 10-1-14）。脑膜中动脉等供血动脉的近端大小、形态、管径粗细可正常，当其邻近肿瘤段反较近段变粗，则可断定此血管确向肿瘤供血。

六、不同部位的脑膜瘤临床表现及血供情况

（一）大脑凸面脑膜瘤

大脑凸面脑膜瘤占脑膜瘤的 12%~18%，位于冠状缝下近矢状窦处及翼点附近或在中央沟前皮质外，肿瘤多呈半球形，外面与硬脑膜粘连，内面嵌入大脑凸面，肿瘤有时浸润硬脑膜向外生长，局部的颅骨内

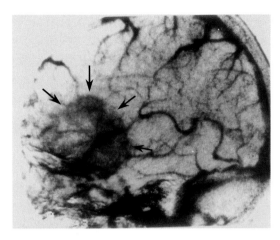

图 10-1-11　颈动脉造影显示肿瘤在毛细血管期呈均匀一致染色（箭头）

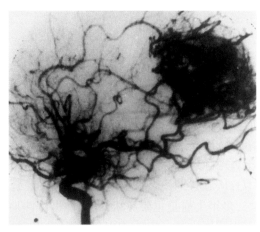

图 10-1-12　脑血管造影显示循环加快,早期出现引流静脉

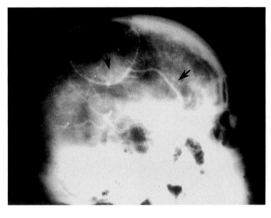

图 10-1-13　脑血管造影显示供养动脉（箭头）扩张,其远端围绕肿瘤呈抱球状

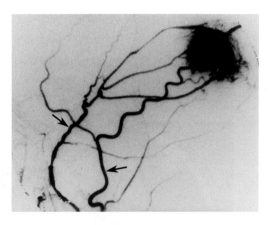

图 10-1-14　脑膜中动脉及颞浅动脉向肿瘤供血
左侧箭头为脑膜中动脉,右侧箭头为颞浅动脉

板可能变薄或受破坏,肿瘤可为多发性。

　　临床表现:依肿瘤所在部位而定。位于冠状缝前者,出现性格改变、智力减退及尿失禁。位于冠状缝后者常出现对侧肢体局限性运动性癫痫发作及肢体力弱、锥体束征等。位于顶叶凸面的脑膜瘤出现对侧肢体局限性感觉性癫痫发作及皮质感觉障碍。颞叶凸面肿瘤除有癫痫发作外可出现对侧面肌瘫痪（中枢性）及上肢力弱,偶有对侧偏盲者。肿瘤位于侧裂者可引起失语和对侧中枢性面瘫。晚期出现颅内压增高。

　　此区脑膜瘤主要由脑膜中动脉供血,颞浅动脉、枕动脉参与大型肿瘤的供血。采用脑血管造影术、CT 及 MRI 可明确诊断(图 10-1-15)。

　　(二) 矢状窦旁脑膜瘤和大脑镰旁脑膜瘤

　　矢状窦旁脑膜瘤最多见,占颅内脑膜瘤的 23%~28%,矢状窦旁脑膜瘤发生于蛛网膜粒,在脑表面可看到,一般不侵入脑组织,但 40%~50% 侵犯矢状窦,25%

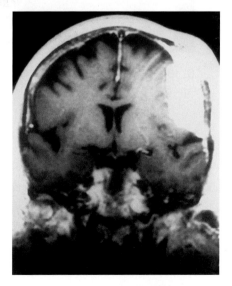

图 10-1-15　大脑凸面脑膜瘤
强化 MRI 显示肿瘤呈均匀一致强化,并可见硬膜尾征及肿瘤附着区颅骨增厚

矢状窦旁脑膜瘤为双侧性,常与大脑镰有粘连。大脑镰旁脑膜瘤从大脑镰或下矢状窦长出,在脑表面多看不到,故不引起颅骨改变,约半数为双侧性,肿瘤呈球形,突入一侧或两侧大脑半球之内侧面,生长于两大脑半球之间,少数为扁平型,在大脑镰内浸润生长,也有在扁平型的基础上又长出大的瘤结节,形成两种形式的混合。矢状窦旁脑膜瘤多呈分叶状或结节状,肿瘤裸露于脑表面的部分与硬脑膜紧密粘连着,周围脑组织因长期受压,软化变性呈黄白色,该区蛛网膜下腔闭塞,在瘤的蛛网膜下腔有少数积液,肿瘤表面的静脉汇入邻近大脑上行的静脉,流入上矢状窦,中央区矢状窦旁脑膜瘤上面的中央沟静脉可明显扩张,有时还可能被包埋在肿瘤中,个别肿瘤可生长在窦汇区域。

　　临床表现:习惯上将矢状窦旁脑膜瘤所在部位区分为矢状窦前部、中部和后部三部分,从鸡冠到冠状缝为前 1/3,从冠状缝到人字缝为中 1/3,从人字缝到窦汇为后 1/3。矢状窦前 1/3 脑膜瘤占矢状窦旁脑膜瘤的 33%,多年头痛是主要症状,有慢性进行性加重的人格改变,痴呆、木僵、情感淡漠等,偶可出现共济失调及震颤或尿失禁。20%~50% 患者可出现癫痫发作,常为大发作,就诊时肿瘤常为大型肿瘤,神经系统检查不一定有阳性发现,可发现有视盘水肿或锥体束征。50% 矢状窦旁脑膜瘤位于中 1/3 部,80% 患者出现对侧肢体局限性癫痫发作,可为运动性亦可能是感觉性癫痫发作,以后出现对侧半身力弱,下肢远端重,上肢轻。同时可有感觉减退,两侧矢状窦旁脑膜瘤可引起两下肢痉挛性瘫痪,肢体内收呈剪刀状,易与脊髓疾病相混淆。矢状窦旁脑膜瘤 25% 为双侧性,可有双侧症状与体征,大的矢状窦旁脑膜瘤其深层可进入大脑半球间裂,甚至可与大脑前动脉或其分支相粘连。

　　脑血管造影可见到抱球状的供血动脉影像,于静脉期可见肿瘤染色,可确定诊断,CT、MRI 可精确定位(图 10-1-16、图 10-1-17)。

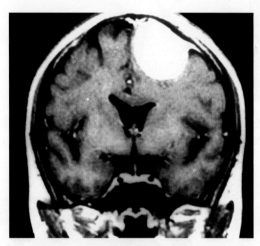 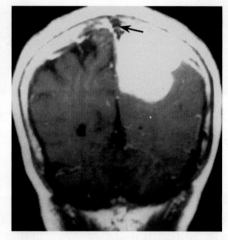

图 10-1-16　MRI 显示左矢状窦旁脑膜瘤,呈均匀一致强化及硬膜尾征　　图 10-1-17　MRI 显示左大脑镰旁脑膜瘤(强化),可见矢状窦(箭头)仍通畅

(三) 嗅沟脑膜瘤

嗅沟脑膜瘤占脑膜瘤的 4%~10%。嗅沟脑膜瘤自筛板部位的脑膜长出,沿颅前窝生长,向上压迫额叶底面,后极达鞍上区,并向对侧生长,两侧常不对称,15% 嗅沟脑膜瘤可侵入筛窦,肿瘤多呈球形,供血主要来自筛前动脉与脑膜前动脉,由肿瘤基底向肿瘤供血,还可能有来自大脑前动脉、中动脉发出的分支供血。

　　临床表现:主要有精神症状,常有欣快感、注意力不集中、单侧或双侧嗅觉丧失,因肿瘤多较大而出现颅压增高,若肿瘤向后方生长,可压迫视神经、视交叉,出现视力、视野改变,30% 患者有癫痫大发作。CT及 MRI 可精确定位(图 10-1-18)。

(四) 鞍结节脑膜瘤

鞍结节脑膜瘤占脑膜瘤的 7%~10%,从鞍结节长出,在视交叉的前方或下方,使其抬高并向右移位,

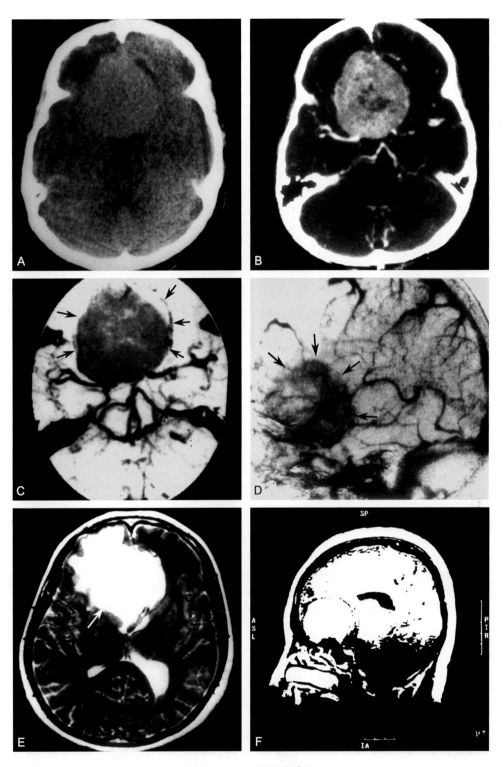

图 10-1-18　嗅沟脑膜瘤

A. CT 平扫,于颅前窝底显示略高密度球形占位病变;B. CT 强化后肿瘤明显强化,瘤内有小囊;
C. CTA 显示肿瘤(箭头)与周围血管的关系;D. 颈动脉造影静脉期显示肿瘤(箭头)染色情况;
E. T₂WI 显示肿瘤(箭头)情况;F. MRI 增强后显示肿瘤位于嗅沟,明显强化

肿瘤生长在中线部位,颅平片有时可显示鞍结节有骨质增生,50%由眼动脉及筛动脉供血,脑膜中动脉供血占20%,大脑前动脉供血占16%。

临床表现:主要为单眼或双眼视力减退及双颞侧偏盲,视神经萎缩,常无视盘水肿、嗅觉及精神障碍,依此可与嗅沟脑膜瘤相鉴别。部分患者可出现内分泌紊乱,但蝶鞍常不扩大,依此可与出现双颞侧偏盲的大型垂体腺瘤相鉴别,应用CT或MRI可明确诊断(图10-1-19)。

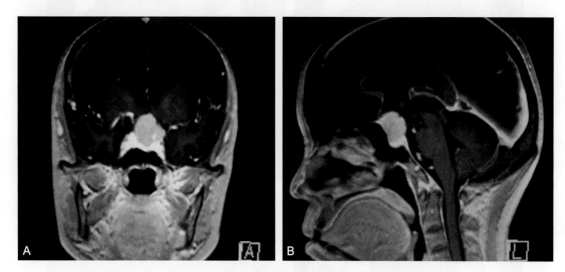

图 10-1-19　鞍结节脑膜瘤冠状位、矢状位 MRI
A.冠状位,提示明显强化;B.矢状位,肿瘤以鞍结节为基底,可见典型"鼠尾征"表现

(五) 蝶骨嵴脑膜瘤

蝶骨嵴脑膜瘤是颅底最常见的脑膜瘤之一,占脑膜瘤的13%~19%,Cushing和Eisenhardt按脑膜瘤在蝶骨所在部位分为3个亚型,即蝶骨嵴外侧部(蝶骨大翼部)、中部(小翼部)及内侧部(床突部)(图10-1-20~图10-1-22)。另外此区还有扁平型脑膜瘤。

临床表现:因肿瘤所在部位不同其临床表现也不同,蝶骨嵴内侧型脑膜瘤肿瘤生长于前床突或蝶骨

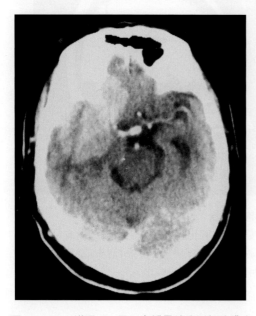

图 10-1-20　增强 CT 显示右蝶骨嵴外侧部脑膜瘤

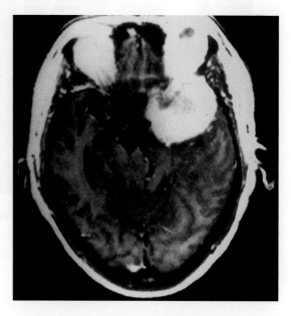

图 10-1-21　MRI 显示左蝶骨嵴中部脑膜瘤

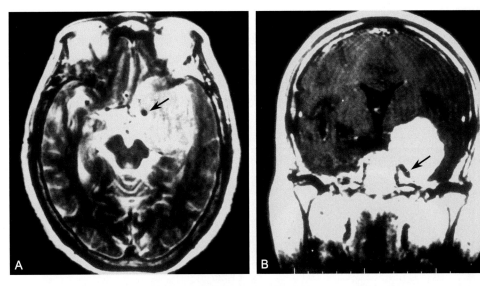

图 10-1-22　MRI 显示蝶骨嵴内侧部脑膜瘤

A. 显示肿瘤与颈内动脉的关系(箭头指示为颈内动脉);B. 冠状扫描,箭头示为颈内动脉

内侧。多年视力减退为主要症状,因视神经受压出现单眼视力减退或失明,若视交叉受压则出现视野缺损,可出现单眼疼痛,视神经受压侧出现视神经萎缩,因颅内压增高而使对侧眼底出现视盘水肿(Foster-Kennedy 综合征)。此区肿瘤还可呈扁平型生长,并侵犯海绵窦,引起球结膜充血,眼球突出,单眼视力下降及第Ⅲ、Ⅳ、Ⅵ对脑神经麻痹,三叉神经第一支亦可受累。内侧肿瘤还与颈内动脉粘连,或肿瘤将此动脉包绕。生长于蝶骨嵴中外侧的脑膜瘤在外侧裂间生长,挤压额叶及颞叶,头痛及颅压增高常见,可出现癫痫、失语、对侧肢体力弱及锥体束征等。肿瘤基底常有一内生骨疣,而扁平型脑膜瘤易引起明显的骨质增生,因而影响眼眶的容积,造成眼球突出,亦可挤压脑神经及海绵窦,外侧肿瘤能引起颞部隆起。此区肿瘤女性患者明显多于男性。

肿瘤的血运十分丰富,深在手术十分困难,内侧型脑膜瘤主要由眼动脉供血,如向颅前窝发展则由筛前动脉供血,并可压迫、包绕颈内动脉,外侧型的血液供应主要来自颈外动脉分支如脑膜中动脉、颞浅动脉(图 10-1-23、图 10-1-24)。

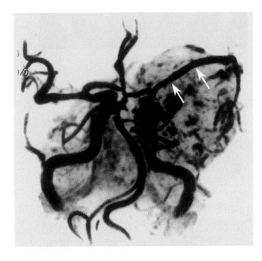

图 10-1-23　MRA 显示肿瘤压迫大脑中动脉(箭头)及肿瘤血供情况

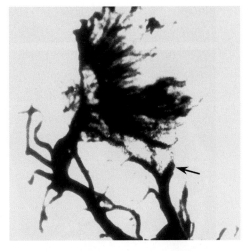

图 10-1-24　左颈外动脉造影显示颞浅动脉(箭头)增粗的肿瘤供血,肿瘤内血管呈放射状

（六）脑室内脑膜瘤

脑室内脑膜瘤少见，占脑膜瘤的 1%~2%，儿童及成人多见，肿瘤多发生于侧脑室三角区的脉络丛裂（图 10-1-25）。头痛、人格变化、视力障碍常见。就诊时 72% 的患者有对侧同侧偏盲，62% 有对侧肢体力弱，38% 有精神症状，34% 出现共济失调，24% 有对侧肢体感觉障碍，优势半球侧脑室内脑膜瘤可出现失语。肿瘤由颈内动脉、大脑后动脉及脉络膜前动脉供血，大型肿瘤脉络膜后动脉亦参与供血（图 10-1-26）。

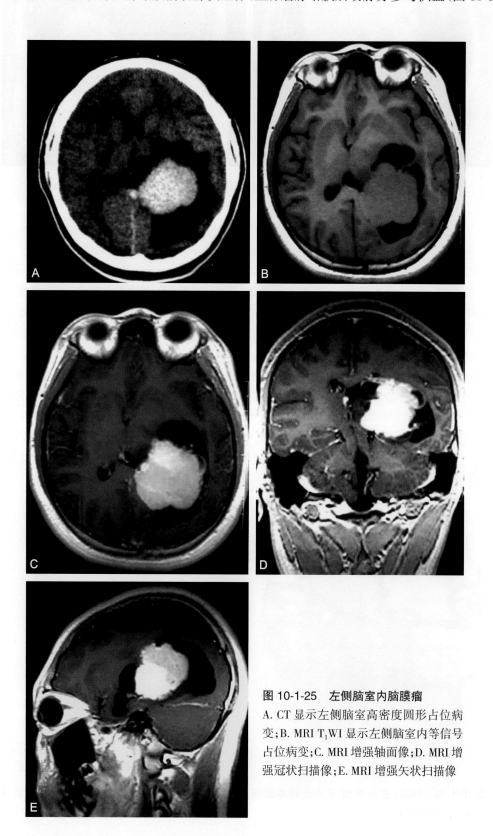

图 10-1-25　左侧脑室内脑膜瘤
A. CT 显示左侧脑室高密度圆形占位病变；B. MRI T$_1$WI 显示左侧脑室内等信号占位病变；C. MRI 增强轴面像；D. MRI 增强冠状扫描像；E. MRI 增强矢状扫描像

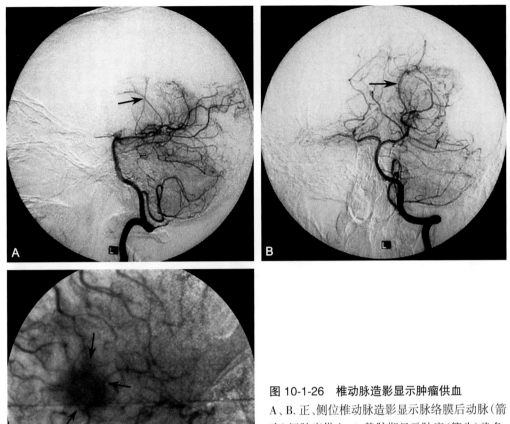

图 10-1-26　椎动脉造影显示肿瘤供血
A、B. 正、侧位椎动脉造影显示脉络膜后动脉(箭头)间肿瘤供血;C. 静脉期显示肿瘤(箭头)染色

第四脑室内脑膜瘤从第四脑室内脉络丛长出,主要由小脑下后动脉供血。有头痛、呕吐、眼底视盘水肿等颅内压增高的症状与体征,并可查到水平眼球震颤,共济失调,或因脑桥受压出现轻偏瘫。

(七) 岩骨斜坡脑膜瘤

岩骨斜坡脑膜瘤少见,占颅后窝脑膜瘤的 3%~10%。肿瘤为扁平型或球形,基底位于斜坡的上部或下部或位于岩骨尖部。由于解剖关系,多数脑神经及基底动脉等重要神经和血管在此区,手术亦很困难。在解剖上斜坡宽度为3cm,两侧为第Ⅲ~Ⅶ对脑神经,其后为脑干及基底动脉,肿瘤常压迫脑干,或与脑神经、基底动脉相粘连。另外,岩骨尖位于小脑幕裂孔之侧方,前下为破裂孔及颈内动脉,内侧为海绵窦后部、环池与中脑,后下为斜坡及脑桥,并有第Ⅲ~Ⅵ对脑神经通过,后外方为第Ⅶ、Ⅷ对脑神经,上方为岩上窦。这一区域内除颈内动脉外尚有基底动脉、大脑后动脉等。斜坡附近则有与海绵窦、岩上窦相连的静脉丛。

临床表现:症状多呈缓慢进展,病程常达 2~3 年,症状与体征可为一侧或两侧多发性脑神经损害的症状和两侧锥体束征,多伴有轻度或中度颅内压增高。肿瘤位于斜坡上部出现第Ⅲ~Ⅷ对脑神经损害,肿瘤在下斜坡多出现第Ⅶ~Ⅻ脑神经损害,早期常为一侧性,以后进展为两侧性损害。头痛、步态不稳、听力下降、眩晕、吞咽困难等是常见的症状,眼底视盘水肿亦常见,面部痛觉减退、面肌麻痹、软腭运动障碍、单瘫或轻偏瘫为常见体征。有统计面部麻木可见于 80% 的患者,听力下降和面肌麻痹分别见于 50% 和 40% 的患者,后组脑神经和眼运动神经(常为展神经)麻痹症状(常为展神经)见于 1/3 患者。头痛和共济失调常见。脑神经麻痹、小脑体征、锥体束征和脑积水是岩骨斜坡脑膜瘤的特点。

岩骨尖脑膜瘤在较小时,仅在局部压迫使岩骨尖骨质破坏和累及第Ⅲ、Ⅳ、Ⅴ、Ⅵ或第Ⅶ脑神经。待肿瘤长大时肿瘤由岩骨尖向颅中窝、颅后窝与小脑幕内侧发展,压迫上述神经、血管和脑干(图 10-1-27)。

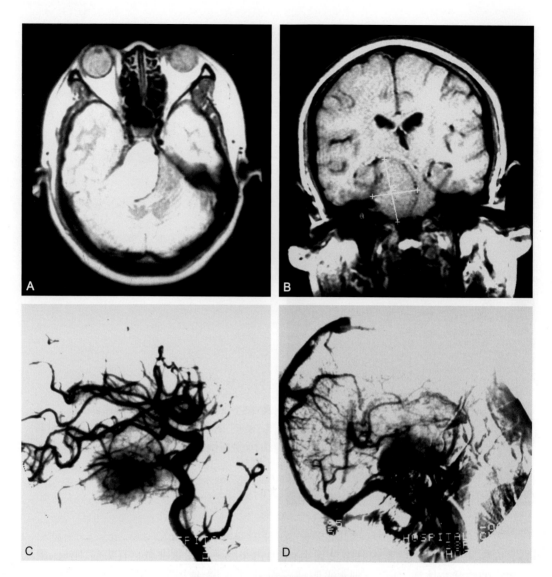

图 10-1-27 右侧岩骨斜坡脑膜瘤

A. 脑膜瘤边界清楚,T_1信号脑膜瘤与脑组织近似,压迫脑干,基底动脉向左侧移位;B. 冠状切面,脑干严重受压,第三脑室向对侧移位;C. 肿瘤供应动脉来自脑膜垂体干动脉,动脉期染色,血运较丰富;D. 静脉期肿瘤染色明显,呈雪团状,引流静脉入乙状窦

(八) 颅后窝脑膜瘤

颅后窝脑膜瘤占脑膜瘤的 6%~12%,30%~52% 的颅后窝脑膜瘤在脑桥小脑角,发生于岩骨后部内听道附近(图 10-1-28、图 10-1-29)。肿瘤的基底部位在乙状窦、颈静脉、岩上窦、岩下窦旁,贴附于硬脑膜上,肿瘤向前生长可使第Ⅴ~Ⅷ对脑神经受累,肿瘤位置偏后下靠近颈静脉孔可早期出现第Ⅸ~Ⅺ对脑神经麻痹,肿瘤不断长大并向中线侧生长,可压迫小脑和脑干引起小脑与脑干功能障碍,因此患者常出现听力减退、耳鸣、眩晕、面部麻木或疼痛、头痛等,并可查到面肌力弱、眼球震颤、听力下降(很少出现耳聋)、肢体力弱和锥体束征。肿瘤供血主要来自颈内动脉虹吸段的分支,脑膜中动脉分支和咽升动脉,偏后生长的肿瘤由枕动脉椎基底动脉脑膜支供血。CT 和 MRI 等神经影像学检查常无内听道扩大,肿瘤与岩骨粘连区基底宽阔,依此可与听神经相鉴别。

(九) 小脑幕脑膜瘤

小脑幕脑膜瘤占颅后窝脑膜瘤的 21%~30%,肿瘤多起自横窦或直窦旁,有时靠近窦汇,肿瘤位于小脑幕的上面或下面,但多位于上面,有时肿瘤在小脑幕上下生长,呈哑铃形,有时呈扁平型生长。肿瘤血

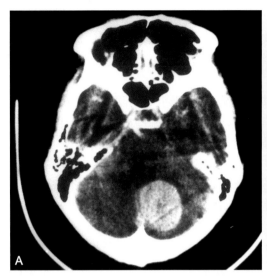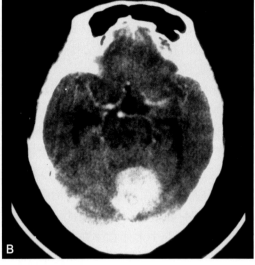

图 10-1-28 颅后窝脑膜瘤

A. CT 平扫；B. 强化后显示肿瘤明显强化

供来源于基底动脉的分支与脑膜支。在小脑幕上面生长的肿瘤症状类似于枕、颞叶肿瘤，在小脑幕下面的肿瘤临床症状类似小脑肿瘤，可出现头痛、癫痫、幻视、视野缺损及颅内压增高的症状与体征。

位于小脑幕缘的肿瘤由颈内动脉脑膜垂体干的小脑幕支供血，有时胼周动脉亦参与供血，这些脑膜支正常时多不显影，但参与向肿瘤供血时则会扩张而能清楚显影，肿瘤常将小脑上动脉推向下方，大脑后动脉推向上方，大脑内及大脑大静脉被肿瘤压向下方。当肿瘤沿小脑幕裂孔生长时，常向小脑幕上下生长，其周围有 Labbe 静脉、大脑中静脉和基底动脉。

（十）枕大孔区脑膜瘤

枕骨大孔区肿瘤少见，占脑膜瘤的 2%~3%，其中脑膜瘤为枕骨大孔区最常见肿瘤，常位于颅颈交界的腹侧（前部）和腹外侧，与后组脑神经（Ⅸ~Ⅻ）关系密切，肿瘤向颅后窝及椎管方向生长，压迫小脑、延髓和脊髓首端，并影响

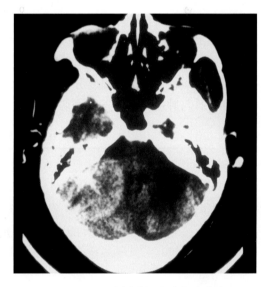

图 10-1-29 右侧脑桥小脑角脑膜瘤

肿瘤与岩骨粘连，但基底宽，内听道不扩大

脑脊液的循环和血液供应。典型的临床症状是枕颈部持续性疼痛（通常在 C_2 皮节），单侧上肢麻木，对侧感觉丧失，进行性肢体力弱，先从上肢开始，伴有手部小肌肉萎缩，以后下肢亦力弱，出现锥体束征，还可出现步态不稳、共济失调、眼球震颤等小脑体征，以后还可出现吞咽困难、声音嘶哑及膀胱功能障碍，25%的患者有胸锁乳突肌及斜方肌力弱（第Ⅺ对脑神经损伤），患者常出现颅内压增高的症状与体征。

枕大孔区脑膜瘤诊断困难，即或有 CT 检查也易漏诊，因 CT 头颅扫描常观察不到颅颈交界部病变，但 MRI 成像特别是矢状扫描能很好地显示肿瘤与邻近结构的关系。

七、脑膜瘤的常规治疗

（一）手术治疗

脑膜瘤为脑实质外肿瘤，92% 为良性，因此手术全切除肿瘤是首选方法，为达到手术根治的目的，原则上应争取完全切除肿瘤及与其粘连的硬脑膜及颅骨。但肿瘤所在部位、大小、患者年龄、肝肾等重要脏

器功能状态常影响根治手术的进行,因此术者应根据肿瘤大小、所在部位、患者年龄、身体条件而制订不同的手术方案,对位于凸面、嗅沟、矢状窦旁前部、中外侧蝶骨嵴、一些小脑幕及颅后窝脑膜瘤应争取全切除,但对蝶骨嵴内侧,特别是与颈内动脉有粘连或包绕大血管者,矢状窦后部侵犯矢状窦者,海绵窦内及斜坡区脑膜瘤不宜强求全切除。

根据 CT 及 MRI 强化资料,术前可判断肿瘤的供血情况,有利于手术切除肿瘤。对血液循环丰富的脑膜瘤,术前脑血管造影是必要的,可了解肿瘤血液丰富与否,并了解哪些血管向肿瘤供血,并可判断是颈外动脉或颈内动脉还是二者向肿瘤供血。颈外动脉供血的脑膜瘤,人工栓塞颈外动脉供血的血管可减少术中出血,有利于肿瘤的切除。但外科切除手术应在人工栓塞供血动脉后 1~3d 内进行,以免侧支循环出现而达不到减少术中出血的目的,但人工栓塞有栓子反流至颈内动脉而造成脑栓塞的危险。

对幕上肿瘤应常规使用抗癫痫药,防治癫痫。对术前有颅内压增高、广泛瘤周水肿或位于鞍旁、鞍结节的脑膜瘤,术前 24~48h 应开始激素治疗。

20 世纪初脑膜瘤的手术死亡率在 15%~20%,由于神经影像学、麻醉技术及显微神经外科技术的发展,以及导航、超声吸引、激光刀等新技术的应用,目前各大组报道手术死亡率降至 4%~7%,但高龄手术、困难部位的脑膜瘤(如斜坡区、海绵窦区、蝶骨嵴内侧)或复发脑膜瘤手术死亡率仍高。

脑膜瘤手术常见的并发症有术后颅内出血、伤口感染、脑神经损伤及脑功能障碍、脑梗死等。一组 256 例脑膜瘤手术后并发症的报道,术后伤口感染率为 6%,术后出血 3%,暂时性神经功能障碍占 90%,持续性神经功能障碍占 2%,脑脊液漏 2%,肺炎 2%,各特殊部位脑膜瘤手术后有不同的并发症。

脑膜瘤手术后复发问题:脑膜瘤切除术后改善的症状与体征又复恶化称为临床复发,从神经影像学检查可证实肿瘤复发。影响肿瘤复发的因素很多,手术切除程度和肿瘤恶性程度是切除术后复发的关键因素。Simpson 对肿瘤切除程度和术后肿瘤复发进行了深入的研究,并制订出肿瘤手术切除程度分级标准。Simpson 手术切除程度分级已被神经外科医师普遍接受,并广为应用,Simpson 手术切除程度分级(表 10-1-2)与肿瘤术后复发有密切关系。

表 10-1-2   Simpson 颅内脑膜瘤切除程度分级

分级	切除程度
Ⅰ级	肿瘤全切除,肿瘤附着的硬脑膜和异常颅骨亦切除
Ⅱ级	肿瘤全切除,附着硬脑膜电灼
Ⅲ级	肿瘤全切除,未处理附着的硬脑膜,或未处理肿瘤向硬脑膜外生长(如窦的侵犯、骨增生)
Ⅳ级	肿瘤部分切除
Ⅴ级	活检及减压

(二) 放射治疗

近年来由于放射外科设备的改进及大量病例的疗效观察,认为放射治疗是有益的,特别是对特殊部位,如海绵窦内、斜坡等部位脑膜瘤和术后仍残留肿瘤者应行放射治疗。一组报道 57 例行肿瘤全切除(全切除组),30 例近全切除(次全切除组),54 例肿瘤近全切除后加行放射治疗(次全切除加行放射治疗组),这三组进行比较,三组肿瘤大小、部位、性别近似有可比性。次全切除组在随访中 60% 肿瘤复发,而次全切除加行放射治疗组术后复发为 32%,且复发时间比非放射治疗组(全切除组和次全切除组)晚。另一组报道肿瘤次全切除后行放射治疗组 10 年肿瘤控制率为 82%,无放射治疗组为 18%,因此手术未能全切除肿瘤者,恶性脑膜瘤术后均主张行放射治疗。Kondziolka 等(1999)报道使用立体定向放射外科治疗 99 例脑膜瘤,其中 45 例行肿瘤次全切除,12 例行肿瘤全切除,5 例行常规放射治疗后,89% 肿瘤在颅底。肿瘤平均容量为 4.7ml(0.24~24ml),给予肿瘤边缘剂量为 16Gy,随访 5~10 年。其间临床肿瘤控制率(不需要切除肿瘤)为 93%,97 例肿瘤中 61 例(63%)肿瘤缩小,31 例(32%)体积无变化,5 例(5%)增大。另外 7 例(7%)需再次手术切除复发肿瘤,仅 5 例于放射治疗后 3~31d 内出现新的神经并发症状。因此,研究者认为,对未能手术全切除的脑膜瘤行放射治疗可提供长期肿瘤控制率和保存神经功能。Nicolato 等

(2002)对122例位于海绵窦区脑膜瘤行γ刀治疗,随访至少12个月(中位随访期48.9个月),临床症状改进或稳定者占97%,神经功能障碍改善者占78.5%,从影像学上看肿瘤控制率为97.5%,肿瘤缩小及消失者占61.5%,无变化占36%,全组肿瘤无进展5年生存率达96.5%,随访30个月后80%肿瘤缩小,在随访30个月内肿瘤缩小率为43.5%,暂时性并发症为3%,永久性为1%,研究者认为γ刀为海绵窦区脑膜瘤的首选治疗方法。

(三) 激素治疗

脑膜瘤同类固醇激素的关系给临床医师提供一个机会,即利用激素受体拮抗剂来治疗这类肿瘤,孕激素受体拮抗剂米非司酮(mifepristone)作为抗脑膜瘤药物,它可以抑制脑膜瘤细胞的体外生长,并可抑制人类脑膜瘤荷鼠肿瘤的生长,但临床治疗的前期试验数量还很少,有报道用神经影像学监测肿瘤变化,经12个月米非司酮治疗(200mg/d),10例患者中6例肿瘤体积稳定或轻度缩小,但这项研究未包括类固醇激素受体的检查,而且药物副作用明显,包括恶心、呕吐、疲劳等。另一报道用此药物的14例患者中,35%影像学检查肿瘤体积减小。对不能手术切除的良性脑膜瘤的前瞻性、随机、安慰剂对照的大宗病例的双盲临床研究正在进行中,抗雌激素制剂他莫昔芬(tamoxifen)治疗脑膜瘤基本无效,如在19例不能手术切除的脑膜瘤或嗅沟脑膜瘤患者给予他莫昔芬46mg/m^2,2次/d,4d后改为10mg/m^2,2次/d,未见显著疗效。另两项类似研究也仅有1/6或1/9的患者对治疗有反应。原因可能是脑膜瘤中雌激素受体存在较少。选用抗雄激素制剂或更具有特异性的药物进行试验性治疗仍需探索。

(四) 基因治疗

根据脑膜瘤分子生物学变化规律可通过基因治疗的方法引入抑癌基因和下调多肽类生长因子及原癌基因的表达。某些低分子量复合物能够取代血小板源生长因子(platelet-derived growth factor,PDGF)与受体的结合,如舒拉明(suramin)可以竞争性的方式阻止某些生长因子同受体相结合从而消除了旁分泌或自分泌机制调节细胞生长。舒拉明是一种多聚阴离子化合物,最初用于治疗非洲锥虫病和丝虫病,近年来发现它能和PDGF、内皮生长因子(endothelial growth factor,EGF)、碱性成纤维细胞生长因子(basic fibroblast growth factor,bFGF)、胰岛素样生长因子(insulin-like growth factor,IGF)等多肽类生长因子结合,抑制其生物学活性。李东海及周阅昌等在培养的脑膜瘤组织中加入10^{-4}M舒拉明能有效抑制IGF-1(10^{-8}M)及脑膜瘤的DNA合成,而10^{-3}M几乎完全阻断DNA的合成,并可抑制细胞的增殖,使培养细胞S期和G$_2$/M期的细胞比例增加,以及细胞S期和G$_2$/M期延长,瘤细胞计数比对照组减少60%。舒拉明的抑瘤作用不是毒性作用,而是与这些多肽类生长因子结合,使它们构象改变或微凝聚,从而阻止其与受体结合。因此舒拉明有可能成为脑膜瘤有效辅助药物。曲匹地尔可以作为PDGF的拮抗剂,能明显抑制脑膜瘤的培养细胞的生长和DNA的合成,并能抑制脑膜瘤条件培养的细胞生长刺激作用。新霉素、生长因子抗体(如PDGF抗体)也可起到拮抗剂作用,抑制脑膜瘤细胞的生长。

(五) 预后

脑膜瘤多数为良性,如能根治则预后良好,因其为髓外肿瘤,术后多数患者生存质量良好,能恢复工作及正常生活,但位于蝶骨嵴内侧、海绵窦内、斜坡等手术困难部位者预后较差,手术死亡率高,术后后遗症多,生存质量差。另外脑膜瘤术后复发率常在13%~40%,因此即或是Simpson I 级手术根治的患者经10~20年的随访仍有较高的复发率,因此术后患者应定期行影像学检查。

八、富血供脑膜瘤的治疗现状

脑膜瘤是颅内高发的肿瘤类型,许多主要及辅助治疗手段在过去几十年内涌现。富血供的脑膜瘤,尤其是颅底肿瘤是治疗的难点,20世纪70年代至90年代,诸多手术入路精准地达到颅底区域,以实现最大程度地暴露和最小程度地损伤脑实质。此外,脑膜瘤会侵袭血管壁,血管重建技术极大地确保了肿瘤的全切。脑膜瘤的切除,尤其是侵袭至海绵窦的脑膜瘤,多累及脑神经,对合适的患者进行神经重建也是必要的。立体定向放射治疗,可以作为单一治疗或阶段治疗,用于次全切后的脑膜瘤或复发脑膜瘤。富血供脑膜瘤的术前栓塞可以用来减少术中出血及降低手术难度。而脑血管重建技术,诸如高流量搭桥等,亦是富血供脑膜瘤手术安全性的一项重要技术保证。

（一）血管内栓塞治疗

颅底脑膜瘤的术前栓塞仍然有争议，尽管如此，微导管技术、栓塞材料技术越来越多地用于栓塞深部迂曲的肿瘤滋养血管。栓塞剂可以分为液态、微粒、粉末。液态材料，包括 NBCA 和 Onyx，减少了术中瘤内出血的风险，但容易经过某些危险吻合栓塞正常血管。相比 NBCA，Onyx 有更强的肿瘤穿透性、更久的浸润效果，减少了回流的风险，以及近段血管闭塞的风险。微粒型栓塞剂，包括聚乙烯醇（PVA）和明胶微粒，较液态材料更为便宜，在未达到远端时可注射入供血动脉。相比广为应用的液态、微粒型栓塞剂，粉末型栓塞剂，如明胶，却少有数据统计。

颅底脑膜瘤很大程度上是颈外动脉和颈内动脉的分支双血供。在这些病例中，仅栓塞颈外系统分支，而未处理颈内系统的血供可能达不到预期效果或起到反作用，导致术中失血增多甚至影响肿瘤的全切。但是颈内动脉分支的栓塞有着极大的潜在风险，颈内动脉岩骨段分支纤细、迂曲，有血管破裂和栓塞剂反流的风险。颈外动脉分支的栓塞虽然一般相对颈内动脉分支栓塞安全且技术难度小，但仍有一定潜在的神经功能损害可能。脑膜中动脉的岩骨段、耳后动脉、咽升动脉供血面神经及后组神经，在栓塞时有损伤这些分支的可能。此外，颈外 - 颈内吻合可导致栓塞后脑梗死。尽管多数认为眼动脉起自颈内动脉硬膜内段，但也有可能起自脑膜中动脉，在造影时没有注意到这种解剖的异常会出现视网膜中央动脉的无意闭塞，从而导致患者术后失明。

目前缺乏术前栓塞富血供脑膜瘤安全性和有效性的统计。有文献报道未行术前栓塞的颅底肿瘤的全切率为 47%~81%，并发症及死亡率分别为 18%~24% 和 1%~3%。一项系统回顾研究数据表明，行术前富血供肿瘤栓塞病例的全切率为 74%，术后整体并发症、严重并发症、死亡率分别为 12%、6% 和 0.2%。

（二）脑血管重建技术

脑血管重建技术是 Yasargil 教授在 1967 年提出的，在过去的 50 多年中，技术和器械的进步推动了此项技术的发展。由于其复杂性及严格的指标，以及需要高度专业化的团队（包括麻醉、神经外科、电生理监测、神经重症专家），脑血管重建技术仍然在少数大型神经外科中心成熟开展。

大体上讲，搭桥手术旨在增加血供或是改变脑血流方向。另一方面，搭桥手术增加血供是治疗脑局部缺血患者的一种方式。尽管可以改善血流动力，但针对动脉硬化性脑血管病的搭桥治疗目前仍饱受争议。只有烟雾病患者能得益于颅外 - 颅内搭桥来预防脑缺血的发生及减少出血性烟雾病再出血的风险。此外，搭桥手术针对性治疗复杂脑血管疾病（如巨大梭形动脉瘤、延长扩张的巨大动脉瘤）是非常必要的，或是颅底肿瘤手术在牺牲部位相关血管以完成全切肿瘤的目标时，搭桥手术有着重要的意义。在技术层面上，血管替代物在过去几十年也有了长足的发展，主要包括带蒂的颅外供体血管移植（如颞浅动脉 - 大脑中动脉），或是不带蒂的、静脉血管移植（如桡动脉、大隐静脉）用于高流量搭桥。除了颅外 - 颅内搭桥外，颅内 - 颅内搭桥需要选择合适的病例以达到血液重新分布以提升缺血区的血供。

移植血管的选择也是血管重建技术中一项重要环节，其遵循以下几项原则：①受体血管的管径是主要因素；②供体血管的可靠性；③移植材料的可靠性；④所需要增加的血流流量。一旦较粗大的血管损伤，除非有很好的代偿血供，低流量血管（小于 50ml/min）诸如颞浅动脉、枕动脉提供的流量往往是不充足的。在颈内动脉或是优势椎动脉时，应当应用高流量血管（大于 50ml/min）诸如桡动脉或大隐静脉更为可靠。桡动脉作为移植血管可提供 50~150ml/min 的血流，在术后可以显著增加受体血流。桡动脉比较好解剖获取，最大的问题是容易发生血管痉挛，可以通过压力扩张技术预防。大隐静脉一般在桡动脉不合适时应用，当然也包括桡动脉解剖失败时选用。大隐静脉在小腿上部及大腿下部的区域是最优的，因为此区域大隐静脉管径基本一致。相较颅内血管，大隐静脉的血管壁菲薄，更易扭曲，由于其高流量，导致受体血管吻合口区域或下游血流湍急，移植血管远端吻合亦较为困难。经测量通过大隐静脉的血流可达 100~250ml/min。对于小于 12 岁的患者，其大隐静脉管径较小，是移植血管的唯一选择。在选择移植血管时，最重要的还要考虑血管痉挛，延迟供血减少，移植血管的稳定性，经验上选取能提供比所需流量稍大流量的移植血管。

搭桥技术在颅底肿瘤手术中是目前广为接受的技术手段。此项技术的相关讨论一直存在，支持者认为搭桥会提高肿瘤的切除率、改善患者预后。反对者认为颈内动脉是必要保留的，甚至在切除肿瘤出现动脉撕裂的情况下。当前这种搭桥技术应用较之前有所减少,颈内动脉周残留的肿瘤往往在术后可接受立体定向放射治疗。即便如此,搭桥技术仍然是脑膜瘤、脊索瘤等颅底肿瘤手术中一项非常实用的技术。

主要血管诸如颈内动脉、椎动脉受到肿瘤侵袭或包绕时,有两点争议。首先是是否尝试轮廓化肿瘤,或是直接切除血管。其次是患者是否普遍接受血流重建或是在血管切除后基于对侧代偿情况有选择地进行血流重建。血管是否保留还要取决于术者的计划及肿瘤的性质。毫无选择性地、鲁莽地牺牲颈内动脉会导致严重的并发症和较高的致死率。术前行球囊闭塞试验确认患者是否存在对侧血流代偿不足。对于试验阴性的患者,可以选择更为保守的切除或者血管重建下的肿瘤全切。神经鞘瘤、垂体腺瘤这些良性肿瘤一般能在术中从血管上分离开,较脑膜瘤容易。脑膜瘤包裹、挤压颈内动脉或椎动脉,通常情况下血管壁是受到侵袭的,在切除的血管标本组织学检查后能够发现肿瘤组织成分。

九、复合手术治疗富血供脑膜瘤的方式和优势

(一) 术中肿瘤栓塞

肿瘤栓塞不是一个新的概念,但是随着目前血管内技术、成像质量、栓塞材料的稳步发展,肿瘤栓塞变得越来越安全,并可有效地减少肿瘤血供,降低手术切除难度和风险。其中最重要的技术进步是目前可以通过微导管来栓塞更为纤细、深在的滋养动脉,一般情况下它们很难通过手术的方式到达与暴露,尤其对于巨大的富血供肿瘤就更为困难,而在现代专业技术的支持下颈内动脉分支栓塞也可以做到安全有效。

一般情况下富血供肿瘤进行术前栓塞,多数进行颈外系统的栓塞,很少通过颅内血管,诸如眼动脉、颞前动脉、脉络膜动脉。即便如此,血管内栓塞仍有辐射暴露、导管路径损伤、非目标区域梗死等风险,以及神经功能恶化等严重并发症。肿瘤栓塞的一个潜在的灾难性并发症是颅内出血。有学者报道微粒栓塞198例脑膜瘤患者有5%的颅内出血概率,其中2例死亡,其余均有严重致残。也有学者指出巨大富血供肿瘤栓塞治疗后并发症发生率较高。巨大富血供肿瘤的栓塞还有进一步的潜在风险,如Wakhloo研究中采用小微粒栓塞20例肿瘤患者,有7例在术后体积增大了10%~25%,而且在术后MRS检查中可以发现栓塞后肿瘤的缺血梗死,以及术后组织病理学提示肿瘤出现坏死。除了肿瘤体积增大之外,栓塞后MRI检查较手术前可发现瘤周明显水肿。其中1例发生颅内出血。可以明确的是,无论是肿瘤体积增大,还是瘤周水肿,都会将患者推向灾难性的脑疝边缘。小微粒栓塞可能导致水肿和出血的风险,原因在于它可深入穿透肿瘤,闭塞终末血管,无侧支血供,最终导致肿瘤梗死、坏死。因此,Carli等建议避免应用小微粒栓塞脑膜瘤。随着Onyx材料的发展及越来越多的应用,许多介入专家开始优先应用Onyx栓塞,其渗透性强但穿透较少的滋养血管。

然而,术前栓塞的风险是巨大的,并且在面对巨大的富血供肿瘤的时候应当慎重考虑。我们认为,术中栓塞有明显优势,这是因为肿瘤出血或栓塞后肿胀时要及时地进行手术干预,术中电生理监测下骨窗已充分暴露脑组织,当出现瘤内出血时,可以随即进行手术干预止血,这是此项技术最为突出的优势,甚至可以挽救患者的生命。

术中栓塞这个概念并不新奇和标新立异,反之,这项技术典型的应用是直接穿刺肿瘤进行栓塞而不是进行血管内栓塞。在复合手术中,栓塞后直接控制主要的、颅内的、颈内系统的主要肿瘤血供,亦通常是手术难以直接控制的血供,这都是常规的直接穿刺栓塞技术难以实现的。但是需要指出的是,术中栓塞技术无法实现许多学者提到的一些二期手术的优点,如栓塞后延迟二期手术可明显减少出血,以及二期手术时肿瘤软化容易切除的优点。栓塞的主要目标还是控制特定的、手术难以到达的、主要的肿瘤血供,而不是完成去血管化或是软化肿瘤,而且主要的关注点是术前栓塞后直至二期手术期间肿瘤肿胀、瘤周水肿导致脑疝的潜在风险,这是术前栓塞无法规避的弊端,亦是复合手术术中栓塞的绝对优势。

复合手术的概念是血管内技术和显微外科技术的同步应用,也使得绝大多数巨大富血供脑膜瘤的全切除成为可能。最适合巨大的、富血供的肿瘤,尤其是那些很难手术达到、直接控制血供的肿瘤病例,

以及无法沿肿瘤边界阻断血供、无法耐受术前栓塞后的体积肿胀、瘤内减压步骤失血过多的病例。富血供肿瘤通过栓塞可降低出血过多的风险,尤其是巨大的肿瘤考虑潜在的严重肿胀和危及生命的出血情况时,更倾向于复合手术开颅后术中栓塞。关键在于开颅完成后,肿瘤可视化时,进行血供的栓塞。现代的复合手术室结合介入、显微外科团队的专家,使得这类富血供脑膜瘤的治疗安全、有效。

（二）术中脑血管重建

脑血管重建是治疗复杂颅底肿瘤的常用技术。但是自 1995 年以来搭桥手术的例数在下降,主要是针对涉及海绵窦良性肿瘤(尤其如脑膜瘤)治疗思路的转变,残留小部分肿瘤后往往行立体定向放射治疗。但是,脑血管重建技术仍然是复杂颅底肿瘤手术治疗中最必不可缺的一环,尤其在治疗富血供脑膜瘤方面发挥巨大的作用。以下几种情况进行血管重建是必要的也是手术安全的保证:①当良性肿瘤包绕主要血管时,如果是复发肿瘤或是放射治疗后肿瘤,在肿瘤切除过程中损伤相关血管的风险就很大。如果肿瘤呈侵袭性,手术是最为有效的治疗方式,或主要血管环绕肿瘤发出滋养血管,搭桥手术后即可最大程度地切除肿瘤亦避免血管损伤。②当血管储备不足,或肿瘤侵袭导致血管闭塞,术前有 TIA 或脑卒中的症状,肿瘤切除时引起的血管损伤可能导致潜在的神经功能缺损。③术中血管损伤无法直接缝合修复时,必须予以搭桥血管重建恢复正常血供。

（三）血管内覆膜支架治疗医源性颈内动脉损伤

目前经鼻内镜技术日益完善,诸如嗅沟脑膜瘤、鞍结节脑膜瘤、岩骨斜坡脑膜瘤等均可经鼻完成,但是此项技术依然存在一系列的并发症风险,其中最为严重的就是颈内动脉的损伤,包括术中和术后的出血、假性动脉瘤的形成、海绵窦动静脉瘘等,虽然发生率低,但是往往是致命性的。迅速地诊断和治疗对于防止致死性并发症出现极为重要,颈内动脉结扎或血管内闭塞,结合高流量搭桥血管重建固然是可行的方法,但手术时间长,损伤大。血管内的治疗便捷、侵袭性小,复合手术室的便利条件能够让介入医师应用可解脱的球囊、覆膜支架及不同规格的弹簧圈第一时间完成血管内治疗。以往覆膜支架成功地运用在锁骨下动脉损伤、颈总动脉损伤的血管内治疗中,随着技术的进步,小规格的自膨支架扩展了手术的适应证,部分学者也报道应用覆膜支架治疗围手术期的颈内动脉损伤,尤其是面对颈内动脉海绵窦段这些常规手术难以直接修复的区域,复合手术室的血管内治疗有着明显的优势。

十、典型病例

（一）介入栓塞、高流量搭桥后肿瘤切除

巨大的富血供颅内肿瘤可在栓塞后安全切除。旋转血管造影成像及三维重建对富血供肿瘤的血供呈现效果是明显优于非侵袭血管成像的。由于肿瘤体积及栓塞后的水肿造成潜在脑疝的风险,对这类肿瘤在术中栓塞是最优的选择。如今介入团队和颅底外科团队在复合手术室同时进行自身熟悉的优势技术。

【病例 24】

患者,女,44 岁,主因"头晕、头痛伴呕吐 4 个月余"入院。入院前 3d,头痛、头晕加剧,频繁呕吐、食欲缺乏、全身乏力。既往史:7 年前在当地医院眼科就诊,共行右眶内肿瘤切除术 2 次。术后第 1 次病理检查:脑膜瘤。第 2 次病理检查:血管外皮瘤。3 年前肿瘤再复发,累及颅底,于某医院再次行肿瘤切除术 + 右眼球摘除术,术后病理检查:脑膜瘤,局部生长活跃。入院查体:神清,精神弱,语利,无欲状,右眼球缺如,左眼自动睁眼,瞳孔直径 2.5mm,对光反射(+),面纹对称、伸舌居中,四肢肌力 V 级,肌张力无异常,病理反射未引出。化验检查:血皮质醇 1.41μg/dl,血钠120mmol/L,血氯 77mmol/L。存在轻度贫血,垂体功能低下,低钠血症。颅底 CT 骨窗像:前中颅底骨质破坏严重,前床突、鞍背骨质破坏(图 10-1-30)。MRI:肿瘤位于硬膜外,累及前中颅底、蝶窦、筛窦、右侧蝶鞍旁、海绵窦及颅外眶下裂外侧颞肌下,右侧颈内动脉位于肿瘤内部。增强扫描肿瘤明显均匀强化,其瘤内可见血管流空影(图 10-1-31、图 10-1-32)。DSA:肿瘤主要由双侧颈外系统供血(咽升动脉、颌内动脉)。颈内动脉的脑膜垂体干供血,右侧为主(图 10-1-33、图 10-1-34)。

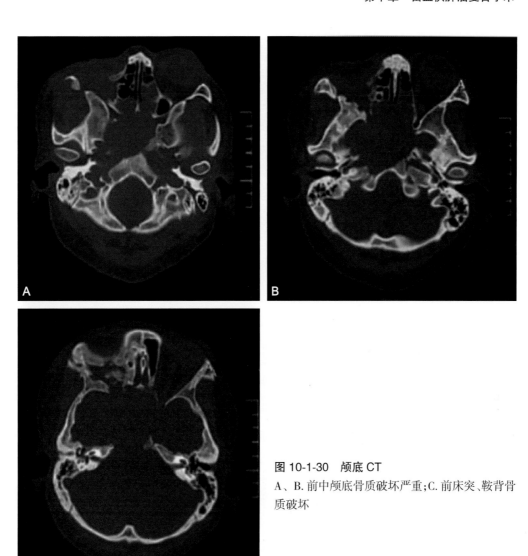

图 10-1-30 颅底 CT

A、B. 前中颅底骨质破坏严重；C. 前床突、鞍背骨质破坏

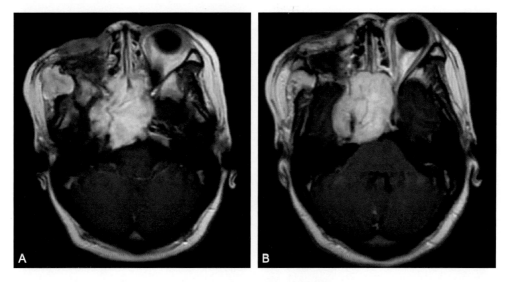

图 10-1-31 术前 MRI 增强轴位

A. 肿瘤累及前中颅底、蝶窦、筛窦、右侧蝶鞍旁、海绵窦及颅外眶下裂外侧颞肌下，强化明显；B、C. 右侧颈内动脉位于肿瘤内部

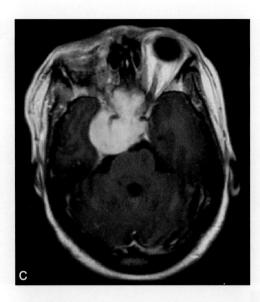

图 10-1-31（续）

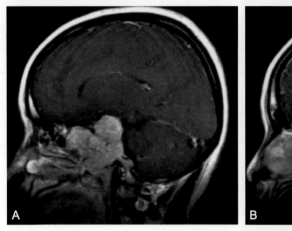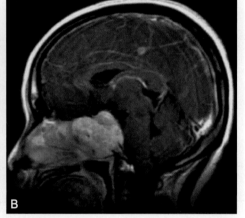

图 10-1-32　术前 MRI 增强矢状位

A、B. 肿瘤呈明显均匀强化

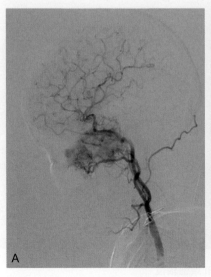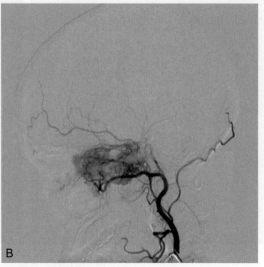

图 10-1-33　DSA 检查

A. 右颈总动脉造影；B. 颈外系统供血（咽升动脉、颌内动脉）

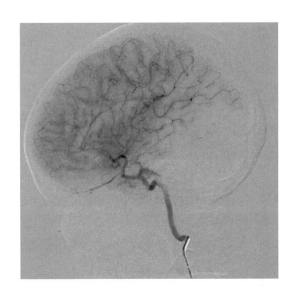

图 10-1-34 颈内动脉分选
颈内动脉的脑膜垂体干供血,右侧为主

治疗过程:给予激素(氢化可的松,泼尼松)、补钠治疗,调整垂体功能,纠正低钠血症;查头颅 MRI 平扫 + 增强扫描 +MRA+ 导航序列(图 10-1-35);神经病理科会诊,确诊为血管外皮瘤。全脑血管造影 +BOT+ 肿瘤供血动脉(行双侧咽升动脉及颌内动脉)栓塞;取桥血管 - 左下肢大隐静脉;暴露颈部,显露右侧颈总动脉、颈外动脉和颈内动脉;额颞 - 眶颧开颅,切除经眶下裂突出颅外颞肌下肿瘤。磨除前床突,咬除中颅底骨质,显露肿瘤;切开硬膜、分侧裂、显露右侧颈内动脉、大脑中动脉;颈外动脉 - 大隐静脉 - 大脑中动脉高流量搭桥;经硬膜外入路切除肿瘤;左大腿外侧取脂肪;止血、颅底重建、脂肪填塞术腔;硬膜缝合、关颅(图 10-1-36~ 图 10-1-40)。术后 CT 提示肿瘤全切(图 10-1-41),复查头颅 CTA 提示高流量搭桥通畅(图 10-1-42)。

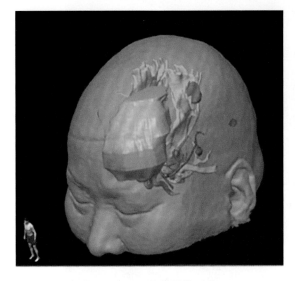

图 10-1-35 术前影像融合

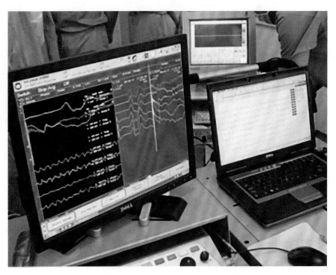

图 10-1-36 术中电生理监测

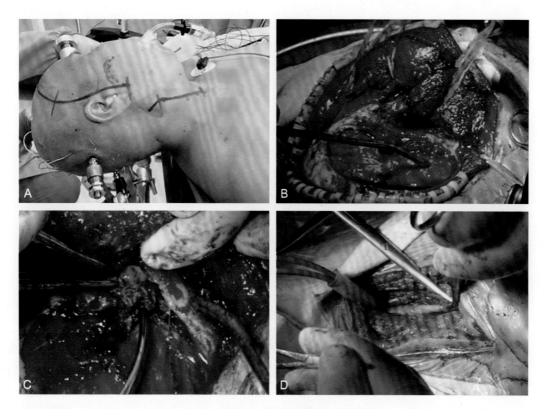

图 10-1-37　准备阶段

A. 体位及切口设计；B. 额颞 - 眶颧开颅；C. 切除经眶下裂突出颅外颞肌下肿瘤；D. 颈部切口显露颈总动脉、颈外动脉、颈内动脉

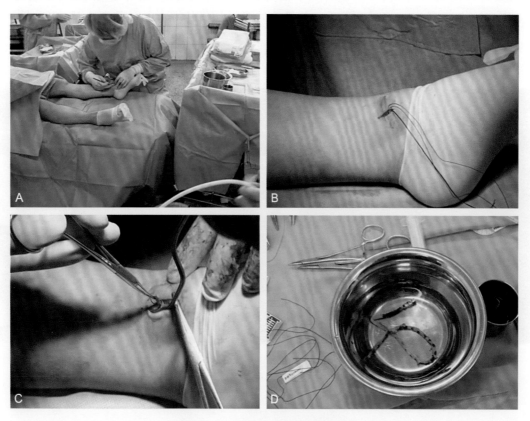

图 10-1-38　取桥血管 - 大隐静脉

A、B、C. 取左下肢大隐静脉为桥血管；D. 保持桥血管张力

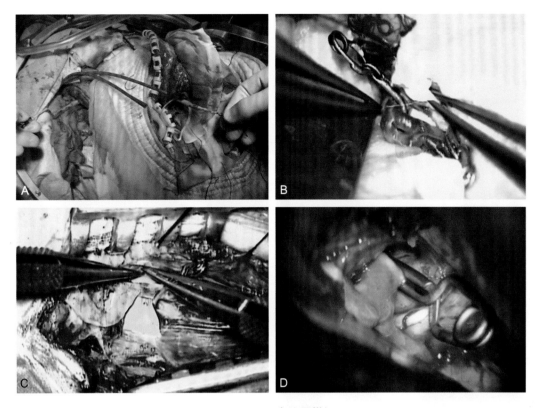

图 10-1-39 高流量搭桥

A. 桥血管开通皮下隧道；B. 大隐静脉 - 大脑中动脉吻合；C. 大隐静脉 - 颈外动脉吻合；D. 高流量搭桥血流通畅

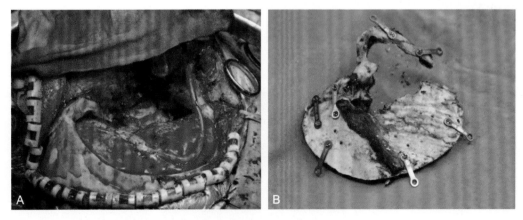

图 10-1-40 肿瘤切除

A. 切除肿瘤；B. 还纳骨瓣

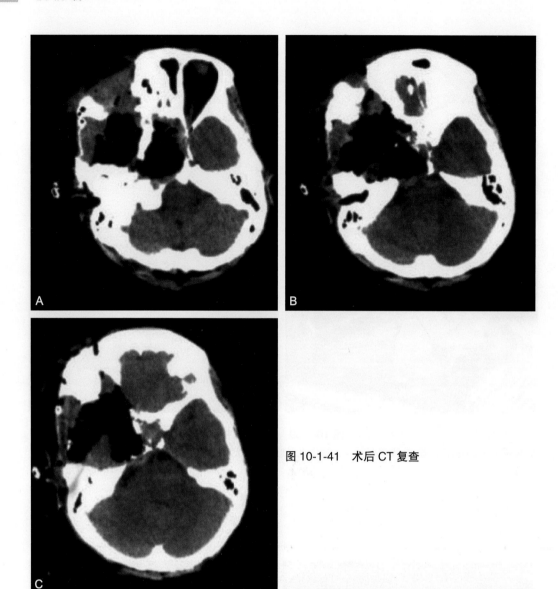

图 10-1-41　术后 CT 复查

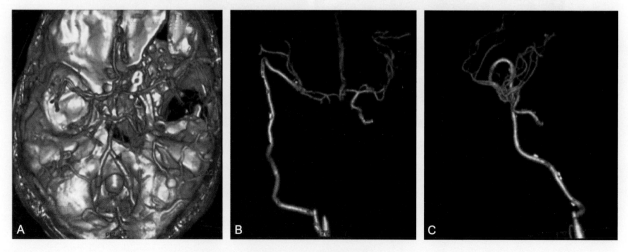

图 10-1-42　术后 CTA

术后 CTA 检查提示颈外动脉 - 大隐静脉 - 大脑中动脉高流量搭桥血流通畅

（二）术中高流量搭桥后肿瘤切除

【病例 25 】

患者,女,54 岁,主因"左蝶骨嵴脑膜瘤术后 10 年,头晕、右眼视物不清 2 个月"入院。2009 年患者于外院手术,病理检查示,左侧蝶骨嵴内 1/3 纤维型脑膜瘤;2010、2012、2014 年 3 次行 γ 刀治疗;2014 年后逐渐出现视神经、动眼神经、展神经、三叉神经症状;入院前出现右眼视物不清、头晕。查体:神志清楚,左、右瞳孔直径分别为 7.0mm、3.5mm,右眼直接和间接对光反射灵敏,左眼直接和间接对光反射迟钝,左眼视力 0,右眼视力 0.5,右眼颞侧偏盲。左眼球外展状态,内收不能。行全面的影像学评估(图 10-1-43)。DSA 造影评估血供、血管移位、栓塞、闭塞试验、血流方向;复发肿瘤血供中等,未见粗大血管供血,未行栓塞术;左侧侧裂血流方向并未大量流向蝶顶窦;左颈内动脉球囊闭塞试验提示右向左血液供应不充分,大脑后动脉远端经软脑膜动脉 - 胼周动脉向左侧大脑前动脉 - 大脑中动脉少量代偿供血,需切除肿瘤前行颅内外高流量搭桥术(图 10-1-44)。3D 打印模型术前评估、术中导航(图 10-1-45、图 10-1-46)。

手术过程:抗生素切皮前应用;上头架、导航注册(图 10-1-47);取桥静脉 - 右下肢大隐静脉(图 10-1-48);暴露颈部,显露右侧颈总动脉、颈外动脉和颈内动脉;额颞 - 眶颧开颅,切除经眶下裂

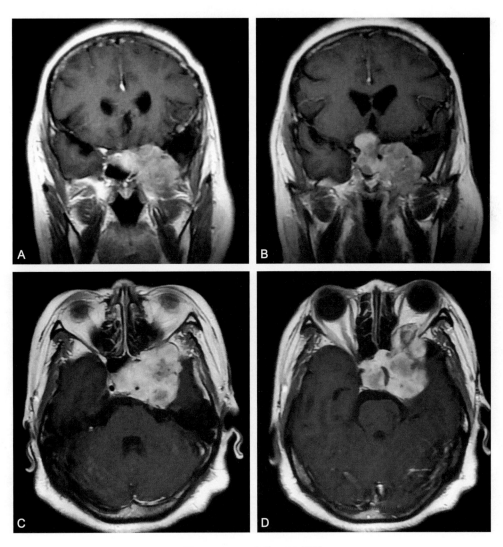

图 10-1-43　术前 MRI 增强

A、B. 头 MRI 强化冠状位;C、D. 头 MRI 强化轴位

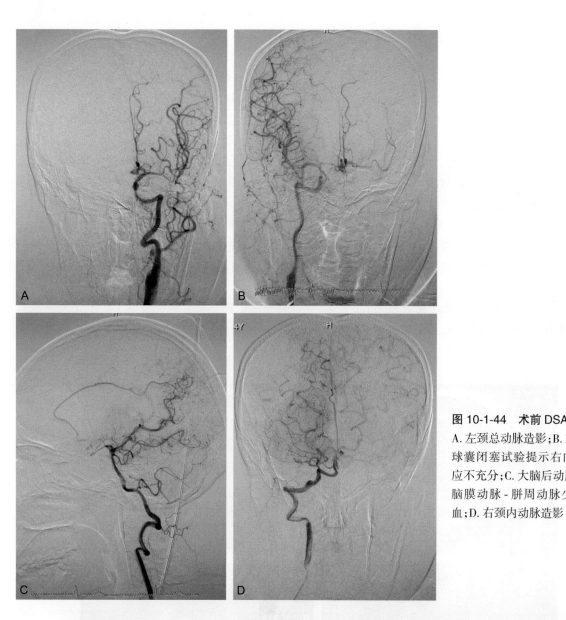

图 10-1-44　术前 DSA
A. 左颈总动脉造影；B. 左颈内动脉球囊闭塞试验提示右向左血液供应不充分；C. 大脑后动脉远端经软脑膜动脉 - 胼周动脉少量代偿供血；D. 右颈内动脉造影

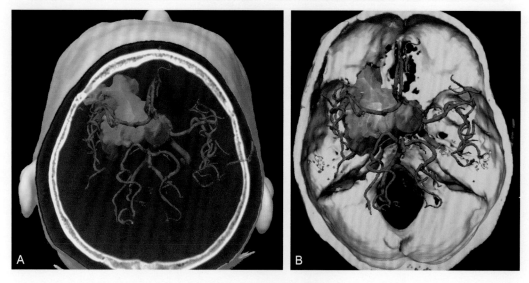

图 10-1-45　术前影像融合
A. 多模态融合三维重建；B. 显示骨质（黄色）、肿瘤（橙色）、血管（红色）的三维关系

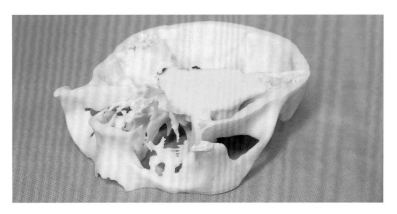

图 10-1-46　术前 3D 打印

3D 打印模型可见肿瘤（黄色）和颅骨（白色）的关系

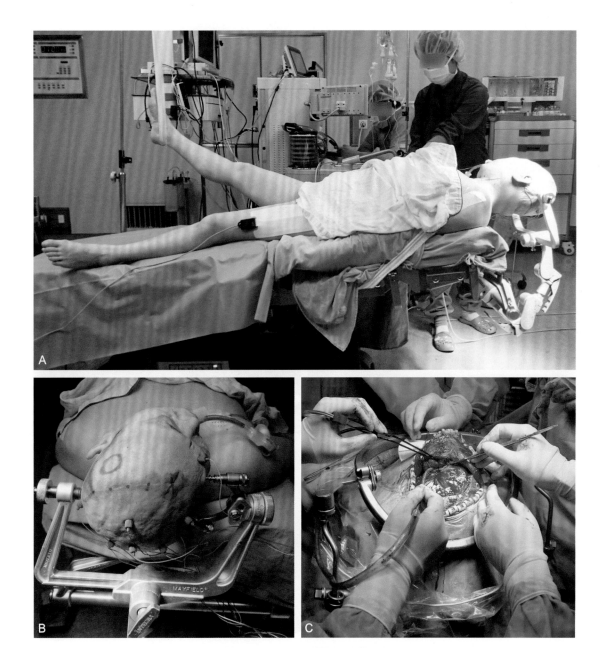

图 10-1-47　体位、额颞 - 眶颧开颅

A. 手术体位；B. 头架固定头尾、标记手术切口；C. 额颞 - 眶颧开颅

突出颅外颞肌下肿瘤。磨除前床突，咬除中颅底骨质，显露肿瘤；切开硬膜、分侧裂、显露右侧颈内动脉、大脑中动脉；颈外动脉 - 大隐静脉 - 大脑中动脉高流量搭桥；荧光造影及脑血管多普勒、电生理评估；经硬膜下切除肿瘤（导航辅助，超吸）（图 10-1-49～图 10-1-51）；右大腿外侧取脂肪；止血、颅底重建、脂肪填塞术腔。术后 CT 提示肿瘤全切，复查头颅 CTA 提示高流量搭桥通畅（图 10-1-52）。

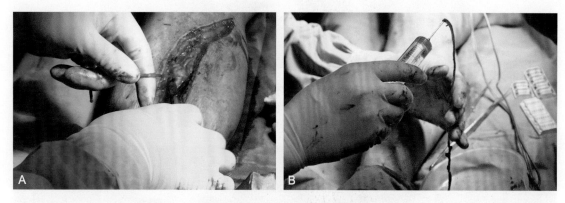

图 10-1-48　取桥血管 - 大隐静脉

A. 解剖右大隐静脉；B. 保持大隐静脉张力

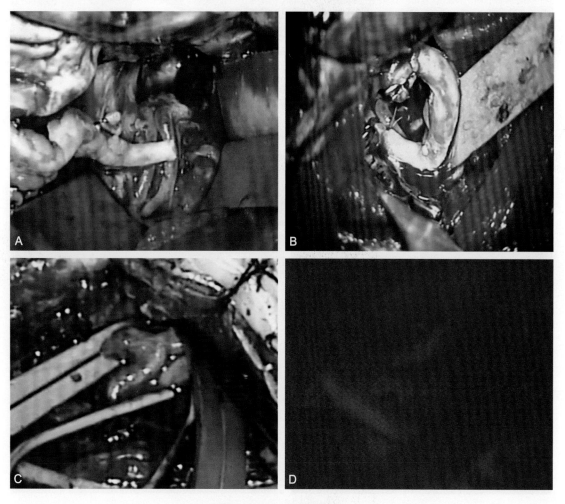

图 10-1-49　高流量搭桥

A、B、C. 大隐静脉 - 大脑中动脉吻合；D. 荧光造影提示桥血管通畅

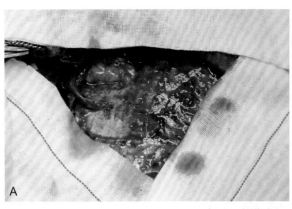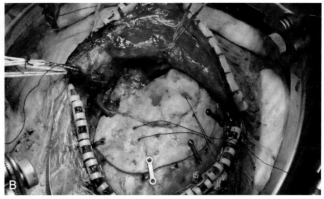

图 10-1-50 关颅
A.缝合硬膜;B.还纳骨瓣

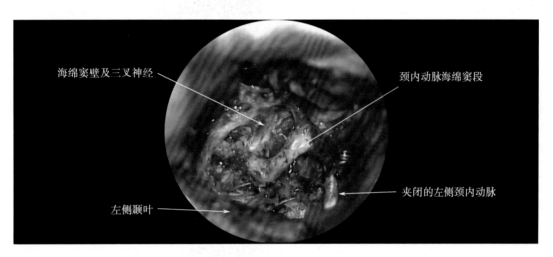

图 10-1-51 术中镜下解剖

海绵窦壁及三叉神经

颈内动脉海绵窦段

左侧颞叶

夹闭的左侧颈内动脉

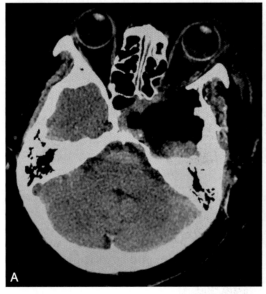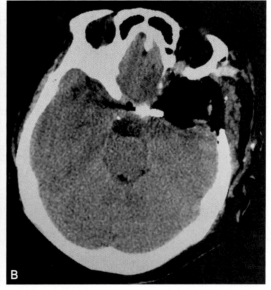

图 10-1-52 术后 CT 复查、术后 CTA
A、B.术后 CT 复查提示肿瘤切除满意

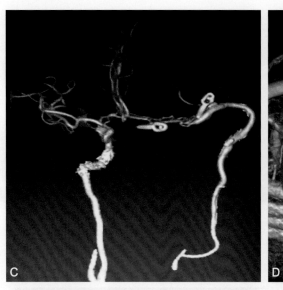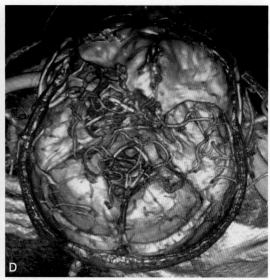

图 10-1-52（续）

C、D. 术后 CTA 显示颈外动脉 - 大隐静脉 - 大脑中动脉高流量搭桥通畅

　　富血供脑膜瘤,尤其是富血供的复杂颅底脑膜瘤,依然是颅底外科医师棘手的疾病,其安全的切除,除了需要娴熟精益的显微外科手术技术、内镜技术支持外,还要辅以血管重建技术,以及成熟的介入团队进行可能的血管内干预。复合手术下治疗富血供脑膜瘤作为当前可靠、先进的手术理念,其治疗方式仍需进一步探索、改进和完善。

（岳树源）

 ## 参 考 文 献

［1］杨树源,张建宁. 神经外科学［M］. 2 版. 北京:人民卫生出版社,2015.

［2］BARROS G,FEROZE AH,SEN R,et al. Predictors of preoperative endovascular embolization of meningiomas: subanalysis of anatomic location and arterial supply［J］. J Neurointerv Surg,2020,12(2):204-208.

［3］SEKHAR LN,NATARAJAN SK,ELLENBOGEN RG,et al. Cerebral Revascularization for Ischemia,Aneurysms,and Cranial Base Tumors［J］. Neurosurgery,2008,62(6 Suppl 3):1373-1410.

［4］WOLFSWINKEL EM,LANDAU MJ,RAVINA K,et al. EC-IC bypass for cerebral revascularization following skull base tumor resection:Current practices and innovations［J］. J Surg Oncol,2018,118(5):815-825.

［5］MORKEN MH,CAPPELEN J,KVISTAD KA,et al. Acute endovascular repair of iatrogenic right internal carotid arterial laceration［J］. Acta Radiologica Short Reports,2013,2(5):2047981613496088.

第二节　血管网状细胞瘤复合手术

　　血管网状细胞瘤又称为血管母细胞瘤,特点是血液供应丰富,分块切除困难。尤其是大的血管网状细胞瘤,在肿瘤切除后还有可能发生周边脑组织血流灌注过度,出现止血困难或术后出血。复合手术的应用为血管网状细胞瘤提供了更好的手术方法,减少了手术复杂性,降低了并发症的发生。

一、血管网状细胞瘤概述

（一）病因和病理

　　血管网状细胞瘤为良性肿瘤,起源于中胚叶细胞的胚胎残余组织,为颅内真性血管性肿瘤,占颅内肿瘤的 1%~2%。好发于小脑半球,好发年龄为 30~50 岁。约 5% 的血管网状细胞瘤患者有家族倾向。

血管网状细胞瘤可为囊性或实质性。囊性者约占80%,多呈小肿瘤结节、大肿瘤囊腔;而实质性者多见于脑干、脊髓及小脑蚓部等中线结构。肿瘤的囊液为浅黄色或黄褐色透明液体,蛋白质含量高。囊壁是受压迫的小脑组织,而非肿瘤组织。囊壁上附着肿瘤结节,常位于囊壁的近脑膜侧,并突入囊内。瘤结节的血管丰富部位呈暗红色,有陈旧性出血时呈铁锈色,质地较软。实质性血管网状细胞瘤与囊性肿瘤的瘤结节性质相似,有丰富的血管供血。肿瘤一般与周围组织分界明显,易于分离,但也有粘连紧密分离困难者。

血管网状细胞瘤与肾肿瘤、肾囊肿、胰腺囊肿及视网膜血管瘤可以并发。当脑或脊髓的血管网状细胞瘤伴有胰、肾囊肿或肾良性肿瘤时,被称为冯希佩尔 - 林道综合征(Von Hippel-Lindau syndrome)。

(二)临床表现

血管网状细胞瘤患者病史长短不一,实质性肿瘤生长较缓慢,可达数年以上;囊性者时间较短,可数周至数年;偶有因肿瘤突然囊变或肿瘤卒中呈急性发病。颅后窝肿瘤易压迫阻塞第四脑室引起脑脊液循环梗阻;肿瘤位于小脑半球时常出现颅内压增高及小脑症状,并伴有强迫头位;90%的患者有颅内压增高症状,表现为头痛、头晕、呕吐、视盘水肿及视力减退;小脑肿瘤常伴有眼颤、共济失调、步态不稳、复视、头晕、视力减退、后组脑神经麻痹等;位于大脑半球者,可根据其所在部位不同而出现相应的症状和体征,如不同程度的偏瘫、偏侧感觉障碍、偏盲等,少数出现癫痫发作。

(三)辅助检查

1. CT 表现

(1)囊肿型:小脑半球较大的囊性低密度区,平扫可见等密度的壁结节,由数毫米至2cm不等,肿瘤边缘清楚。

(2)实质型:平扫时肿块为等密度或稍高密度,呈结节状或分叶状,边缘不光滑或有尖状突起。

(3)瘤周可有水肿,亦可无水肿。可伴幕上脑积水。

(4)增强扫描时壁结节或实性肿块明显均匀强化。

2. MRI 表现

(1)病变多位于颅后窝(小脑半球、蚓部),类圆形,边缘多清楚锐利,轮廓光整。

(2)肿瘤多表现为一个均匀的囊性病灶和一个小壁结节突入其中;T_1加权囊性区为低信号,壁结节为等信号;T_2加权囊性区为较高信号,壁结节为相对低信号。

(3)常有一根或数根较粗大血管伸入病灶内。

(4)增强后,壁结节明显强化,其周围的囊性区无强化。

(5)第四脑室常受压,引起幕上脑积水。

3. 数字减影血管造影(DSA) 病灶可显示为一团细小规则的血管网及肿瘤染色,有时可见较大的动脉参与供血。

4. 血常规检查 部分患者有红细胞增多、血红蛋白增高,并可随着肿瘤切除或复发而消长,可作为预后评估的参考。

(四)鉴别诊断

1. 小脑星形细胞瘤 当以囊性病变为主时,壁结节常较大,可有钙化,增强扫描壁结节的强化常较明显,但不及血管网状细胞瘤。MRI有时能显示血管网状细胞瘤的瘤体内有流空信号的血管影。

2. 颅内转移瘤 呈结节状或环状强化的肿块,结节的边缘常规则、光滑,瘤周水肿更明显,可为多发肿块,且多发生于中老年人,大多有原发肿瘤史。一般不难鉴别。

二、血管网状细胞瘤的常规治疗

血管网状细胞瘤适于手术治疗,全切除肿瘤可以治愈此病。囊性血管网状细胞瘤和实性血管网状细胞瘤的手术方法有所不同,囊性血管网状细胞瘤只需切除小的肿瘤结节,无须切除囊壁;实性血管网状细胞瘤要切除整个瘤体。对囊性肿瘤可切开囊壁吸出囊液,沿囊壁仔细寻找结节并予切除。有的瘤结节可以小到 2mm,可借助神经内镜在囊腔内四周探查,务必切除肿瘤结节,以防复发。

血管网状细胞瘤因血供丰富,手术有一定风险,手术死亡率可达 15% 左右。手术治疗血管网状细胞瘤的关键在于明确肿瘤的供血动脉、引流静脉的相对位置。术前头颅 DSA 能帮助术者了解血管网状细胞瘤的血管构筑,制订手术策略。对于血供丰富、体积较大的瘤结节,手术全切除较困难,术前行供血动脉栓塞,可有效减少肿瘤血供,提高全切除率。切除时要沿周边的正常脑组织切开分离,尽量避免直接触动肿瘤表面,寻找到肿瘤供血动脉后予以电凝切断,再处理引流静脉。若血运处理得当,肿瘤可迅速缩小,使手术切除易行。实质性肿瘤需避免穿刺或活检,以免发生难以控制的大出血。

特别需引起注意的是,当较大的血管网状细胞瘤被完整切除后,由于原先供应肿瘤的高血流被灌注到肿瘤周围的正常脑组织内,可引起瘤床的大量渗血,导致肿瘤残腔止血非常困难。术中及术后可控制性降低血压,并予以适当低温治疗。

三、复合手术治疗血管网状细胞瘤

随着血管神经外科与介入技术的进步,复合手术应运而生。以高质量神经影像为基础结合显微外科技术与血管内治疗技术的复合手术,解决了单一手术模式的主要不足,提高了复杂神经血管疾病的手术疗效。这一技术被用于复杂脑血管疾病的治疗,包括复杂动静脉畸形、脑膜瘤等富血供脑瘤等。

（一）复合手术方式

血管网状细胞瘤的复合手术方式为供血动脉栓塞联合显微切除术。如前所述,对于血供丰富、体积较大的血管网状细胞瘤瘤结节,术前行供血动脉栓塞,可有效减少肿瘤血供,降低手术难度和风险。供血动脉栓塞联合显微切除复合手术的优势为:①介入栓塞能够为手术提供少血或无血的术野。在常规手术中,通常需要牺牲一部分病灶周围的脑组织以获得满意的止血效果。介入栓塞便于术中止血,从而避免在手术止血过程中过多牺牲周围的脑实质。②栓塞剂如 Onyx 等,因含有"钽"粉而呈黑色,透过血管壁清晰可见,能够在手术中对供血动脉进行标识并勾勒肿瘤轮廓,避免在手术切除的过程中损伤正常脑组织及过路血管。③对于一期复合手术,能够减少患者接受全身麻醉的次数。

（二）复合手术模式

1. **一期复合手术**　在一次手术安排中,利用介入和外科技术完成了手术治疗。

2. **延迟复合手术**　在≥2 次的手术安排中,利用介入和外科技术完成了手术治疗。

（三）复合手术围手术期管理注意事项

1. **术前讨论**　复合手术作为较新的手术模式,在手术适应证、禁忌证和手术模式转换等方面尚缺乏统一的规范,故术前个体化讨论制度尤为重要。重点讨论的内容包括:①在明确手术适应证后,确定单纯外科手术或单纯介入手术的难点;②确定介入医师和外科医师各自希望对方提供的帮助;③确定介入和外科手术的顺序及其步骤;④确定技师要提供的后处理图像;⑤确定外科体位对随后造影和介入操作不便利的影响和解决方案。此外,也需要征求麻醉师、放射技师、护士和其他手术人员的意见,因为复合手术室的效率及效能最终需要依靠一个训练有素的小组的协调工作,要为这个小组提供一个方便工作的环境。

2. **无菌管控**　复合手术常常涉及介入与外科手术的术式转换,故尤为强调无菌观念和无菌套的使用。C 臂机必须使用无菌套。在术式切换时,动脉穿刺区需用无菌贴膜固定留置鞘,而头颈部手术区在造影时需遮挡无菌单。有些手术术式切换时,因需改变体位而重新铺单。

3. **药物应用**

（1）抗生素:复合手术参与者较多、术式切换较多等原因造成术后感染概率上升,术后对感染并发症要格外警惕,一旦明确感染,则按原则尽快使用抗生素。

（2）肝素:对于介入手术,术中肝素不可或缺。在转换头部外科手术时,需用鱼精蛋白中和先前给予的肝素(通常鱼精蛋白与肝素之比为1∶1)。当监测的激活凝血时间(activated clotting time,ACT)<120s时,进行外科手术。对于在特定的血管部位保留球囊导管者,外科手术期间仅用500U∶500ml的肝素生理盐水以40U/h的速率持续加压灌注。

(四)栓塞程度和栓塞材料

有学者认为只需栓塞手术不易控制的肿瘤腹侧的供血动脉,因为过度栓塞可能会增加正常灌注压突破综合征的发生。目前常用的栓塞材料包括PVA颗粒、NBCA、Onyx。PVA颗粒直径在150~350μm,最大的优势为稳定性、永久性,在栓塞血流量较高的供血动脉中应用广泛,相比液体栓塞剂,其不易进入邻近正常微血管。NBCA和Onyx均属于新型液体栓塞剂,弥散性好,容易进入肿瘤供血动脉的近端及瘤巢内,治疗效果较为理想,是目前首选的术前栓塞材料。与NBCA相比,Onyx属非黏附性栓塞剂,最大的优势为黏着力弱,不易黏附导管,因此可缓慢、长时间注射。Noriaki报道了7例术前栓塞病例,其中4例接受弹簧圈联合PVA栓塞,3例接受NBCA栓塞,NBCA栓塞的病例在术中出血量、治疗效果及并发症的发生率上均明显优于弹簧圈联合PVA栓塞组。Wu等报道了11例术前栓塞的病例,其中8例接受Onyx栓塞,3例接受NBCA栓塞,所有患者均取得较好的治疗效果,术中出血量少。Chibawanye报道了来自多中心的24例接受术前栓塞治疗的患者,研究者认为PVA可能会导致局部静脉高压而致肿瘤出血,因此液体栓塞剂应作为一线选择。

(五)栓塞后显微手术时机

对于栓塞后何时进行显微手术切除血管网状细胞瘤目前存在争议,考虑到栓塞材料的再通性,有学者建议在栓塞后1周内行切除术,这样既可以避开肿瘤水肿高峰期,也有效避免了栓塞后肿瘤重新建立侧支循环的现象。也有建议栓塞后1~2周,肿瘤组织出现坏死、软化时手术切除更方便,但是延期手术会增加栓塞血管再通的可能性。另有学者主张彻底栓塞供血动脉后即刻或当天行肿瘤切除,可避免等待手术过程中出现肿瘤水肿或出血。Ampie等综述了近年来接受术前栓塞治疗的患者,发现大部分患者在接受栓塞治疗的3d内即接受了进一步的手术切除。

(六)复合手术的优势及常见并发症

理论上讲,术前栓塞对于血供丰富的肿瘤切除具有积极的意义:①栓塞操作能够减少术中出血量,降低手术的整体风险;②栓塞后肿瘤软化坏死,对周围正常神经组织的压迫减少;③栓塞后能够准确地区别正常组织和肿瘤组织,清晰地显示出整个组织视野。然而,也需注意栓塞发生并发症的可能,主要包含栓塞后出血,小脑、脑干梗死和颅后窝高压。

【病例26】

患者,男,57岁,因"行动迟缓半年余"入院。患者于半年前无明显诱因开始出现动作迟缓伴言语缓慢,无明显头痛、恶心呕吐、步态不稳等。症状逐渐加重,头颅CT检查发现"右侧小脑占位"(图10-2-1)。查体:神志清、对答切题,双瞳孔等大等圆,直径3mm,对光反射灵敏,指测视力、视野可,眼姿正常,眼球活动可。无角膜反射、咽反射、面部浅感觉减退,无明显中枢性面瘫,无听力下降,伸舌中,颈软,Kernig征阴性,轮替试验、闭目难立征可疑阳性。MRI示右侧小脑半球占位性病变,增强扫描病变强化明显(图10-2-2)。脑血管造影示右侧小脑半球富血供肿瘤,动脉期右侧小脑半球可见明显的对比剂浓聚,椎基底动脉远端显影不良(图10-2-3)。予超选供血动脉造影及栓塞术;超选治疗后造影示右侧小脑半球对比剂浓聚消失,椎基底动脉远端血流良好(图10-2-4)。2d后,神经导航、神经电生理监测下行右侧小脑血管网状细胞瘤切除术,术中见肿瘤表面暗红色,张力低。沿肿瘤表面分离与正常脑组织边界,离断已栓塞的供血动脉,完整切除肿瘤(图10-2-5),术中出血少,术后平稳。

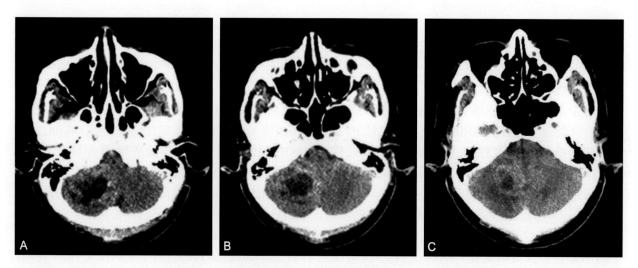

图 10-2-1　头颅 CT 平扫

见右侧颅后窝混杂密度病灶,中心部分低密度,周边稍高密度

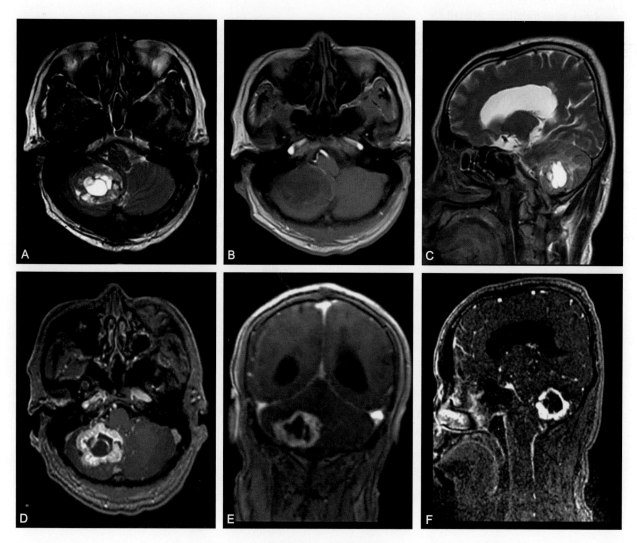

图 10-2-2　术前 MRI

A、B、C. 平扫见右小脑半球内病灶,中心部分 T_1 低信号、T_2 高信号,似囊液,周边部分 T_1 稍低信号,呈不均匀环状;D、E、F. 增强扫描强化明显

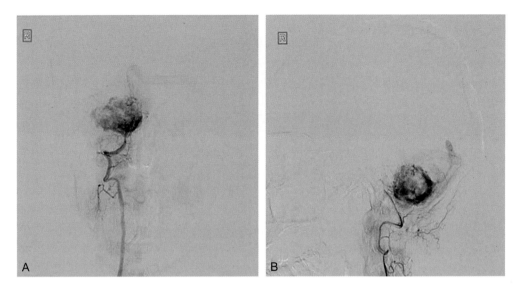

图 10-2-3　术前 DSA

DSA 正位（A）和侧位（B）显示右小脑病灶血供丰富,对比剂浓聚,椎基底动脉远端显影不良

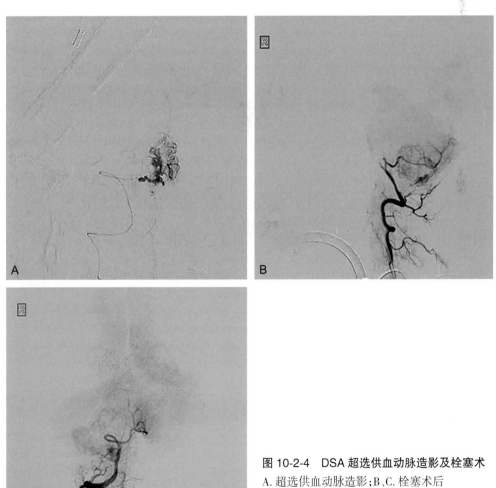

图 10-2-4　DSA 超选供血动脉造影及栓塞术

A. 超选供血动脉造影;B、C. 栓塞术后

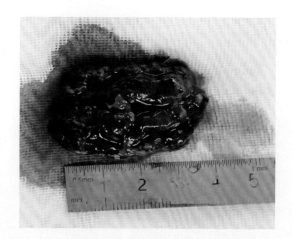

图 10-2-5　完整切除的血管网状细胞瘤

（兰　青）

参 考 文 献

［1］赵继宗.神经外科学［M］.北京：人民卫生出版社,2007.

［2］《神经血管疾病复合手术规范专家共识》编写委员会.神经血管疾病复合手术规范专家共识［J］.中华医学杂志,2017,97（11）:804-809.

［3］KPODONU J. Hybrid cardiovascular suite:the operating room of the future［J］. J Card Surg,2010,25（6）:704-709.

［4］SALIOU G,GIAMMATTEI L,OZANNE A,et al. Role of preoperative embolization of intramedullary hemangioblastoma［J］. Neurochirurgie,2017,63（5）:372-375.

［5］AMPIE L,CHOY W,LAMANO JB,et al. Safety and outcomes of preoperative embolization of intracranial hemangioblastomas:A systematic review［J］. Clin Neurol Neurosurg,2016,150:143-151.

［6］HORVATHY DB,HAUCK EF,OGILVY CS,et al. Complete preoperative embolization of hemangioblastoma vessels with Onyx 18［J］. J Clin Neurosci,2011,18（3）:401-403.

［7］SAKAMOTO N,ISHIKAWA E,NAKAI Y,et al. Preoperative endovascular embolization for hemangioblastoma in the posterior fossa［J］. Neurol Med Chir,2012,52（12）:878-884.

［8］AKINDURO OO,MBABUIKE N,REFAEY K,et al. Microsphere embolization of hypervascular posterior fossa tumors［J］. World Neurosurg,2018,109:182-187.

［9］WU P,LIANG C,WANG Y,et al. Microneurosurgery in combination with endovascular embolisation in the treatment of solid haemangioblastoma in the dorsal medulla oblongata［J］. Clin Neurol Neurosurg,2013,115（6）:651-657.

［10］ENE CI,XU D,MORTON RP,et al. Safety and efficacy of preoperative embolization of intracranial hemangioblastomas［J］. Oper Neurosurg（Hagerstown）,2016,12（2）:135-140.

［11］MA D,WANG Y,DU G,et al. Neurosurgical management of brainstem hemangioblastomas:a single-institution experience with 116 patients［J］. World Neurosurg,2015,84（4）:1030-1038.

［12］SHIN GW,JEONG HW,SEO JH,et al. Preoperative embolization of cerebellar hemangioblastoma with onyx:report of three cases［J］. Neurointervention,2014,9（1）:45-49.

第三节　颈静脉球瘤复合手术

一、颈静脉球瘤概述

颈静脉球瘤属于副神经节瘤,是一种富含血管的高血运性肿瘤,起源于颈静脉球外膜的主细胞,是颈静脉孔区最常见的原发性肿瘤之一,每年发病率约为 1/130 万,占全身肿瘤的 0.03%,头颈部肿瘤的 0.6%。该病变发病年龄多在 40~50 岁,发病率女性明显高于男性,男女性别比可达 1:6,病变多单侧发生,但 1%~2% 的患者可双侧出现。

颈静脉球瘤早期症状往往不典型而容易被患者忽视,当患者感知明显症状时,往往已经出现颅内外沟通。由于其生长部位特殊,位置深在,邻近重要神经、血管,解剖关系复杂,术中可出现危及生命的大出血,手术全切除率偏低,术后并发症较多,是颅底外科学者面临的难题之一。多年来,包括神经影像学、显微外科、血管内栓塞、神经监测技术等的研究进展,使得该病在诊断和治疗方面获得了长足的进步。

（一）病因和病理

副神经节瘤是具有儿茶酚胺分泌功能的神经内分泌肿瘤,可以是副交感或交感来源,肿瘤组织生长缓慢,病程可长达 15~20 年。副交感来源的神经节瘤多为无症状、非活动性的肿瘤,多位于头颈部,具有神经内分泌功能的比例不到 5%,如颈静脉球瘤和颈动脉体瘤（又称颈动脉体化学感受器瘤）,占头颈部副神经节瘤的 80%。而交感性神经节瘤多属于高分化肿瘤,主要位于腹部和盆腔区域,占所有副神经节瘤的 75%~80%,常可分泌去甲肾上腺素,引起与儿茶酚胺分泌过量有关的症状和体征,如肾上腺髓质神经母细胞瘤和嗜铬细胞瘤。

颈静脉球瘤也称为颈静脉鼓室副神经节瘤,位于中耳腔和颈静脉孔上外侧区,多呈散发性,常为单发肿瘤,目前发病原因未明。10% 的患者可为家族性发病,呈现常染色体显性遗传,一些可能与遗传综合征有关,如琥珀酸脱氢酶亚单位 B（*SDHB*）突变、Carney-Stratakis 综合征、神经纤维瘤病 1 型（NF1）、脑视网膜血管瘤病（cerebroretinal angiomatosis/von Hippel-Lindau disease）和多发性内分泌腺瘤 2A 型和 2B 型（MEN2）。在家族性病例中,20%~80% 的患者可多发或双侧发生。

大体上颈静脉球瘤质地较韧,色暗红,富含血管或血窦,可有包膜。肿瘤细胞为多型性内皮样细胞,胞质散布嗜酸性细颗粒,细胞核居于中央深染。纤维组织把细胞分割成巢状,其间穿行薄壁小动脉和毛细血管。但有一小部分颈静脉球瘤可恶变或转移,比例不到 10%,主要转移到邻近淋巴结和肺,检测远处转移灶是评估颈静脉球瘤生物学侵袭性的唯一可靠方法,手术活检是确认诊断的"金标准"。

颈静脉球瘤沿组织腔隙缓慢生长,肿瘤可经前鼓室累及咽鼓管和颈动脉管,甚至颅中窝和鼻咽;经鼓膜可侵犯窦腔、上鼓室、面神经管、乳突房和外耳道;向内可侵蚀耳蜗和内耳道;向下肿瘤可通过颈动脉孔和颈动脉鞘延伸到颈部。颈静脉球的内侧壁有阻止肿瘤向颅内发展的作用,一旦突破这一屏障,肿瘤可累及后组脑神经,突破硬膜可累及脑干。

（二）自然史

了解颈静脉球瘤的自然史对于疾病的诊断、治疗方式的选择、手术方案的规划、预后判断等都具有非常重要的参考价值。但由于该病发病率较低,且多数患者在获得诊断后进行了干预治疗,因此大样本前瞻性的流行病学研究较为缺乏。到目前为止,有文献报道的针对颈静脉球瘤的临床行为和生长模式的研究都存在非前瞻性、样本量不足、随访时间短、失访率高等缺点,且多来自大的颅底外科中心,容易引入选择偏倚。尽管有这些局限性,这些病例研究报道仍然为颈静脉球瘤的自然史研究提供了非常重要的参考价值。

2014 年,意大利学者 Prasad 等回顾性分析了 47 例保守治疗的颈静脉球瘤（Fisch C 型和 D 型）患者,分析随访时肿瘤变化、面神经和下组脑神经状况。在随访时间少于 3 年的 24 例患者中,22 例（92%）肿瘤大小保持稳定;其余 23 例随访超过 3 年（中位数 61 个月）的患者中,肿瘤大小保持稳定的有 12 例（52%）,缩小的有 3 例（13%）,进展的有 8 例（35%）。

2015 年,美国范德堡大学的 Carlson 等回顾性分析了 20 年内该中心诊治的因高龄、选择偏好或拒绝治疗等原因而选择保守观察的 12 例颈静脉球瘤患者。对这部分患者初诊后进行了系列的 MRI 复查和至少 24 个月的临床随访。影像学检查结果:中位随访时间 58 个月（24~144 个月）,7 例（58%）患者的肿瘤稳定,5 例（42%）患者的肿瘤增大,中位体积生长率 0.44cm³/ 年（0.14~0.87cm³/ 年）。肿瘤生长和稳定的患者其年龄没有差异（中位数分别为 67 岁和 69 岁,*p*=0.27）。但肿瘤生长者较稳定患者随访时间更长（中位数分别为 87 个月和 44 个月,*p*=0.07）。临床表现:中位随访时间 86 个月（24~158 个月）,进行性听力损害 6 例（37.5%）,血性耳漏 2 例（12.5%）。所有搏动性耳鸣症状稳定无变化,迷走神经功能维持正常 8 例（50%）,副神经功能和舌下神经功能正常 11 例（69%）。新发或进行性后组脑神经麻痹的病例不到 1/3,仅有 1 例（6%）出现部分性面神经麻痹,无死亡病例。

（三）临床表现

颈静脉球瘤的症状和体征因肿瘤的性质、生长方式和疾病程度的不同而异。尽管组织学上颈静脉球瘤多为良性病变，但随着肿瘤增大，病变会因压迫、移位和侵犯颈静脉孔和相邻的结构而出现有关的症状。颈静脉球瘤最常见的症状是同侧听力受损和搏动性耳鸣，少数情况下，第Ⅶ和Ⅸ~Ⅻ脑神经受累可导致面瘫、吞咽困难、声音嘶哑和其他表现。临床上往往多种症状并存，很少孤立地存在。

1. 听力受损 见于 60%~85% 的患者，多为传导性听力受损，最常见的原因是肿瘤向中耳扩散，累及鼓膜、听骨链或蜗窗。少数情况下，可因肿瘤侵袭骨迷路而出现感音性听力受损。

2. 搏动性耳鸣 是指与心跳同步的刺激性杂音，颈静脉球瘤患者搏动性耳鸣的发生率约为 75%，常见于肿瘤侵袭岩骨，压迫局部神经血管结构。关于搏动性耳鸣症状的发生，有几个假设：一可能是由于局部血管内湍流的血液产生的声音传递到内耳所致；二可能是肿瘤造成声音的空气传导途径受损，内耳的骨传导代偿性增加，血液正常流动的声音都会被更强烈地感知；三可能是鼓膜、听小骨或蜗窗膜的搏动性运动导致耳鸣的出现。

3. 脑神经麻痹 总体而言，大约 40% 的颈静脉球瘤患者在发病时出现脑神经受损。包裹和侵犯面神经（Ⅶ），最常见的是乳突段，可能会导致高达 25% 的病例突然或进行性面瘫；第Ⅸ~Ⅻ脑神经也可能受累，体征和症状包括吞咽困难（Ⅸ）、鼻反流、鼻塞、声音嘶哑（Ⅹ）、肩膀下垂（Ⅺ）和伸舌无力（Ⅻ）。伸舌无力可见于高达 20%~40% 的患者，最常见于肿瘤向舌下神经管内侧生长。

4. 耳痛和耳漏 耳痛发生在 5%~40% 的患者中。当肿瘤侵及中耳腔时，咽鼓管开口或乳突窦可能被堵塞，导致渗出或症状性乳突炎或中耳炎，引起耳痛。鼓室神经丛受累、鼓膜受压或肿瘤突入外耳道也可引起堵塞感、压迫感或疼痛。在 14%~24% 的患者中，颈静脉球瘤可能会侵蚀鼓膜，导致出血或脓性耳漏。

5. 视盘水肿与视力丧失 一方面肿瘤可能会梗阻甚至闭塞静脉引流系统，另一方面部分颈静脉球瘤会向颅内生长，在极少数情况下，可能会侵犯压迫脑干，从而引起颅内压增高和脑积水，如果不治疗，可导致视盘水肿、视力丧失、昏迷或死亡。

6. 眩晕 较为少见，但可能是由于骨迷路、前庭蜗神经或脑干受累所致，仅有少数病例报告。

7. 神经内分泌症状 组织化学研究表明，所有副神经节瘤都在一定程度上分泌儿茶酚胺，但只有不到 4% 会引起症状。过量的儿茶酚胺释放可能会导致心悸、头痛和难治性高血压。另外，家族性颈静脉球瘤患者伴发腹部和胸部嗜铬细胞瘤的风险也增加，这类肿瘤分泌 5- 羟色胺的代谢物，从而会导致以腹泻、脸红和头痛为症状的类癌综合征。

（四）辅助检查

除了仔细的病史和查体外，必要的辅助检查可以准确地对颈静脉球瘤进行定位和定性诊断。

1. 头颅 X 线平片 颈静脉孔像可见骨孔扩大，骨质破坏，当肿瘤较大时，可有岩尖、颅中窝、枕骨大孔及内听道骨质改变。但对于较小的病变，该检查灵敏度和特异度均不强，目前已较少采用。

2. CT 成像 颞骨高分辨率 CT 是颈静脉孔区病变快速而准确的检查方法。骨窗表现为早期颈静脉孔扩大（长 + 宽 >20mm），周边骨质密度减低，边缘呈现不规则虫食样改变，严重者骨质不规则破坏、消失。根据病变程度不同，肿瘤可侵犯鼓室、鼓窦，破坏听骨链，向下侵犯颈内静脉和颞下窝，向内破坏面神经骨管，向后侵入颅后窝、内听道，向前侵犯颈内动脉并可能跨颅内外生长。软组织窗表现为颈静脉孔区软组织肿块影，平扫与脑组织密度相近，增强扫描表现为病变明显强化。螺旋 CT 三维重建可以增强对肿瘤的直观印象，评估骨质侵蚀和肿瘤生长方式。

3. 头部 MRI 典型的颈静脉球瘤在 T_1WI 序列上表现为等、略低或混杂信号，在 T_2WI 上表现为高、低混杂信号。由于肿瘤内血管流空效应的存在，在 T_1WI 和 T_2WI 序列上均可出现相对高信号的肿瘤背景内有扭曲的条索状低信号影，呈现出典型的"椒盐征"，但这种表现并不是特异性的。增强扫描肿瘤呈明显强化，其内可见血管流空的低信号区。由于肿瘤血供丰富，肿瘤内坏死、囊变和钙化等少见。MRI 因其清晰的软组织分辨力、无伪影、可多方位成像等特点，在区别颈静脉球瘤与软组织、评价肿瘤对颅后窝及周围重要血管神经的侵犯方面比 CT 更具优势，定位诊断也更准确，但在显示听小骨、骨迷路及骨质破坏细节上不如 CT。另外,磁共振血管成像(MRA)显示病灶区异常密集的血管影,还可显示肿瘤主要供血动脉及周边血管受压移位情况。磁共振静脉成像(MRV)能显示颈静脉球、岩下窦、横窦及乙状窦的静脉系统回流及移位,尤其是判断有无闭塞等情况,对手术方案设计有很大帮助。

4. 数字减影血管造影(DSA) 颈静脉球瘤是一种富含血管的高血运性肿瘤,脑血管 DSA 可作为术前常规检查,其在评估肿瘤供血动脉和颈内动脉、椎动脉及周边硬膜窦受累情况方面优于 MRI 和 CT 检查,同时可与血管内治疗相结合,进行术前栓塞,控制术中出血。动脉期见颈静脉孔、乳突区大片血管团块影,显影模糊粗糙且显影时间较短,其间血管蜿蜒迂曲,颈内、外动脉间距可受压增宽。静脉期可以用以评估双侧乙状窦、横窦、颈静脉球及其近端颈内静脉等的引流情况。另外,当肿瘤累及或嵌入颈内动脉时,可进行球囊闭塞试验,从而辅助制订手术方案。

5. PET/CT 有 7.7% 的颈静脉球瘤有恶性或转移倾向,检测远处转移是评估其生物学侵袭性的唯一可靠方法。多发性副神经节瘤可在 10%~20% 的散发病例和 80% 的家族性病例中出现。另外,有明显的儿茶酚胺过度分泌症状或明确的实验室证据,或存在已知的致病胚系基因突变(如 *SDHB* 基因突变)的患者,需排除远隔部位共发神经肿瘤,这些常见部位包括上腹部主动脉旁区域(46%)、下腹部主动脉旁区域(29%)、膀胱(10%)、纵隔(10%)、头颈部(3%)和骨盆(2%)。针对这些情况,除可采用常规 CT 和 MRI 进行局部排查外,还应考虑功能性全身成像 ^{68}Ga-1,4,7,10- 四氮杂环十二烷 -1,4,7,10- 四乙酸 -0-Tyr3- 奥曲肽(^{68}Ga-DOTA-TATE) PET/CT 或 ^{18}F- 氟代脱氧葡萄糖(^{18}F-fluorodeoxyglucose, ^{18}F-FDG)PET/CT 扫描,以此为制订更安全、合理、全面的诊治方案提供参考依据。

6. 实验室检查 部分颈静脉球瘤是功能性的,且存在伴发其他部位功能性神经瘤,麻醉和手术过程中可产生高血压危象,因此建议颈静脉球瘤患者术前常规进行儿茶酚胺的生化检测。儿茶酚胺包括肾上腺素、去甲肾上腺素和多巴胺。儿茶酚胺高分泌症最可靠的检测策略是测量 24h 尿液中的变肾上腺素和儿茶酚胺含量(灵敏度 98%,特异度 98%)。肾上腺素和去甲肾上腺素在代谢过程中降解为变肾上腺素和香草扁桃酸(vanillylmandelic acid, VMA),因此在尿中测量变肾上腺素和 VMA 也可作为功能性神经瘤的筛查和诊断方法。三环类抗抑郁药和其他精神活性药物可干扰儿茶酚胺和变肾上腺素的代谢,因此应该在评估之前 2 周停药。

(五)诊断及鉴别诊断

颈静脉球瘤的确诊需要结合症状、体征和辅助检查。根据患者耳鸣、听力减退及后组脑神经受损的症状和体征,结合颞骨 CT 所示静脉孔区占位和骨质破坏,头颅 MRI 显示病灶典型的"椒盐征",可考虑颈静脉球瘤的诊断,脑血管造影见动脉早期病灶异常染色有助于颈静脉球瘤的诊断,术后病理检查可以明确诊断。但需要与以下颈静脉孔区的病变相鉴别。

1. 神经鞘瘤 颈静脉孔区神经鞘瘤发病率仅次于颈静脉球瘤,起源于神经纤维外周的施万细胞,是一种良性的周围神经肿瘤,可以发生于身体的任何部位。颈静脉孔区神经鞘瘤可表现为声音嘶哑、吞咽困难、构音障碍,以及斜方肌和胸锁乳突肌无力。神经鞘瘤 CT 上通常显示颈静脉孔增宽,边界光滑,无骨质破坏。MRI 通常显示为圆形肿瘤,肿瘤边界光滑,T_1WI 上等信号,T_2WI 上等至高信号,强化不均匀,在颅后窝和上颈部之间可出现典型的"哑铃"状,肿瘤内无血管流空影,瘤内可见囊变。DSA 检查无染色。

2. 脑膜瘤 CT 检查常见肿瘤密度均匀,存在砂砾状钙化,病变周围骨质增生,因脑膜瘤多原发于颅内而累及颈静脉孔区,所以 CT 上颈静脉孔扩大多不明显。MRI 扫描 T_1WI 上呈低至等信号,T_2WI 多呈等信号,无明显血管流空现象,增强后 T_1WI 明显均匀强化,其程度较颈静脉球瘤更为明显,可见硬膜尾征。DSA 检查存在团状染色,但不如颈静脉球瘤明显。

3. 软骨瘤和软骨肉瘤 软骨瘤属于良性肿瘤,软骨肉瘤属于恶性肿瘤,可由软骨瘤恶变而来,两者在颈静脉孔区均较为少见。因肿瘤内存在钙化,CT 扫描表现为高而不均匀密度肿块,呈分页状或类圆形,边界清楚。软骨瘤基底部无骨质破坏,而软骨肉瘤常破坏基底骨质,MRI 显示肿瘤呈混杂信号,T_1WI 上呈中低信号,在 T_2WI 上呈中高信号,增强显示部分区域可见增强。

4. 颈静脉孔区血管性病变 颈静脉球瘤样扩张、高位颈静脉球、颈内动脉异位等也可引起耳鸣等颈静脉球瘤常见症状,但 CT 颈静脉孔边缘骨质光滑平整,无骨质破坏。MRI 检查无软组织肿块,增强扫描也无异常强化。DSA 可以帮助确诊。

5. 其他罕见病变 动脉瘤样骨囊肿、脊索瘤、表皮样瘤、淋巴管瘤和炎性肉芽肿等。

二、颈静脉球瘤的治疗现状

随着 MRI 检查手段的普及和健康筛查的推广,越来越多的无症状颈静脉球瘤被发现,这给临床干预手段的选择带来了困难。颈静脉球瘤在治疗方式的选择上仍然存在很多争议,除少部分年龄较大且无症状的患者可选择保守观察外,大部分患者都应积极进行治疗。颈静脉球瘤的平均生长速率很慢(1mm/ 年),且治疗本身可以给患者带来新的损伤或加重原来症状,这种损伤可能比长时间病变进展而导致的影响更为严重,因此治疗方案更应根据肿瘤分级和患者体质等多方面因素进行个体化选择。

(一) 颈静脉球瘤的分级

颈静脉球瘤分型方法较多,但目前国际上最常用的有 Fisch 分型和 Glasscock-Jackson 分型。

1. Fisch 分型 1979 年 Oldring 和 Fisch 等对 23 例接受手术治疗的颈静脉球瘤患者进行了回顾性分析,基于颞骨高分辨率 CT 检查,根据肿瘤的位置、大小及是否侵及颅内将其分为 A、B、C、D 四型。作者随后又对 C 和 D 型进行了细分,其中 C 型根据颈内动脉受累程度进一步分为 C1~C4;D 型根据肿瘤浸润到颅内硬膜内的程度及手术切除的难度进一步细化分型。Shin 等随后对 Fisch 分型进一步进行了扩充,根据颅内的浸润程度细化了 D 型,同时增加了第五种分型 V 型,以包括侵及椎动脉的肿瘤。修改后的 Fisch 分型(表 10-3-1)贴合临床实际,对治疗方案的选择和预后判断具有重要的指导意义。

表 10-3-1 Fisch 分型

分型		累及范围
A		起源于鼓岬的鼓室丛,肿瘤可能会轻微浸润鼓岬
B		起源于下鼓室的鼓室管,侵犯中耳和乳突,未累及颈动脉管和颈动脉孔;肿瘤可侵犯下鼓室,但未累及颈静脉球骨皮质
C		肿瘤累及迷路下部分,并可延伸至颞骨岩尖部分
	C1	肿瘤浸润了颈动脉孔,但未累及颈内动脉
	C2	肿瘤侵及颈内动脉垂直段
	C3	肿瘤侵及颈内动脉水平段,但未达破裂孔
	C4	肿瘤侵及破裂孔,并沿着颈内动脉侵及海绵窦
D		肿瘤侵入颅内
	De1	肿瘤未突破硬膜,颅内部分直径小于 2cm
	De2	肿瘤未突破硬膜,颅内部分直径大于 2cm
	Di1	肿瘤突破硬膜,硬膜内部分直径小于 2cm,未累及脑桥延髓部的脑干,可以行一期手术切除
	Di2	肿瘤突破硬膜,硬膜内部分直径大于 2cm,与脑桥延髓处的血管和神经相粘连,需二期手术切除
	Di3	肿瘤突破硬膜,广泛累及脑干,难以全切
V		肿瘤侵及椎动脉
	Ve	肿瘤侵及椎动脉颅外段
	Vi	肿瘤侵及椎动脉颅内段

2. Glasscock-Jackson 分型 分为鼓室球瘤和颈静脉球瘤,后者进一步又分为 4 型,见表 10-3-2。该分类方法存在一些不足,因为临床上很难区分神经起源,而对于颈静脉球瘤分型又略显不够细致。

表 10-3-2　Glasscock-Jackson 分型

分型	累及范围
I	肿瘤累及颈静脉球、中耳和乳突
II	肿瘤延伸至内听道,并可能有颅内侵犯
III	肿瘤延伸至岩尖,可能有颅内侵犯
IV	肿瘤从岩尖延伸至斜坡或颞下窝,可能有颅内侵犯

3. 国内学者吴震等借鉴 Samii 对颈静脉孔区肿瘤的分型,将颈静脉球瘤也分为 4 型:A 型肿瘤主要向颅内生长,颈静脉孔扩大;B 型肿瘤主体位于颈静脉孔,并向颅内发展;C 型肿瘤主体位于颅外,并向颈静脉孔生长;D 型肿瘤呈哑铃形,向颅内外生长。

(二) 手术治疗

自 1945 年 Rosenwasser 等报道第一例颈静脉球瘤患者并采用手术切除以来,外科手术在该病的治疗中发挥着重要作用。但由于颈静脉球瘤血运丰富,具有局部侵蚀性,且随着瘤体逐渐生长,可邻近或包绕颈静脉球、颈内动脉及第Ⅶ、Ⅸ~Ⅻ对脑神经等重要的血管神经结构,同时由于其生长缓慢,临床上出现症状的时间较为滞后,并沿腔隙向颈部、颞骨、颅内等四周伸展,在早期的认识阶段,它给实施手术的外科医师带来了很大的挑战,以致最终很多病变很难顺利切除,且手术并发症的发生率较高,也一度引起对外科治疗效果的争议。在 20 世纪 80 和 90 年代,得益于影像诊断、神经解剖、显微外科、神经介入、术中监测和麻醉等技术手段的协同进步,颈静脉球瘤的外科治疗有了很大的发展,大部分都能达到完整切除,手术效果也得到认可,目前已经成为该病的主流治疗手段。

目前,对于颈静脉球瘤的手术治疗,临床上需要根据肿瘤的位置、大小及患者病情个体化选择最佳的治疗方案和手术入路。对直径小于 3cm 的肿瘤,主要为 Fisch 分型为 A 和 B 型的肿瘤,直接手术切除效果较为确切,一般采用经外耳道入路切除局限于中耳的小肿瘤,对于延伸至乳突的肿瘤,采用乳突切除可实现瘤体全切。但大部分情况下,患者就诊时肿瘤往往已经增长到难以切除的程度,Fisch 分型多为 C 型或 D 型。对于该类肿瘤,采用 Fisch 等提出的颞下窝 A 型入路及有关扩大入路可获得不错的手术效果。该手术入路结合面神经移位和重建技术,对颈静脉孔区、岩骨迷路下和岩骨尖部、颈内动脉垂直段和颈动静脉间隙上部具有很好的显露,使得瘤体可被更安全地切除。大型颈静脉球瘤存在不同程度的颈内动脉岩骨段受累,术中处理包绕颈内动脉的瘤体具有很高的并发症发生率。一些辅助技术的应用,包括颈内动脉颈段至岩部段的大隐静脉桥血管搭桥术,血管介入辅助下术前永久性球囊闭塞术和支架置入术等,使得能够在术中动脉破裂风险显著降低的情况下对颈内动脉周围肿瘤进行积极的处理,从而切除常规情况下难以处理的肿瘤。

基于肿瘤的侵蚀程度,也可以对颞下窝 A 型入路采取不同的扩展形式,以方便病变和血管的显露。其中最为常用的是经髁 - 经颈静脉结节扩展入路,此入路增加颈静脉窝后下方和内侧的显露,利于静脉的操作和避免神经的损伤,同时扩大的手术视角也增加了进入岩尖和颈内动脉内侧的路径;有时需要采用经迷路扩展入路以包含耳囊;另外,对于岩尖、斜坡和颞下窝受累的情况,需要采用改良的经耳蜗入路;罕见的情况下需要采用远外侧入路以实现椎动脉的完全显露。一般情况下,颈静脉球瘤可通过一次手术实现全切,但对于大型(C3、C4、D 型)颈静脉球瘤,尤其是具有硬膜内扩展的病例,后组脑神经受损的发生率明显增高,分期手术相对较为安全。可首先切除硬膜外部分,留下硬膜内部分在初次手术 3~6 个月后再入路进行切除,手术入路取决于残留肿瘤的位置、大小和患者的听力功能,常用的包括经岩骨 - 枕下乙状窦后入路、改良经耳蜗入路及极外侧入路。

颈静脉球瘤的手术治疗效果确切。一项针对颈静脉球瘤的回顾性队列研究的系统评价,纳入了采用不同手术方法治疗的 1 084 例颈静脉球瘤患者,肿瘤的控制率达到 90%。但手术也存在很高的风险,总体死亡率 1.2%~6.4%,同时也可能会带来新的神经功能损害,包括传导性听力损失,暂时性或永久性的面神经功能障碍,以及暂时性咀嚼困难。术中应用电生理监测和脑干听觉诱发电位有助于减少这些医源性损伤的发生。另外,为了尽量避免面神经损伤,有学者建议采用剥离和保留覆盖面神经垂直段薄骨的"面神经骨桥"技术,但因"骨桥"较为脆弱,因此该项技术依然存在面神经损伤的可能性。

（三）放射治疗

手术切除中大型颈静脉球瘤较高的并发症发生率使得神经外科及耳科团队一直不断探索其他安全有效的治疗方案,其中应用最为广泛的是放射治疗,主要方式包括单纯放射治疗和术后辅助性放射治疗。

由于早期的临床研究表明,外放射治疗对颈静脉球瘤肿瘤细胞几乎没有直接影响,症状改善也是暂时的,而且存在对良性疾病使用外放射治疗的顾虑,可能会出现脑膜炎和骨放射性坏死等并发症,所以单纯放射治疗在颈静脉球瘤治疗中的应用一波三折,争论不断,且大部分用于复发颈静脉球瘤、老年患者、并发其他严重共患病的病例,或者仅仅用于缓解肿瘤进展。开始于20世纪90年代,立体定向放射作为一种可行的手段开始逐渐应用于颈静脉球瘤的治疗,降低了传统外放射治疗并发症的发生率。2011年,Guss等进行了一项有关颈静脉球瘤放射治疗的荟萃分析,收集了19项研究,纳入了335例颈静脉球瘤患者,在治疗后至少随访36个月的研究群体中,95%的患者实现了临床症状控制,96%实现了肿瘤生长控制。该研究表明,伽马刀放射治疗、直线加速器和射波刀三者都在受试者中具有相似的治疗效果。

鉴于颈静脉球瘤的生长速度缓慢,手术切除困难,且高达70%的患者出现症状时具有正常的下组脑神经功能,因此为了尽量避免脑神经受损,改善预后,越来越多的术者采用次全切或减瘤手术,而后采用辅助性放射治疗。虽然目前仍然缺乏支持这一治疗方案的可靠的临床证据,但立体定向放射已被证明是一种有效的辅助方式,具有良好的肿瘤控制率,尤其对于较年轻的患者,建议在大部切除后施以辅助性放射治疗。另外,对于术后复发性颈静脉球瘤,手术治疗的风险大大增加,采用立体定向放射治疗将是不错的选择。

尽管立体定向放射在颈静脉球瘤的治疗中不断发展,但目前缺乏远期疗效观察,而且有关疗效评估也存在方法学上的不足,例如考虑到大多数颈静脉球瘤的形状不规则,连续性随访影像资料上难以精确测量肿瘤体积。因此,需要进一步对颈静脉球瘤自然病史及放射治疗后进行长期随访研究。

（四）栓塞治疗

颈静脉球瘤是富血供肿瘤,术中出血是较为棘手的问题。出血量较大时不仅仅威胁到血流动力学稳定性,而且模糊手术视野,手术操作的安全性和病变切除的彻底性受到影响。1964年Shapiro采用结扎枕动脉、耳后动脉、颈内动脉远端和颈内静脉的方式控制术中出血,对4例颈静脉球瘤成功实施了切除,术中可见肿瘤呈苍白或黄白色,提示肿瘤血供明显减少,这也给栓塞治疗的可行性提供了启示。1973年,Hekster等采用肌肉颗粒,首次对一例颈静脉球瘤患者进行了栓塞治疗,自此术前栓塞的应用逐渐得到重视。近年来,随着栓塞材料和导管系统的发展,颈静脉球瘤的栓塞治疗获得了长足的发展。

目前栓塞治疗在颈静脉球瘤治疗中的应用主要有:①术前栓塞减少肿瘤术中出血;②术前血管造影有助于了解肿瘤的起源、扩展和血管供应;③对不能耐受手术的患者通过栓塞肿瘤血管,延缓肿瘤生长。经过术前栓塞,文献报道80%~90%的颈静脉球瘤术中失血量和手术时间明显减少,大型肿瘤完整切除率增加。但栓塞治疗存在脑血管并发症的风险,也增加患者费用,因此术前必须权衡风险和获益,个体化决定是否采用栓塞治疗。综合目前的临床研究和经验总结,具有以下情况被认为是复杂性颈静脉球瘤,最为适合术前栓塞:①肿瘤体积比较大,Fisch分级一般为C级、De或Di;②进入颅内并突破硬膜;③肿瘤累及海绵窦、枕骨大孔、斜坡或椎动脉;④多发或双侧副神经节瘤;⑤单一病变侧乙状窦或病变侧优势乙状窦;⑥单一病变侧颈内动脉或病变侧优势颈内动脉;⑦既往手术或放疗后复发。在一些肿瘤确实难以切除的病例中,介入栓塞可作为一种姑息性手术来缓解症状,改善生活质量,但长期再次进展的概率较大。

传统的颈静脉球瘤辅助性术前栓塞和手术非同期进行,二者之间的时间间隔受栓塞材料及肿瘤大小、分级和部位等影响,目前并没有形成统一的意见,主流观点认为应在栓塞后1~7d内进行手术。但临床研究表明颈静脉球瘤栓塞后几天内血管即可再通,且存在的与颈内动脉分支等的沟通动脉会代偿性增加供血,从而使栓塞效果大打折扣;另外对于较大的或有颅内扩展的颈静脉球瘤,栓塞后短期内出现的水肿反应可加重现有症状。一站式复合手术的出现,为解决这些问题提供了机会。

三、一站式复合手术治疗颈静脉球瘤

相比于传统分期进行的术前栓塞和手术切除,一站式复合手术治疗颈静脉球瘤不仅增强了术前栓塞的时效性,避免了中远期并发症,而且还具有以下优势:①能够减少患者接受全身麻醉的次数;②增强术中对于肿瘤血供的血管构筑基本信息的印象;③针对术中难以控制的出血再次进行栓塞;④术后对于肿瘤切除彻底性进行造影评估。目前,由于颈静脉球瘤较低的发病率,有关其一站式复合手术治疗的研究国内外还鲜有报道。中国人民解放军总医院神经外科团队与中国人民解放军火箭军特色医学中心神经外科团队联合进行了有关手术,收到了不错的手术效果,体现了一站式复合手术的优势。

（一）供血动脉的评估和栓塞的选择

栓塞材料和栓塞技术的选择主要取决于肿瘤的血管构成。颈静脉球瘤的血供主要来自颈外动脉的分支——鼓室下动脉和茎乳动脉。鼓室下动脉是咽升动脉的分支,茎乳动脉 60% 发自枕动脉,40% 发自耳后动脉。但大型颈静脉球瘤呈扩展性生长,根据肿瘤侵蚀位置不同,颈外动脉的其他分支、脑膜中动脉和颈内动脉的一些分支也可能参与肿瘤血液供应。

Moret 等首先提出颈静脉球瘤可由一个或多个隔室组成,而每个隔室在血流动力学上是相互独立的。Valavanis 等进行的有关颈静脉球瘤的术前栓塞病例研究也显示,Ficsh 分型为 C 型和 D 型的肿瘤病例,83% 为多室,仅有 17% 为单室。这也就意味着,要想达到有效控制术中出血的目的,对于具有多个隔室的颈静脉球瘤,每个隔室都应该通过其供血动脉单独栓塞。但一般来讲,大型颈静脉球瘤由不超过 4 个隔室组成,分别为下内侧、后外侧、前侧和上侧室,每个隔室通常由相邻颞骨区域的一条或多条动脉供血,侵入颅内的部分可由硬膜或脑实质血管系统供血。

下内侧室是肿瘤演变过程中发展起来的第一个间室,占据颈静脉球区域和下鼓室,单一隔室型仅由此构成,随着肿瘤进一步生长,也可延伸到迷路下间隙,由鼓室下动脉和咽升动脉的颈静脉分支供血;后外侧室占据后鼓室和乳突,可延伸到外耳道,由枕动脉或耳后动脉的分支茎乳突动脉供血;前室占据前鼓室和颈动脉周围区域,由上颌内动脉的前鼓室支和 / 或颈内动脉的鼓室支供血;上室占据上鼓室,并可延伸至迷路上间隙,由发自脑膜中动脉的鼓室上动脉供应。

De 型颈静脉球瘤存在硬膜外延伸,其中央部分被认为是肿瘤下内侧室的颅内延伸,由咽升动脉的脑膜支供血;而后侧部分则是后外侧室的颅内延伸,由枕动脉的回返脑膜(或乳突)支供血;如果硬膜外瘤体较大,肿瘤的前部可由斜坡甚至颈内动脉的海绵窦分支供血,上部由脑膜中动脉岩支供血。Di 型颈静脉球瘤的硬膜内部分经常由椎基底动脉系统的脑实质分支供应:颈静脉孔水平的硬膜内延伸部接受小脑下后动脉的血供;而进入脑桥小脑角的硬膜内延伸部则接受小脑下前动脉的血供。Di 型颈静脉球瘤硬膜内部分很难安全进行栓塞,但仅栓塞肿瘤硬膜外部分就能显著改善手术条件。

（二）典型病例

【病例 27】

患者,女,62 岁,主因"搏动性耳鸣 2 年余"入院。查体无下组脑神经受损表现。颞骨 CT 提示右侧颈静脉孔扩大,周边骨质密度减低,边缘呈现不规则虫食样改变(图 10-3-1A);头颅 MRI 发现病变呈"椒盐"样的混杂信号(图 10-3-1B、C);术前 DSA 显示右侧静脉孔区大片血管团块影,血供丰富,由咽升动脉及枕动脉分支主要供血(图 10-3-1D)。在一站式复合手术室中,采用改良 Seldinger 技术穿刺右侧股动脉,将导引导管送至颈外动脉起始部,将 PLUS 微导管超选至咽升动脉分支供血动脉,予 Onyx 胶栓塞(图 10-3-1E);枕动脉仍有多支供血动脉,PLUS 微管送至枕动脉分支供瘤体血管以远,予 4mm×15cm 弹簧圈一枚栓塞,将微导管回撤至枕动脉分支供血动脉近端,PVA 颗粒混匀对比剂进行栓塞(图 10-3-1F),波动性耳鸣症状消失,观察 5min 后经导引导管造影瘤体已无明显显影,栓塞满意(图 10-3-1G)。改全麻,全麻成功后,将造影导管送至右椎动脉,造影提示右椎动脉一小分支经脑膜向部分瘤体少许供血(图 10-3-1H),未予栓塞。改变手术体位,采用颞下窝 A 型入路,取耳上缘、耳后三指至右颌下胸锁乳突肌前缘弧形切口(图 10-3-1I),逐层

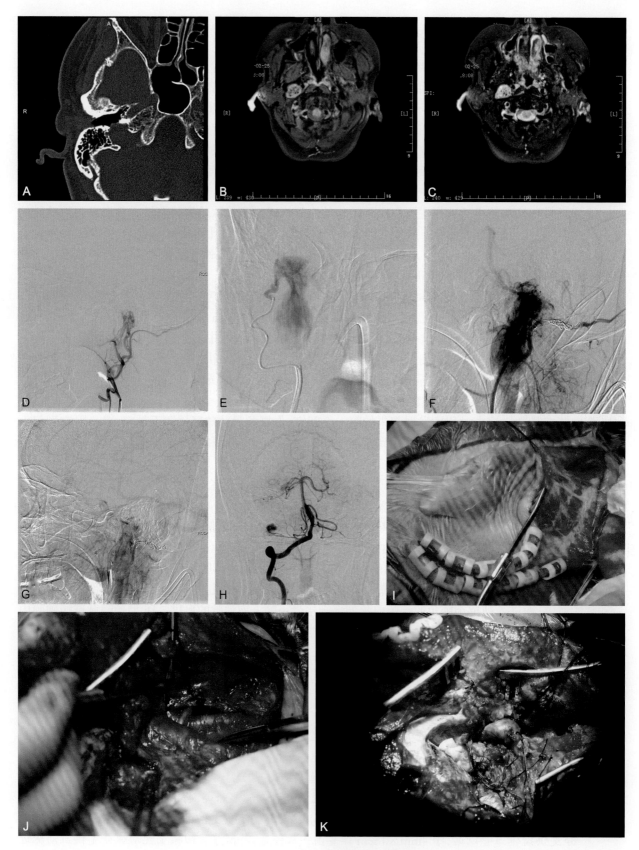

图 10-3-1　颈静脉球瘤复合手术病例

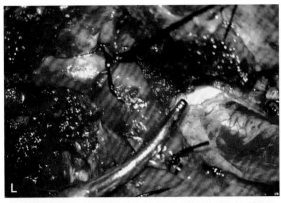
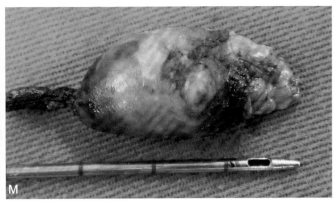
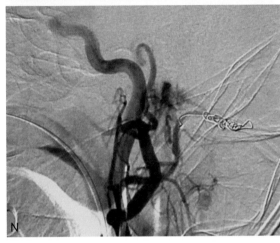

图 10-3-1（续）

分离，显露颞骨后部、乳突、枕骨，离断胸锁乳突肌附着点，完整显露颈动脉鞘，充分保护舌下神经后离断二腹肌后腹，切开颈动脉鞘，暴露颈静脉，可见颈静脉上段腔内充满肿瘤，颈动脉未被侵袭（图 10-3-1J）。磨除部分寰椎横突及乙状窦中上部后方颅骨，逐步显露乙状窦。沿乙状窦向颅底磨除覆盖乙状窦表面的骨质，邻近面神经管处潜行磨除面神经管和乙状窦之间的骨质，磨除后部乳突气房（以骨蜡封闭），未显露半规管和面神经管，磨开颈静脉孔血管部骨质至显露颈静脉球后外缘（图 10-3-1K）。于乙状窦中部向颈静脉球部方向切开乙状窦外壁，近颈静脉球部 1cm 处窦腔内发现肿瘤，术中可见肿瘤色灰红，部分呈白肉状，血供不多（图 10-3-1L）。自颈静脉球部向远端剥离颈静脉颅外段，小心剥离其与颈内动脉之间的粘连后，自颈静脉球部与颈静脉颅外段交界处切断。于颈静脉瘤体下方结扎颈静脉，分离颈静脉至球部，将静脉腔内瘤体连同静脉壁完整切除（图 10-3-1M）。手术结束后，再次颈总动脉造影提示右颈内动脉、右椎动脉及其远端血管通畅，颈静脉孔区无异常显影（图 10-3-1N），术后患者脑神经功能完好。

（王华伟　孙正辉）

参 考 文 献

［1］赵继宗.神经外科学［M］.北京：人民卫生出版社,2008.

［2］周良辅.现代神经外科学［M］.上海：复旦大学出版社,2015.

［3］吴震,张俊廷,贾桂军,等.颈静脉孔区颈静脉球瘤的诊断治疗［J］.中华神经外科杂志,2007,23（4）:250-252.

［4］夏寅,严旭坤.颈静脉球副神经节瘤治疗策略［J］.中华耳科学杂志,2019,17（3）:339-342.

［5］WANNA GB,CARLSON ML,NETTERVILLE JL,et al. Contemporary management of jugular paragangliomas［M］. Basel：Springer International Publishing,2018.

［6］RAMINA R,TATAGIBA MS. Tumors of the jugular foramen［M］. Basel：Springer International Publishing,2017.

［7］HEKSTER RE,LUYENDIJK W,MATRICALI B. Transfemoral catheter embolization：a method of treatment of glomus jugulare tumors［J］. Neuroradiology,1973,5(4):208-214.

［8］COLE JM. Panel discussion:glomus jugulare tumors of the temporal bone. Radiation of glomus tumors of the temporal bone［J］. Laryngoscope,1979,89(10 Pt 1):1623-1627.

［9］SIMPSON GT 2ND,KONRAD HR,TAKAHASHI M,et al. Immediate postembolization excision of glomus jugulare tumors:advantages of new combined techniques［J］. Arch Otolaryngol,1979,105(11):639-643.

［10］FISCH U,FAGAN P,VALAVANIS A. The infratemporal fossa approach for the lateral skull base［J］. Otolaryngol Clin North Am,1984,17(3):513-552.

［11］VALAVANIS A. Preoperative embolization of the head and neck:indications,patient selection,goals,and precautions［J］. AJNR Am J Neuroradiol,1986,7(5):943-952.

［12］YOUNG NM,WIET RJ,RUSSELL EJ,et al. Superselective embolization of glomus jugulare tumors［J］. Ann Otol Rhinol Laryngol,1988,97(6 Pt 1):613-620.

［13］MURPHY TP,BRACKMANN DE. Effects of preoperative embolization on glomus jugulare tumors［J］. Laryngoscope,1989,99(12):1244-1247.

［14］TASAR M,YETISER S. Glomus tumors:therapeutic role of selective embolization［J］. J Craniofac Surg,2004,15(3):497-505.

［15］MAKIESE O,CHIBBARO S,MARSELLA M,et al. Jugular foramen paragangliomas:management,outcome and avoidance of complications in a series of 75 cases［J］. Neurosurg Rev,2012,35(2):185-194.

［16］FORBES JA,BROCK AA,GHIASSI M,et al. Jugulotympanic paragangliomas:75 years of evolution in understanding［J］. Neurosurg Focus,2012,33(2):E13.

［17］DALFINO JC,DRAZIN D,NAIR A,et al. Successful Onyx embolization of a giant glomus jugulare:case report and review of nonsurgical treatment options［J］. World Neurosurg,2014,81(5/6):842.e11-e16.

［18］CHO AA,ANNEN M. Endovascular embolization of complex hypervascular skull base tumors［J］. Oper Tech Otolaryngol Neck Surg,2014,25(1):133-142.

［19］WANNA GB,SWEENEY AD,HAYNES DS,et al. Contemporary management of jugular paragangliomas［J］. Otolaryngol Clin North Am,2015,48(2):331-341.

［20］IAMPREECHAKUL P,TIRAKOTAI W,LERTBUTSAYANUKUL P,et al. Pre-operative Embolization of intracranial and extracranial tumors:a review of 37 cases［J］. J Med Assoc Thai,2016,99 Suppl 3:S91-S119.

［21］PRASAD SC,MIMOUNE HA,KHARDALY M,et al. Strategies and long-term outcomes in the surgical management of tympanojugular paragangliomas［J］. Head Neck,2016,38(6):871-885.

［22］KOCUR D,ŚLUSARCZYK W,PRZYBYŁKO N,et al. Endovascular approach to glomus jugulare tumors［J］. Polish J Radiol,2017,82:322-326.

第四节　颈动脉体瘤复合手术

颈动脉体瘤(carotid body tumor),又称颈动脉体化学感受器瘤(chemodectoma of carotid body),是发生于颈动脉体的一种罕见内分泌肿瘤。肿瘤来自副神经节组织的非嗜铬副神经节,故亦称颈动脉体副神经节瘤(carotid body paraganglioma)。

一、颈动脉体解剖和生理

颈动脉体(carotid body),又称颈动脉小球(carotid glomus),最早由 von Haller 于 1743 年描述。

颈动脉体是一个扁椭圆形小体,长 5~6mm,宽 2~4mm,位于颈总动脉分支处的后方。以前的观点认为颈动脉体位于颈动脉的外膜内,但最近的研究认为,颈动脉体位于颈动脉外膜周围组织,而不是外膜内。

颈动脉体受舌咽神经的颈动脉体支和颈动脉窦神经支配,血液供应主要来自颈外动脉的分支,少数来自椎动脉的分支。颈动脉体是一个血液供应量非常多的器官,按照每克组织的血流量,甚至大于甲状腺。

颈动脉体是人体的一种化学感受器,易受血流低氧和二氧化碳增多的刺激。神经冲动传入脑干呼吸中枢,引起呼吸频率和通气量增加的反射。具体而言,在机体血液内出现缺氧、二氧化碳分压升高、氢离子浓度增加等变化时,颈动脉体接受刺激而使机体发生相应的变化,包括呼吸加深加快,心跳加快,心输出量增多,脑和心脏血流量加大,而腹腔内脏的血流量减少等。

类似小体也见于主动脉和肺动脉壁,分别称为主动脉体和肺动脉体,它们的结构和功能与颈动脉体基本相同。因颈动脉体位置表浅，对其研究较多，对主动脉体和肺动脉体的研究较少。

二、颈动脉体瘤历史

Riegner 于 1880 年首次行颈动脉体瘤切除，但患者没有存活。1886 年，Maydl 切除了一例颈动脉体瘤，患者存活，但遗留偏瘫和失语。1889 年，Albert 首次成功切除颈动脉体瘤，并保留了颈部血管。Kohn 于 1903 年首次提出副神经节瘤的名称，之后通过 Glenner 和 Grimley 等的努力，目前，副神经节瘤这一名称已经广泛应用。

三、颈动脉体瘤诊断

(一) 颈动脉体瘤发生率

副神经节瘤是一种罕见的肿瘤，在人群的患病率是 (1~2)/10 万人。颈动脉体瘤是最常见的头颈部副神经节瘤，占头颈部副神经节瘤的 60%~78%。颈动脉体瘤最常见于 50~70 岁的患者，女性多见。

颈动脉体瘤常是单侧的，5% 颈动脉体瘤双侧生长。5%~10% 颈动脉体瘤会发生恶变。

(二) 颈动脉体瘤临床表现

颈动脉体瘤引起的临床表现，主要是由肿瘤生长的部位(颈总动脉分叉处)，以及肿瘤增大后压迫周围的神经血管所引起。主要的临床症状包括颈部包块、声音嘶哑、脑梗死、霍纳(Horner)综合征、舌下神经损伤等，极少数表现为功能性肿瘤症状。

1. **颈部包块**　颈动脉体瘤常表现为生长缓慢的、无痛性颈部肿块，常位于颈部胸锁乳突肌前缘，下颌角下方。肿块大小不等、质韧，水平方向可移动但垂直方向移动受限，有时可触到肿块随颈动脉搏动有传导性搏动，但听诊时血管杂音常常不明显。

2. **声音嘶哑**　当颈动脉体增大，压迫喉上神经时，可引起声音嘶哑。

3. **脑梗死**　因肿瘤局部浸润，侵犯颈动脉壁，引起颈内动脉的狭窄或闭塞。

4. **舌下神经损伤**　主要是因为肿瘤增大，压迫舌下神经的分支引起，表现为一侧舌肌的萎缩和震颤，但往往被患者所忽视。

5. **功能性肿瘤症状**　颈动脉体瘤虽然可合成和储存儿茶酚胺，但因为绝大多数副神经节瘤产生的儿茶酚胺太少，在临床上仅约 1% 的副神经节瘤表现为有功能性，而绝大多数副神经瘤临床上表现为非功能性的。功能性肿瘤分泌儿茶酚胺等物质，产生波动性高血压、面部潮红、阻塞型睡眠呼吸暂停综合征和心悸等症状。

(三) 颈动脉体瘤影像学检查

1. **超声检查**　颈动脉体瘤典型的超声特征为富含血管、边界清、低回声的实性肿块，位于颈总动脉分叉处，推移颈内、外动脉，动脉波形呈低阻、快血流。多普勒超声检查因诊断颈动脉体瘤的特异度和灵敏度均较高，因此，被认为是目前确诊颈动脉体瘤最好的非创伤性的检查措施，优点是诊断准确率高、价格低、无损伤。但它的缺点是不能为外科医师提供多方位的图像，以便了解肿块与血管的关系。所以一旦考虑颈动脉体瘤，仍然需 CT、MRI/MRA 或 DSA 检查。

2. **CT 和 CTA 检查**　颈动脉体瘤在 CT 上表现为椭圆形肿块，位于颈动脉分叉处。CT 平扫呈等或略低密度，少数呈高密度；增强扫描均有明显不均匀强化，以动脉期明显，多数在病变表面见增粗迂曲的血管影。CTA 检查有助于了解颈内动脉和颈外动脉移位，肿瘤与颅底骨性结构的关系等。

3. **MRI 和 MRA 检查**　椭圆形肿块，位于颈总动脉分叉处，颈内动脉和颈外动脉起始部被肿瘤推移分开呈弧形受压。边界清楚，边缘可有分叶。T_1 加权像病变信号混杂，主题呈稍高信号，内见点片状高信号及迂曲的条状低信号，这种高信号和低信号混杂，构成典型的"椒盐征"。增强扫描病变明显强化。

4. **全脑 DSA 检查**　一旦拟诊为颈动脉体瘤，DSA 必不可少。行 DSA 造影主要是达到以下目的：①进一步确诊颈动脉体瘤，排除颈动脉的动脉瘤；②了解是否伴有多发副神经节瘤，如同侧颈静脉球瘤或鼓室球瘤，对侧颈动脉体瘤或鼓室球瘤，因此，行对侧颈动脉造影也是非常必要的；③判断肿瘤与颈动脉的关系及供血情况，需要时同时行肿瘤术前栓塞；④需要做颈内动脉闭塞试验，了解脑血流代偿情况，可帮助预测术中能否安全地暂时阻断颈动脉,是否需要转流,颈总动脉分叉部和颈内动脉严重破损或切除后是否需要进行动脉重建;⑤了解是否合并有颈动脉粥样硬化性狭窄,邻近大血管的情况等。颈动脉体瘤在DSA上表现为位于颈总动脉分叉处血供丰富的肿块,一般接受来自颈外动脉的供血,如肿瘤增大,也接受来自颈内动脉、椎动脉、甲状颈干等的供血。

(四) 颈动脉体瘤诊断和鉴别诊断

颈动脉体瘤通常根据颈部包块发现,结合 CT 和 MRI 检查的特征,必要时再通过 CTA 和 DSA 了解供血情况,就基本可以确诊。

颈动脉体瘤需要与以下疾病相鉴别:

1. 颈动脉瘤　二者均可表现为颈部搏动性包块,故易混淆,但颈动脉瘤的质地更软。颈动脉的动脉瘤最终需要颈动脉造影检查可以确诊。

2. 颈交感神经鞘瘤　深部颈动脉体瘤常可压迫颈交感神经而出现 Horner 综合征,位置高的颈交感神经鞘瘤也可向咽部生长,因此二者易误诊,常需行颈动脉造影才能确诊。

3. 其他颈部肿块　其他生长于颈部肿瘤,如颈神经鞘瘤或神经纤维瘤、腮腺肿瘤、甲状腺髓样癌、颈部恶性淋巴瘤、鳃裂囊肿等均可出现颈部肿块,一般根据肿块的部位、质地,结合 CT、MRI 和 DSA 检查均可鉴别。对于颈部肿块,不建议轻易行穿刺检查。

四、颈动脉体瘤分型

目前指导颈动脉体瘤手术治疗最重要和应用最广泛的分型方法是 Shamblin 分型。

Shamblin 等于 1971 年根据 58 例全切除或者部分切除的颈动脉体瘤与颈动脉壁的关系,将颈动脉体瘤分为三型。Ⅰ型:肿瘤与颈动脉壁无明显粘连,切除手术无困难。Ⅱ型:肿瘤与颈动脉壁部分包绕,可以切除肿瘤但可能需要做转流。Ⅲ型:肿瘤包绕颈动脉壁,切除肿瘤会损伤颈动脉壁,需考虑颈动脉重建。

在 Shamblin 等的 58 例病例中,三种类型分别为 15 例(25.9%)、27 例(46.5%)和 16 例(27.6%)。这样的分型对于手术有一定的指导意义。Lim 和 Power 等认为 Shamblin 分型越高,手术引起神经血管并发症的风险越高。

Shamblin 分型也有局限性。肿瘤是否侵犯颈动脉壁要在手术时才能最后确定,而侵犯的程度并不与肿瘤大小完全相关。Luna-Ortiz 等对 Shamblin 分型进行改进,增加了Ⅲb 型,临床证实肿瘤对动脉外膜有侵犯时归为此类,而不考虑病变大小。

五、颈动脉体瘤手术治疗

手术治疗是颈动脉体瘤主要的治疗方法,是达到治愈性治疗的"金标准"。

(一) 颈动脉体瘤切除术

如果肿瘤较小且与血管粘连不紧密,能够不损伤颈动脉而完整切除颈动脉体瘤时采用颈动脉体瘤切除术,注意保护颈内静脉,以及迷走神经和舌下神经。

(二) 颈动脉体瘤连同颈外动脉切除

颈动脉体瘤往往与颈外动脉的关系更加紧密,其血供也主要来自颈外动脉。如果在分离中可以将颈内动脉完全剥离,而与颈外动脉关系密切时,可将肿瘤连同粘连的颈外动脉一起切除。

(三) 颈动脉体瘤切除及血管重建术

对于瘤体较大并且与颈动脉粘连明显的患者,有时在切除肿瘤时,需连同颈总动脉或部分颈内动脉、颈外动脉切除,多数情况下不能行颈内动脉端端吻合,需行大隐静脉或人造血管进行颈内动脉的重建。

对于颈内动脉侵犯严重者可应用转流管。先在颈总动脉瘤体近端置带保护颈总动脉,再分离瘤体,如有颈内动脉破裂,置入转流管,近端在颈总动脉内,远端在颈内动脉远端。手术结束后,可进行颈内动脉修补,如不能修补者行颈内动脉重建。应用转流管可争取手术切除时间,大大减少需要完全阻断颈内动脉的时间,防止脑缺血的发生。

（四）肿瘤切除加血管结扎术

术前需要进行脑血流代偿的评估，需要在 DSA 时行同侧颈内动脉的闭塞试验。如果确认同侧颈内动脉闭塞后有良好代偿，在肿瘤侵犯同侧颈内动脉明显的情况下，可选择性选用肿瘤切除后，结扎颈内动脉。这种方法的使用需要谨慎。

六、颈动脉体瘤术前栓塞

（一）颈动脉体瘤术前栓塞目的

颈动脉体瘤是富血管肿瘤，术前栓塞是行手术切除颈动脉体瘤的重要辅助手段。颈动脉体瘤术前栓塞治疗最早由 Schick 等于 1980 年报道。

具体而言，颈动脉体瘤行术前栓塞的适应证包括：①控制手术不能达到的供血动脉；②通过减少术中出血量，降低手术致残率；③缩短手术时间；④增加全切除肿瘤的可能性；⑤降低周围神经血管损伤的风险；⑥减少疼痛；⑦降低术后复发率等。颈动脉体瘤的术前栓塞主要用于肿瘤直径大于 3cm，或者 Shamblin Ⅱ型和Ⅲ型的患者，因肿瘤包绕颈动脉壁，切除困难。

对于不能手术的患者也可以将栓塞作为唯一的治疗方法，以控制肿瘤生长。

一般在手术前 1~2d 行肿瘤术前栓塞，这样可以让栓塞后的水肿适当消散，而肿瘤新的代偿血供还没有完全建立，这样的时机往往会达到最佳的栓塞效果，有利于手术进行。

（二）术前供血动脉评估

根据术前 CT 和 MRI 检查，可以基本确诊颈动脉体瘤。在行 DSA 明确供血动脉后，就可以同时进行术前栓塞治疗。

根据术前 CT 和 MRI 检查肿块侵犯的位置，可以预判可能的供血动脉，以进行超选择性造影。颈动脉体瘤典型的造影特点包括供血动脉中度扩张，早期、明显的肿瘤实质染色，快速的静脉显影。有的肿瘤有一支供血动脉就可显影，有的有多支供血动脉显影。对所有可能的供血动脉进行评估后，才能开始选择最有效和安全的治疗策略。

行造影检查时需超选后评估是否有供血的动脉包括：同侧的椎动脉，颈内动脉近端，面动脉，舌动脉，喉上动脉（甲状腺上动脉的分支），颈动脉体动脉，颈升动脉（甲状颈干分支甲状腺下动脉的分支），喉下动脉（甲状颈干分支甲状腺下动脉的分支）和双侧的咽升动脉。

行对侧咽升动脉造影是为了排除对侧肿瘤。几乎所有的颈部副神经节瘤都至少有部分咽升动脉供血，20% 的肿瘤还接受其他动脉的供血。因此，行对侧咽升动脉造影可排除对侧副神经瘤的可能性。

提示恶变的脑血管造影的特征包括动脉侵犯，肿瘤边界不清等。转移瘤与原发肿瘤有类似的脑血管造影特征，因此无法通过脑血管造影来区别原发灶或转移灶。

（三）栓塞技术

栓塞技术与其他颅面部良性肿瘤的栓塞介入类似。根据脑血管造影的结果，将微导管超选到颈动脉体瘤的供血动脉内，尽量靠近肿瘤，注入不同的栓塞材料，闭塞供血动脉，而尽量保护正常的供血动脉。

在特定的患者，为能达到不同的分区，多种栓塞材料，如颗粒、液体栓塞剂和细胞毒性栓塞剂都可以使用。在大多数情况下，术前栓塞应用聚乙烯醇（PVA）颗粒，直径 150~250μm。肿瘤内的毛细血管直径约 200μm。液体栓塞剂在不可能手术的肿瘤，以及能达到有效血流控制的情况下才能使用。

超选入供血动脉，应用 PVA 颗粒栓塞，近端应用明胶海绵栓塞。近端的明胶海绵栓塞有助于加强远端小颗粒的栓塞效果。

在超选供血动脉造影时，需注意颅内外动脉间的危险吻合，避免经颈外动脉途径栓塞，引起颈内动脉和椎动脉的栓塞，产生梗死症状。如应用脑膜中动脉和枕动脉进行栓塞时，必须小心颅内和眶部的危险吻合。经颈升动脉和喉下动脉栓塞时，需避免脊髓前动脉和椎动脉的栓塞。

在行术前栓塞时，还要考虑脑神经血供的情况，避免相应部分的脑神经缺血，引起脑神经麻痹，特别是应用咽升动脉进行栓塞时要注意。

（四）栓塞并发症

颈动脉体瘤术前栓塞的并发症包括：

1. 脑缺血 脑血管意外，或脑缺血的发生，往往与颅内外动脉的危险吻合有关，栓塞颗粒经危险吻合达到颈内动脉或椎基底动脉系统，造成颅内重要供血区域的梗死。

2. 脑神经麻痹 脑神经麻痹，往往和脑神经的血供影响有关。在经咽升动脉，应用液体对比剂栓塞时，可能发生后组脑神经麻痹。

3. 出血 Lasjaunias 等报道有 2 例在栓塞过程中发生了对比剂的外渗。

4. 其他轻微并发症 颈动脉体瘤栓塞后，可能引起疼痛、发热等轻微并发症，往往持续时间短，与肿瘤缺血坏死有关。

七、颈动脉体瘤其他治疗

（一）放射治疗

放射治疗主要用于颈动脉体瘤侵犯广泛，多发肿瘤或者手术风险极高的患者。

Suarez 等于 2014 年比较了文献报道的手术切除和放射治疗的效果。手术组纳入了 67 篇文献的 2 175 例病例。长期病变控制率为 93.8%，483 例（22.2%）新发生脑神经永久性损伤。手术组中颈动脉切除 271 例（12.5%），术中颈动脉重建 212 例（9.7%）。手术组有 60 例（2.8%）患者发生永久性卒中，而且 26 例（1.2%）患者因术后并发症死亡。放射治疗组纳入了 17 篇文献的 127 例病例。长期病变控制率为 94.5%，无新发脑神经永久性损伤。治疗后主要并发症的发生率和死亡率，行手术切除要明显高于放射治疗组。

（二）观察

由于颈动脉体瘤生长很缓慢，年生长率 <0.5cm，对于老年患者，肿瘤较小，而手术风险较高者，可采取观察的方法。

八、颈动脉体瘤一站式复合手术

随着脑血管造影复合手术室的发展，颈动脉体瘤的复合手术成为可能。

颈动脉体瘤的复合手术主要应用在以下方面：

1. 术前栓塞和手术同步进行 主要是指在行脑血管造影后，进行术前栓塞，控制主要的供血动脉的血供，栓塞后即可进行肿瘤切除手术。

2. 手术时和手术后行脑血管造影 有利于控制近端动脉出血，可在术后检查颈动脉的通畅程度。或者在行颈动脉暂时性闭塞时检查脑动脉供血的代偿情况，以决定是否必须行颈动脉闭塞。

但由于颈动脉体瘤的发病率较低，应用术前栓塞的病例较少，而应用复合手术治疗颈动脉体瘤的经验就更少。颈动脉体瘤的复合手术经验尚在积累中。

（赵沃华　赵洪祥）

参考文献

[1] 张静,崔全才. 颈动脉体瘤的研究进展[J]. 诊断病理学杂志,2006,13(6):463-465.

[2] MAXWELL JG,JONES SW,WILSON E,et al. Carotid body tumor excisions:adverse outcomes of adding carotid endarterectomy[J]. J Am Coll Surg,2004,198(1):36-41.

[3] SUAREZ C,RODRIGO JP,MENDENHALL WM,et al. Carotid body paragangliomas:a systematic study on management with surgery and radiotherapy[J]. Eur Arch Otorhinolaryngol,2014,271(1):23-34.

[4] SHAMBLIN WR,REMINE WH,SHEPS SG,et al. Carotid body tumor(chemodectoma). Clinicopathologic analysis of ninety cases[J]. Am J Surg,1971,122(6):732-739.

[5] LIM JY,KIM J,KIM SH,et al. Surgical treatment of carotid body paragangliomas:outcomes and complications according to the shamblin classification[J]. Clin Exp Otorhinolaryngol,2010,3(2):91-95.

［6］POWER AH，BOWER TC，KASPERBAUER J，et al. Impact of preoperative embolization on outcomes of carotid body tumor resections［J］. J Vasc Surg，2012，56（4）：979-989.

［7］LUNA-ORTIZ K，RASCON-ORTIZ M，VILLAVICENCIO-VALENCIA V，et al. Does Shamblin's classification predict postoperative morbidity in carotid body tumors? A proposal to modify Shamblin's classification［J］. Eur Arch Otorhinolaryngol，2006，263（2）：171-175.

［8］SCHICK PM，HIESHIMA GB，WHITE RA，et al. Arterial catheter embolization followed by surgery for large chemodectoma［J］. Surgery，1980，87（4）：459-464.

［9］ABU-GHANEM S，YEHUDA M，CARMEL NN，et al. Impact of preoperative embolization on the outcomes of carotid body tumor surgery：A meta-analysis and review of the literature［J］. Head Neck，2016，38 Suppl 1：E2386-E2394.

［10］BERENSTEIN A，LASJAUNIAS P，TER BRUGGE KG. Surgical neuroangiography［M］. Berlin：Springer，2004：227-264.

第五节　骶尾部脊索瘤复合手术

一、骶尾部脊索瘤概述

（一）病因和病理

1. 肿瘤起源　脊索瘤起源于胚胎残余脊索组织，是一种中低度恶性的骨肿瘤，占原发恶性骨肿瘤的 1%~4%。人类胚胎在妊娠期第 3 周初，在脊索突和脊索的诱导下，出现了由神经外胚层构成的神经板，同时产生了中轴骨的组织基础。在第 11 周时，脊索组织被水、胶原Ⅱ型、髓核的软骨聚集蛋白聚糖所代替。脊索残留物可以在椎骨中偶然发现，并且在成年个体中可以成长为小群落的脊索遗迹。Virchow 于 1857 年首次报道脊索瘤细胞来源于胚胎发育后残留的脊索组织，随后 Ribbert 等于 1894 年对脊索瘤细胞进行了详细的描述并命名。近年来 Yamaguchi 等报道脊索瘤亦可起源于脊索良性病变。脊索瘤好发于脊柱中轴头端的颅底部和尾端的骶尾部，其中颅底脊索瘤占 35%~40%，骶尾部脊索瘤占 40%~50%，少数脊索瘤发生在其他椎体，占 15%~20%。根据脊索瘤的好发位置，间接证明了脊索瘤起源于脊索遗迹的观点。

2. 病理特征　脊索瘤起源于胚胎发育后残留的脊索组织，同时具有间叶细胞和上皮细胞分化的双重特征。大体肉眼观察，脊索瘤为浅灰色，表现为半透明凝胶状，分界较清楚，大多数有假包膜。脊索瘤组织常被纤维组织分隔成小叶状，可见明显的溶骨性破坏，常伴有肿瘤内出血或者点状钙化。

光镜下，脊索瘤细胞被纤维组织分隔，呈散在条索状排列，内有黏液样基质。脊索瘤细胞有一个小圆形或椭圆形细胞核，显示轻度至中度异型性，胞质内含大小不一的空泡，并可见丰富的细胞质，称为液滴状细胞。大多数情况下可见液滴状细胞和上皮样细胞混合存在。肿瘤内常见出血、坏死、囊性变等继发性改变。脊索瘤的病理类型主要包括经典型、软骨样型和去分化型。经典型较为多见，约占所有脊索瘤的 95%，其光镜下酷似不同发展阶段的正常脊索组织呈分叶状、条索状生长，并被大量的黏液样基质分隔。胞体多呈卵圆形或多边形，胞质界限不清，内有大小不一的空泡，细胞呈典型的"液滴样"，肿瘤核分裂象较少见。有时呈梭形或者星形，胞质内不含空泡，细胞呈"星芒状"。除上述两种形态差别显著的细胞外，可见外形不规则，在嗜酸性胞质背景中见网状空泡的中间型细胞，可能为液滴状细胞与星芒状细胞的过渡状态。软骨样脊索瘤较为少见，组织内有经典脊索瘤结构，同时向软骨方向分化，出现较为丰富的软骨样区域或者钙化，多数学者认为这是脊索瘤的一个亚型，其病程时间长，预后较好。去分化脊索瘤非常罕见，目前国内外文献仅有大约 50 例报道。去分化脊索瘤含经典软骨样脊索瘤成分和恶性梭形或恶性纤维组织细胞成分，以骶尾部居多，侵袭性强，预后差。

电镜下脊索瘤细胞大小和形态极不规则，部分小的瘤细胞呈星芒状，有较多的胞质突起。多数细胞为多边形，呈条索状排列，细胞外间隙宽阔，可见原纤维样及颗粒状物质。瘤细胞之间可见紧密连接和桥粒连接，表面有微绒毛状突起和分泌小泡。胞质内见线粒体 - 内质网复合体和粗面内质网中平行排列的束状交联微管，表明其具有上皮分化的特点。胞质内有散在的核糖和蛋白体及糖原颗粒，高尔基复合体多见，微丝丰富，空泡的数量及大小不等，肿瘤间黏液丰富。

3. 脊索瘤分子特点 经典型脊索瘤免疫组化显示大多数脊索瘤细胞波形蛋白(vimentin)、S-100、EMA、细胞角蛋白(AE1/AE3)阳性,但很少表达癌胚抗原(carcinoembryonic antigen,CEA),其中 CK 系列以 CK8 和 CK19 最具有规律性,CK5 次之,而 CK7 和 CK20 则大多为阴性。软骨样脊索瘤不具备上皮细胞分化的特点,而对波形蛋白呈中度的阳性标记,说明它具有向间叶细胞分化的倾向。去分化脊索瘤免疫组化染色细胞角蛋白、EMA、S-100 蛋白常为阳性,并有约一半病例的 CEA 阳性,而 CD10、肾细胞癌相关抗原、甲状腺转录因子 -1(thyroid transcription factor-1,TTF-1)、CD34、神经胶质细胞原纤维酸性蛋白(glial fibrillary acidic protein,GFAP)、肌动蛋白等均为阴性。良性脊索细胞瘤免疫组化染色显示角蛋白、波形蛋白、EMA、S-100 表达阳性,CK18 表达阴性。

脊索瘤的基因学研究包括染色体分析,微卫星 DNA、杂合性缺失、端粒缩短、端粒酶活化和克隆研究。现有文献报道,脊索瘤中最常见的染色体变异包括 1p36、3p、12p 缺失和 1q、7q、9q 扩增。其中最为常见的为染色体 1p 缺失,有研究报道在 85% 的脊索瘤患者染色体中发现 1p36 杂合性缺失。另外,1q 扩增可能与形成一个等臂染色体密切相关。有学者利用比较基因组学杂交研究脊索瘤中染色体异常,结果发现平均每例脊索瘤中有 3.2 个染色体缺失和 4.2 个染色体扩增。鼠短尾突变体表型(Brachyury)是脊索形成的重要转录因子 *T-box* 基因的蛋白产物,最新研究显示 *Brachyury* 基因在脊索瘤和胚胎脊索中呈特异性表达,而在成人髓核及软骨类肿瘤中不表达。实验结果表明脊索瘤来源于胚胎脊索组织,Brachyury 是脊索和脊索源性肿瘤的特异性标记。

(二) 自然史与临床表现

骶尾部脊索瘤好发于 50~60 岁,临床特点是生长过程缓慢,起病较为隐匿,早期症状不明显,不易引起重视,诊断前的平均症状持续时间为 14~24 个月,当肿瘤在病程早期侵犯附近的神经结构时,病程相对较短。

由于脊索瘤生长缓慢和起病隐匿的特点,从出现相关症状到最终确诊往往需要 1 年以上,临床上遇到明显症状就诊的患者,多数瘤体已相当巨大。骶尾部脊索瘤转移率不高,晚期可发生转移,约 5% 的肿瘤可转移到肺、骨骼、皮肤等部位。肿瘤局部复发率高,文献报道达 70%~85%。

尽管在病理学上脊索瘤被认为是低级别恶性肿瘤,但其治疗后的高复发率为该病患者的生存及生活质量带来了巨大危害,也就是我们常说的解剖学上的高度恶性肿瘤。长期随访发现手术联合放射治疗可以有效改善患者的生存期,但脊索瘤的局部复发是最常见也是很难解决的问题。近期研究显示手术联合放射治疗的脊索瘤患者 60 个月生存率约为 74%,远超过单纯手术(55%)和单纯放射治疗(36%)患者的生存率。

骶尾部脊索瘤常见于 S₃ 以下的骶尾椎,一般局部侵犯压迫邻近结构产生症状,腰痛是常见的初始症状,压迫骶神经丛可能会出现对应支配区域疼痛,后期局部压力增高,以及血供受阻时,甚至引起难以抑制的疼痛。肿瘤较大向前方压迫膀胱或直肠时出现大小便功能和性功能的异常改变,向后可侵入椎管内压迫马尾神经根,引起相应部位神经根受损症状,包括感觉疼痛、刺痛、感觉迟钝、麻木或腿的无力。直肠检查常显示骶骨前方有可触及的肿块,向前压迫推动直肠。

此外,由于前方盆腔容积较大,部分骶尾部脊索瘤甚至不引起症状,有时骶尾部肿块是骶骨脊索瘤的第一个迹象。

(三) 辅助检查

CT 和 MRI 两者结合是诊断脊索瘤的最佳影像检查手段。

1. 骶尾椎 CT 可显示肿瘤的大小、椎体的骨质破坏及软组织肿块。CT 对评估骨质受累的程度和钙化情况优于 MRI。CT 中常表现为多节段的椎体溶骨性或膨胀性骨质破坏和巨大软组织肿块,肿瘤基质性可见残存骨片或钙化,密度不均匀,内可见坏死、囊变及出血,增强可见强化。CT 三维重建扫描有助于重建骶骨近端肿瘤的骨缺损。

2. MRI MRI 是诊断脊索瘤的最佳影像学方法,可以明确病变范围和毗邻关系,如侵犯范围及与神经根、直肠、血管及坐骨神经的毗邻关系。MRI 显示脊索瘤呈不规则分叶状软组织肿块,在 T₁WI 上呈低信号为主混杂信号,其中可见片状或不规则状高信号,代表肿瘤内出血灶或含蛋白成分的黏液。T₂WI 以中高信号为主混杂信号。增强扫描肿瘤呈轻中度不均匀"蜂房样"及"筛网状"强化,这是脊索瘤的特征性改变。

（四）诊断和鉴别诊断

骶尾部脊索瘤主要应与发生在骶尾部的神经源性肿瘤、骨巨细胞瘤和软骨肉瘤等鉴别。

1. **神经源性肿瘤**　肿瘤破坏骨的方式不同于脊索瘤,肿瘤常围绕一侧骶孔呈偏心性生长,主要引起骶管或骶孔的扩大变形,周围骨质轻度硬化,边界清楚,典型者呈"哑铃型"表现,肿瘤内常发生囊变、坏死。

2. **骨巨细胞瘤**　发病年龄多为 20~40 岁,常表现为骶骨上部偏心性、膨胀性病变,骨性包壳一般完整,无软组织肿块。MRI T_1WI 呈中低信号影,T_2WI 呈高信号影,有时可见液-液平面影,增强扫描实质部分不同程度强化。

3. **软骨肉瘤**　通常为明显的软组织肿块伴环形、弧形、点状及斑片状钙化,MRI T_2WI 上呈显著高信号,增强后软骨小叶内部间隔及外周呈花环样进行性强化。

二、骶尾部脊索瘤的常规治疗

（一）手术治疗

骶骨脊索瘤最重要的治疗方法为手术切除,脊索瘤手术后的局部复发及生存率与术中切除范围和是否能够完整切除瘤体有关。由于局部复发与初次手术边界和术中瘤细胞扩散密切相关,理想的骶骨脊索瘤切除需达到安全的外科边界。目前大部分学者主张在保留一定数量的骶神经的基础上进行肿瘤的广泛切除。手术上切缘需超过一条未被肿瘤破坏或浸润的椎骨融合线。近期一项纳入 6 个中心 153 例脊索瘤患者的荟萃分析发现,接受广泛切除或边缘切除者术后复发率 26.2%,远期生存率为 86.2%;而囊内切刮患者的术后复发率高达 78.4%,远期生存率仅 58.0%。这一结果提示应尽量避免采用囊内切刮方式治疗骶骨脊索瘤。骶骨肿瘤的解剖复杂,故手术医师应该合理选择手术入路,因为入路的选择对肿瘤的完整切除,减少术中出血,降低局部复发也至关重要。目前主要的入路有单纯前方入路、单纯后方入路、前后联合入路等,可根据肿瘤位于骶骨节段的不同合理选择入路,其中单纯后方入路和前后联合入路最常使用。

1987 年,Gennari 等最早提出采用单纯后入路行 S_1 以下骶骨切除:显露并保护 S_1 神经根后,用骨刀沿坐骨大切迹与 S_1 神经孔连线横断骶骨。近 30 年来由于线锯、摆锯、高速磨钻等工具的使用,降低了离断骶骨时损伤神经、血管的可能性,同时也实现了瘤体的快速、安全、整块切除。目前,多数国内外学者认为,低位骶骨肿瘤（S_3 及以下）采用单纯后方入路效果较好。

前后联合入路对高位骶骨肿瘤（S_3 以上）效果较好,前方从髂腹股沟、经腹或腹膜外入路联合骶尾部后入路行全骶骨切除。手术时先经前入路显露结扎瘤体供血动脉及引流静脉,将需保留血管分离固定于骶旁正常组织,进而切断肌肉附着点及 L_5~S_1 椎间盘;再经后入路显露保护 L_5 神经根,离断骶髂关节,去除瘤体。前后联合入路同时具有骶前血管脏器显露良好、骶骨后侧神经保护方便的优点,但由于耗时长、创面大、出血多,该手术常需分期完成。

骶骨不仅是骨盆的重要构成部分,也具有支撑腰椎的功能。故骶骨切除,骨盆与脊柱之间失去骨性连接,稳定性将丢失,引起垂直及旋转不稳。骶骨次全切除后无须重建,保留 S_1 头侧 1/2 足以维持骨盆环稳定。全骶骨切除将导致腰椎下移,最终脊柱与骨盆之间的肌肉和瘢痕组织会形成悬吊带,维持局部稳定,使患者可站立或扶拐行走小段距离,但此前患者至少需卧床 8 周。Hugate 等通过建立骨盆生理受力模型发现经 S_1 上缘切除,骶髂关节面有约 25% 被切除,骨盆力学约 60% 丢失;经 S_1 下缘切除,骶髂关节面将减少约 16%,骨盆力学约 30% 丢失。故 S_1 神经孔下缘及以下切除骶骨无须重建骨盆。重建技术的进展使瘤体过大或位于骶骨上端不再是制约安全边界实现的因素之一,且能使患者获得更好的术后生活质量。重建方法较多,如使用自体骨、异体骨和 / 或骨水泥填充,钢板或骶骨人工金属支架固定。Thambiraj 等报道通过一种新型的骨盆环增强结构即运用 T 型连接器与异型棒将腰椎、髂骨翼与髋臼骨盆螺钉连接成一个环形增强结构,为骶骨肿瘤切除后的重建提供一种新型技术。Wuisman 等认为如果骨盆缺损较大,需行个体化的骨盆假体置入。该方法能最有效地维持骨盆稳定,使患者术后护理容易、恢复快、下床活动早,但术前根据影像资料精确设计假体极为重要。

（二）放射治疗

手术虽然是骶尾部脊索瘤的首选治疗措施,但由于仅部分瘤体切除能达到安全外科边界,因此多种辅助治疗被用于降低术后复发率。目前对脊索瘤辅助放疗尚无统一标准,术后放疗的取舍也曾受到争议,大剂量放疗会损伤邻近的脊髓和神经;术中置入金属假体也影响疗效。随着三维适形放疗、调强放疗等设备的研发及放射增敏剂(如雷佐生)的应用,光子放疗的增益比得到改善。近年来越来越多的研究证实术后放疗能缓解疼痛等不适症状,延长无瘤生存期,提高患者远期生存率。Zabel-du 等通过对 34 例病理诊断为骶骨脊索瘤的患者行调强放疗,认为初始治疗使用调强放疗能使肿瘤局部控制率更高,因此他们推荐调强放疗为骶骨脊索瘤初始治疗的一部分。Chen 等对 24 例脊柱脊索瘤(其中骶骨脊索瘤 19 例)患者使用高剂量光子 / 质子放疗,平均随访 56 个月,3 年和 5 年总生存率分别为 91.7% 和 78.1%,脊索瘤特异性生存率为 95.7% 和 81.5%,局部无进展生存率为 90.4% 和 79.8%,因此认为高剂量光子 / 质子放疗骶骨脊索瘤安全有效。

与 X 线相比,强子束(即大剂量的质子或碳、氦、氖等离子)散射少、半影区窄、剂量分布特征优越,可使病灶受到大剂量照射而较少损伤周围组织,此外还具有较好的生物学效应和较低的靶区氧增强比。整体切除联合质子放疗,现已被多个中心视为治疗骶骨脊索瘤的标准策略。Mima 等通过对 23 例原发性骶骨脊索瘤患者行粒子治疗,其中 16 例行碳离子治疗,7 例行质子治疗。局部控制率、总生存率、无进展生存率分别为 94%、83% 和 68%。结果显示粒子治疗具有更高的局部控制率及无进展生存率,并可通过治疗中调整剂量和治疗方案来成功减轻较严重的不良反应,因此认为粒子治疗安全有效。但是,由于强子放疗设备购置和维护费用较高,限制了其推广应用。同时由于脊索瘤发病率低、治疗中心分散,各种放疗方法的效果难以得到大样本对照研究,因此关于其利弊的争论将会持续。

（三）药物治疗

蒽环类药物、顺铂、烷化剂和喜树碱类似物已被报道可用于治疗脊索瘤,尤其是去分化脊索瘤。但遗憾的是,系统回顾文献发现脊索瘤对常规化疗不敏感。随着脊索瘤细胞的分子生物学特性陆续被阐明,分子靶向治疗的应用日益受到重视和肯定。零散的研究显示酪氨酸激酶抑制剂伊马替尼及舒尼替尼对脊索瘤有一定的治疗效果。另外由于表皮生长因子受体在脊索瘤细胞中高表达,其阻滞剂西妥昔单抗、吉非替尼、厄洛替尼及拉帕替尼的临床疗效相继得到研究和报道。分子靶向治疗有望成为脊索瘤治疗的新方向。

三、复合手术治疗骶尾部脊索瘤

由于骶骨脊索瘤早期症状隐匿,骶骨部位解剖关系复杂,临床发现时肿瘤常较大或已经侵犯多个骶骨及骶神经,血供丰富,给治疗带来很大困难。巨大的脊索瘤广泛侵袭骶尾骨从而使术中失血难以控制,常常需要通过前后路联合手术,先从前路结扎髂内动脉,再从后路切除肿瘤。即便如此,大量的文献曾报道手术平均失血量可达到 5 000ml 以上。同时由于出血量大,手术难以做到根治性切除,导致术后复发率增加。如何控制术中出血和术后术区创面渗血是每一个术者应该思考的问题,术者应在术前仔细阅片、合理设计,为每一个患者制订最优的手术方案,保证手术安全的同时尽可能做到全切以减少手术复发可能性。

为了控制出血,目前临床最常用的是术前双侧髂内动脉、骶正中动脉及其他肿瘤血管栓塞和术中球囊临时阻断腹主动脉等几种方案。其中黄思庆等报道采用电生理监测下经股动脉穿刺球囊临时阻断腹主动脉辅助单纯后方入路手术切除 9 例骶尾部侵袭性巨大脊索瘤。其中接受肿瘤扩大全切 6 例、沿肿瘤边界切除 3 例。术中失血 80~200ml,平均 120ml,平均每台手术时间 95min,阻断腹主动脉 45~60min,平均 55min。术后 9 例患者神经功能障碍均未加重,以骶尾部疼痛为主要症状的患者其症状明显好转。以感觉麻木为主要症状的患者其症状改善不明显。患者术后平均住院 8d,出院时患者伤口全部甲级愈合,无一例出现新的神经功能障碍,无死亡病例。出院后 3 个月内本组患者均接受一个疗程的放疗,放射剂量为 65Gy,均未接受化疗。对 9 例患者进行随访,随访时间为 6 个月到 3 年,均未见肿瘤复发。

球囊导管阻断腹主动脉行骶尾部巨大脊索瘤切除有以下优点:①术中出血量少,完全可以避免失血性休克的发生,显著降低了手术风险;②由于术中术野无明显渗血,解剖结构清晰,通过瘤内切除减小肿瘤体积后可以将肿瘤假包膜完整地与盆腔脏器和骶尾部神经根分离,从而保护其脏器和神经功能,完全能做到切除肿瘤及包膜和受累的骶尾骨;③显著缩短手术操作时间,传统手术方式平均时间为 200min 以上,采用本手术方式平均为 95min。④患者术后恢复快,住院时间明显缩短。球囊导管临时阻断腹主动脉由于创伤小、并发症少、操作方便、简单易行的优势(图 10-5-1),已基本取代术前介入靶血管栓塞、髂内动脉结扎等术中控制出血的方法,成为控制骶尾部脊索瘤术中出血的最常用方法。

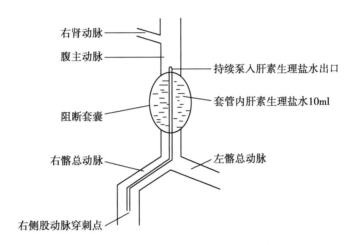

图 10-5-1 腹主动脉球囊导管阻断示意图

右腹股沟区行股动脉穿刺,置入 PCI 导入鞘,从鞘管处置入双腔球囊导管。在彩超监测下,将导管球囊定位于腹主动脉内,肾动脉分支与髂总动脉分支之间,向球囊内注入 10ml 肝素生理盐水(5U/ml)阻断动脉,监测双下肢脚趾氧饱和度,当其提示双下肢氧饱和度为零时证实腹主动脉已完全阻断

【病例 28】

患者,男,51 岁,主诉为"盆部、下肢疼痛 1 年余,大小便功能障碍 1 个月余"。入院查体骶尾部可触及巨大包块突出皮肤表面,质韧,余查体未见特殊异常。MRI 提示骶尾部巨大占位,大小约 10cm×12cm×10cm,考虑脊索瘤可能(图 10-5-2A~C)。经讨论决定采用电生理监测下经股动脉穿刺球囊阻断腹主动脉辅助单纯后方入路手术切除手术,首先在右股动脉建立动脉通路安置腹主动脉球囊备用,球囊位置在肾动脉分支与髂总动脉分支之间(图 10-5-3A、B)。然后患者取俯卧位,于肿瘤表面行弧形切口横跨左右臀部(图 10-5-2D),切口长约 20cm。依次切开皮肤、皮下及部分臀部肌肉,游离竖脊肌显露骶尾骨背面及双侧骶髂骨之间的韧带,切断附于骶尾骨的韧带肌肉,咬除部分受侵犯骶骨,充分暴露肿瘤组织后球囊临时阻断腹主动脉(图 10-5-3),外科术中见肿瘤与后腹膜有一定边界,可以从周围结构中剥离全切(图 10-5-2E),鉴于创腔巨大,局部予以明胶压迫止血,并根据下肢动脉血压情况逐步解除球囊阻断。切除和阻断过程用时 45min。手术共用时 2.5h,术中出血 300ml。患者术后 6d 出院。出院时无任何神经功能障碍。患者住院期间未发生并发症。术后 2 个月肿瘤科行放疗,随访 1 年未见肿瘤复发(图 10-5-2F)。

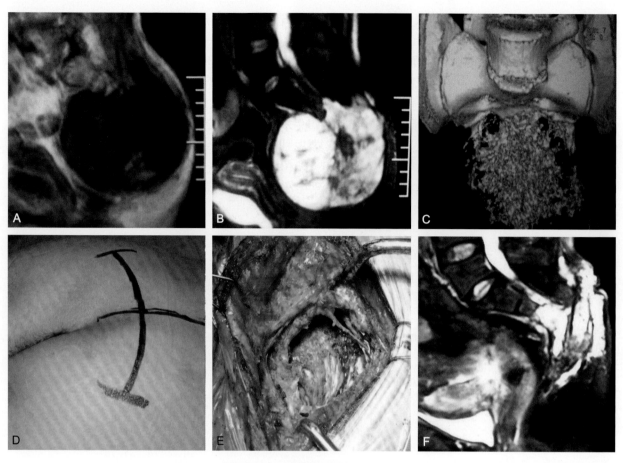

图 10-5-2 术前术后影像及手术情况
A. 术前 MRI 示骶尾部巨大占位；B. 增强扫描明显强化；C. 术前三维 CT 显示骶骨破坏范围及肿瘤内广泛散在钙化,骶髂关节完好；D. 骶部弧形切口；E. 全切肿瘤后创面；F. 随访 1 年 MRI 显示肿瘤完全切除

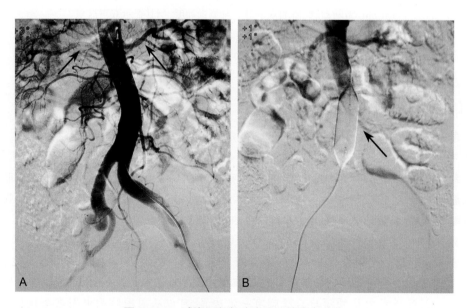

图 10-5-3 球囊阻断肾动脉远端的腹主动脉
A. 球囊阻断前造影结果,箭头示肾动脉位置；B. 球囊阻断后造影显示球囊远端的腹主动脉已完全阻断,箭头为球囊位置,上方肾动脉显影良好

（徐建国　黄思庆　马骏鹏）

参 考 文 献

［1］黄思庆,刘雪松,杨开勇,等.球囊阻断腹主动脉手术切除骶尾部巨大脊索瘤[J].四川大学学报(医学版),2009,40(6):1150-1151.

［2］杨珊珊,周晓军.脊索瘤的临床病理研究进展[J].临床与实验病理学杂志,2012,28(5):553-555.

［3］AHMED AT,ABDEL-RAHMAN O,MORSY M,et al. Management of sacrococcygeal chordoma:a systematic review and meta-analysis of observational studies［J］. Spine(Phila Pa 1976),2018,43(19):E1157-E1169.

［4］XUE-SONG L,CHAO Y,KAI-YONG Y,et al. Surgical excision of extensive sacrococcygeal chordomas assisted by occlusion of the abdominal aorta［J］. J Neurosurg Spine,2010,12(5):490-496.

［5］DENARO L,BERTON A,CIUFFREDA M,et al. Surgical management of chordoma:a systematic review［J］. J Spinal Cord Med,2020,43(6):797-812.

第十一章 脊柱脊髓复合手术

第一节 脊髓压迫症复合手术

脊髓压迫症是指具有占位效应的椎管内病变。脊髓受压后的变化与受压迫的部位、外界压迫病变的性质及发生速度有关。随着病因的发展和扩大,脊髓、脊神经根及其供应血管受压并日趋严重,一旦超过代偿能力,最终会造成脊髓水肿、变性、坏死等病理变化,出现脊髓半切或横贯性损害及椎管阻塞,引起受压平面以下的肢体运动、感觉、反射、括约肌功能及皮肤营养功能障碍,严重影响患者的生活和劳动能力。脊髓压迫症的病因在成人以肿瘤最为常见,占 1/3 以上,其他病因包括脊柱损伤、脊柱退行性变、颅底凹陷症等。对于有明确责任病灶,且患者有严重神经功能缺陷者,应采取包括手术治疗在内的综合治疗手段。

复合手术实际上可理解为应用多种影像成像设备结合传统手术流程进行更精准的手术操作。对于脊髓压迫症来说导航手术就是最常见的复合手术。计算机影像导航是指在手术过程中,利用计算机技术将术前及术中患者影像数据,在实际手术过程中结合患者体位及手术工具所在的坐标系统一起,根据实际手术的需要对手术工具周围的组织结构做出相应的显示,对手术进行实时的引导。在导航介质上,红外线、电磁波和超声波等都可以用于探测工具的空间位置,配备发光二极管的光电导航系统由于定位精确且系统可靠,逐渐成为主流,并首先应用于腰椎部位的椎弓根螺钉置入,随着导航设备的不断改进及医师操作的不断熟练,现已经扩展到包括颈椎和胸椎的整个脊柱。

对于神经外科脊髓脊柱的医师来说,面对椎体破坏严重的椎管内肿瘤,或者是颈椎病、腰椎间盘突出等脊柱退行性疾病,为了维持脊柱的稳定性,进行内固定治疗是一个必要的治疗手段。很多研究证实,单纯使用常规放射来评估术中置入椎弓根钉是不可靠的,椎弓根钉打穿骨皮质的概率是 21%~31%。这受限于传统放射技术的许多缺点,它们最多提供二维影像,缺乏三维立体的影像,尤其对于经验较少的年轻医师,这就使得手术风险和失败率大大提高。影像引导下的脊髓导航手术最大限度地减少了脊柱手术中"猜"的工作和手感的重要性。通过影像导航,它可以协助医师快速、准确地完成脊柱手术,而且可以大大降低术中放射线的照射次数和剂量。以下主要介绍有关脊柱影像导航在脊髓压迫症复合手术中的应用。

一、主要的导航系统

目前计算机辅助导航技术主要有两种,一种为 CT 介导的脊柱导航,另一种为 X 线介导的脊柱导航(包括 C 臂和 O 臂)。C 臂和 O 臂分别见图 11-1-1 和图 11-1-2。

CT 介导的脊柱导航典型的工作流程包括 4 个步骤。①数据采集:即对患者手术部位进行高精度 CT 扫描,获得相应的数据。②术前计划:把 CT 数据输入导航计算机,生成手术部位的各个断面图像和 3D 图像,选择并确定拟使用的椎弓根螺钉的长度、直径、进钉点及其深度和角度。③注册及配准:暴露手术野后,按照系统提示匹配相应的脊柱表面参考点,通过该步骤,使实际的手术野与计算机按照术前 CT 数据重建的图像间建立对应关系。由于术前和术中患者的体位不同,各椎体节段间会发生细微的位移,且匹

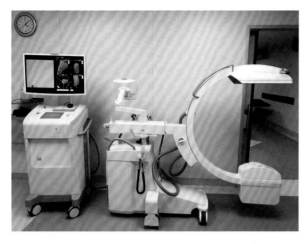

图 11-1-1　C 臂

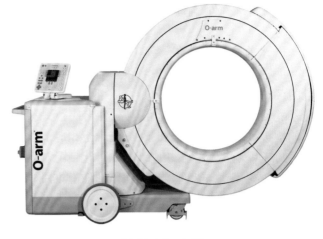

图 11-1-2　O 臂

配的过程也存在着一定差异,导致术前计划中的虚拟用像和实际术野出现误差,该误差由计算机自动计算并提示。减少误差可以通过以下两方面来实现:增加配准点,即由关键点注册改为表面匹配注册;或者采用单椎体注册。④路线导航:注册完成且精度符合要求后,手术工具及椎弓根螺钉的位置被实时显示在屏幕上,按照屏幕提示的术前计划中螺钉路线置入内固定材料。

　　C 臂介导的脊柱导航则略有不同。典型的工作流程也包括 4 个步骤。①扫描影像:C 臂的视频输出接口通过视频电缆与手术导航计算机的视频输入接口相连,将 C 臂扫描的脊柱数字图像传输到手术导航计算机;②测量患者和 C 臂间的相对空间位置:导航工具探测器通过探测安装在患者手术部位上的动态参考环和安装在 C 臂上的校准靶的位置,由系统计算出影像扫描时患者的脊柱和 C 臂的相对位置;③注册及配准:建立手术器械和患者术前影像之间的位置联系,将手术床上患者脊柱结构和影像准确对应;④路线导航:系统跟踪手术器械位置,并以虚拟探针的形式将手术器械的位置同时在多幅图像上实时更新显示,引导内固定置入。

二、导航系统在脊髓压迫症中的应用

（一）围手术期要点

1. 术前讨论　目前在神经脊髓脊柱疾病复合手术适应证、禁忌证和手术模式转换等方面尚缺乏统一的规范,术前个体化讨论制度尤为重要。重点讨论的内容包括:

（1）在明确手术适应证后,确定普通手术和复合手术的优缺点。

（2）明确复合手术中需要使用到的器械。

（3）确定手术过程中器械使用的方式和先后顺序。

（4）确定手术中相关技师要提供的后处理图像。

（5）此外还需要征求麻醉师、放射医师、护士和其他相关工作人员的意见。

2. 无菌管控　神经脊髓脊柱复合手术常常涉及术中器械的转换,故尤为强调无菌观念和无菌套的使用。如 C 臂增强器必须使用无菌套。在使用器械前后,手术区域一般需铺盖无菌单。在有些手术术式切换时,因需改变体位而重新铺单。

3. 抗生素的使用　复合手术间工作人员较多,手术器械变换次数较多,上述原因造成术后感染概率上升,需格外警惕术后感染并发症,一般常规术中使用抗生素,术后给予 3d 及以上的抗生素,以预防术后感染的发生。

（二）临床应用

　　椎弓根螺钉置入已广泛应用于颈、胸、腰病变手术内固定术中,钉点定位、进钉方向与选择置入深度是 3 个基本步骤。与传统开放手术在普通 X 线透视下置钉相比,导航系统引导下椎弓根螺钉置入具有显著提高置钉准确性、降低术后并发症发生率的优点,多可采用经皮穿刺置钉。以下主要介绍有关术前和术中的步骤。

1. 术前准备和导航准备

(1) 影像学准备:所有患者手术前均应行相应节段的 X 线正侧位、过屈过伸位片,以了解有无相邻椎体不稳定的情况,如 C_3~C_4 椎间盘突出应行颈椎 X 线的检查,依次类推胸椎和腰椎;同时行相应节段的 CT 和 MRI 检查,以了解相应节段的骨化情况及病变性质,有无解剖变异等。并根据 CT 图像上椎弓根影像预测和确定椎弓根入钉点,并预测入钉角度和入钉深度,准备相应的内植材料。将上述影像资料用光盘或者高速数据连接传输到计算机工作站。如果使用的是配对点注册,则需要在每一个脊柱节段选取 3~5 个参照点,并且把它们存储到影像数据库中。

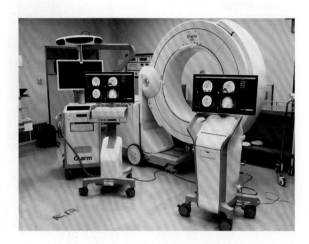

图 11-1-3　导航设备准备

(2) 手术室准备:患者采取俯卧位,需保证在手术野的手术床位置和俯卧架可透 X 线。

(3) 设备准备:检查相应的导航设备,确保设备完好(图 11-1-3)。

2. 手术步骤

(1) 调试导航:患者一般取俯卧位,相关术前及麻醉准备工作已完善。双侧上肢用弹力绷带固定,防止影响术中清晰取图。将导航红外照相机探测仪安放于手术台尾侧端,导航图像计算机系统工作站和照相机放置在主刀对侧,手术开始前,将红外线光学定位系统与计算机导航系统通过数据线相连接,并调试工作状态。

(2) 注册导航配套手术器械:准确的注册对于医师的技术是一个极大的考验,也是手术成功的一个重要因素。应用影像导航时,完整的后面单元可以作为注册点,第一个脊柱节段可以用配对点注册或者是表面绘图技术。注册完成后,导航工作站会计算并列出注册误差。保证注册准确性的方法是校正。手术医师可以将探针放置在手术野连续的标志上,导航系统将示踪探针的位置和运动。如果注册是正确的,则影像上光标和迹线都将移动到相应的位置;相反,则光标和迹线的位置将有偏离。如果偏差比较明显的话,则应该重复注册过程。注册过程需要在导航开始之前完成(图 11-1-4)。完成注册,根据导航工作站计算出的注册误差进行校正,确保注册的准确性。

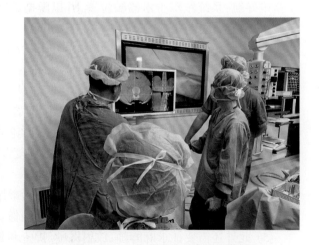

图 11-1-4　注册导航配套手术器械

(3) 导航确定入钉点:准确注册完成后,利用椎弓根的标志骨性标志来定位进钉点。将装有导航探针的导向器放置于该进钉点,开启导航系统和探针示踪系统。三个独立的格式化的图像将显示在工作站的显示屏上,这些图像包含矢状位、轴位和冠状位重建。根据工作站显示屏上实时显示的图像,不断调整进钉的角度和深度,确定好相应进钉的迹线。撤出导向器里的探针,将攻丝或钻头放入导向器,完成操纵孔。可再次利用探针穿过操纵孔来确认合适的钉位。用相同方法完成其他操纵孔(图 11-1-5)。

利用椎弓根的骨性标志来定位进钉点。将装有导航探针的导向器放置于该进钉点,开启导航系统和探针示踪系统。根据工作站显示屏上实时显示的图像,不断调整进钉的角度和深度,确定好相应进钉的迹线。

（4）导航下置入椎弓根钉：完成所有操纵孔后，用配套的椎弓根钉置入工具置入椎弓根钉，可以在显示器上监测到椎弓根钉的置入过程，监测椎弓根钉置入效果（图11-1-6）。

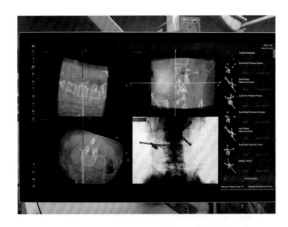

图 11-1-5　导航确定入钉点

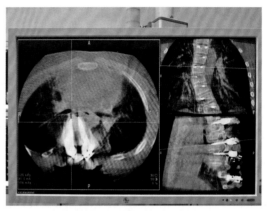

图 11-1-6　导航下置入椎弓根钉

三、导航技术的缺陷及展望

影像导航可以用来治疗很多复杂脊柱疾病，手术过程中不能暴露的部位，术者可以借助导航系统定位相应的解剖，但仍存在一些问题。这些问题，大体上来说，还是与其准确性、技术水平和手术中使用该技术的整体方便性有关。

同其他基于计算机的技术一样，影像导航在很大程度上取决于输入计算机系统的影像信息的质量。而且，这其中最关键的一个步骤是注册，如果术者手术方式变化而没有重新进行注册的话，则手术中将会得到错误的导航信息。

另一个重要的原则是术者必须将导航信息和自己对于手术中的解剖及通过解剖获得的螺钉轨道理解结合起来。影像绝不能替代术者对于脊柱解剖和外科技术的理解。

影像导航已经成功地应用于相关手术中，影像导航将数字影像数据和脊柱解剖联系起来，大大提高了手术的精确度和准确性。它广泛应用于脊髓肿瘤切除术后，为了维持脊柱稳定性所行的内固定手术，也广泛应用于脊柱退行性疾病中，如颈椎病、腰椎间盘突出等。导航的运用使得相关操作更加准确和精细，也可以很好地帮助外科医师提前制订手术方案。近年来结合术中影像导航引导的手术机器人已经在脊柱内固定手术中应用，随着导航及影像技术的进步，复合手术中机器人将逐渐替代人类医师的工作，甚至可以预见在不远的将来，髓内肿瘤、血管畸形等复杂的显微操作手术也将被更稳定和准确的机器手来执行。

但同时，我们还应该认识到，尽管影像导航是一项功能强大、有效的技术，但它目前只是为术者提供信息从而帮助术者制订术中计划，还不能完全取代人类术者的工作。

综上所述，导航技术是一项快速、简单易用、可靠、及时准确提供术中信息的有效工具，我们需要用好它，并推动它的革新和发展，使其成为一种高性价比的工具。导航技术引导下的脊柱脊髓复合手术可以更快、更好地完成从简单到复杂的各种手术操作。

（贾文清　辛　宇）

 参 考 文 献

［1］钱军,邱贵兴.脊柱外科中的计算机影像导航［J］.中华医学杂志,2007,87（43）:3095-3096.

［2］LAINE T,LUND M,YLIKOSKI J,et al. Accuracy of pedicle screw insertion with and without computer assistance：a randomised controlled clinical study in 100 consecutive patients［J］. Eur Spine J,2000,9(3)：235-240.

［3］MERLOZ P,TONETTI J,PITTET L,et al. Computer-assisted spine surgery［J］. Comput Aided Surg,1999,3(6)：297-305.

［4］GEORGE DC,KRAG MH,JOHNSON CC,et al. Hole preparation techniques for transpedicle screws. Effect on pull-out strength from human cadaveric vertebrae［J］. Spine,1991,16(2)：181-184.

［5］WEINSTEIN JN,SPRATT KF,SPENGLER D,et al. Spinal pedicle fixation：reliability and validity of roentgenogram-based assessment and surgical factors on successful screw placement［J］. Spine,1988,13(9)：1012-1018.

［6］戎利民,董建文. 微创脊柱外科手术与图谱［M］. 广州：广东科技出版社,2011.

［7］王任直. 尤曼斯神经外科学(第4卷)［M］.5版. 北京：人民卫生出版社,2009.

第二节 脊柱脊髓疾病复合手术

复合手术狭义的概念是将血管造影与外科手术技术结合,在具有影像辅助设备的复合手术间进行的手术,最早应用于心脏手术。复合手术的广义概念为将不同领域的技术综合应用于外科手术中,在同期手术中达到更加精确、微创、综合的治疗目标。

随着微创技术的发展及对手术质量要求的提高,脊柱脊髓复合手术近年来发展较快。除手术中X线定位外,影像引导的治疗技术成为目前脊柱脊髓手术中重要的组成部分,如X线引导下的经皮螺钉技术、术中O臂、导航,甚至机器人引导的螺钉置入技术等;术中电生理监测也成为多数脊柱脊髓手术中的基本要求(图11-2-1)。

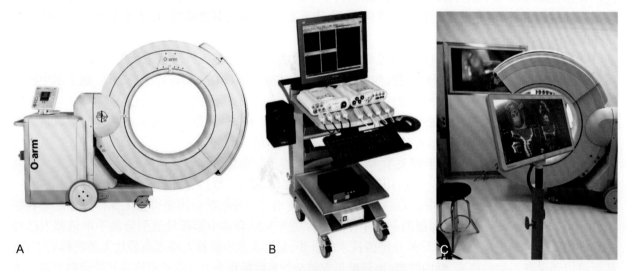

A   B   C

图 11-2-1 脊柱复合手术基本设备
A. 术中O臂;B. 电生理监测;C. O臂及导航

一、先天性脊柱畸形

先天性脊柱畸形(congenital spinal deformities)是在脊柱发育的早期出现的先天性疾病,包括颅颈交界区发育异常、脊髓栓系、先天性脊柱侧凸、脊髓血管畸形等。

(一)颅颈交界区畸形

颅颈交界区畸形(congenital craniovertebral junction malformation)包括骨的发育异常(如扁平颅底、齿状突短小、侧方关节畸形、椎体融合、寰枕融合)、韧带发育异常(如齿状尖韧带、翼状韧带、横韧带松弛),以及神经血管组织结构异常(如小脑扁桃体下疝、脊髓空洞、脑积水、椎动脉走行异常)。影像学上出现延髓受压、脊髓损伤的表现,临床上表现为肢体无力、麻木、肌张力增高、声音嘶哑、饮水呛咳、头颈痛等。可诊断为颅底凹陷、寰枢椎脱位、小脑扁桃体下疝、斜颈等。

对于临床症状较为严重,影像学提示延髓受到压迫的先天性颅底凹陷合并寰枢椎脱位病例,手术是治疗的首选方式。手术的目的是解除延髓的压迫和稳定颅颈交界区骨性结构。大部分先天性颅底凹陷同时伴有椎动脉发育异常,如开窗、永存第一节间动脉、高跨等,即使术前详细进行手术规划,在进行后路手术的分离和置钉过程中,椎动脉损伤的发生率较高(4.1%)。在手术中,牵引或手法复位的程度和手术减压效果,单纯依靠术者经验可能导致减压效果不完全;此外,部分病例合并严重的侧方关节畸形,甚至在枢椎侧方关节与枕骨化的枢椎之间形成假关节,都给手术操作带来困难。术中 O 臂和导航在先天性颅底凹陷的手术治疗中起到重要的作用(图 11-2-2)。后路手术中在全麻牵引后,可评估颅底凹陷的可复性;在关节间操作后,可以评估颅底凹陷的复位程度,进而间接评估齿状突对延髓腹侧压迫的缓解情况;在枢椎置钉过程中,可以降低椎动脉损伤的风险(图 11-2-3)。

对于特别严重的病例,如 $C_1 \sim C_2$ 关节骨性融合、严重骨质疏松或经多次后路手术仍未能复位的,需要经前路切除齿状突。畸形的齿状突的位置和减压的范围在显微镜下或肉眼难以判断,术中导航的应用在这里非常重要(图 11-2-4)。

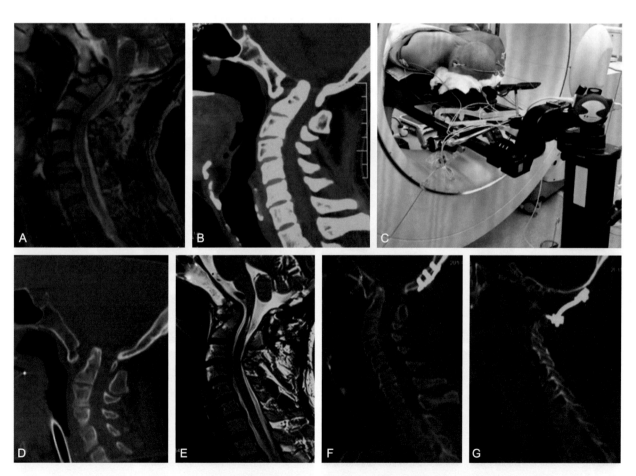

图 11-2-2　术中 O 臂和导航在先天性颅底凹陷的手术治疗中的应用

患者,男,44岁,颈部疼痛,双下肢无力 5 年,症状逐渐进展。A. 术前 MRI 提示延髓受压,颈椎过度前突,$C_3 \sim C_4$ 腹侧轻度受压;B. 术前 CT 提示寰枢椎脱位,颅底凹陷,寰椎枕化(寰齿间距 9.0mm,齿状突尖超过钱氏线 8.6mm,颅脊角 120°);C. 患者全麻后俯卧位,以 1/6 体重牵引,并行 O 臂扫描;D. 术中 O 臂扫描图像提示,寰枢椎脱位及颅底凹陷部分复位(寰齿间距 7.5mm,齿状突尖超过钱氏线 7.2mm,颅脊角 118°);E. 采用直接撑开复位的技术复位寰枢椎脱位和颅底凹陷,并行枕骨 - 枢椎固定,术后 MRI 提示脊髓受压解除,下颈椎曲度改善,$C_3 \sim C_4$ 受压解除;F. 6 个月后复查术后 CT(正中矢状位),提示寰枢椎脱位合并颅底凹陷完全复位(寰齿间距 3.0mm,齿状突尖超过钱氏线 1.2mm,颅脊角 125°);G. 旁正中矢状位显示内固定系统

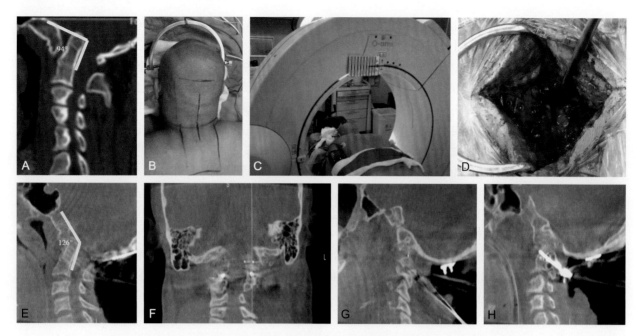

图 11-2-3 术中 O 臂在先天性颅底凹陷合并椎动脉走行异常手术中的应用

患者,男,30 岁,寰枢椎脱位合并颅底凹陷,后路撑开复位融合置入枕颈固定。A. 术前 CT 提示寰枢椎脱位,颅底凹陷,颅脊角 94°;B. 患者麻醉后俯卧位,行 1/6 体重牵引;C. O 臂透视明确牵引复位情况;D. 术中暴露枕骨和寰枢椎侧方关节,固定枕骨板并置入关节间融合器;E. 置入融合器后,术中 O 臂扫描评估复位情况,颅脊角 126°;F. 冠状位明确关节间融合器位置;G. 观察枢椎峡部椎动脉走行情况;H. 评估枢椎峡部螺钉位置

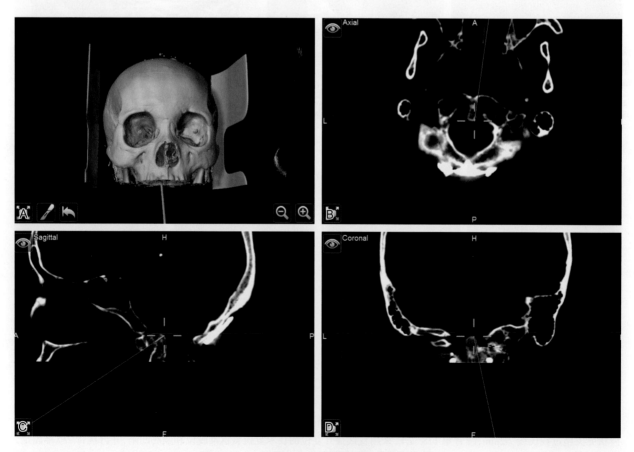

图 11-2-4 O 臂结合术中导航判断齿状突位置

经口手术中使用 O 臂结合术中导航,从三维重建(A)、轴位(B)、矢状位(C)和冠状位(D)判断齿状突尖的位置

（二）骶尾部先天发育异常

脊髓栓系综合征（tethered cord syndrome）是终丝退化不全导致终丝短粗、圆锥低位的病理情况；终丝脂肪瘤（lipoma of filum terminale）是终丝发育异常导致的脂肪异位。脊髓脂肪瘤（spinal cord lipoma）是在胚胎发育过程中间质组织侵入神经管，并出现脂肪或结缔组织异位形成。脊膜脊髓膨出（meningomyelocele）是孕期叶酸缺乏导致的神经管闭合失败，神经组织向外膨出，后方骨或软组织缺失。在这些病理情况下，患者的脊髓（特别是圆锥部分）及腰段的神经根受到压迫或牵拉，可表现为腰骶部外观异常、膀胱功能障碍、感觉异常、下肢无力、畸形足、下肢放射痛甚至脊柱侧凸等症状。

对于临床症状持续进展，影响生活质量的骶尾部先天发育异常，手术是首选的治疗方案。对于脊髓栓系或终丝脂肪瘤，手术策略以切除终丝或纤维化的脂肪瘤为目的，松解脊髓栓系。对于脊髓脂肪瘤，以手术分块切除异位脂肪组织，减压及解除神经组织与周围的粘连为目的。对于脊髓膨出和脊髓脊膜膨出，手术目标是尽早重建神经管，保护神经功能。

对于涉及终丝或者神经的骶尾部先天发育异常的疾病，手术的关键之一是鉴别终丝与神经根。尽管终丝有其特殊的外观（银白色，表面有血管走行），但在显微镜下与神经根的鉴别存在困难。术中神经电生理监测（intraoperative neurophysiological monitoring，IONM）的应用在这里就尤为重要。

因为腰骶部的神经根分布较多，在处理脊髓栓系时需要切断终丝、切除腰骶部脂肪瘤，松解膨出的脊髓脊膜组织时，必须把神经根和终丝、脂肪组织或周围其他软组织完全分开，才能保证手术的同时不影响神经根功能，从而保证患者术后下肢及肛门括约肌的运动功能。手术中应用电生理监测记录相关手术节段神经根支配的肌肉的肌电图（electromyogram，EMG），又分为自由描记肌电图（free-run electormyography，F-EMG）和刺激肌电图（triggered EMG）。此外，运动诱发电位（motor evoked potential，MEP）和球海绵体反射（bulbocavernosus reflex，BCR）也经常应用，其中球海绵体反射可以用来评估脊髓S_2~S_4节段的感觉和运动通路。手术中利用刺激肌电直接刺激需要辨认的组织，用1mA以内电流刺激出肌肉反应的可以判定为神经根，将神经根与要切除的组织分开再进行下一步切除。切除后还可以根据运动诱发电位及反射波形判断神经根的功能是否受损（图11-2-5）。

二、脊柱脊髓肿瘤相关的畸形

脊柱脊髓肿瘤（spinal tumor）分为髓内、硬膜下和硬膜外三类。硬膜外的肿瘤往往累及侧方关节或椎体，术前即存在椎体失稳，甚至有椎体病理性骨折、脊柱侧凸等。手术的策略包括尽量全切肿瘤（对于恶性肿瘤应做到不经瘤切除或全椎节切除）和重建椎体的稳定性，如果存在脊柱畸形需要予以矫形。

对于硬膜下的肿瘤，1933年Allen和Kahn即提出，脊柱侧凸可能是髓内肿瘤的临床表现之一。而对于神经纤维瘤病1型，也有相关研究证明会合并有脊柱侧凸。此外，硬膜下的肿瘤往往需要较为充分地显露，后方肌肉破坏和全椎板切除会影响后柱的稳定性，而无论是否采用椎板复位，术后成人患者都会有约10%出现脊柱畸形；在儿童患者中脊柱畸形的发生率达到22%~100%。所以对于硬膜下和髓内肿瘤，特别是当病变范围累及颈胸交界、胸腰交界，或者术前已经出现脊柱失稳或畸形的情况下，在切除肿瘤后行固定融合术，以保持脊柱的稳定性，避免肿瘤切除后脊柱畸形的发生。

在颈胸交界段，椎弓根置钉相对风险较高。而当术前已经出现了脊柱畸形，或肿瘤已经部分侵犯椎弓根，或是肿瘤压迫下椎弓根已经变形的情况下，徒手准确置钉更是需要丰富的手术经验且风险极大。在复合手术室，通过术中O臂或者导航手术设备，可以准确地将螺钉置入，并避免置钉失败或损伤周围血管、神经及软组织的风险（图11-2-6）。

三、胸腰椎退变性畸形

随着老龄社会的到来，退变性畸形引起越来越多的重视。退变的发生与年龄、环境因素和遗传因素有关，且在有些情况下是不对称的。病理变化包括髓核水分的丢失伴有椎间盘高度的丢失，侧方关节退变及骨质疏松等。退变性侧凸多见于老年女性，治疗较为复杂。通常针对患者的症状、病理特点及患者

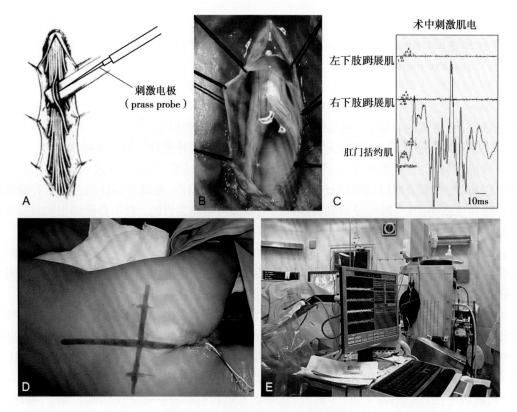

图 11-2-5 脊髓栓系手术中判断终丝

A. 手术示意图；B. 手术中镜下照片，银白色为终丝；C. 术中刺激肌电，下肢踇展肌及肛门括约肌为
常用的刺激和记录位置；D. 手术照片，电极插入肛门括约肌；E. 术中神经电生理监测设备

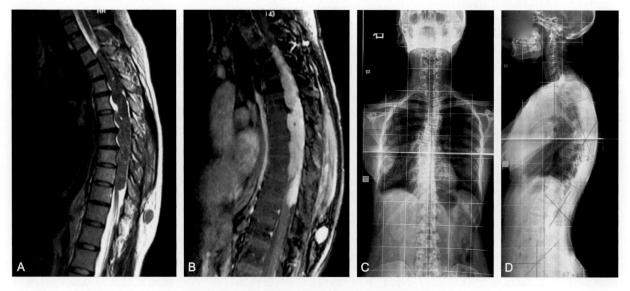

图 11-2-6 复合手术在脊柱畸形患者置钉中的应用

患者，女，19 岁，胸背痛伴双下肢麻木无力 1 年，逐渐加重。A、B. MRI 提示 $T_3 \sim T_{10}$ 硬膜下髓外占位；C、D. 脊柱全长 X 线检
查提示肿瘤节段脊柱侧凸

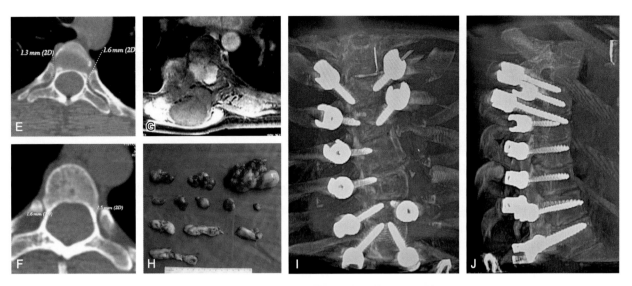

图 11-2-6　复合手术在脊柱畸形患者置钉中的应用

E、F.提示椎弓根纤细,置钉困难;G.MRI 提示肿瘤侵及椎弓根;H.切除的肿瘤大体照片;I、J.术中 O 臂显示椎弓根螺钉位置良好

的一般状况采用个性化的治疗,需要周密的术前计划,决定截骨的范围和方式,并需要注意营养支持、骨质疏松的治疗及术后的康复锻炼。图 11-2-7 为 1 例老年女性,后凸畸形引起进行性腰背痛,术中截骨矫正后凸。

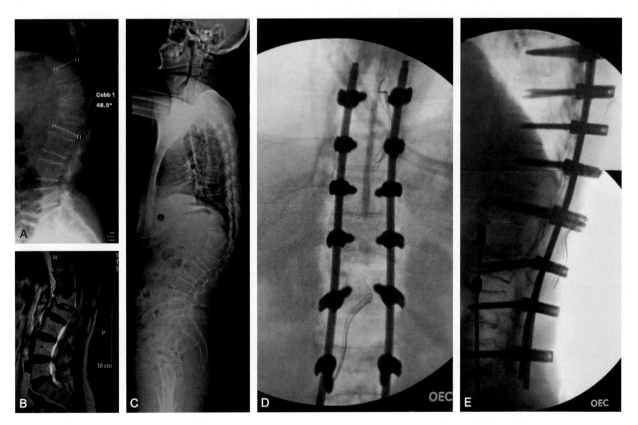

图 11-2-7　复合手术技术在胸腰椎退变畸形矫形手术中的应用

患者,女,69 岁,腰背痛 36 年,加重 1 个月,行截骨矫形术。A.术前 X 线提示 T_{12}~L_1,L_1~L_2 腰椎间盘退变,胸腰结合部后凸畸形,Cobbs 角 48.5°;B.术前 MRI 提示 L_1~L_2 后凸压迫脊髓;C.脊柱全长 X 线检查提示腰椎后凸畸形;D.术中 C 臂透视(正位)见畸形纠正,椎弓根螺钉位置良好;E.术中 C 臂透视(侧位)见矫形效果良好

四、颈椎后纵韧带骨化

后纵韧带骨化(ossification of the posterior longitudinal ligament,OPLL)即位于颈椎管内的后纵韧带发生钙化及继发骨质形成,有些情况会累及硬膜,最常见于 C_3~C_6。后纵韧带骨化多见于亚洲人,最早由日本人报道,发病率约为 2%,发病的高峰年龄为 50 岁。通常症状隐匿,由于突发的颈部外伤导致脊髓症状。在一些患者中,可表现为逐渐加重的脊髓受压症状。手术治疗的方式包括前路、后路和前后联合入路。前路手术是直接解除脊髓压迫的方式,包括前路椎体切除、椎体前移技术等,但由于术中缺少解剖性定位标志,有可能减压不彻底,遗留增生的后纵韧带,因此,术中 O 臂或 CT 有很大的帮助。另外,对于硬膜的骨化,为了防止硬膜撕裂导致的脑脊液漏,可以采用漂浮技术,术中 O 臂也有助于帮助判断减压程度(图 11-2-8)。后路手术通过去除椎板或椎板扩大,脊髓向后移位而实现减压的目的。对于骨化灶较为严重,椎管内占位率高的病例,前后联合入路可以降低手术风险,获得满意的治疗效果。

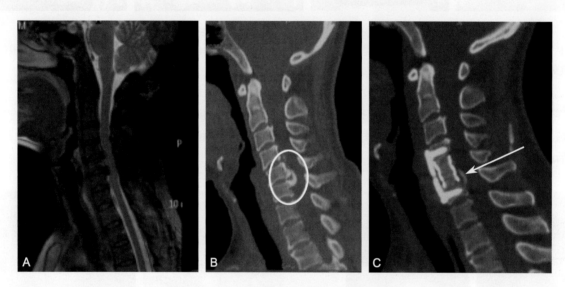

图 11-2-8 术中 O 臂在颈椎前路手术中的应用

患者,女,56 岁,颈痛 3 年,行走不稳 5 个月。A. MRI 提示 C_4~C_6 水平硬膜压迫;B. CT 提示 C_{4-6} 后纵韧带骨化(圆圈),以 C_5/C_6 椎体水平椎管压迫最重;C. 术后 CT 可见骨化的硬膜漂浮满意(箭头)

(段婉茹 陈 赞 菅凤增)

参考文献

[1] XIA ZY,DUAN WR,ZHAO XH,et al. Computed Tomography Imaging Study of Basilar Invagination and Atlantoaxial Dislocation [J]. World Neurosurg,2018,114:e501-e507.

[2] CHANDRA PS,GOYAL N,CHAUHAN A,et al. The severity of basilar invagination and atlantoaxial dislocation correlates with sagittal joint inclination,coronal joint inclination,and craniocervical tilt:a description of new indexes for the craniovertebral junction [J]. Neurosurgery,2014,10 Suppl 4:621-629.

[3] SALUNKE P,SHARMA M,SODHI HB,et al. Congenital atlantoaxial dislocation:a dynamic process and role of facets in irreducibility [J]. J Neurosurg Spine,2011,15(6):678-685.

[4] ZONG R,YIN Y,QIAO G,et al. Quantitative Measurements of the Skull Base and Craniovertebral Junction in Congenital Occipitalization of the Atlas:A Computed Tomography-Based Anatomic Study [J]. World Neurosurg,2017,99:96-103.

[5] WANG S,WANG C,LIU Y,et al. Anomalous vertebral artery in craniovertebral junction with occipitalization of the atlas [J]. Spine(Phila Pa 1976),2009,34(26):2838-2842.

［6］CHANDRA PS, KUMAR A, CHAUHAN A, et al. Distraction, compression, and extension reduction of basilar invagination and atlantoaxial dislocation: a novel pilot technique ［J］. Neurosurgery, 2013, 72(6): 1040-1053.

［7］YAMAZAKI M, OKAWA A, FURUYA T, et al. Anomalous vertebral arteries in the extra- and intraosseous regions of the craniovertebral junction visualized by 3-dimensional computed tomographic angiography: analysis of 100 consecutive surgical cases and review of the literature ［J］. Spine(Phila Pa 1976), 2012, 37(22): E1389-E1397.

［8］SALUNKE P, SAHOO SK, FUTANE S, et al. 'Atlas shrugged': congenital lateral angular irreducible atlantoaxial dislocation: a case series of complex variant and its management ［J］. Eur Spine J, 2016, 25(4): 1098-1108.

［9］SALUNKE P, FUTANE S, SHARMA M, et al. 'Pseudofacets' or 'supernumerary facets' in congenital atlanto-axial dislocation: boon or bane? ［J］. Eur Spine J, 2015, 24(1): 80-87.

［10］DUAN W, DU Y, QI T, et al. The Value and Limitation of Cervical Traction in the Evaluation of the Reducibility of Atlantoaxial Dislocation and Basilar Invagination Using the Intraoperative O-Arm ［J］. World Neurosurg, 2019, 132: e324-e332.

［11］DUAN WR, LIU ZL, GUAN J, et al. Reduction of the atlantoaxial dislocation associated with basilar invagination through single-stage posterior approach: using Xuanwu occipital-cervical reduction surgical suite ［J］. Zhonghua Wai Ke Za Zhi, 2019, 57(10): 63-68.

［12］CITRON N, EDGAR MA, SHEEHY J, et al. Intramedullary spinal cord tumours presenting as scoliosis ［J］. J Bone Joint Surg Br, 1984, 66(4): 513-517.

［13］CRAWFORD AH, HERRERA-SOTO J. Scoliosis associated with neurofibromatosis ［J］. Orthop Clin North Am, 2007, 38(4): 553-562.

［14］HEFLIN JA, CLEVELAND A, FORD SD, et al. Use of rib-based distraction in the treatment of early-onset scoliosis associated with neurofibromatosis type 1 in the young child ［J］. Spine Deform, 2015, 3(3): 239-245.

［15］MCGIRT MJ, GARCES-AMBROSSI GL, PARKER SL, et al. Short-term progressive spinal deformity following laminoplasty versus laminectomy for resection of intradural spinal tumors: analysis of 238 patients ［J］. Neurosurgery, 2010, 66(5): 1005-1012.

［16］MICHEL L. Handbook of spine surgery-second edition ［J］. Acta Chir Belg, 2016, 116(4): 267.

［17］TSUYAMA N. Ossification of the posterior longitudinal ligament of the spine［J］. Clin Orthop Relat Res, 1984(184): 71-84.

［18］MATSUNAGA S. Updates on ossification of posterior longitudinal ligament. Epidemiology and pathogenesis of OPLL ［J］. Clin Calcium, 2009, 19(10): 1415-1420.

［19］IWASAKI M, OKUDA S, MIYAUCHI A, et al. Surgical strategy for cervical myelopathy due to ossification of the posterior longitudinal ligament: Part 2: Advantages of anterior decompression and fusion over laminoplasty ［J］. Spine(Phila Pa 1976), 2007, 32(6): 654-660.

［20］CHEN Y, GUO Y, CHEN D, et al. Diagnosis and surgery of ossification of posterior longitudinal ligament associated with dural ossification in the cervical spine ［J］. Eur Spine J, 2009, 18(10): 1541-1547.

［21］KODA M, MOCHIZUKI M, KONISHI H, et al. Comparison of clinical outcomes between laminoplasty, posterior decompression with instrumented fusion, and anterior decompression with fusion for K-line(−) cervical ossification of the posterior longitudinal ligament ［J］. Eur Spine J, 2016, 25(7): 2294-2301.

［22］SUN J, SHI J, XU X, et al. Anterior controllable antidisplacement and fusion surgery for the treatment of multilevel severe ossification of the posterior longitudinal ligament with myelopathy: preliminary clinical results of a novel technique ［J］. Eur Spine J, 2018, 27(6): 1469-1478.

［23］LEE DH, CHO JH, LEE CS, et al. A novel anterior decompression technique (vertebral body sliding osteotomy) for ossification of posterior longitudinal ligament of the cervical spine ［J］. Spine J, 2018, 18(6): 1099-1105.

［24］YAMAURA I, KUROSA Y, MATUOKA T, et al. Anterior floating method for cervical myelopathy caused by ossification of the posterior longitudinal ligament ［J］. Clin Orthop Relat Res, 1999(359): 27-34.

［25］LEE DH, JOO YS, HWANG CJ, et al. A novel technique to correct kyphosis in cervical myelopathy due to continuous-type ossification of the posterior longitudinal ligament ［J］. J Neurosurg Spine, 2016, 26(3): 325-330.

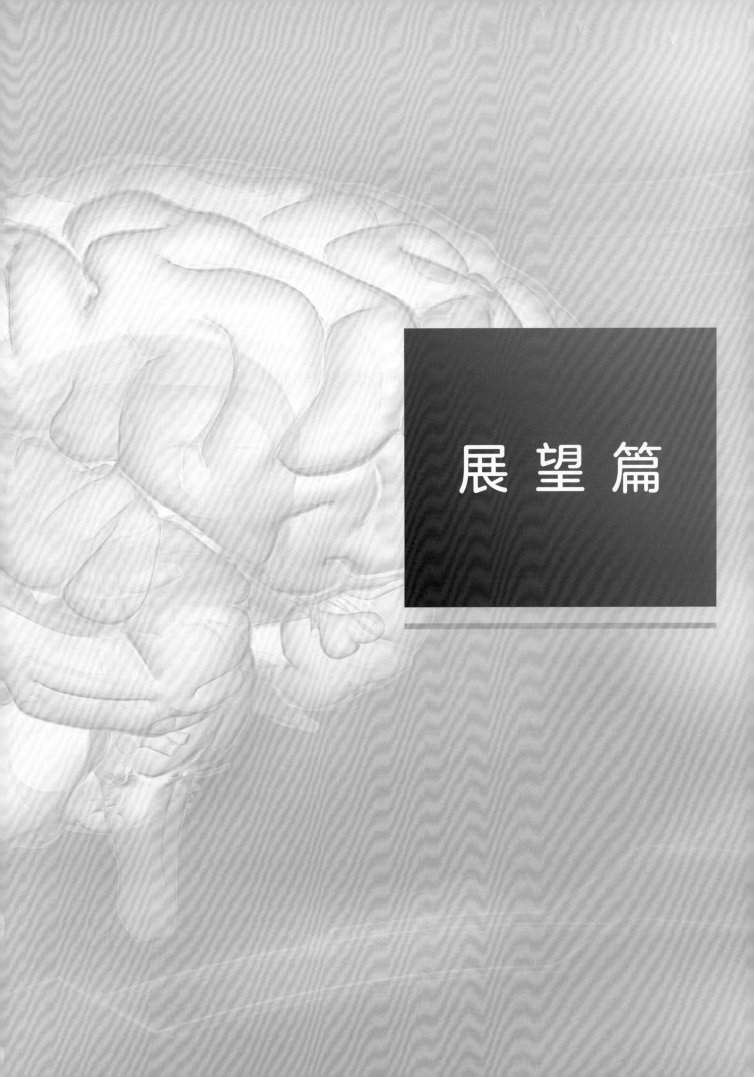

展望篇

第十二章　脑心同治

第一节　脑心血管共患疾病现状

中国心脑血管病患病率及死亡率仍处于上升阶段,医疗负担日渐加重,成为重大的公共卫生问题,防治心脑血管病刻不容缓。现代医学的迅猛发展,脑心血管共患疾病呈现新的变化,目前的医疗模式已经不适应这种变化。为了克服当前脑心血管共患疾病诊治中出现的新问题,提出脑心同治(dual diagnosis treatment of cerebral-cardiovascular diseases)的理念,以心、脑两个重要器官血管疾病为核心,通过学科交叉,整体评估患者全身血管状态,确定个体化治疗方案,提升脑心血管共患疾病的防治和科研水平。

心脑血管病归于"泛血管病"的范畴,是一组血管系统疾病。以动脉粥样硬化为共同病理特点的同源性疾病,危害心、脑、肾、四肢等重要器官。"脑心同治"的理念逐渐受到关注。2018年6月,中国卒中学会第四届学术年会"脑心同治高峰论坛"中专家认为,心脑血管疾病是互为因果的,特别是致死性心脏事件是脑卒中远期最主要的死因,应把脑卒中列入心血管事件的风险预测,大动脉粥样硬化和缺血性脑卒中应该被认为是冠心病的等位征。心脑血管疾病具有相似的危险因素、病理改变、共同的基本预防措施和诊治方法。脑心同治同防意义重大,其相关理论正迅速发展。

一、脑心血管共患疾病形势严峻

心脑血管疾病是危害国人健康的首要病因,脑心血管共患疾病领域面临的严峻形势。《中国心血管病报告2017》显示,我国心血管病患者数已达2.9亿,其中脑卒中1 300万,冠心病1 100万。慢性疾病导致的年死亡人数占比达70%,其中又以心脑血管疾病最多,高于肿瘤和其他慢性非传染性疾病,在国人疾病死亡构成比中占到40%以上。

2019年6月24日《柳叶刀》发表了一项关于中国公共卫生研究论文,分析了中国人1990—2017年间的死亡率及特定疾病的死亡率,在282类致死原因中鉴定出2017年中国人的前十大死因,脑卒中超过了缺血性心脏病和癌症,成为中国人第一大死因。

随着我国日益老龄化的社会现状,慢性病群体已呈爆发性增长的态势,心脑血管疾病的患者日益增多。心脑血管疾病的防治一直是保障人类健康的重中之重。

二、脑心血管共患疾病特点

人体的心血管系统由心脏、动脉、静脉和毛细血管组成,遍及全身各个器官。心血管和脑血管疾病的发病原因相同,均与脂代谢异常、高血压、糖尿病、吸烟、遗传因素、肥胖症等高危因素相关,属于同源性疾病。由于脂肪、血栓、结缔组织和碳酸钙在血管沉积所造成的动脉粥样硬化,可累及全身各个器官,导致动脉壁增厚变硬、血管腔狭窄,一旦发展到阻塞动脉腔,该动脉所供应的组织或器官将缺血或坏死。主动脉粥样硬化造成冠状动脉粥样硬化者,发生心绞痛、心肌梗死、心律失常,甚至猝死;脑动脉粥样硬化可引起脑缺血、脑萎缩,或造成脑血管破裂出血;肾动脉粥样硬化常引起顽固性高血压,严重者可有肾功能不全;肠系膜动脉粥样硬化严重时肠壁坏死;下肢动脉粥样硬化引起血管腔严重狭窄者,甚至可发生坏疽。

脑心血管共患疾病确诊手段相仿,需要采用冠状动脉造影或脑血管造影,明确堵塞部位和严重程度。脑心血管共患疾病治疗原则也类似,症状轻者以药物治疗为主,药物治疗包括以他汀类调整血脂药物、抗血小板药物、溶栓和抗凝药物。严重时采用手术治疗,包括对狭窄或闭塞的血管,特别是脑动脉、冠状动脉、肾动脉和四肢动脉实施重建、搭桥等外科手术;或用带球囊的导管经皮腔内血管成形术或支架置入等介入治疗,以恢复动脉供血或闭塞颅内动脉瘤。

三、脑心血管共患疾病诊疗模式弊端

1. 现代医学专业过度细化,将心脑血管疾病分别由不同的专科或专家诊治,医疗管理体系模式的限制,在心脑血管共患疾病的诊断、治疗及临床研究等方面,科室和医师之间缺少应有的联系,妨碍"心"与"脑"血管共患疾病的精准治疗。

依照现行的临床分科治疗模式,脑血管病患者在神经内科、外科治疗,心血管疾病患者在心血管内科、外科治疗,各专业科室关注点在本学科疾病,各科医师根据各自的业务专长给出各自的诊治意见,忽略了患者可能有心脑血管疾病共患的情况。例如患者冠状动脉狭窄合并脑血管狭窄,如果能对患者进行全身评估,可以一次性完成心冠状动脉和脑血管造影检查,甚至可以一次性完成冠状动脉狭窄或/和脑动脉狭窄的支架置入,减少患者反复造影带来的痛苦和风险。

2. 确诊脑心血管共患疾病时,患者需要在各科反复检查相同的项目,造成不可低估的过度医疗资源浪费。尤其是为了确诊和治疗后复查随访,患者需要反复进行 DSA 检查,依靠护工或家属在医院内不同楼层的手术室和医技科室之间转运。围手术期评估各科室各自为政,遇到复杂性脑心血管共患疾病,如冠状动脉狭窄合并颅内动脉瘤,哪个病需要先治,哪个病可以后治,缺乏统筹安排。

3. 目前的临床医学治疗模式可能出现有悖治疗原则的问题。例如,同一名患者同时患有缺血性疾病(如心肌梗死)合并出血性脑卒中,是该按照缺血性疾病(如心肌梗死)需要"双抗(抗凝血和抗血小板)治疗",还是按照出血性脑卒中需要止血治疗,缺乏临床研究和诊疗规范。

4. 很多健康体检单位已经将无创影像学检查作为常规检查项目,脑心血管共患疾病检出率高。对"无症状脑心血管共患疾病患者群"缺乏心脑血管共患疾病风险联合评估,对患者缺乏指导,造成患者沉重的精神负担。

5. 目前脑心血管共患疾病出现的问题已经引起国内外专家的关注,为此提出并探索脑心血管共患疾病"同治"的临床研究。

2016 年日本已经制定了脑卒中和心脏病 5 年规划(2016.12 至 2021.12)。2018 年美国芝加哥召开心脑研讨会(the heart and brain symposium),与会专家认为,心血管造成的脑卒中是非常复杂的问题,需要心脏病和神经科多(跨)学科的团队合作,讨论每例患者,个体化制订治疗方法,并提出需要修改本专业临床指南。

总之,脑心血管共患疾病诊疗模式弊端是亟待解决的问题。

第二节 学 科 创 新

脑心血管共患疾病累及多个器官系统,病情复杂危重,致死率高。心脑血管内外科、介入等分科过细,多科诊疗缺乏沟通,不利于患者的精准诊治和心脑血管共患疾病临床研究。

联合心血管和脑血管各相关专业专家,神经内、外科学,胸心血管内、外科从事心脑血管疾病防治的专家共同携手合作,打破学科界限,从疾病危险因素评估和预防入手,依托新技术,创新建立脑心同治新学科,降低心脑血管疾病患者群的猝死率和致残率。协同制订心脑血管发病危险因素精准评估方案,建立规范化的防治措施。

加强脑心同治复合型人才培养,挖掘学科增长点,为推动学科发展培养新生力量。

创新性学科的建立及科室的融合也有利于科研。经过一段时间临床学科的整合及磨合期,实现围绕

心脑血管病相关交叉临床学科的创新发展,以实现"脑心同研、脑心同防、脑心同治、脑心同康、中西医同用"(简称"五同")。

1. 脑心血管共患疾病同研　脑心血管同属于循环系统,两者在宏观结构上相连相通,微观构成上相近,因此血管造成损害的病因,如高血压、糖尿病和动脉粥样硬化是心脑血管疾病的共同病理变化基础,是脑心血管共患疾病的主要病因。脑心血管共患疾病开展"同研",心、脑临床专科的医师与基础研究团队强强联合,依托专家和医院网络,建立大规模数据平台,开展脑心血管共患疾病重点领域高质量的临床研究,加强具有产业化前景的产品和创新药物研发。

2. 脑心血管共患疾病同防　脑心血管共患疾病的一、二级预防措施基本相同,积极开展脑心血管共患疾病预防全民教育,对脑心同治更为高效。

高血压、高血糖、高脂血症、吸烟、饮酒等心脑血管疾病危险因素在我国居民中常见,而针对心脑血管疾病的基础预防措施不足。建立心脑血管疾病风险人群及已患病人群的查、治、管一体化医疗新模式,建立脑心血管共患疾病联合预防机制,实施脑心血管共患疾病联合防控策略和措施;开展脑心血管共患疾病高危人群筛查和干预。为体检和健康管理机构提供心脑血管疾病致病风险因素的筛查、患病风险评估的技术指导。提高体检机构对冠心病、心律失常、颅内动脉瘤、脑动脉狭窄等常见心脑血管共患疾病的筛查,筛查结果由专科医师指导处理意见。

3. 脑心血管共患疾病同治　脑心血管共患疾病属于复杂性血管病,有以下几种常见疾病。

(1) 心房颤动(atrial fibrillation,简称房颤):老年人常见的一种心律失常。我国 30~85 岁房颤患病率 0.77%,>80 岁患病率达 30%。

房颤可引起心源性脑卒中。房颤时心房有效收缩功能丧失,血液形成湍流形成附壁血栓,血栓脱落造成脑梗死或体循环栓塞,房颤患者脑卒中总体发生风险是无房颤人群的 5 倍。房颤导致脑卒中一年致残率 >50%,死亡率超过 1/3,脑卒中复发 >30%。高风险人群筛查,早诊断、早治疗,规范抗凝治疗。预防房颤相关脑卒中已经成为脑心同治的重要内容。房颤患者的脑卒中预防领域亟待共同解决的问题:①房颤患者脑卒中和出血风险评估预测模型的优化;②特殊房颤人群抗凝治疗问题;③房颤负荷、亚临床房颤、心房心肌病与脑卒中的关系及其抗凝治疗策略。最后,消融联合左心耳封堵一站式治疗策略的远期疗效和安全性仍需多中心大样本临床研究的证实。

(2) 卵圆孔未闭(patent foramen ovale,PFO):成年人卵圆孔不完全闭合占 20%~25%。PFO 与隐源性脑卒中显著相关,隐源性脑卒中患者合并 PFO 者高达 40%~50%,常见于中青年。患者可表现为短暂性脑缺血发作(transient ischemic attack,TIA)、晕厥、发作性肢体无力,少数患者会出现脊髓梗死,罕见患者合并脑梗死后出血。PFO 封堵术对脑卒中二级预防,减少脑卒中复发的疗效已经得到证实。对已经发生过脑栓塞的患者,即使 PFO 的封堵很成功,但仍有再次发生栓塞事件的风险,因此需终生抗凝治疗。

对于不明原因脑卒中高危的 PFO 患者,即存在大量右向左分流或合并房间隔瘤,建议行 PFO 封堵术。对于药物治疗无效的、严重的先兆型偏头痛患者,若经食管超声心动图证实 PFO 直径≥2mm,存在大量右向左分流而有微栓塞风险,建议采取 PFO 封堵术治疗。

但对于脑卒中中低危的 PFO 患者,是否也适合封堵术治疗,目前尚无明确证据。60 岁以上患者发生静脉血栓的风险更高、睡眠呼吸暂停概率更大、合并 PFO 时分流更加明显,这些均增加了 PFO 合并不明原因脑卒中的可能性;同时 60 岁以上的老年人发生封堵器相关房颤的可能性更大。因此,进一步研究 PFO 封堵术对 60 岁以上患者的疗效迫在眉睫。

由神经内科和心血管内科共同评估 PFO 引起的脑卒中风险,决定 PFO 患者是否采取封堵术或药物治疗很有必要。

(3) 夹层动脉瘤(dissecting aneurysm):系指由各种原因造成的动脉壁内膜破裂,血流进入主动脉壁内,导致血管壁分层,剥离的内膜片分隔形成"双腔主动脉"。夹层动脉瘤可以发生在主动脉弓、腹主动脉、椎基底动脉和颈内动脉。

(4) 心房黏液瘤(atrial myxoma)合并颅内动脉瘤:心房黏液瘤是心脏最常见的原发性良性肿瘤,心房黏液瘤可能合并颅内动脉瘤、海绵状血管畸形等脑血管疾病。心房黏液瘤一经诊断应尽早手术切除,避免造成脑栓塞。心房黏液瘤患者行黏液瘤摘除术后，心房黏液瘤细胞脱落，可能发生迟发性多发性颅内动脉瘤，术前及术后应定期行头部影像学及脑血管造影检查，及时发现动脉瘤予以处理。

（5）颈动脉狭窄合并冠状动脉狭窄：可以一次完成冠状动脉狭窄支架置入 + 颈动脉、椎动脉狭窄支架置入，手术前和手术后抗凝治疗一致。冠状动脉狭窄合并颈内动脉狭窄，在冠状动脉搭桥术（coronary artery bypass graft，CABG）前可先行颈动脉内膜切除术。

（6）冠状动脉狭窄合并颅内动脉瘤：冠状动脉狭窄合并颅内动脉瘤在复合手术室一次完成冠状动脉支架置入 + 颅内动脉瘤栓塞术，手术前和手术后抗凝治疗一致。

如果颅内动脉瘤不适宜介入栓塞治疗，应该先完成开颅手术夹闭颅内动脉瘤，然后再行冠状动脉支架置入，避免冠状动脉支架置入后抗凝治疗增加颅内动脉瘤破裂出血的风险。

总结脑心同治经验，制订脑心血管共患疾病临床诊疗指南和技术规范，推广临床路径。

4. **脑心血管共患疾病同康**　建立脑心血管共患疾病的三级康复网络与信息管理平台，借助互联网 + 平台，实现统一的标准化评价体系和质量控制体系。强化康复服务，实施早期介入、分阶段康复的全程管理。开展脑心同康新技术研究和脑心同康评估与监测方法研究。

5. **脑心血管共患疾病中西医同用**　发挥中医治未病优势，在脑心血管共患疾病的预防和早诊早治方面发挥作用。开展中西医（药）联合诊疗脑心血管共患疾病，提高诊疗水平，降低脑心血管共患疾病的致死、致残率。

第三节　复合手术治疗脑心血管共患疾病

复合手术室配备先进的医疗成像设备，如 CT、DSA 与外科在百级层流手术室中整合，实现传统外科开放式手术与微创介入手术相结合，把原本需要分别在不同手术室分期才能完成的各类复杂性外科手术与介入治疗和影像学诊断等集中合并在一个手术室里一期实施完成，患者不需要在手术室之间转移，也不需要多次麻醉，大大降低了手术风险和术后并发症，节省手术时间。目前复合手术室主要在神经、心脏、血管等领域应用，可以保证完成开颅、开胸和介入各类微创手术。

复合手术室为脑心血管共患疾病的治疗提供良好的空间。在复合手术室完成脑心同治共患疾病的复合手术提供良好的空间，使同时发生心脑血管疾病患者，一站式诊疗体系，一期完成术前诊断、术中评估、手术或 / 和介入治疗、术后评估。取开放手术与介入治疗的优点，在处理急性出血性脑卒中、缺血性脑卒中或心肌梗死等危重病例方面有其独特的优势，争取抢救时机，缩短诊断与治疗之间等待的间隔时间，避免病情二次发作，改善患者预后。

复合手术打破学科界限，与脑心血管共患疾病有关的临床科室，建立脑心同治新学科。心脑血管内外科、介入等分科过细，多科诊疗缺乏沟通，不利于患者的诊治和心脑共患疾病科研。当前有必要加强脑心同治复合型人才培养，推动学科发展。创新性学科的建立及科室的融合对科研是非常有利的。经过一段时间临床学科的整合及磨合，实现临床学科的创新发展。

（赵继宗）

参 考 文 献

［1］刘彤，陈明龙 . 心房颤动病人的脑卒中预防［J］. 中华心律失常学杂志，2019，23（3）：185-186.

［2］陈步星，付强，王春雪 . 卵圆孔未闭是否需要及时关闭？［J］. 中华心血管病杂志，2018，46（11）：846-848.

［3］MAIGENG Z，HAIDONG W，XINYING Z，et al. Mortality，morbidity，and risk factors in China and its provinces，1990-2017：a systematic analysis for the Global Burden of Disease Study 2017［J］. Lancet，2019，394（10204）：1145-1158.

第十三章 复合手术新型医疗器械研发现状及展望

第一节 手术照明系统、手术机器人和术中辅助设备

新材料、新技术与新设备研究领域的发展,极大地推动了神经外科复合手术新型器械前进的步伐。它们正在为复合手术技术,尤其是为脑血管病变的复合手术治疗,提供强劲的发展动力。近年来,复合手术新型医疗器械的发展主要集中于手术照明系统、手术机器人、术中辅助设备和介入材料等领域,现就其研究现状及展望进行阐述。

一、神经内镜

神经内镜可以与显微镜或外视镜互补,它可以近距离对手术视野进行观察或操作,可以显露在显微镜或外视镜下无法直视到的解剖结构。1977年Apuzzo等报道了于神经内镜辅助下,明确基底动脉尖端动脉瘤夹闭后的情况,肯定了神经内镜在动脉瘤夹闭手术中的作用。随后更有多个报道阐述了神经内镜可以弥补显微镜的不足。Perneczky和Fries进一步阐明了神经内镜辅助下动脉瘤夹闭术的优点,如:显微镜在放大后局部的光学亮度易下降,神经内镜辅助可以增加局部解剖组织的光学亮度,以进一步提高其可视性;神经内镜可以很清楚显示局部解剖的细节,有助于术中判断;神经内镜还可以进行广角观察,其观察角度大于显微镜。另外,气动臂的固定系统可以解放神经外科医师的双手,使得神经外科医师可以较为自由地在神经内镜下操作。神经内镜发展到现在,形成了多个与神经内镜操作相关的亚专业细分,如脑室镜外科、内镜经鼻颅底外科、内镜脊柱外科等,以及一些神经内镜下特殊术式,例如内镜经颅小骨窗(锁孔)手术、内镜经通道手术等。神经内镜具有广视角和近距离观察的优势,有助于探查隐匿的解剖结构,例如,可辅助解剖位于动脉瘤背面动脉穿支,可以鉴别重要的血管分支而无须将动脉瘤移位或血管位移,最终可以明确动脉瘤是否安全且完全地夹闭。由于它可以近距离观察,并有照明和放大效果,也有作者将内镜用于辅助切除深部位于脑室旁的动静脉畸形。神经内镜下吲哚菁绿荧光造影可在动脉瘤手术夹闭后实时明确是否有残留死角。但是神经内镜本身也有它的局限性,如缺乏立体感、镜体占位和后端盲区等,且术中一旦动脉瘤破裂出血,涌出来的血液易模糊内镜镜头,导致手术无法顺利进行。因此,有人建议将神经内镜与显微镜或外视镜联合起来进行动脉瘤的手术,可以扬长避短,相辅相成,大大增加了手术的安全性。当然,随着内镜技术的发展,如3D内镜设备的运用,以及开发更为纤细的内镜,避免手术器械与内镜相互干扰等,这些技术进步均会大大增加神经内镜的安全性。

二、外视镜

神经外科已经进入外视镜(exoscope)时代,其是继常规手术显微镜和内镜之后发展起来,外视镜是一种新型的光学设备,其特点是具有一个小型的可定向摄像机,该摄像机配有一个安装在便携式底座上的微型气动臂,可提供外科领域的望远镜视野。其与经典的手术显微镜的主要差异,在于这种光学装置与

外科医师和患者都相距较远,是在大屏幕上,而不是目镜上,提供了对细小神经血管结构的显微观察。与普通显微镜相比,外视镜具有以下几种优势:①操作人员可以远离目镜而不受约束;②提供的望远镜视角,可以保持人体工程学的恒定姿势,从而避免长时间不舒服的姿势,并减少术者疲劳;③轻便的设计,使外视镜更容易与手术室中的其他笨重设备相匹配。此外,由于前置摄像机工作在离手术场较远的地方,使得设备管理更加高效,同时为手术室中的所有参观者或学员提供更高清的画面。新一代外视镜具有创新性,它们配备了4K 三维(3D)显示器、5- 氨基乙酰丙酸和吲哚菁绿血管造影滤光片、气动臂、可调节的操作设置、多屏幕输出、更长的焦距和更大的图像分辨率。因此,外视镜的下一步应用发展,可能会从虚拟现实方面取得突破。另外,通过设置多个可视化角度,收集三维模型重建数据和模拟手术入路,有望在外科规划和器械开发方面提供进一步的改进,对于深部病变特别有用。再者,可以同时使用1 个以上的外视镜,从而达到多平面视觉效果,这类似于现有的双平面血管造影系统,对于复杂的脑血管外科手术非常有用,也可以用于脑池解剖和血管畸形等研究和教学。因此,外视镜融合了显微镜和内镜的主要技术特点。有着更长的焦距、更高的放大倍数、额外的照明和更高分辨率的图像,以及更高的手术舒适度。以上外视镜的各种优点在颅后窝手术、复杂脑血管病手术及脊椎手术都得到体现。其可克服二维成像的缺陷,包括成像高清程度、操作灵活性的不足及缺乏荧光设备等局限性。但其工作臂活动范围窄小,长时间操作可能容易导致眼疲劳,期待着未来能开发更优的外视镜系统。或许随着光学技术的发展,外视镜在将来有可能取代显微镜。

三、神经血管内镜

20 世纪 70 年代,血管内镜开始应用于临床,如今随着光导纤维和光学成像技术的迅速发展,一种新的技术正在兴起,即血管内镜(vascular endoscopy),可成为 DSA 的重要辅助技术甚至替代技术。血管内镜是运用内镜技术观察或治疗血管疾病的新技术。该技术把基于相干光纤传像束技术设计而成的纤细柔韧的内镜导管插入血管,以观察血管腔内有无血栓、狭窄或粥样硬化斑块等。它通过微创手术或经皮穿刺较浅表的血管,将探头送入目标血管内,可以通过微导管内的内镜直接观察颅内血管内腔结构,可以在直视下进行血管内装置的放置。

新型显微血管内镜是由相干光纤传像束技术设计而成的。此显微血管内镜不仅比当前任何血管内镜都小,而且具有高分辨率图像。远端直径仅为 1.7F。由于先前并没有将内镜的镜头足够微型化,一直未能用于现代神经介入诊疗。该新型显微血管内镜已在猪模型中尝试使用,真实展示了其在活体中的可行性,它可以分辨颈外动脉分支,还能够分辨猪模型中红色血栓和白色血栓之间的细微差异,有望应用于人脑血管病的诊疗。这种基于微型光纤技术的血管内镜可以直接观察脑血管内腔,分辨脑血管内的血栓性质,可以在直视下进行血管腔内支架放置,并及时发现术中可能出现的并发症,还可以提供一种可视化的治疗后随访手段,能够评估血管腔内支架的内皮化和内膜增生的情况。

四、脑血管介入手术机器人系统

神经介入医师由于长期暴露于 X 射线下,可能导致多种疾病,如造血系统疾病、免疫功能障碍、生殖功能损害等。为避免对术者遭受放射损害,机器人辅助血管介入技术近年来已成为血管腔内治疗研究的热点,如用于神经介入的 Zeego 机器人 DSA 系统、Siemens AG 机器人 DSA 系统。该机器人系统由多轴机器人 C 臂和手术床组成,除了传统的神经介入手术外,该系统还被用于各种神经外科手术(如动脉瘤夹闭和脊柱器械)的术中成像。除了消毒铺巾和置入血管鞘等准备步骤,术者可直接在 DSA 手术室外通过遥控操控导管完成鞘血管的超选、造影、导丝交换等重要功能。术者可完全在 DSA 手术室外完成常规造影和手术。在脑血管病的手术过程中,无须移动手术台即可进行术中二维或三维血管造影和 C 臂计算机体层成像。这种机器人系统可融入相关的导航软件,实现无框架手术导航。该系统的缺点为,医护人员需要经过一段较长时间的训练,才能熟练掌握,使导管进入目标血管的时间达到与现有方法相同或更短。2019 年 11 月 1 日,世界首例机器人辅助的颅内动脉瘤介入手术在加拿大多伦多西区医院(Toronto Western Hospital)完成。这台机器可以在手术操作过程中进行"亚毫米级"的调节。2019 年 12 月 19 日,我国首例远程遥控手术机器人"鲁班"辅助全脑 DSA 手术在首都医科大学附属北京天坛医院完成。但这些机器人的功能还有待于进一步完善,目前对一些比较复杂的介入操作,如球囊扩张术、支架置入和释放,还无法媲美医师直接进行的操作。

五、术中 MRI

术中 MRI 由于是一种高新昂贵的设备系统,迄今尚未在世界范围内得到推广。目前还鲜有人报道在 DSA 复合手术中进行 MRI 复合手术。神经外科手术中一旦脑膜被剪开,脑脊液释放后,脑组织及病变易发生漂移,根据术前的影像或神经导航定位精准度会出现误差,需要其他技术来纠正。而术中 MRI 作为一种具有良好软组织分辨力和三维成像能力的仪器,术者可以通过即刻 MRI 检查,对脑组织移位情况及病变切除程度,进行实时监控。对于脑深部血管畸形及其周围重要功能的识别和保护,具有重要的指导作用。但目前术中 MRI 的成像还不如常规 MRI 清晰,其发展方向应是在匹配手术室的情况下,实现更高的磁场强度,这样才可获得较高的影像质量和较短的扫描时间,但这同时也对手术设备和器械提出了更高的要求。尤其是手术机器人与术中高场强 MRI 的结合,将是未来术中 MRI 技术发展的新方向。

六、术中移动 CT

术中可移动 CT 的体积不大,移动方便。在复合手术室内配置移动 CT,可进行术中 CT 检查,快速地提供高质量的血管成像、血流灌注图像,在某些病例中与术中和 / 或术后 DSA 可以相辅相成。术中 CTA 和 CTP 仅在复杂的手术中已被证实具有可行性和有效性,且可以在短时间内获得影像信息,影像的图像质量高。对于复杂的脑血管病,如术中判断动脉瘤的瘤颈是否夹闭完全、是否合并医源性血管闭塞及是否需要进行动脉瘤夹的调整,具有重要的决定意义。且术中移动 CT 使用的学习曲线短,便于神经外科医师掌握。

七、神经导航系统

神经导航系统可以将所有术前神经影像整合为一体,是复合手术室一项重要的支撑。特别是对于深部甚至比较广泛的病变切除更为有利,它可以将术前 CT、CTA、DSA、MRI、MRA、fMRI、DTI 和 MEG 等影像信息直接在神经导航平台导入并融合所得到的二维和三维模型,可提供靶区和靶点定位。脑功能区及病变 - 纤维束的关系等功能成像信息,也可能导入导航平台,帮助术中描记手术边界。

八、术中超声

术中超声具有设备简单、兼容性好及价格较低等优点,更重要的是对人体无伤害。术中微型多普勒超声(intraoperative micro-Doppler ultrasonography)的应用可辅助判断动脉瘤、动静脉畸形、动静脉瘘等神经血管疾病的血流。用来明确动脉瘤是否夹闭完全,脑或脊髓畸形团的供血动脉、引流静脉,是否有畸形团残留,瘘口是否夹闭完全或切除。术中微型超声血流探头可用于血管搭桥中测量兴趣血管的血流量。复杂脑血管病的开放性手术中,如何识别畸形血管团的供血动脉及引流静脉一直是个难题。随着近年来超声技术的发展,影像质量和分辨力不断提高,特别是三维超声技术的出现,已经有报道将三维超声影像结合神经导航系统成功应用于脑动静脉畸形切除术。它也可能成为未来术中影像数据获取的主要方式之一。

九、血管内超声和光学相干断层扫描技术

血管内超声(intravascular ultra-sound,IVUS)是指无创性的超声技术和有创性的导管技术相结合,使用末端连接有超声探针的特殊导管进行的医学成像技术。它通过心导管将微型化的超声换能器置入心血管腔内,显示心血管断面形态和 / 或血流图形,主要包括超声显像技术和多普勒血流测定两方面。超声微导管提供导管动脉的实时横断面图像,并已用于研究体内颅外支架置入术后动脉粥样硬化疾病的进展

和并发症,IVUS 显示颈动脉支架置入术后支架内血栓或斑块突出,与标准 DSA 相比,具有较高的灵敏度。光学相干断层成像(optical coherence tomography,OCT)是近十年迅速发展起来的一种成像技术,它利用弱相干光干涉仪的基本原理,检测生物组织不同深度层面对入射弱相干光的背向反射或几次散射信号,通过扫描,可得到生物组织二维或三维结构图像。它使用一根发出近红外光的光纤线,根据周围组织的散射或反射光产生信号,可用于临床评估动脉粥样硬化疾病。有人报道 OCT 被用来评估颈动脉支架的最佳放置位置,发现其动脉壁的分辨率甚至比 IVUS 更高。Griessenauer 等试图使用 OCT 评估管道栓塞装置的内皮化,但无法引导该装置通过颈动脉虹吸。但是 IVUS 和 OCT 也有不足之处,它们还不能直接显示血管内病理,也不能实现微型化,不能与颅内血管系统兼容。

十、纳米机器人

随着光声技术的发展,目前可以借助光声断层成像技术,实时纳米机器人的控制,让它们准确抵达人体内血管,进而让纳米机器人在血管内进行微手术操作。纳米机器人在进入人体血管后,在体外可以被清楚地看到,医师可以实时控制它们的手术操作步骤。纳米机器人也可以携带一些相关的药物,通过血管内走行到相应的靶区,将药物集中释放在靶区起到治疗作用。通过现代的 3D 打印技术,可以实现纳米机器人批量制造,在人血管里放进百万数量级的纳米机器人,这些纳米机器人可以直接进入靶血管,清理堵塞的血管或需要被闭塞的血管,甚至放置微型支架。

十一、展望

复合手术是多学科融合产生的新生事物。它打破了学科壁垒,借助全新的复合式手术设施,以患者为中心,多学科联合,将不同科室的治疗优点有机结合起来,具有多学科联合、资源优势配置、扩大手术范围、提高手术成功率和安全性、提高经济效益等多方面优点。随着复合新型医疗器械的发展,它从最早的复合手术 DSA+ 显微手术,发展到现在的 DSA+MRI+CT+ 显微手术 + 其他多种模式。复合手术技术的发展及其有效性和安全性的提高,甚至其适应病种的类型的扩展,也很大程度依赖复合新型医疗器械的发展。

第二节　介入材料进展

随着神经介入材料科学的不断进步,介入材料不断推陈出新,颅内动脉瘤、动静脉畸形、颅内大动脉急性闭塞等脑血管病的治疗效果越来越好,血管性疾病的治疗逐步呈现微创化。

一、弹簧圈

1991 年 Guglielmi 等首次报道铂金材料的电解可脱性弹簧圈(guiglielmi detachable coil,GDC)栓塞治疗颅内动脉瘤,取得较好的疗效,并发症低。国际蛛网膜下腔出血动脉瘤临床试验(international subarachnoid aneurysm trial,ISAT)研究显示,术后 1 年随访弹簧圈栓塞组患者死亡率低于外科夹闭组;后续报道随访结果进一步证实血管内弹簧圈栓塞破裂颅内动脉瘤安全有效,可降低早期再出血率和远期致死率,但远期复发率和再出血率仍高于外科夹闭组。由于普通铂金弹簧圈在影像学上表现致密栓塞,但实际填塞率只有 20%~30%,其余 70%~80% 空间是血栓形成填充;此外,部分血栓不稳定,有可能溶解导致动脉瘤复发。还有普通铂金弹簧圈在血流冲击下也可能会产生形态改变,引起动脉瘤复发。如何通过改进弹簧圈来实现降低动脉瘤栓塞术后的复发率,有关学者也一直在不断研究和探索。

(一)增加动脉瘤内填塞的体积

对弹簧圈进行改造,增加弹簧圈的体积,有助于增加动脉瘤腔内的填塞率。可膨胀水凝胶弹簧圈(HydroCoil)能够增加填塞体积。可膨胀水凝胶弹簧圈的水凝胶涂层是一种遇水膨胀的丙烯酸共聚物,这种共聚物具有更佳的生物相容性,被置于血液中 5min 后,羧基的去质子化作用使共聚物吸收水分而膨胀,20min 后会完全膨胀,栓塞密度会成倍地增加。

（二）增加致栓性

普通铂金弹簧圈刺激血液形成血栓的概率较低,仍然存在栓塞术后动脉瘤再次破裂的可能。为了增加致栓性,研究发现,将弹簧圈上缠绕微纤毛,可以增加致栓性,微纤毛的成分有尼龙(nylon)和聚乙丙交酯(PGLA),微纤毛在动脉瘤内部及瘤颈处重叠交错,提供了更多更密的网架结构,有助于形成更稳定的栓塞。nylon 不可吸收,可提供更持久和稳定的结构性网架,为参与组织修复的纤维蛋白、细胞附着和迁移提供支撑,使之形成的栓塞更加稳定。共聚物涂层的铂金弹簧圈 Matrix 弹簧圈主要由 90% 聚乙醇酸和 10% 聚乙酸构成,它具有生物可吸收性及较好的生物活性。Cerecyte 弹簧圈主要由惰性铂类金属和聚乙醇酸构成,依靠铂类金属的记忆功能及聚乙醇酸对机体的轻微反应,加速动脉瘤的致栓及瘤颈血管的内皮化增生。

（三）增加弹簧圈的柔软性,降低术中动脉瘤破裂风险

动脉瘤栓塞术中破裂出血是其主要的并发症之一,而且有时是致命性的。如何减少栓塞术中破裂出血,也是神经介入医师所面临的问题。随着材料科学的发展,不断推出更为柔软的弹簧圈,临床上使用的 Axium Prime 弹簧圈,其柔软度是正常弹簧圈的四分之一,顺应性更好,具有超强的寻找空间能力,减轻对动脉瘤壁的张力,使得动脉瘤腔内填塞更致密,降低远期复发率。此外,超软弹簧圈可以提高微小动脉瘤填塞的安全性,降低破裂风险。

（四）展望

弹簧圈填塞过程中,安全性始终是第一考虑的问题,其次是瘤内致栓性和提高动脉瘤内填塞率。随着生物支架或生物可降解支架及血流导向装置的不断迭代,效果越来越好,相关并发症越来越少。未来使用支架也能够做到直接封闭动脉瘤颈、血管内皮的生物重建、载瘤动脉重塑,弹簧圈在动脉瘤治疗过程中所起的作用可能将会越来越小。

二、瘤内栓塞装置

瘤内血管重建是一种全新的理论。编织型腔内桥梁(woven endobridge,WEB),是基于对动脉瘤发生的血流动力学机制而设计的瘤内扰流装置,由镍制金属编织而成。囊内栓塞装置的设计初衷是治疗分叉部的宽颈动脉瘤,而不必用抗血小板药物。van Rooij 等使用 WEB 治疗颅内宽颈动脉瘤,结果安全、有效,且术中未使用支架或球囊,避免了术后长期服用双抗。但由于 WEB 装置形态规则,对动脉瘤形态有一定的要求。目前瘤内扰流的相关研究成果进展较快,与血流导向理论有异曲同工之妙。

此外,还有 Medina 瘤内栓塞装置,它由一根中心显影丝和外周自膨胀记忆合金共同构成了三维网状结构,在填塞的同时发挥一定的瘤内扰流作用,从而有效促进瘤内血栓的形成。

三、球囊

颅内球囊可作为直接栓塞材料,也可作为辅助材料栓塞宽颈动脉瘤及血管畸形。早期在可解脱弹簧圈出来之前,尝试用球囊填塞瘤体进行动脉瘤栓塞,但由于术中操作及球囊相关的并发症高而未作为动脉瘤常规治疗手段。Higashida 等报道,单纯用球囊来栓塞颅内动脉瘤,直接与栓塞过程相关的致死率为 17.9%、致残率为 10.7%。颈动脉瘤海绵窦瘘,球囊填充海绵窦及封闭瘘口,起到治愈颈内动脉海绵窦瘘。其优点是费用低,操作简单;缺点是容易复发,主要是因为球囊破裂,对比剂外泄导致。在宽颈动脉瘤栓塞过程中,可以在球囊辅助下实现弹簧圈致密栓塞,减少支架的使用,避免术后长期服用双抗,同时降低治疗费用。在复合手术中,例如开颅手术夹闭颈内动脉眼动脉段或床突上段大动脉瘤或巨大动脉瘤,术中暴露动脉瘤后,采用球囊充盈封闭动脉瘤颈,术者穿刺瘤体,吸除动脉瘤腔内血液,降低瘤内压力,充分暴露瘤颈及周围重要血管分支,从容夹闭瘤颈。双腔球囊导管系统的问世,使得充盈腔与工作管腔相互独立,互不干扰,顺应性及跟踪更佳,球囊导管兼容 DMSO,可直接注射液体栓塞剂,在动脉瘤或动脉畸形的栓塞治疗中起到很好的辅助作用。新材料的出现,拓宽了手术思路,可降低复杂病变的手术难度与风险。

球囊可用于出血性及缺血性疾病治疗中,在颅内动脉硬化性狭窄治疗中,药物洗脱球囊可在局部起

到药物治疗作用,且安全可行,因此未来该方法有望作为药物治疗的替代选择。

四、血管内支架

(一) 血管内支架在出血性脑血管病治疗中的应用

对于颅内宽颈动脉瘤,单纯弹簧圈栓塞可能导致弹簧圈逃逸,栓塞远端动脉,引起脑梗死。宽颈动脉瘤单纯弹簧圈栓塞,瘤颈残留的可能性很大,术后动脉瘤的复发率增加。对于避免弹簧圈逃逸及增加瘤颈致密栓塞率,支架可以起到很好的作用。支架能够重塑载瘤动脉及瘤颈,有助于瘤颈内皮化,提高栓塞率,降低复发率及防止弹簧圈突入载瘤动脉。1998 年 Lylky 等报道第一例支架辅助弹簧圈栓塞左椎动脉夹层动脉瘤破裂出血。临床应用早期,由于钢材质冠状动脉支架顺应性较差,颅内动脉肌层较薄会增加载瘤动脉剥离、破裂的风险。2002 年 9 月美国食品药品管理局(FDA)批准第一个专业颅内 Neuroform 支架辅助栓塞动脉瘤。随后 Enterprise、Solitaire、Wingspan 支架陆续应用于临床。近年陆续又出现低剖面可视化腔内支架、Barrel 支架、Acclino 支架、pCONus 支架和 PulseRider 支架装置等。对于颈内动脉假性动脉瘤或颈内动脉海绵窦瘘,覆膜支架的出现可以较好地解决,但覆膜支架术中可能出现支架贴壁不完全,出现内漏,降低疗效。此外,为一些特殊部位的动脉瘤,保护瘤周重要分支动脉而设计的特殊支架,如为分叉部动脉瘤设计的马鞍型瘤颈重建支架 Pulseride,让使用尽可能少的金属丝,即可达到瘤颈重建的效果,同时保护了分叉血管。

动脉瘤颈支架的覆盖率高低影响动脉瘤的复发,普通支架的金属覆盖率较低,新一代密网支架的出现,明显提高了金属覆盖率,起到血流导向作用。密网支架可谓开创复杂颅内动脉瘤治疗先河,首先提出了血流导向装置理念,并引领了一个崭新的方向,Pipeline Flex、Tubridge/Silk/Barrel、FRED、Surpass、P64 陆续被推出。DERIVO 支架通过改变编织角度,增加径向支撑力,使其更容易打开,双侧设计的 FRED 同样提高了输送性和贴壁性。2018 年 Pipeline Flex 二代产品刚刚推出,其用一种生物涂层技术,通过技术改进将生物材料涂在支架上,以减少密网支架的致栓性,从而减少抗血小板的用药量,增加治疗安全性。此外,通过独特的表面修饰技术,提高内膜愈合率。

(二) 支架在缺血性脑血管病治疗中的应用

随着老龄人口的增加,对脑缺血性疾病的认识也有进一步加深。急性大动脉闭塞的患者呈逐年增加趋势,给国家和社会带来沉重负担。对急性大动脉闭塞在有效时间窗内,大动脉的急性开通具有重要意义,降低因缺血带来的损害。材料学的发展,新的取栓支架和中间支撑导管、抽吸导管的上市,提高了取栓效率,缩短了再通时间,减少了神经元因缺血缺氧造成的损害。目前常用的取栓支架有 Solitaire FR、Trevo,以及国内的 Tonbridge、Reco 等。中间支撑导管有 Navien,抽吸导管有 Sofia 等。

取栓器械的能力取决于支架与血栓之间的结合力,这种结合与支架打开程度相关,与靶血管直径相关。可调节支架直径的取栓器械,可以达到支架与血管最佳的匹配,进而获得最好的抓取血栓的能力,提高取栓效率与安全性。Tigertriever 是一种可控制、完全可视化的可回收支架,可以调整至完全适合导致急性缺血性脑卒中的受阻碍血管的大小,已在临床使用,并成功治疗 1 500 例患者。另外还有多节段支架,其仅有部分节段发生塌陷,其他节段仍能牢牢抓住血栓。此外,在支架负载血栓回撤,经过导管头端时,多节段支架的远端仍然保持张开,有利于防止破碎的血栓逃逸至远端。新一代的多节段支架可以提高在迂曲路径中的取栓成功率。

ASTER 和 COMPASS 两项研究显示,直接抽吸一次性取栓(a direct aspiration approach as first pass technique, ADAPT)用于取栓与支架具有类似的安全性和有效性,这项技术越来越作为一线的治疗选择。Almandoz 等回顾性分析了 ADAPT 中采用不同口径 ACE 抽吸导管作为前循环急性大血管闭塞一次再通的效率及 90d 的功能评估,取得更好的临床效果。

球囊导引导管,正是集合“球囊”和“导引导管”的两种功能,兼具二者的优点,在机械取栓方面将有更大的临床应用价值,值得期待。

(三) 展望

血管内置入支架的未来发展方向,包括了生物可降解支架(可吸收支架)、载药弹簧圈、多孔覆膜支架或覆膜血流导向支架、改良支架及其衍生物表面附着物（如附着超薄镍钛诺涂层或不对称补片、可降解生物膜、特殊药物支架），目的是进一步增加支架的输送性和贴壁性，从而更好地促进内皮化、纠正异常的血流、促进血管重建。

取栓支架方面，可调节支架直径的取栓器械或者不同形态的捕获工具，将成为此类项目创新的焦点。

五、液体栓塞系统

颅内动静脉畸形是常见的颅内血管性疾病之一，对 Spetzler-Martin 分级低级别及非功能区动静脉畸形，通过开颅手术可以彻底切除，但位于深部、功能区或 Spetzler-Martin 分级高级别的动静脉畸形开颅手术风险及致残、致死率高，而选择介入栓塞明显提高其安全性。随着对血管畸形团的血管构筑认识进一步深入，以及栓塞技术的创新（高压锅技术等），治愈率得到了提高。而随着材料学的发展，栓塞过程更为安全。在可解脱微导管使用方面，栓塞结束后拔除微导管时，微导管可从解脱断点解脱，降低拔除微导管引起的血管破裂出血。液态栓塞剂，目前常用的有 2005 年美国 FDA 批准上市的乙烯 - 乙烯醇共聚物 Onyx 胶，其黏附性不会太强，可以使注胶时间适当延长，提高了术中血栓形成、胶在病灶内渗透和反流的可控性。聚合物黏合剂 α- 氰基丙烯酸正丁酯与碘油调配成不同浓度，靠血流进入畸形团内，可以在几秒内使血管内血栓形成和栓塞，由于其在未完全栓塞的畸形团前易在短时间内阻塞引流静脉，所以不适合经静脉途径栓塞。在注射技巧及拔管时机等方面对术者提出了更高的要求。

颅内动静脉畸形未来的治疗方向仍是血管内治疗，随着科技的进步及理念的更新，新形态的栓塞剂会出现，对微导管黏附性更低，更能够减少栓塞剂的反流，更能够很好地填充血管畸形团。

（康德智）

参 考 文 献

［1］APUZZO ML，HEIFETZ MD，WEISS MH，et al. Neurosurgical endoscopy using the side-viewing telescope［J］. J Neurosurg，1977，46（3）：398-400.

［2］PERNECZKY A，FRIES G. Endoscope-assisted brain surgery：part 1--evolution，basic concept，and current technique［J］. Neurosurgery，1998，42（2）：219-224.

［3］FRIES G，PERNECZKY A. Endoscope-assisted brain surgery：part 2--analysis of 380 procedures［J］. Neurosurgery，1998，42（2）：226-232.

［4］YAMADA S，IACONO RP，MANDYBUR GT，et al. Endoscopic procedures for resection of arteriovenous malformations［J］. Surg Neurol，1999，51（6）：641-649.

［5］FISCHER G，OERTEL J，PERNECZKY A. Endoscopy in aneurysm surgery［J］. Neurosurgery，2012，70（2 Suppl Operative）：184-190.

［6］RICCIARDI，L，MATTOGNO PP，OLIVI A，et al. Exoscope era：next technical and educational step in microneurosurgery［J］. World Neurosurg，2019，128：371-373.

［7］MURAI Y，SATO S，YUI K，et al. Preliminary clinical microneurosurgical experience with the 4K3-dimensional microvideoscope（ORBEYE）system for microneurological surgery：observation study［J］. Oper Neurosurg（Hagerstown），2019，16（6）：707-716.

［8］HAFEZ A，ELSHARKAWY A，SCHWARTZ C，et al. Comparison of conventional microscopic and exoscopic experimental bypass anastomosis：a technical analysis［J］. World Neurosurg，2020，135：e293-e299.

［9］LAZARO T，SRINIVASAN VM，COOPER P，et al. A new set of eyes：development of a novel microangioscope for neurointerventional surgery［J］. J Neurointerv Surg，2019，11（10）：1036-1039.

［10］MURAYAMA Y，IRIE K，SAGUCHI T，et al. Robotic digital subtraction angiography systems within the hybrid operating room［J］. Neurosurgery，2011，68（5）：1427-1432.

［11］N-BCA Trail Investigators. N-butyl cyanoacrylate embolization of cerebral arteriovenous malformations：results of a prospective，randomized，multi-center trial［J］. AJNR Am J Neuroradiol，2002，23（5）：748-755.

［12］首都医科大学附属北京天坛医院 . 能在大脑中"工作"，介入机器人"鲁班"完成全国首例机器人辅助全脑血管造影手术篇［EB/OL］.（2020-01-02）. http://www.bjtth.org/Html/News/Articles/206576.html.

［13］CARAS A，MUGGE L，MILLER WK，et al. Usefulness and impact of intraoperative imaging for glioma resection on patient outcome and extent of resection：a systematic review and meta-analysis［J］. World Neurosurg,2019,134：98-110.

［14］GUO Z,LEONG MC,SU H,et al. Techniques for stereotactic neurosurgery：beyond the frame,toward the intraoperative magnetic resonance imaging-guided and robot-assisted approaches［J］. World Neurosurg,2018,116：77-87.

［15］SCHICHOR C,RACHINGER W,MORHARD D,et al. Intraoperative computed tomography angiography with computed tomography perfusion imaging in vascular neurosurgery：feasibility of a new concept［J］. J Neurosurg,2020,112（4）：722-728.

［16］《神经血管疾病复合手术规范专家共识》编写委员会. 神经血管疾病复合手术规范专家共识［J］. 中华医学杂志,2017,97（11）：804-809.

［17］BURKHARDT T,SIASIOS G,SCHMIDT NO,et al. Intraoperative micro-Doppler in cerebral arteriovenous malformations［J］. J Neurol Surg A Cent Eur Neurosurg,2015,76（6）：451-455.

［18］BASKAN O,DURDAG E,GEYIK S,et al. Spinal arteriovenous malformation：use of intraoperative color Doppler ultrasonography guidance for surgical resection. Case report［J］. Med Ultrason,2014,16（4）：386-388.

［19］TAYLOR BES,SAY I,PATEL P,et al. Microsurgical clip ligation of an unruptured azygos bifurcation aneurysm indented by the falx cerebri：3-dimensional operative video［J］. Oper Neurosurg（Hagerstown）,2020,19（3）：E294.

［20］RAHEJA A,SURI A,SREENIVASAN SA,et al. Insurance and flow-alteration superficial temporal artery to middle cerebral artery（STA-MCA）bypass in management of complex anterior intracranial circulation aneurysms in postendovascular era［J］. World Neurosurg,2019,126：e1387-e1398.

［21］SIASIOS I,KAPSALAKI EZ,FOUNTAS KN. The role of intraoperative micro-Doppler ultrasound in verifying proper clip placement in intracranial aneurysm surgery［J］. Neuroradiology,2012,54（10）：1109-1118.

［22］ŠTEŇO A,HOLLÝ V,MENDEL P,et al. Navigated 3D-ultrasound versus conventional neuronavigation during awake resections of eloquent low-grade gliomas：a comparative study at a single institution［J］. Acta Neurochir（Wien）,2018,160（2）：331-342.

［23］UNSGARD G,RAO V,SOLHEIM O,et al. Clinical experience with navigated 3D ultrasound angiography（power Doppler）in microsurgical treatment of brain arteriovenous malformations［J］. Acta Neurochir（Wien）,2016,158（5）：875-883.

［24］TOBIS JM,MALLERY J,MAHON D,et al. Intravascular ultrasound imaging of human coronary arteries in vivo. Analysis of tissue characterizations with comparison to in vitro histological specimens［J］. Circulation,1991,83（3）：913-926.

［25］KAN P,Binning MJ,Siddiqui AH. Intravascular ultrasound-guided thrombus retrieval with a multipurpose-angled catheter during carotid artery stenting［J］. J Neuroimaging,2012,22（4）：394-399.

［26］KAN P,MOKIN M,ABLA AA,et al. Utility of intravascular ultrasound in intracranial and extracranial neurointerventions：experience at University at Buffalo Neurosurgery-Millard Fillmore Gates Circle Hospital［J］. Neurosurg Focus,2012,32（1）：E6.

［27］GRIESSENAUER CJ,GUPTA R,SHI S,et al. Collar Sign in Incompletely Occluded Aneurysms after Pipeline Embolization：Evaluation with Angiography and Optical Coherence Tomography［J］. AJNR Am J Neuroradiol,2017,38（2）：323-326.

［28］LI Z,Di C,Li S,et al. Smart Nanotherapeutic Targeting of Tumor Vasculature［J］. Accounts Chem Res,2019,52（9）：2703-2712.

［29］GUGLIELMI G,VIÑUELA F,DION J,et al. Electrothrombosis of saccular aneurysms via endovascular approach. Part 2：Preliminary clinical experience［J］. J Neurosurg,1991,75（1）：8-14.

［30］MOLYNEUX AJ,KERR RS,YU LM,et al. International subarachnoid aneurysm trial（ISAT）of neurosurgical clipping versus endovascular coiling in 2143 patients with ruptured intracranial aneurysms：a randomised comparison of effects on survival,dependency,seizures,rebleeding,subgroups,and aneurysm occlusion［J］. Lancet,2005,366（9488）：809-817.

［31］MOLYNEUX AJ,Birks J,CLARKE A,et al. The durability of endovascular coiling versus neurosurgical clipping of ruptured cerebral aneurysms：18 year follow-up of the UK cohort of the International Subarachnoid Aneurysm Trial（ISAT）［J］. Lancet,2015,385（9969）：691-697.

［32］PIOTIN M,LIJIMA A,WADA H,et al. Increasing the packing of small aneurysms with complex-shaped coils：an in vitro study［J］. AJNR Am J Neuroradiol,2003,24（7）：1446-1448.

［33］ABRAHAMS JM,DIAMOND SL,HURST RW,et al. Topic review：surface modifications enhancing biological activity of guglielmi detachable coils in treating intracranial aneurysms［J］. Surg Neurol,2000,54（1）：34-40.

［34］VAN ROOIJ SBT,VAN ROOIJ WJ,PELUSO JP,et al. WEB treatment of ruptured intracranial aneurysms：a single-center cohort of 100 patients［J］. AJNR Am J Neuroradiol,2017,38（12）:2282-2287.

［35］HIGASHIDA RT,HALBACH VV,BARNWELL SL,et al. Treatment of intracranial aneurysms with preservation of the parent vessel：results of percutaneous balloon embolization in 84 patients［J］. AJNR Am J Neuroradiol,1990,11（4）:633-640.

［36］LYLYK P,COHEN JE,CERATTO R,et al. Combined endovascular treatment of dissecting vertebral artery aneurysms by using stents and coils［J］. J Neurosurg,2001,94（3）:427-432.

［37］FIORELLA D,ALBUQUERQUE FC,HAN P,et al. Preliminary experience using the Neuroform stent for the treatment of cerebral aneurysms［J］. Neurosurgery,2004,54（1）:6-17.

［38］ZHANG X,ZHONG J,GAO H,et al. Endovascular treatment of intracranial aneurysms with the LVIS device：a systematic review［J］. J Neurointerv Surg,2017,9（6）:553-557.

［39］MÜHL-BENNINGHAUS R,SIMGEN A,REITH W,et al. The Barrel stent：new treatment option for stent-assisted coiling of wide-necked bifurcation aneurysms-results of a single-center study［J］. J Neurointerv Surg,2017,9（12）:1219-1222.

［40］BRASSEL F,GRIEB D,MEILA D,et al. Endovascular treatment of complex intracranial aneurysms using Acandis Acclino stents［J］. J Neurointerv Surg,2017,9（9）:854-859.

［41］GORY B,AGUILAR-PÉREZ M,POMERO E,et al. One-year angiographic results after pCONus stent-assisted coiling of 40 wide-neck middle cerebral artery aneurysms［J］. Neurosurgery,2017,80（6）:925-933.

［42］SPIOTTA AM,DERDEYN CP,TATESHIMA S,et al. Results of the ANSWER trial using the PulseRider for the treatment of broad-necked,bifurcation aneurysms［J］. Neurosurgery,2017,81（1）:56-65.

［43］CHIU AHY,PHILLIPS TJ. Future directions of flow diverter therapy［J］. Neurosurgery,2020,86（Suppl 1）:S106-S116.

［44］LAPERGUE B,BLANC R,GORY B,et al. Effect of endovascular contact aspiration vs stent retriever on revascularization in patients with acute ischemic stroke and large vessel occlusion：the ASTER randomized clinical trial［J］. JAMA,2017,318（5）:443-452.

［45］DUNCAN PW,BUSHNELL CD,ROSAMOND WD,et al. The Comprehensive Post-Acute Stroke Services（COMPASS）study：design and methods for a cluster-randomized pragmatic trial［J］. BMC Neurol,2017,17（1）:133.

［46］DELGADO ALMANDOZ JE,KAYAN Y,YOUNG ML,et al. Comparison of clinical outcomes in patients with acute ischemic strokes treated with mechanical thrombectomy using either Solumbra or ADAPT techniques［J］. J Neurointerv Surg,2016,8（11）:1123-1128.

［47］PANAGIOTOPOULOS V,GIZEWSKI E,ASGARI S,et al. Embolization of intracranial arteriovenous malformations with ethylene-vinyl alcohol copolymer（Onyx）［J］. AJNR Am J Neuroradiol,2009,30（1）:99-106.

中英文名词对照索引

H

J

55检